护理学规范与临床应用

主编　钟彬彬　马玲俐　解晓玉　安会云
　　　甄姗姗　梁春艳　张琳琳

黑龙江科学技术出版社

图书在版编目(CIP)数据

护理学规范与临床应用 / 钟彬彬等主编. -- 哈尔滨：
黑龙江科学技术出版社，2022.9
ISBN 978-7-5719-1650-3

Ⅰ．①护… Ⅱ．①钟… Ⅲ．①护理学－技术规范
Ⅳ．①R47-65

中国版本图书馆CIP数据核字（2022）第180412号

护理学规范与临床应用

HULIXUE GUIFAN YU LINCHUANG YINGYONG

主　　编	钟彬彬　马玲俐　解晓玉　安会云　甄姗姗　梁春艳　张琳琳	
责任编辑	包金丹	
封面设计	宗　宁	
出　　版	黑龙江科学技术出版社	
	地址：哈尔滨市南岗区公安街70-2号　邮编：150007	
	电话：（0451）53642106　传真：（0451）53642143	
	网址：www.lkcbs.cn	
发　　行	全国新华书店	
印　　刷	山东麦德森文化传媒有限公司	
开　　本	787 mm×1092 mm　1/16	
印　　张	28.5	
字　　数	720千字	
版　　次	2022年9月第1版	
印　　次	2023年1月第1次印刷	
书　　号	ISBN 978-7-5719-1650-3	
定　　价	198.00元	

前言 FOREWORD

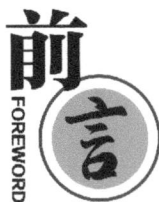

　　疾病诊治难，护理亦难，难在理论联系实际，难在将护理知识与患者的具体病情、疾病的具体治疗、药物的具体应用、护理的具体操作相结合。随着"以患者为中心"向"以人的健康为中心"的变革，护理学科建设、基础护理理论与应用的研究呈现出蓬勃发展的趋势，我国护理事业如何与国际接轨成为了广大护理同仁共同关心的问题。改革开放使护理界接触了很多先进国家和地区的护理技术，但其护理模式却因为文化背景、经济基础、民族信仰等差异不易引入我国，而各种版本的外文护理书籍又难以直接借鉴。因此，为了使国际先进的护理理论在我国得到熟练应用，缩短从理论到实践的距离，我们特组织从事多年临床护理和护理教学的专业人员，针对护理专业的临床实践、疑难问题，精心编写了《护理学规范与临床应用》一书。

　　本书着眼于临床护理工作的实际需要，包含护理学基础知识与临床应用两方面。首先论述了护理理论、护理程序、护理管理及常用护理技术，帮助读者夯实基础；然后具体讲解了急诊科、神经内科、胃肠外科、肝胆外科、手足外科、妇产科、儿科、感染科等临床各科室的护理操作；最后对康复护理及中医护理亦进行了概括介绍。本书按照护理程序进行了细致的归纳和总结，突出了护理过程中需要注意的关键问题，体现了个体化、整体化的护理观念，使读者既能掌握专科护理的技术与要领，又能将所学知识及时应用于临床工作。本书条理清晰、实用性强，适合各级医疗机构的护理人员及医学院校护理专业学生阅读。

　　医学科学技术的发展日新月异，此书出版后难免其中有些护理技术或措施又有新的发展，若存在欠妥之处，恳切希望各位读者及时批评和指正。

《护理学规范与临床应用》编委会

2022 年 6 月

目录
CONTENTS

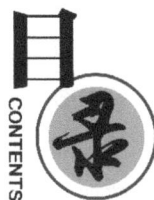

第一章

护 理 理 论

第一节 需 要 理 论

一、需要概述

每个人都有一些基本的需要,包括生理的、心理的和社会的。这些需要的满足使人类得以生存和繁衍发展。

(一)需要的概念

需要是人脑对生理与社会要求的反应。人类的基本需要具有共性,在不同年代、不同地区或不同人群,为了自身与社会的生存与发展,必须对一定的事物产生需求,例如,食物、睡眠、情爱、交往等,这些需求反映在个体的头脑中,就形成了他的需要。当个体的需要得到满足时,就处于一种平衡状态,这种平衡状态有助于个体保持健康。反之,当个体的需要得不到满足时,个体则可能陷入紧张、焦虑、愤怒等负性情绪中,严重者可导致疾病的发生。

(二)需要的特征

1.需要的对象性

人的任何需要都是指向一定对象的。这种对象既可以是物质性的,也可以是精神性的。无论是物质性的还是精神性的需要,都须有一定的外部物质条件才可获得满足。

2.需要的发展性

需要是个体生存发展的必要条件,如婴儿期的主要需要是生理需要,少年期则产生了尊重的需要。

3.需要的无限性

需要不会因暂时满足而终止,当某些需要满足后,还可产生新的需要,新的需要就会促使人们去从事新的满足需要的活动。

4.需要的社会历史制约性

人的各种需要的产生及满足均可受到所处环境条件与社会发展水平的制约。

5.需要的独特性

人与人之间的需要既有相同,也有不同,其需要的独特性是个体的遗传因素、环境因素所决定。在临床工作中,护理人员应细心观察患者需要的独特性,以及时给予合理的满足。

(三)需要的分类

常见的分类有两种。

1.按需要的起源分类

需要可分生理性需要与社会化需要。生理性需要(如饮食、排泄等);社会性需要如劳动、娱乐、交往等。生理性需要主要作用是维持机体代谢平衡;社会性需要的主要作用是维持个体心理与精神的平衡。

2.按需要的对象分类

需要可分物质需要与精神需要。物质需要如衣、食、住、行等;精神需要如认识的需要、交往的需要等。物质需要既包括生理性需要,也包括社会性需要;精神需要是指个体对精神文化方面的要求。

(四)需要的作用

需要是个体从事活动的基本动力,是个体行为积极性的源泉。根据需要的作用,护理人员在护理患者时,既要满足患者的基本需要,又要激发患者依靠自己的力量恢复健康的需要。

二、需要层次理论

许多哲学家和心理学家试图将人的需要这一概念发展成理论,并用以解释人的行为。心理学家亚伯拉罕·马斯洛于1943年提出了人类基本需要层次论,这一理论已被广泛应用于心理学、社会学和护理学等许多学科领域。

(一)需要层次论的主要内容

马斯洛将人类的基本需要分为5个层次,并按照先后次序,由低向高依次排列,包括生理的需要、安全的需要、爱与归属的需要、尊敬的需要和自我实现的需要。

1.生理的需要

生理的需要是人类最基本的需要,包括食物、空气、水、温度(衣服和住所)、排泄、休息和避免疼痛。

2.安全的需要

人需要一个安全、有秩序、可预知、有组织的世界,以使其感到有所依靠,不被意外的、危险的事情所困扰,即包括安全、保障、受到保护,以及没有焦虑和恐惧。

3.爱与归属的需要

人渴望归属于某一群体并参与群体的活动和交往,希望在群体或家庭中有一个适当的位置,并与他人有深厚的情感,即包括爱他人、被爱和有所归属,以免遭受遗弃、拒绝、举目无亲等痛苦。

4.尊敬的需要

尊敬的需要是个体对自己的尊严和价值的追求,包括自尊和被尊两方面。尊敬需要的满足可使人感到自己有价值、有能力、有力量和必不可少,使人产生自信心。

5.自我实现的需要

自我实现的需要是指一个人要充分发挥自己才能与潜力的要求,是力求实现自己可能之事的要求。

马斯洛在晚年时,又把人的需要概括为三大层次:基本需要、心理需要和自我实现需要。

(二)各需要层次之间的关系

马斯洛不仅将人的需要按照不同层次进行了划分,而且十分强调各层次之间的关系。他指出如下几点。

（1）必须首先满足较低层次的需要，然后再考虑满足较高层次的需要。生理需求是最低层次的，也是最重要的，人在最基本的生理需要满足后，才得以维持生命。

（2）通常一个层次的需要被满足后，更高一层的需要才会出现，并逐渐明显和强烈。例如，人的生理需要得到满足后，会争取满足安全的需要；同样，在安全的需要满足之后，才会提出爱和更高层次的需要。但是，有些人在追求满足不同层次的需要时会出现重叠，甚至颠倒。例如，有的科研工作者为探求科学真理（自我实现），不顾试验场所可能存在危害生命的因素（安全的需要）；有的运动员为夺冠军，为祖国争光（自我实现），不考虑自己可能会受伤甚至致残（生理和安全的需要），也要勇往直前。

（3）维持生存所必需的低层次需要是要求立即和持续予以满足的，如氧气；越高层次的需要越可被较长久地延后，如性的需要、尊敬的需要等。但是，这些可被暂时延缓或在不同时期有所变化的需要是始终存在的，不可被忽视。

（4）人们满足较低层次需要的活动基本相同，如对氧的需要，都是通过呼吸运动来满足。而越是高层次的需要越为人类所特有，人们采用的满足方式越具有差异性，如满足自我实现需要的需要时，作家从事写作，科学家作研究，运动员参加竞赛等。同时，低层次需要比高层次需要更易确认、更易观测、更有限度，如人只吃有限的食物，而友爱、尊重和自我实现需要的满足则是无限的。

（5）随着需要层次向高层次移动，各种需要满足的意义对每个人来说越具有差异性。这是受个人的愿望、社会文化背景及身心发展水平所决定的。例如，有的人对有一个稳定的职业、受他人尊敬的职位就很满意了，而有的人还要继续学习，获得更高的学位，不断改革和创新。

（6）各需要层次之间可相互影响。例如，有些较高层次需要并非生存所必需，但它能促进生理机能更旺盛，使人的健康状态更佳、生活质量更高，如果不被满足，会引起焦虑、恐惧、抑郁等情绪，导致疾病发生，甚至危及生命。

（7）人的需要满足程度与健康成正比。当所有的需要被满足后，就可达到最佳的健康状态。反之，基本需要的满足遭受破坏，会导致疾病。人若生活在高层次需要被满足的基础上，就意味着有更好的食欲和睡眠、更少的疾病、更好的心理健康和更长的寿命。

（三）需要层次论对护理的意义

需要层次论为护理学提供了理论框架，它是护理程序的理论基础，可指导护理实践有效进行。

（1）帮助护理人员识别患者未满足的需要的性质，以及对患者所造成的影响。

（2）帮助护理人员根据需要层次和优势需要，确定需要优先解决的健康问题。

（3）帮助护理人员观察、判断患者未感觉到或未意识到的需要，给予满足，以达到预防疾病的目的。

（4）帮助护理人员对患者的需要进行科学指导，合理调整需要间关系，消除焦虑与压力。

三、影响需要满足的因素

当人的需要大部分被满足时，人就能处于一种相对平衡的健康状态。反之，会造成机体环境的失衡，导致疾病的发生。因此，了解可能引起人的需要满足的障碍因素十分必要。

(一)生理的障碍

生理的障碍包括生病、疲劳、疼痛、躯体活动有障碍等,如因腹泻而影响水、电解质的平衡,以及食物摄入的需要。

(二)心理的障碍

人处于焦虑、恐惧、愤怒、兴奋或抑郁等状态时会影响基本需要的满足,如引起食欲改变、失眠、精力不集中等。

(三)认知的障碍和知识缺乏

人要满足自身的基本需要是要具备相关知识的,如营养知识、体育锻炼知识和安全知识等。人的认知水平较低时会影响对有关信息的接受、理解和应用。

(四)能力障碍

一个人具备多方面能力,如交往能力、动手能力、创造能力等。当个体某方面能力较差,就会导致相应的需要难以满足。

(五)性格障碍

一个人性格与他的需要产生与满足有密切关系。

(六)环境的障碍

如空气污染、光线不足、通风不良、温度不适宜、噪音等都会影响某些需要的满足。

(七)社会的障碍

缺乏有效的沟通技巧、社交能力差、人际关系紧张、与亲人分离等会导致缺乏归属感和爱,也可影响其他需要的满足。

(八)物质的障碍

需要的满足需要一定的物质条件,当物质条件不具备时,以这些条件为支撑的需要就无法满足。如生理需要的满足需要食物、水;自我实现的需要的满足需要书籍、实验设备等。

(九)文化的障碍

如地域习俗的影响、信仰、观念的不同、教育的差别等,都会影响某些需要的满足。

四、患者的基本需要

一个人在健康状态下能够由自己来满足各类需要,但在患病时,情况就发生了变化,许多需要不能自行满足。这就需要护理人员作为一种外在的支持力量,帮助患者满足需要。

(一)生理的需要

1.氧气

缺氧、呼吸道阻塞、呼吸道感染等。

2.水

脱水、水肿、电解质紊乱、酸碱失衡。

3.营养

肥胖、消瘦、各种营养缺乏、不同疾病(如糖尿病、肾脏疾病)的特殊饮食需要。

4.体温

过高、过低、失调。

5.排泄

便秘、腹泻、大小便失禁等。

6.休息和睡眠

疲劳、各种睡眠形态紊乱。

7.避免疼痛

各种类型的疼痛。

(二)刺激的需要

患者在患病的急性期,对刺激的需要往往不很明显,当处于恢复期时,此需要的满足日趋重要。如长期卧床的患者,如果他心理上刺激的需要、生活上活动的需要不满足,那就意味着其心理上、生理上都在退化。因此,卧床患者需要翻身、肢体活动,以减轻或避免皮肤受损、肌肉萎缩等。

长期单调的生活不但引起体力衰退、情绪低落,智力也会受到影响。故应注意环境的美化,安排适当的社交和娱乐活动。长期住院的患者更应注意满足刺激的需要,如布置优美、具有健康教育性的住院环境,病友之间的交流和娱乐等。

(三)安全的需要

患病时由于环境的变化、舒适感的改变,安全感会明显降低,如担心自己的健康没有保障;寂寞和无助感;怕被人遗忘和得不到良好的治疗和护理;对各种检查和治疗产生恐惧和疑虑;对医护人员的技术不信任;担心经济负担问题等。具体护理内容包括以下两点。

1.避免身体伤害

应注意防止发生意外,如地板过滑、床位过高或没有护栏、病室内噪音、院内交叉感染等均会对患者造成伤害。

2.避免心理威胁

应进行入院介绍和健康教育,增强患者自信心和安全感,使患者对医护人员产生信任感和可信赖感,促进治疗和康复。

(四)爱与归属的需要

患病住院期间,由于与亲人的分离和生活方式的变化,这种需要的满足受到影响,就变得更加强烈,患者常常希望得到亲人、朋友和周围人的亲切关怀、理解和支持。护理人员要通过细微、全面的护理,与患者建立良好的护患关系,允许家属探视,鼓励亲人参与护理患者的活动,帮助患者之间建立友谊。

(五)自尊与被尊敬的需要

在爱和所属的需要被满足后,患者也会感到被尊敬和被重视,因而这两种需要是相关的。患病会影响自尊需要的满足,患者会觉得因生病而失去自身价值或成为他人的负担,护理人员在与患者交往中,始终保持尊重的态度、礼貌的举止。

注意帮助患者感到自己是重要的、是被他人接受的,如礼貌称呼患者的名字,而不是床号;初次与患者见面时,护士应介绍自己的名字;重视、听取患者的意见;让患者做力所能及的事,使患者感到自身的价值。

在进行护理操作时,应注意尊重患者的隐私,减少暴露;为患者保密;理解和尊重患者的个人习惯、价值观、宗教信仰等,不要把护士自己的观念强加给患者,以增加其自尊和被尊感。

(六)自我实现的需要

个体在患病期间最受影响而且最难满足的需要是自我实现的需要。特别是有严重的能力丧失时,如失明、耳聋、失语、瘫痪、截肢等对人的打击更大。但是,疾病也会对某些人的成长起到促进作用,从而对自我实现有所帮助。此需要的满足因人而异,护理的功能是切实保证低层次需要的满足,使患者意识到自己有能力、有潜力,并加强学习,为自我实现创造条件。

五、满足患者需要的方式

护理人员满足患者需要的方式有3种。

(一)直接满足患者的需要

对于暂时或永久丧失自我满足某方面需要能力的患者,护理人员应采取有效措施来满足患者的基本需要,以减轻痛苦,维持生存。

(二)协助患者满足需要

对于具有或恢复一定自我满足需要能力的患者,护理人员应有针对性地给予必要的帮助和支持,提高患者自护能力,促进早日康复。

(三)间接满足患者的需要

可通过卫生宣教、健康咨询等多种形式为护理对象提供卫生保健知识,避免健康问题的发生或恶化。

(安会云)

第二节 自理理论

奥瑞姆(Dorothea.Elizabeth.Orem)是美国著名的护理理论学家之一。她在长期的临床护理、教育和护理管理及研究中,形成和完善了自理模式。强调护理的最终目标是恢复和增强人的自护能力,对护理实践有着重要的指导作用。

一、自理理论概述

奥瑞姆的自理模式主要包括自理理论、自理缺陷理论和护理系统理论。

(一)自理理论

每个人都有自理需要,而且因不同的健康状况和生长发育的阶段而不同。自理理论包括自我护理、自理能力、自理的主体、治疗性自理需要和自理需要等五个主要概念。

(1)自我护理是个体为维持自身的结构完整和功能正常,维持正常的生长发育过程,所采取的一系列自发的调节行为。人的自我护理活动是连续的、有意义的。完成自我护理活动需要智慧、经验和他人的指导与帮助。正常成人一般可以进行自我护理活动,但是婴幼儿和那些不能完全自我护理的成人则需要不同程度的帮助。

(2)自理能力是指人进行自我护理活动的能力,也就是从事自我照顾的能力。自理能力是人为了维护和促进健康及身心发展进行自理的能力,是一个趋于成熟或已成熟的人的综合能力。人为了维持其整体功能正常,根据生长发育的特点和健康状况,确定并详细叙述自理需要,进行相应的自理行为,满足其特殊需要,比如人有预防疾病和避免损伤的需要,在患病或受损伤后,有减轻疾病或损伤对身心损害的需要。奥瑞姆认为自理能力包括十个主要方面:①重视和警惕危害因素的能力:关注身心健康,有能力对危害健康的因素引起重视,建立自理的生活方式。②控制和利用体能的能力:人往往有足够的能量进行工作和日常生活,但疾病会不同程度地降低此能力,患病时人会感到乏力,无足够的能量进行肢体活动。③控制体位的能力:当感到不适时,有改变体位或减轻不适的能力。④认识疾病和预防复发的能力:患者知道引发疾病的原因、过程、治疗方法及预后,有能力采取与疾病康复和预防复发相关的自理行为,如改善或调整原有的生活方式,避免诱发因素、遵医嘱服药等。⑤动机:是指对疾病的态度。若积极对待疾病,患者有避免各种危险因素的意向或对恢复工作回归社会有信心等。⑥对健康问题的判断能力:当身体健康出现问题时,能做出决定,以及时就医。⑦学习和运用与疾病治疗和康复相关的知识和技能的能力。⑧与医护人员有效沟通,配合各项治疗和护理的能力。⑨安排自我照顾行为的能力,能解释自理活动的内容和益处,并合理安排自理活动。⑩从个人、家庭和社会各方面,寻求支持和帮助的能力。

(3)自理的主体:是指完成自我护理活动的人。在正常情况下,成人的自理主体是本身,但是儿童、患者或残疾人等的自理主体部分是自己、部分为健康服务者或是健康照顾者如护士等。

(4)治疗性自理需要:指在特定时间内,以有效的方式进行一系列相关行为以满足自理需要,包括一般生长发育的和健康不佳时的自理需要。

(5)自理需要:为了满足自理需要而采取的所有活动,包括一般的自理需要,成长发展的自理需要和健康不佳的自理需要。

一般的自理需求:与生命过程和维持人体结构和功能的整体性相关联的需求。①摄取足够的空气、水和食物。②提供与排泄有关的照料。③维持活动与休息的平衡。④维持孤独及社会交往的平衡。⑤避免对生命和健康有害因素。⑥按正常规律发展。

发展的自理需求:与人的成长发展相关的需求;不同的发展时期有不同的需求;有预防和处理在成长过程中遇到不利情况的需求。

健康不佳时的自理需求:个体在身体结构和功能、行为和日常生活习惯发生变化时出现的自理需求。包括:①及时得到治疗。②发现和照顾疾病造成的影响。③有效地执行诊断、治疗和康复方法。④发现和照顾因医护措施引起的不适和不良反应。⑤接受并适应患病的事实。⑥学习新的生活方式。

(6)基本条件因素:反映个体特征及生活状况的一些因素。包括:年龄、健康状况、发展水平、社会文化背景、健康照顾系统、家庭、生活方式、环境和资源等。

(二)自理缺陷理论

自理缺陷是奥瑞姆理论的核心,是指人在满足其自理需要方面,在质或量上出现不足。当自理需要小于或等于自理主体的自理能力时,人就能进行自理活动。当自理主体的自理能力小于自理需要时,就会出现自理缺陷。这种现象可以是现存的,也可以是潜在的。自理缺陷包括两种情况:当自理能力无法全部满足治疗性自理需求时,即出现自理缺陷;另一种是照顾者的自理能力无法满足被照顾者的自理需要。自理缺陷是护理工作的重心,护理人员应与患者及其家属进行有效沟通,保持良好的护患关系,以确定如何帮助患者,与其他医疗保健专业人士和社会教育性服务机构配合,形成一个帮助性整体,为患者及其家属提供直接帮助。

(三)护理系统理论

护理系统是在人出现自理缺陷时护理活动的体现,是依据患者的自理需要和自理主体的自理能力制订的。

护理力量是受过专业教育或培训的护士所具有的护理能力。既了解患者的自理需求及自理力量,并做出行动、帮助患者,通过执行或提高患者的自理力量来满足治疗性自理需求。

护理系统也是护士在护理实践中产生的动态的行为系统,奥瑞姆将其分为 3 个系统:即全补偿护理系统、部分补偿系统、辅助教育系统。各护理系统的适用范围、护士和患者在各系统中所承担的职责如下所述。

1.全补偿护理系统

患者没有能力进行自理活动;患者神志和体力上均没有能力;神志清楚,知道自己的自理需求,但体力上不能完成;体力上具备,但存在精神障碍无法对自己的自理需求做出判断和决定,对于这些患者需要护理给予全面的帮助。

2.部分补偿护理系统

这是满足治疗性自理需求,既需要护士提供护理照顾,也需要患者采取自理行动。

3.辅助-教育系统

患者能够完成自理活动,同时也要求其完成;需要学习才能完成自理,没有帮助就不能完成。护士通过对患者提供教育、支持、指导,提高患者的自理能力。

这 3 个系统类似于我国临床护理中一直沿用至今的分级护理制度,即特级和一级护理、二级护理和三级护理。

奥瑞姆理论的特征:其理论结构比较完善而有新意;相对简单而且易于推广;奥瑞姆的理论与其他已被证实的理论、法律和原则也是一致的;奥瑞姆还强调了护理的艺术性,以及护士应具有的素质和技术。

二、自理理论在护理实践中的应用

奥瑞姆的自理理论被广泛应用在护理实践中,她将自理理论与护理程序有机地联系在一起,通过设计好的评估方法和工具评估患者的自理能力及自理缺陷,以帮助患者更好地达到自理。她将护理程序分为以下 3 步。

(一)评估患者的自理能力和自理需要

在这一步中,护士可以通过收集资料来确定病种存在哪些自理缺陷,以及引起自理缺陷的原因,评估患者的自理能力与自理需要,从而确定患者是否需要护理帮助。

1.收集资料

护士收集的资料包括患者的健康状况,患者对自身健康的认识,医师对患者健康的意见,患者的自理能力,患者的自理需要等。

2.分析与判断

在收集自理能力资料的基础上,确定以下问题:①患者的治疗性自理需要是什么。②为满足患者的治疗性自理需求,其在自理方面存在的缺陷有哪些。③如果有缺陷,由什么原因引起的。④患者在完成自理活动时具备的能力有哪些。⑤在未来一段时间内,患者参与自理时具备哪些潜在能力,如何制订护理目标。

(二)设计合适的护理系统

根据患者的自理需要和能力,在完全补偿系统、部分补偿系统和支持-教育系统中选择一个合适的护理系统,并依据患者智力性自理需求的内容制订出详细的护理计划,给患者提供生理和心理支持及适合于个人发展的环境,明确护士和患者的角色功能,以达到促进健康、恢复健康、提高自理能力的目的。

(三)实施护理措施

根据护理计划提供适当的护理措施,帮助和协调患者恢复和提高自理能力,满足患者的自理需求。

(甄姗姗)

第三节　健康系统理论

贝蒂·纽曼(Betty Neuman)1970 年提出了健康系统模式,后经两年的完善于 1972 年在《护理研究》杂志上发表了"纽曼健康系统模式"一文。经过多次修改,于 1988 年再版的《纽曼系统模式在护理教育与实践中的应用》完善地阐述了纽曼的护理观点,并被广泛地应用于临床护理及社区护理实践中。

一、健康系统理论概述

纽曼健康系统模式主要以格式塔特心理学为基础,并应用了贝塔朗菲的系统理论,席尔(Selye)压力与适应理论及凯普兰(Caplan)三级预防理论。

主要概念如下。

(一)个体

个体是指个体的人,也可为家庭、群体或社区。它是与环境持续互动的开放系统,称为服务对象系统。

1.正常防御线

正常防御线是指每个个体经过一定时间逐渐形成的对外界反应的正常范围,即通常的健康/稳定状态。是由生理的、心理的、社会文化的、发展的、精神的技能所组成,用来对付应激原的。这条防御线是动态的,与个体随时需要保持稳定有关。一旦压力源入侵正常防线,个体发生压力反应,表现为稳定性减低和产生疾病。

2.抵抗线

抵抗线是防御应激原的一些内部因素,其功能是使个体稳定并恢复到健康状态(正常防御线)。它是保护基本结构,并且当环境中的应激原侵入或破坏正常防御线时,抵抗线被激活,如免疫机制,如果抵抗线的作用(反应)是有效的,系统可以重建;但如果抵抗线的作用(反应)是无效的,其结果是能量耗尽,系统灭亡。

3.弹性防御线

弹性防御线为外层的虚线,也是动态的,能在短期内迅速发生变化。当环境施加压力时,它是正常防御线的缓冲剂,而当环境给以支持并有助于成长和发展时,它是正常防御线的过滤器。其功能会因一些变化如失眠、营养不良或其他日常生活变化而降低。

当这个防御线的弹性作用不能再保护个体对抗应激原时,应激原就会破坏正常防御线而导致疾病。当弹性防御线与正常防御线之间的距离增加,表明系统保障程度增强。

以上 3 种防御机制,既有先天赋予的,又有后天习得的,抵抗效能取决于心理、生理、社会文化、生长发育、精神 5 个变量的相互作用。3 条防御线的相互关系是弹性防御线保护正常防御线,抵抗线保护基本结构。当个体遇到压力源时,弹性防御线首先激活以防止压力源入侵。若弹性防御线抵抗不消,压力源侵入正常防御线,人体发生反应,出现症状。此时,抵抗线被激活。当抵抗有效,个体又恢复到正常防御线未遭受入侵时的健康状态。

(二)应激原

纽曼将应激原定义为能够产生紧张及潜在地引起系统失衡的刺激。系统需要应对一个或多个刺激。纽曼系统模式中强调的是确定应激原的类型、本质和强度。

1.个体外的

这是发生在个体以外的力量。如失业,是受同事是否接受(社会文化力量)、个人对失业的感受(心理的)及完成工作的能力(生理的、发展的、心理的)所影响。

2.个体间的

这是发生在一个或多个个体之间的力量。如夫妻关系,常受不同地区和时代(社会文化)、双方的年龄和发展水平(生理和发展的)和对夫妻的角色感觉和期望(心理的)所影响。

3.个体内的

这是发生在个体内部的力量。如生气,是一种个体内部力量,其表达方式是受年龄(发展的)、体力(生理的)、同伴们的接受情况(社会文化的)及既往应对生气的经历(心理的)所影响。

应激原可以对此个体有害,但对另一个体无害。因而仔细评估应激原的数量、强度、相持时间的长度及对该系统的意义和既往的应对能力等,对护理干预是非常重要的。

(三)反应

纽曼认为保健人员应根据个体对应激原反应情况进行以下不同的干预。

1.初级预防

初级预防是指在只有怀疑有或已确定有应激原而尚未发生反应的情况下就开始进行的干预。初级预防的目的是预防应激原侵入正常防御线或通过减少与应激原相遇的可能性,和增强防御线来降低反应的程度。如减轻空气污染、预防免疫注射等。

2.二级预防

如果反应已发生,干预就从二级预防开始。主要是早期发现病例、早期治疗症状以增强内部抵抗线来减少反应。如进行各种治疗和护理。

3.三级预防

三级预防是指在上述治疗计划后,已出现重建和相当程度的稳定时进行的干预。其目的是通过增强抵抗线维持其适应性以防止复发。如进行患者教育,提供康复条件等。

二、纽曼系统模式在护理中的应用

纽曼系统模式自正式发表以来得到了护理学术界的一致认同,已被广泛用于护理教育、科研和临床护理实践中。

纽曼系统模式的整体观、三级预防概念及于个人、家庭、群体、社区护理的广泛适应性,为中专、大专、本科、硕士等不同层次护理专业学生的培养提供了有效的概念框架。除了用于课程设置,此系统模式还可作为理论框架设计护理评估、干预措施和评价工具供学生在临床实习使用,且具有可操作性。

在护理科研方面,纽曼系统模式既已用于指导对相关护理现象的定性研究又已作为对不同服务对象预防性干预效果的定量研究理论框架,而此方面报道最多的是应用纽曼系统模式改善面对特定生理、心理、社会、环境性压力源患者的护理效果研究。

在临床护理实践方面,大量文献报道,纽曼系统模式可用于从新生儿到老年处于不同生长发育阶段人的护理。它不仅在精神科使用,也在内外科、重症监护室、急诊、康复病房、老年护理院等使用。纽曼系统模式已被用于对多种患者的护理,如慢性阻塞性肺病、多发性硬化、高血压、肾脏疾病、癌症、急慢性脊髓损伤、矫形整容手术等患者,甚至也用于对艾滋病和一些病情非常危重复杂的患者,如多器官衰竭、心肌梗死患者的护理。

(徐文进)

第四节　应激与适应理论

一、应激及其相关内容

(一)应激

应激又称压力或紧张,是指内、外环境中的刺激物作用于个体而使个体产生的一种身心紧张状态。应激可降低个体的抵抗力、判断力和决策力,例如,面对突如其来的意外事件或长期处于应激状态,可影响个体的健康甚至致病;但应激也可促使个体积极寻找应对方法、解决问题,如面临高考时紧张复习、护士护理患者时遇到疑难问题设法查阅资料、请教他人等。人在生活中随时会受到各种刺激物的影响,因此应激贯穿于人的一生。

(二)应激原

应激原又称压力原或紧张原,任何对个体内环境的平衡造成威胁的因素都称为应激原。应激原可引起应激反应,但并非所有的应激原对人体均产生同样程度的反应。常见的应激原分为以下3类。

1.一般性应激原

(1)生物性:各种细菌、病毒、寄生虫等。

(2)物理性:温度、空气、声、光、电、外力、放射线等。

(3)化学性:酸、碱、化学药品等。

2.生理病理性应激原

(1)正常的生理功能变化:如月经期、妊娠期、更年期,或基本需要没有得到满足,如饮食、性欲、活动等。

(2)病理性变化:各种疾病引起的改变,如缺氧、疼痛、电解质紊乱、乏力等,以及手术、外伤等。

3.心理和社会性应激原

(1)一般性社会因素:如生离死别、搬迁、旅行、人际关系纠葛及角色改变,如结婚、生育、毕业等。

(2)灾难性社会因素:如地震、水灾、战争、社会动荡等。

(3)心理因素:如应付考试、参加竞赛、理想自我与现实自我冲突等。

（三）应激反应

应激反应是对应激原的反应，可分为两大类。

1. 生理反应

应激状态下身体主要器官系统产生的反应包括心率加快、血压增高、呼吸深快、恶心、呕吐、腹泻、尿频、血糖增加、伤口愈合延迟等。

2. 心理反应

如焦虑，抑郁，使用否认、压抑等心理防卫机制等。

一般来说，生理和心理反应经常是同时出现的，因为身心是持续互相作用的。应激状态下出现的应激反应常具有以下规律：①一个应激原可引起多种应激反应的出现，如当贵重物品被窃后，个体可能出现心悸、头晕，同时感觉愤怒、绝望，此时，头脑混乱无法做出正确决定。②多种应激原可引起同一种应激反应。③对极端的应激原如灾难性事件，大部分人都会以类似的方式反应。

二、有关应激学说

汉斯·塞尔耶是加拿大的生理学家和内分泌学家，也是最早研究应激的学者之一。早在1950年，塞尔耶在《应激》一书中就阐述了他的应激学说。他的一般理论对全世界的应激研究产生了影响。他认为应激是身体对任何需要做出的非特异性反应，例如，不论个人是处于精神紧张、外伤、感染、冷热、X光线侵害等任何情况下，身体都要发生反应，而这些反应是非特异性的。

塞尔耶还认为，当个体面对威胁时，无论是什么性质的威胁，体内都会产生相同的反应群，他称之为全身适应综合征（GAS），并提出这些症状都是通过神经内分泌途径产生的（图1-1）。

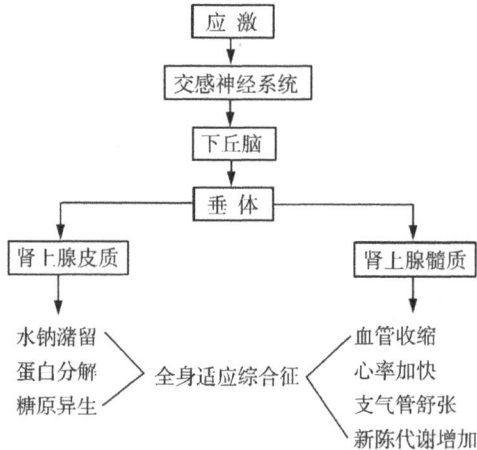

图 1-1 应激反应的神经内分泌途径

全身适应综合征解释了为什么不同的应激原可以产生相同的应激反应，尤其是生理应激的反应。此外，塞尔耶还提出了局部适应综合征（LAS）的概念，即机体对应激原产生的局部反应，这些反应常发生在某一器官或区域，如局部的炎症、血小板聚集、组织修复等。

无论GAS还是LAS，塞尔耶认为都可以分为3个独立的阶段（图1-2）。

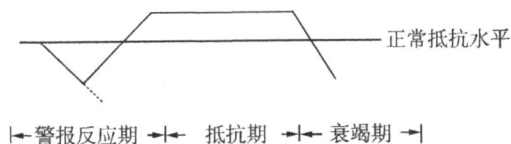

图 1-2　应激反应分期

（一）警报反应期

这是应激原作用于身体的直接反应。应激原作用于人体,开始抵抗力下降,如果应激原过强,可致抵抗力进一步下降而引起死亡。但绝大多数情况下,机体开始防御,如激活体内复杂的神经内分泌系统功能,使抵抗水平上升,并常常高于机体正常抵抗水平。

（二）抵抗期

若应激原仍然存在,机体将保持高于正常的抵抗水平与应激原抗衡。此时机体也处于对应激适应的阶段。当机体成功地适应了应激之后,GAS 将在此期结束,机体的抵抗力也将由原有的水平有所提高。相反则由此期进入衰竭期。

（三）衰竭期

发生在应激原强烈或长期存在时,机体所有的适应性资源和能力被耗失殆尽,抵抗水平下降。表现为体重减轻,肾上腺增大,随后衰竭,淋巴结增大,淋巴系统功能紊乱,激素分泌先增加后衰竭。这时若没有外部力量如治疗、护理的帮助,机体将产生疾病甚至死亡。

由此可见,为防止应激原作用于机体产生衰竭期的后果,运用内部或外部力量及时去除应激原、调整应激原的作用强度,保护和提高机体的抵抗水平是非常重要的。

塞尔耶认为,不仅 GAS 分为以上三期,MS 也具有这样三期的特点,只是当 LAS 的衰竭期发生时,全身适应综合征的反应将开始被激活和唤起。

三、适应与应对

（一）适应

适应是指应激原作用于机体后,机体为保持内环境的平衡而做出改变的过程。适应是生物体区别于非生物体的特征之一,而人类的适应又比其他生物更为复杂。适应是生物体调整自己以适应环境的能力,或促使生物体更能适于生存的一个过程。适应性是生命的最卓越特性,是内环境平衡和对抗应激的基础。

（二）应对

应对即个体对抗应激原的手段。它具有两方面的功能:一个是改变个体行为或环境条件来对抗应激原,另一个是通过应对调节自身的情绪情感并维持内环境的稳定。

（三）适应的层次

人的适应层次不同于其他生物体,除生理层次的适应外,还有心理、社会文化、知识技术层次的适应。

1.生理层次

生理适应是指发生在体内的代偿性变化。如一个从事脑力劳动的人进行跑步锻炼,开始会感到肌肉酸痛、心跳加快,但坚持一段时间后,这些感觉就会逐渐消失,这是由于体内的器官慢慢地增加了强度和功效,适应了跑步对身体所增加的需求。

2.心理层次

心理适应是指当人们经受心理应激时,如何调整自己的态度去认识情况和处理情况。如癌症患者平静接受自己的病情,并积极配合治疗。

3.社会文化层次

社会适应是调整个人的行为,使之与各种不同群体,如家庭、专业集体、社会集团等信念、习俗及规范相协调。如遵守家规、校规、院规。

4.知识技术层次

知识技术层次是指对日常生活或工作中涉及的知识及使用的设备、技术的适应。例如,电脑时代年轻人应学会使用电脑,护士能够掌握使用先进监护设备、护理技术的方法等。

(四)适应的特性

所有的适应机制,无论是生理的、心理的、文化的或技术的,都有共同特性。

(1)所有的适应机制都是为了维持最佳的身心状态,即内环境的平衡和稳定。

(2)适应是一种全身性的反应过程,可同时包括生理、心理、社会文化甚至技术各个层次。如护士学生在病房实习时,不仅要有充足的体力和心理上的准备,还应掌握足够的专业知识和操作技能,遵守医院、病房的规章制度,并与医师、护士、患者和其他同学做好沟通工作。

(3)适应是有一定限度的,这个限度是由个体的遗传因素如身体条件、才智及情绪的稳定性决定的。如人对冷热不可能无限制地耐受。

(4)适应与时间有关,应激原来得越突然,个体越难以适应;相反,时间越充分,个体越有可能调动更多的应对资源抵抗应激原,适应得就越好,如急性失血时,易发生休克,而慢性失血则可以适应,一般不发生休克。

(5)适应能力有个体差异,这与个人的性格、素质、经历、防卫机能的使用有关。比较灵活和有经验的人,能及时对应激原做出反应,也会应用多种防卫机制,因而比较容易适应环境而生存。

(6)适应机能本身也具有应激性。如许多药物在帮助个体对付原有疾病时,药物产生的不良反应又成为新的应激原给个体带来危害。

(五)应对方式

面对应激原个体所使用的应对方式、策略或技巧是多种多样的。常用的应对方式如下。

1.去除应激原

避免机体与应激原的接触,如避免食用引起变态反应的食物,远离过热、过吵及不良气味的地方等。

2.增加对应激的抵抗力

适当的营养、运动、休息、睡眠,戒烟、酒,接受免疫接种,定期做疾病筛查等,以便更有效地抵抗应激原。

3.运用心理防卫机能

心理上的防卫能力决定于过去的经验、所受的教育、社会支持系统、智力水平、生活方式、经济状况及出现焦虑的倾向等。此外,坚强度也应作为对抗应激原的一种人格特征。因为一个坚强而刻苦耐劳的人相信:人生是有意义的;人可以影响环境;变化是一种挑战。这种人在任何困境下都能知难而进,尽快适应。人的一生都在学习新的应对方法,以对抗和征服应激原。

4.采用缓解紧张的方法

缓解紧张的方法包括:①身体运动,可使注意力从担心的事情上分散开来而减轻焦虑。②按摩。③松弛术。④幽默等。

5.寻求支持系统的帮助

一个人的支持系统是由那些能给予他物质上或精神上帮助的人组成的,常包括其家人、朋友、同事、邻居等,此外,曾有过与其相似经历并很好应对过的人,也是支持系统中的重要成员。当个体处于应激状态时,非常需要有人与他一起分担困难和忧愁,共同讨论解决问题的良策,支持系统在对应激的抵抗中起到了强有力的缓冲剂的作用。

6.寻求专业性帮助

专业性帮助包括医师、护士、理疗师、心理医师等专业人员的帮助。人一旦患有身心疾病,就必须及时寻找医护人员的帮助。由医护人员提供针对性的治疗和护理,如药物治疗、心理治疗、物理疗法等,并给予必要的健康咨询和教育来提高患者的应对能力,以利于疾病的痊愈。

四、应激与适应在护理中的应用

应激原作用于个体,使其处于应激状态时,个体会选择和采取一系列的应对方法对应激进行适应。若适应成功则机体达到内环境的平衡;适应失败,会导致机体产生疾病。为帮助患者提高应对能力,维持身心平衡,护理人员应协助住院患者减轻应激反应,措施如下。

(1)评估患者所受应激的程度、持续时间、过去个体应激的经验等。

(2)分析患者的具体情况,协助患者找出应激原。

(3)安排适宜的住院环境。减少不良环境因素对患者的影响。

(4)协助患者适应实际的健康状况,应对可能出现的心理问题。

(5)协助患者建立良好的人际关系,并与家属合作减轻患者的陌生、孤独感。

(徐文进)

第二章

护理程序

第一节 概　　述

护理程序是一种系统而科学地安排护理活动的工作方法,目的是确认和解决护理对象对现存或潜在健康问题的反应。它是指在护理服务活动中,通过一系列有目的、有计划、有步骤的行动,为护理对象提供生理、心理、社会、文化及发展的整体护理。

一、护理程序的特征

护理程序作为护理人员照顾护理对象的独特工作方法,具有以下几个方面的特征。

(一)个体性

根据患者的具体情况和需求设计护理活动,满足不同的需求。

(二)目标性

以识别及解决护理对象的健康问题,以及对健康问题的反应为特定目标,全面计划及组织护理活动。

(三)系统性

以系统论为理论框架,指导护理工作的各个步骤系统而有序地进行,每一项护理活动都是系统中的一个环节,保证了护理活动的连续性。

(四)连续性

不限于某特定时间,而是随着护理对象反应的变化随时进行。

(五)科学性

综合了现代护理学的理论观点和其他学科的相关理论,如控制论、需要论等学说为理论基础。

(六)互动性

在整个过程中,护理人员与护理对象、同事、医师及其他人员密切合作,以全面满足服务对象的需要。

(七)普遍性

护理程序适合在任何场所、为任何护理服务对象安排护理活动。

二、护理程序的理论基础

护理程序在现代护理理论基础上产生,通过一系列目标明确的护理活动为服务对象的健康服务,可作为框架运用到面向个体、家庭和社区的护理工作中。相关的理论基础主要包括系统论、需要层次论、生长发展理论、应激适应理论、沟通理论等,具体见表 2-1。

表 2-1　护理程序的理论基础与应用

理论	应用
一般系统理论	理论框架、思维方法、工作方法
需要层次论	指导分析资料、提出护理问题
生长发展理论	制订计划
应激适应理论	确定护理目标、评估实施效果
沟通理论	收集资料、实施计划、解决问题过程

三、护理程序的步骤

护理程序由评估、诊断、计划、实施和评价五个步骤组成,这五个步骤之间相互联系,互相影响(图 2-1)。

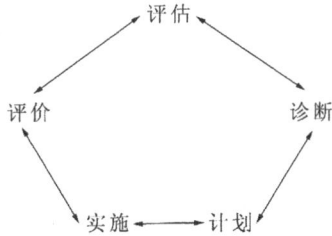

图 2-1　护理程序模式图

(1)护理评估:是护理程序的第一步,收集护理对象生理、心理、社会方面的健康资料并进行整理,以发现和确认服务对象的健康问题。

(2)护理诊断:在评估基础上确定护理诊断,以描述护理对象的健康问题。

(3)护理计划:对如何解决护理诊断涉及的健康问题作出决策,包括排列护理诊断顺序、确定预期目标、制定护理措施和书写护理计划。

(4)护理实施:即按照护理计划执行护理措施的活动。

(5)护理评价:即将护理对象对护理的反应与预期目标进行比较,根据预期目标达到与否,评定护理计划实施后的效果。必要时,应重新评估服务对象的健康状况,引入护理程序的下一个循环。

（钟彬彬）

第二节　护理评估

护理评估是有目的、有计划、有步骤地收集有关护理对象生理、心理、社会文化和经济等方面的资料,对此进行整理与分析,以判断服务对象的健康问题,为护理活动提供可靠的依据。具体包括收集资料、整理资料和分析资料三部分。

一、收集资料

(一)资料的来源

1.直接来源

护理对象本人,是第一资料来源也是主要来源。

2.间接来源

(1)护理对象的重要关系人,也就是社会支持性群体,包括亲属、关系亲密的朋友、同事等。

(2)医疗活动资料,如既往实验室报告、出院小结等健康记录。

(3)其他医护人员、放射医师、化验师、药剂师、营养师、康复师等。

(4)护理学及其他相关学科的文献等。

(二)资料的内容

在收集资料的过程中,各个医院均有自己设计的收集资料表,无论依据何种框架,基本内容主要包括一般资料、生活状况及自理程度、健康检查及心理-社会状况等。

1.一般资料

包括患者姓名、性别、出生日期、出生地、职业、民族、婚姻、文化程度、住址等。

2.现在的健康状况

包括主诉、现病史、入院方式、医疗诊断及目前用药情况。目前的饮食、睡眠、排泄、活动、健康管理等日常生活形态。

3.既往健康状况

包括既往史、创伤史、手术史、家族史、有无过敏史、有无传染病。既往的日常生活形态、烟酒嗜好、女性还包括月经史和婚育史。

4.护理体检

包括体温、脉搏、呼吸、血压、身高、体重、生命体征、各系统的生理功能及有无疼痛、眩晕、麻木、瘙痒等,有无感觉(视觉、听觉、嗅觉、味觉、触觉)异常,有无思维活动、记忆能力障碍等认知感受形态。

5.实验室及其他辅助检查结果

包括最近进行的辅助检查的客观资料,如实验室检查、X线、病理检查等。

6.心理方面的资料

包括对疾病的认知和态度、康复的信心,病后情绪、心理感受、应对能力等变化。

7.社会方面的资料

包括就业状态、角色问题和社交状况;有无重大生活事件,支持系统状况等;有无宗教信仰;

享受的医疗保健待遇等。

(三)资料的分类

1.按照资料的来源划分

包括主观资料和客观资料:主观资料指患者对自己健康问题的体验和认识。包括患者的知觉、情感、价值、信念、态度、对个人健康状态和生活状况的感知。主观资料的来源可以是患者本人,也可以是患者家属或对患者健康有重要影响的人。客观资料指检查者通过观察、会谈、体格检查和实验等方法得到或被检测出的有关患者健康状态的资料。客观资料获取是否全面和准确主要取决于检查者是否具有敏锐的观察能力及丰富的临床经验。

当护士收集到主观资料和客观资料后,应将两方面的资料加以比较和分析,可互相证实资料的准确性。

2.按照资料的时间划分

包括既往资料和现时资料:既往资料是指与服务对象过去健康状况有关的资料,包括既往病史、治疗史、过敏史等。现时资料是指与服务对象现在发生疾病有关的状况,如现在的体温、脉搏、呼吸、血压、睡眠状况等。

护士在收集资料时,需要将既往资料和现时资料结合起来分析。

(四)收集资料的方法

1.观察

观察是指护理人员运用视、触、叩、听、嗅等感官获得患者、家属及患者所处环境的信息并进行分析判断,是收集有关服务对象护理资料的重要方法之一。观察贯穿在整个评估过程中,可以与交谈同时进行。护士应及时、敏锐、连续地对服务对象进行观察,如患者出现面容痛苦、呈强迫体位,就提示患者是否有疼痛,由此进一步询问持续时间、部位、性质等。观察作为一种技能,护理人员在实践中需要不断培养和锻炼,以期得到发展和提高。

2.交谈

护患之间的交谈是一种有目的的医疗活动,使护理人员获得有关患者的资料和信息。一般可分为两种。①正式交谈:指事先通知患者,有目的、有计划的交谈,如入院后的采集病史。②非正式交谈:指护士在日常护理工作中与患者随意自然的交谈,不明确目的,不规定主题、时间,是一种"开放式交流",以便及时了解到服务对象的真实想法和心理反应。交谈时护士应注意沟通技巧的运用,对一些敏感性话题应注意保护患者的隐私。

3.护理体检

护理人员运用体检技能,为护理对象进行系统的身体评估,获取与护理有关的生命体征、身高、体重等,以便收集与护理诊断、护理计划有关的患者方面的资料,以及时了解病情变化和发现护理对象的健康问题。

4.阅读

包括查阅护理对象的医疗病历(门诊和住院)、各种护理记录及实验室和辅助检查结果,以及有关文献等。也可以用心理测量及评定量表对服务对象进行心理-社会评估。

二、整理资料

为了避免遗漏和疏忽相关和有价值的资料,得到完整全面的信息,常依据某个护理理论模式设计评估表格,护理人员依据表格全面评估、整理资料。

（一）按戈登的功能性健康形态整理分类

1.健康感知-健康管理形态

指服务对象对自己健康状态的认识和维持健康的方法。

2.营养代谢形态

包括食物的利用和摄入情况。如营养、液体、组织完整性、体温调节及生长发育等的需求。

3.排泄形态

主要指肠道、膀胱的排泄状况。

4.活动-运动形态

包括运动、活动、休闲与娱乐状况。

5.睡眠-休息形态

指睡眠、休息及精神放松的状况。

6.认知-感受形态

包括与认知有关的记忆、思维、解决问题和决策，以及与感知有关的视、听、触、嗅等功能。

7.角色-关系形态

家庭关系、社会中角色任务及人际关系的互动情况。

8.自我感受-自我概念形态

指服务对象对于自我价值与情绪状态的信念与评价。

9.性-生殖形态

主要指性发育、生殖器官功能及对性的认识。

10.应对-压力耐受形态

指服务对象压力程度、应对与调节压力的状况。

11.价值-信念形态

指服务对象的思考与行为的价值取向和信念。

（二）按马斯洛需要层次进行整理分类

1.生理需要

体温 39 ℃，心率 120 次/分，呼吸 32 次/分，腹痛等。

2.安全的需要

对医院环境不熟悉，夜间睡眠需开灯，手术前精神紧张，走路易摔倒等。

3.爱与归属的需要

患者害怕孤独，希望有亲友来探望等。

4.尊重与被尊重的需要

如患者说："我现在什么事都不能干了""你们应该征求我的意见"等。

5.自我实现的需要

担心住院会影响工作、学习，有病不能实现自己的理想等。

（三）按北美护理诊断协会的人类反应形态分类

1.交换

包括营养、排泄、呼吸、循环、体温、组织的完整性等。

2.沟通

主要指与人沟通交往的能力。

3.关系

指社交活动、角色作用和性生活形态。

4.价值

包括个人的价值观、信念、宗教信仰、人生观及精神状况。

5.选择

包括应对能力、判断能力及寻求健康所表现的行为。

6.移动

包括活动能力、休息、睡眠、娱乐及休闲状况,日常生活自理能力等。

7.知识

包括自我概念,感知和意念;包括对健康的认知能力、学习状况及思考过程。

8.感觉

包括个人的舒适、情感和情绪状况。

三、分析资料

(一)检查有无遗漏

将资料进行整理分类之后,应仔细检查有无遗漏,并及时补充,以保证资料的完整性及准确性。

(二)与正常值比较

收集资料的目的在于发现护理对象的健康问题。因此护士应掌握常用的正常值,将所收集到的资料与正常值进行比较,并在此基础上进行综合分析,以发现异常情况。

(三)评估危险因素

有些资料虽然目前还在正常范围,但是由于存在危险因素,若不及时采取预防措施,以后很可能会出现异常,损害服务对象的健康。因此,护士应及时收集资料评估这些危险因素。

护理评估通过收集服务对象的健康资料,对资料进行组织、核实和分析,确认服务对象对现存的或潜在的健康问题或生命过程的反应,为作出护理诊断和进一步制订护理计划奠定了基础。

四、资料的记录

(一)原则

书写全面、整洁、简练、流畅,客观资料运用医学术语,避免使用笼统、模糊的词,主观资料尽量引用护理对象的原话。

(二)记录格式

根据资料的分类方法,根据各医院,甚至各病区的特点自行设计,多采用表格式记录。与患者第一次见面收集到的资料记录称入院评估,要求详细、全面,是制订护理计划的依据,一般要求入院后 24 小时内完成。住院期间根据患者病情天数,每天或每班记录,反映了患者的动态变化,用以指导护理计划的制订、实施、评价和修订。

(钟彬彬)

第三节 护理诊断

护理诊断是护理程序的第二个步骤,是在评估的基础上对所收集的健康资料进行分析,从而确定服务对象的健康问题及引起健康问题的原因。护理诊断是一个人生命过程中的生理、心理、社会文化发展及精神方面健康状况或问题的一个简洁、明确的说明,这些问题都是属于护理职责范围之内,能够用护理的方法解决的问题。

一、护理诊断的概念

1990 年,北美护理诊断协会(NANDA)提出并通过了护理诊断的定义:护理诊断是关于个人、家庭、社区对现存或潜在的健康问题及生命过程反应的一种临床判断,是护士为达到预期的结果选择护理措施的基础,这些预期结果应能通过护理职能达到。

二、护理诊断的组成部分

护理诊断有四个组成部分:名称、定义、诊断依据和相关因素。

(一)名称

名称是对服务对象健康状况的概括性的描述。应尽量使用 NANDA 认可的护理诊断名称,以有利于护士之间的交流和护理教学的规范。常用改变、受损、缺陷、无效或低效等特定描述语。例如,排便异常(便秘),有皮肤完整性受损的危险。

(二)定义

定义是对名称的一种清晰的、正确的表达,并以此与其他诊断相鉴别。一个诊断的成立必须符合其定义特征。有些护理诊断的名称虽然十分相似,但仍可从定义中发现彼此的差异。例如,压力性尿失禁的定义是"个人在腹内压增加时立即无意识地排尿的一种状态",反射性尿失禁的定义是"个体在没有要排泄或膀胱满胀的感觉下可以预见地不自觉地排尿的一种状态"。虽然两者都是尿失禁,但前者的原因是腹内压增高,后者的原因是无法抑制的膀胱收缩。因此,确定诊断时必须认真区别。

(三)诊断依据

诊断依据是作出护理诊断的临床判断标准。诊断依据常常是患者所具有的一组症状和体征,以及有关病史,也可以是危险因素。对于潜在的护理诊断,其诊断依据则是原因本身(危险因素)。

诊断依据依其在特定诊断中的重要程度分为主要依据和次要依据。

1.主要依据

主要依据是指形成某一特定诊断所应具有的一组症状和体征及有关病史,是诊断成立的必要条件。

2.次要依据

次要依据是指在形成诊断时,多数情况下会出现的症状、体征和病史,对诊断的形成起支持作用,是诊断成立的辅助条件。

例如,便秘的主要依据是"粪便干硬,每周排大便不到三次",次要依据是"肠鸣音减少,自述肛门部有压力和胀满感,排大便时极度费力并感到疼痛,可触到肠内嵌塞粪块,并感觉不能排空"。

(四)相关因素

相关因素是指造成服务对象健康状况改变或引起问题产生的情况。常见的相关因素包括以下几个方面。

1.病理生理方面的因素

指与病理生理改变有关的因素。例如,"体液过多"的相关因素可能是右心衰竭。

2.心理方面的因素

指与服务对象的心理状况有关的因素。例如,"活动无耐力"可能是由疾病后服务对象处于较严重的抑郁状态引起。

3.治疗方面的因素

指与治疗措施有关的因素(用药、手术创伤等)。例如,"语言沟通障碍"的相关因素可能是使用呼吸机时行气管插管。

4.情景方面的因素

指环境、情景等方面的因素(陌生环境、压力刺激等)。例如,"睡眠形态紊乱"可能与住院后环境改变有关。

5.年龄因素

指在生长发育或成熟过程中与年龄有关的因素。如婴儿、青少年、中年、老年各有不同的生理、心理特征。

三、护理诊断与合作性问题及医疗诊断的区别

(一)合作性问题——潜在并发症

在临床护理实践中,护士常遇到一些无法完全包含在 NANDA 制订的护理诊断中的问题,而这些问题也确实需要护士提供护理措施,因此,1983 年有学者提出了合作性问题的概念。此概念把护士需要解决的问题分为两类:一类经护士直接采取措施可以解决,属于护理诊断;另一类需要护士与其他健康保健人员尤其是医师共同合作解决,属于合作性问题。

合作性问题需要护士承担监测职责,以及时发现服务对象身体并发症的发生和情况的变化,但并非所有并发症都是合作性问题。有些可通过护理措施预防和处理,属于护理诊断;只有护士不能预防和独立处理的并发症才是合作性问题。合作性问题的陈述方式是"潜在并发症:××××",如"潜在并发症:脑出血"。

(二)护理诊断与合作性问题及医疗诊断的区别

1.护理诊断与合作性问题的区别

护理诊断是护士独立采取措施能够解决的问题;合作性问题需要医师、护士共同干预处理,处理决定来自医护双方。对合作性问题,护理措施的重点是监测。

2.护理诊断与医疗诊断的区别

明确护理诊断和医疗诊断的区别对区分护理和医疗两个专业、确定各自的工作范畴和应负的法律责任非常重要。两者主要区别见表 2-2。

表 2-2　护理诊断与医疗诊断的区别

项目	护理诊断	医疗诊断
临床判断的对象	对个体、家庭、社会的健康问题/生命过程反应的一种临床判断	对个体病理生理变化的一种临床判断
描述的内容	描述的是个体对健康问题的反应	描述的是一种疾病
决策者	护士	医疗人员
职责范围	在护理职责范围内进行	在医疗职责范围内进行
适应范围	适用于个体、家庭、社会的健康问题	适用于个体的疾病
数量	往往有多个	一般情况下只有一个
是否变化	随病情的变化	一旦确诊不会改变

（钟彬彬）

第四节　护 理 计 划

制订护理计划是解决护理问题的一个决策过程,计划是对患者进行护理活动的指南,是针对护理诊断制定具体护理措施来预防、减轻或解决有关问题。其目的是为了确认护理对象的护理目标,以及护士将要实施的护理措施,使患者得到合适的护理,保持护理工作的连续性,促进医护人员的交流和利于评价。制订计划包括四个步骤。

一、排列护理诊断的优先顺序

一般情况下,患者可以存在多个护理诊断,为了确定解决问题的优先顺序,根据问题的轻重缓急合理安排护理工作,需要对这些护理诊断包括合作性问题进行排序。

(一)排列护理诊断

一个患者可同时有多个护理问题,制订计划时应按其重要性和紧迫性排出主次,一般把威胁最大的问题放在首位,其他的依次排列,这样护士就可根据轻、重、缓、急有计划地进行工作,通常可按如下顺序排列。

1.首优问题

首优问题是指会威胁患者生命,需立即行动去解决的问题。如清理呼吸道无效、气体交换受阻等。

2.中优问题

中优问题是指虽不会威胁患者生命,但能导致身体上的不健康或情绪上变化的问题,如活动无耐力、皮肤完整性受损、便秘等。

3.次优问题

次优问题指人们在应对发展和生活中变化时所产生的问题。这些问题往往不是很紧急,如营养失调、知识缺乏等。

(二)排序时应该遵循的原则

(1)按马斯洛的人类基本需要层次论进行排列,优先解决生理需要。这是最常用的一种方法。生理需要是最低层次的需要,也是人类最重要的需要,一般来说,影响了生理需要满足的护理问题,对生理功能的平衡状态威胁最大的护理问题是需要优先解决的护理诊断。如与空气有关的"气体交换障碍""清理呼吸道无效"、与水有关的"体液不足"、与排泄有关的"尿失禁""潴留"等。

具体的实施步骤可以按以下方法进行:首先列出患者的所有护理诊断,将每一诊断归入五个需要层次,然后由低到高排列出护理诊断的先后顺序。

(2)考虑患者的需求。马斯洛的理论为护理诊断的排列提供了一个普遍的原则,但由于护理对象的复杂性、个体性,相同的需求对不同的人,其重要性可能不同。因此,在无原则冲突的情况下,可与患者协商,尊重患者的意愿,考虑患者认为最重要的问题予以优先解决。

(3)现存的问题优先处理,但不要忽视潜在的和有危险的问题。有时它们常常也被列为首优问题而需立即采取措施或严密监测。

二、制定预期目标

预期目标是指通过护理干预,护士期望患者达到的健康状态或在行为上的改变。其目的是指导护理措施的制定。预期目标不是护理行为,但能指导护理行为,并作为对护理效果进行评价的标准。每一个护理诊断都要有相应的目标。

(一)预期目标的制定

1.目标的陈述公式

时间状语＋主语＋(条件状语)＋谓语＋行为标准。

(1)主语:是指患者或患者身体的任何一部分,如体温、体重、皮肤等,有时在句子中省略了主语,但句子的逻辑主语一定是患者。

(2)谓语:指患者将要完成的行动,必须用行为动词来说明。

(3)行为标准:主语进行该行动所达到的程度。

(4)条件状语:指患者完成该行为时所处的特定条件,如"拄着拐杖"行走 50 m。

(5)时间状语:是指主语应在何时达到目标中陈述的结果,即何时对目标进行评价,这一部分的重要性在于限定了评价时间,可以督促护士尽心尽力地帮助患者尽快达到目标,评价时间往往需要根据临床经验和患者的情况来确定。

2.预期目标的种类

根据实现目标所需时间的长短可将护理目标分为短期目标和长期目标两大类。

(1)短期目标:指在相对较短的时间内要达到的目标(一般指一周内),适合于病情变化快、住院时间短的患者。

(2)长期目标:指需要相对较长时间才能实现的目标(一般指一周以上甚至数月)。

长期目标是需要较长时间才能实现的,范围广泛;短期目标则是具体达到长期目标的台阶或需要解决的主要矛盾。如下肢骨折患者,其长期目标是"三个月内恢复行走功能",短期目标分别为:"第一个月借助双拐行走""第二个月借助手杖行走""第三个月逐渐独立行走"。短期目标与长期目标互相配合、呼应。

(二)制定预期目标的注意事项

(1)目标的主语一定是患者或患者的一部分,而不能是护士。目标是期望患者接受护理后发生的改变,达到的结果,而不是护理行动本身或护理措施。

(2)一个目标中只能有一个行为动词。否则在评价时,如果患者只完成了一个行为动词的行为标准就无法判断目标是否实现。另外行为动词应可观察和测量,避免使用含糊的不明确的词语。可运用下列动词:描述、解释、执行、能、会、增加、减少等,不可使用含糊不清、不明确的词,如了解、掌握、好、坏、尚可等。

(3)目标陈述的行为标准应具体,以便于评价。有具体的检测标准;有时间限度;由护患双方共同制定。

(4)目标必须具有现实性和可行性,要在患者的能力范围之内,要考虑其身体心理状况、智力水平、既往经历及经济条件。目标完成期限的可行性,目标结果设定的可行性。患者认可,乐意接受。

(5)目标应在护理工作所能解决范围之内,并要注意医护协作,即与医嘱一致。

(6)目标陈述要针对护理诊断,一个护理诊断可有多个目标,但一个目标不能针对多个护理诊断。

(7)应让患者参与目标的制定,这样可使患者认识到对自己的健康负责不仅是医护人员的责任,也是患者的责任,护患双方应共同努力以保证目标的实现。

(8)关于潜在并发症的目标。潜在并发症是合作性问题,护理措施往往无法阻止其发生,护士的主要任务在于监测并发症的发生或发展。潜在并发症的目标陈述为:护士能及时发现并发症的发生并积极配合处理。如"潜在并发症:心律失常"的目标是"护士能及时发现心律失常的发生并积极配合抢救"。

三、制定护理措施

护理措施是护士为帮助患者达到预定目标而制定的具体方法和内容,规定了解决健康问题的护理活动方式与步骤,是一份书面形式的护理计划,也可称为"护嘱"。

(一)护理措施的类型

护理措施可分为依赖性护理措施、协作性护理措施和独立性护理措施三类。

1.依赖性护理措施

即来自医嘱的护理措施,它描述了贯彻医疗措施的行为。如医嘱"每晨测血压 1 次""每小时巡视患者 1 次"。

2.协作性护理措施

协作性护理措施是护士与其他健康保健人员相互合作采取的行动。如患者出现"营养失调:高于机体的需要量"的问题时,为帮助患者达到理想体重的目标,需要和营养师一起协商、讨论、制定护理措施。

3.独立性护理措施

独立性护理措施是护士根据所收集的资料,凭借自己的知识、经验、能力,独立思考、判断后作出的决策,是在护理职责范围内。这类护理措施完全由护士设计并实施,不需要医嘱。如长期卧床患者存在的"有皮肤破损的危险",护士每天定时给患者翻身、按摩受压部位皮肤、温水擦拭等措施都是独立性护理措施。

(二)护理措施的构成

完整的护理措施计划应包括:护理观察措施、行动措施、教育措施三部分。

例如,护理诊断——胸痛:与心肌缺血、缺氧致心肌坏死有关。

护理目标:24小时内患者主诉胸痛程度减轻。

制订护理措施如下。

1.观察措施

(1)观察疼痛的程度和缓解情况。

(2)观察患者心律、心率、血压的变化。

2.行动措施

(1)给予持续吸氧,2～4 L/min。(依赖性护理措施)

(2)遵医嘱持续静脉点滴硝酸甘油15滴/分。(依赖性护理措施)

(3)协助床上进食、洗漱、大小便。(独立性护理措施)

3.教育措施

(1)教育患者绝对卧床休息。

(2)保持情绪稳定。

(三)制订护理措施应注意的注意事项

1.针对性

护理措施针对护理目标制订,一般一个护理目标可通过几项措施来实现,措施应针对目标制订,否则即使护理措施没有错误,也无法促使目标实现。

2.可行性

护理措施要切实可行,措施制订时要考虑以下问题。①患者的身心问题:这也是整体护理中所强调的要为患者制订个体化的方案。措施要符合患者的年龄、体力、病情、认知情况,以及患者自己对改变目前状况的愿望等。如对老年患者进行知识缺乏的健康教育时,让患者短时间内记忆很多教育内容是困难的。护理措施必须是患者乐于接受的。②护理人员的情况:护理人员的配备及专业技术、理论知识水平和应用能力等是否能胜任所制订的护理措施。③适当的医院设施、设备。

3.科学性

护理措施应基于科学的基础上,每项护理措施都应有措施依据,措施依据来自护理科学及相关学科的理论知识。禁止将没有科学依据的措施用于患者。护理措施的前提是一定要保证患者的安全。

4.一致性

护理措施不应与其他医务人员的措施相矛盾,否则容易使患者不知所措,并造成不信任感,甚至可能威胁患者安全。制订护理措施时应参阅其他医务人员的病历记录、医嘱,意见不一致时应共同协商,达成一致。

5.指导性

护理措施应具体,有指导性,不仅使护理同一患者的其他护士很容易地执行措施,也有利于患者。如对于体液过多需低盐饮食的患者,正确的护理措施:①观察患者的饮食是否符合低盐要求。②告诉患者和家属每天摄盐<5 g。含钠多的食物除咸味食品外,还包括发面食品、碳酸饮料、罐头食品等。③教育患者及家属理解低盐饮食的重要性等。

不具有指导性护理措施:①嘱患者每天摄盐量<5 g。②嘱患者不要进食含钠多的食物。

四、护理计划成文

护理计划成文是将护理诊断、目标、护理措施以一定的格式记录下来而形成的护理文件。不仅为护理程序的下一步实施提供了指导,也有利于护士之间及护士与其他医务人员之间的交流。护理计划的书写格式,因不同的医院有各自具体的条件和要求,所以书写格式也是多种多样的。大致包括日期、护理诊断、目标、措施、效果评价几项内容,见表2-3。

表 2-3　护理计划

日期	护理诊断	护理目标	护理措施	评价	停止日期	签名
2021－02－19	气体交换受阻	1、 2、	1、 2、 3、			
2021－02－22	焦虑	1、 2、	1、 2、 3、			

护理计划应体现个体差异性,一份护理计划只对一个患者的护理活动起作用。护理计划还应具有动态发展性,随着患者病情的变化,护理的效果而调整。

(钟彬彬)

第五节　护　理　实　施

实施是为达到护理目标而将计划中各项措施付诸行动的过程。实施的质量如何与护士的专业知识、操作技能和人际沟通能力三方面的水平有关.实施过程中的情况应随时用文字记录下来。

实施过程包括实施前准备、实施和实施后记录三个部分,一般来讲,实施应发生于护理计划完成之后,但在某些特殊情况下,如遇到急诊患者或病情突变的住院患者,护士只能先在头脑中迅速形成一个初步的护理计划并立即采取紧急救护措施,事后再补上完整的护理计划。

一、实施前的准备

护士在执行护理计划之前,为了保证护理效果,应思考安排以下几个问题,即"五个 W"。

(一)"谁去做"

对需要执行的护理措施进行分类和分工,确定护理措施是由护士做,还是辅助护士做;哪一级别或水平的护士做;是一个护士做,还是多个护士做。

(二)"做什么"

进一步熟悉和理解计划,执行者对计划中每一项措施的目的、要求、方法和时间安排应了如指掌,以确保措施的落实,并使护理行为与计划一致。此外,护士还应理解各项措施的理论基础,保证科学施护。

(三)"怎样做"

(1)三分析所需要的护理知识和技术:护士必须分析实施这些措施所需要的护理知识和技术,如操作程序或仪器设备使用的方法,若有不足,则应复习有关书籍或资料,或向其他有关人员求教。

(2)明确可能会发生的并发症及其预防:某些护理措施的实施有可能对患者产生一定程度的损伤。护士必须充分预想可能发生的并发症,避免或减少对患者的损伤,保证患者的安全。

(3)如患者情绪不佳,合作性差,那么需要考虑如何使措施得以顺利进行。

(四)"何时做"

实施护理措施的时间选择和安排要恰当,护士应该根据患者的具体情况、要求等多方面因素来选择执行护理措施的时机,例如,健康教育的时间,应该选择在患者身体状况良好、情绪稳定的情况下进行以达到预期的效果。

(五)"何地做"

确定实施护理措施的场所,以保证措施的顺利实施。在健康教育时应选择相对安静的场所;对涉及患者隐私的操作,更应该注意选择环境。

二、实施

实施是护士运用操作技术、沟通技巧、观察能力、合作能力和应变能力去执行护理措施的过程。在实施阶段,护理的重点是落实已制订的措施,执行医嘱、护嘱,帮助患者达到护理目标,解决问题。在实施中必须注意既要按护理操作常规规范化地实施每一项措施,又要注意根据每个患者的生理、心理特征个性化地实施护理。

实施是评估、诊断和计划阶段的延续,需随时注意评估患者的病情及患者对护理措施的反应及效果,努力使护理措施满足患者的生理、心理需要、促进疾病的康复。

三、实施后的记录

实施后,护士要对其所执行的各种护理措施及患者的反应进行完整、准确的文字记录,即护理病历中的护理病程记录,以反映护理效果,为评价做好准备。

记录可采用文字描述或填表,在相应项目上打"√"的方式。常见的记录格式有 PIO 记录方式,PIO 即由问题(problem,P)、措施(intervention,I)、结果(outcome,O)组成。"P"的序号要与护理诊断的序号一致并写明相关因素,可分别采用 PES、PE、SE 三种记录方式。"I"是指与 P 相对应的已实施的护理措施。即做了什么,但记录并非护理计划中所提出的全部护理措施的罗列。"O"是指实施护理措施后的结果。可出现两种情况:一种结果是当班问题已解决;另一种结果是当班问题部分解决或未解决,若措施适当,由下一班负责护士继续观察并记录;若措施不适宜,则由下一班负责护士重新修订并制订新的护理措施。

记录是一项很重要的工作,其意义在于:①可以记录患者住院期间接受护理照顾的全部经过;②有利于其他医护人员了解情况;③可作为护理质量评价的一个内容;④可为以后的护理工作提供资料;⑤它是护士辛勤工作的最好证明。

(钟彬彬)

第六节　护 理 评 价

评价是有计划的、系统的将患者的健康现状与确定的预期目标进行比较的过程。评价是护理程序的第五步,但实际上它贯穿于整个护理程序的各个步骤,如评估阶段,需评估资料收集是否完全,收集方法是否正确;诊断阶段,需评价诊断是否正确,有无遗漏,是否是以收集到的资料为依据;计划阶段,需评价护理诊断的顺序是否合适,目标是否可行,措施是否得当;实施阶段,需评价措施是否得到准确执行,执行效果如何等。评价虽然位于程序的最后一步,但并不意味着护理程序的结束,相反,通过评价发现新问题,重新修订计划,而使护理程序循环往复地进行下去。

评价包括以下几个步骤。

一、收集资料

收集有关患者目前健康状态的资料,资料涉及的内容与方法同评估部分的相应内容。

二、评价目标是否实现

评价的方法是将患者目前健康状态的资料与计划阶段的预期目标相比较,以判断目标是否实现。经分析可得出 3 种结果:①目标已达到;②部分达到目标;③未能达到目标。

例:预定的目标为"一个月后患者拄着拐杖行走 50 m",一个月后评价结果如下。

患者能行走 50 m——目标达到。

患者能行走 30 m——目标部分达到。

患者不能行走——目标未达到。

三、重审护理计划

对护理计划的调整包括以下几种方式。

(一)停止

重审护理计划时,对目标已经达到,问题已经解决的,停止采取措施,但应进一步评估患者可能存在的其他问题。

(二)继续

问题依然存在,计划的措施适宜,则继续执行原计划。

(三)修订

对目标部分实现或目标未实现的原因要进行探讨和分析,并重审护理计划,对诊断、目标和措施中不适当的内容加以修改,应考虑下述问题:收集的资料是否准确和全面;护理问题是否确切;所定目标是否现实;护理措施设计是否得当及执行是否有效、患者是否配合等。

护理程序作为一个开放系统,患者的健康状况是一个输入信息,通过评估、计划和实施,输出患者健康状况的信息,经过护理评价结果来证实计划是否正确。如果患者尚未达到健康目标,则需要重新收集资料、修改计划,直到患者达到预期的目标,护理程序才告停止。因此,护理程序是一个周而复始,无限循环的系统工程(图 2-2)。

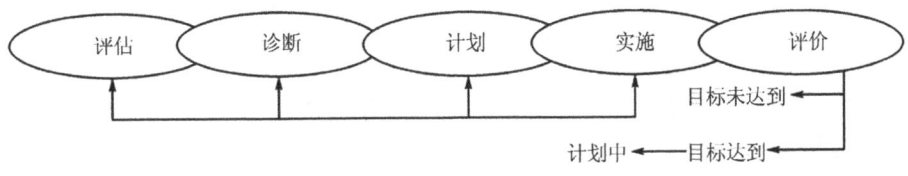

图 2-2　护理程序的循环过程

　　护理程序是一种系统的解决问题的程序,是护士为患者提供护理照顾的方法,应用护理程序可以保证护士给患者提供有计划、有目的、高质量、以患者为中心的整体护理。因此它不仅适用于医院临床护理、护理管理,同时它还适用于其他护理实践,如社区护理、家庭护理、大众健康教育等,是护理专业化的标志之一。

(钟彬彬)

第三章

护理管理

第一节 护理人员的培训

一、护理人员培训的目的与功能

(一)护理人员培训的目的

1.角色转变需要

帮助护理人员了解医院宗旨、文化、价值观和发展目标,增进护理人员对组织的认同感和归属感。尽快适应角色。

2.满足工作需要

学校教育主要是完成基础教育和基本专业技术教育,毕业时所拥有的仅仅为基础理论知识与技能操作方法。进入医院护理岗位后将从事的工作大多数则是专业性较强的理论知识与技能,所以必须对他们进行相应的培训。

3.适应发展需要

随着社会、经济、医学科学技术和教育的发展,只有通过接受培训,才能顺应发展的需要,不断转变观念,更新知识,提高技能,发展能力。

4.提升素质需要

培训可以促使具有不同价值观、信念、工作习惯的护理人员,按照社会、市场、岗位及管理的要求,形成统一、团结、和谐的工作团队和饱满的精神状态,提升护理人员整体素质,提高工作效率,创造优质护理服务质量。

(二)护理人员培训的功能

(1)掌握工作基本方法:通过培训,使新上岗的护理人员或调到新岗位的护理人员尽快进入工作角色,掌握工作基本方法,履行角色职责。

(2)理解护理工作宗旨:通过培训,帮助护理人员理解组织和护理工作的宗旨、价值观和发展目标,提高和增进护理人员对组织的认同感和归属感。

(3)改善护理工作态度:通过培训,强化护理人员的职业素质,为创造优质护理服务质量奠定基础。

(4)制订职业生涯规划:通过培训,协助护理人员结合自身特点制订职业生涯发展规划,使护理人员在完成各项护理工作的同时有意识地关注自身的发展,自觉地提高个人素质,最大限度地发展个人潜能。

在注重对个体培训的同时,有计划地进行护理人力资源团队的建设,以利于护理工作的顺利开展,有效优化护理质量,保障护理人力资源的可持续发展。

二、护理人员培训的程序

目前的护理人员培训程序一般由 3 个阶段组成:培训前准备阶段、培训中实施阶段和培训后评价阶段。

(一)培训前准备阶段

主要是进行培训需求分析、培训前测试和确立培训目标。培训需求分析是从医院发展、工作岗位需求及护理人员个人要求 3 个方面考虑。培训需求分析是确立培训目标、制订培训计划和评价培训效果的依据。

(二)培训中实施阶段

在确定培训需求的基础上,培训者要根据目标制订出相应的培训计划。培训计划包括培训内容、时间安排、培训方法、学习形式、培训制度、受训人员和培训人员及必要的经费预算等内容。培训内容的选择应体现学习目标,既要考虑培训的系统性,也要考虑培训的可行性、适宜性。培训人员的选择要注重资格(教师本身的专业性)和责任心。培训方法与学习形式的选择应根据培训的目标、医院条件和岗位需求综合考虑。

(三)培训后评价阶段

培训评价是保证培训效果的重要一环,其主要包括 4 个步骤。

1.确立评价目标

以目标为基础确立评价标准。标准应具体、可操作、符合培训计划。

2.控制培训过程

控制培训过程是指培训过程中不断根据目标、标准和受训者的特点,矫正培训方法和控制培训进程。培训过程中注意观察,以及时了解培训情况,以及时获得培训过程中的信息,矫正偏差,保证培训取得预期效果。

3.评价培训效果

评价培训效果包括培训效果的评价和培训经费使用的审核两个方面,常用的评价方法如下。

(1)书面评估表评价课堂理论培训效果。

(2)小组讨论形式评价,让受训者讲述学习收获和对培训的建议。

(3)相关试卷测试及技能考核。

(4)岗位实际工作考核,观察受训者在工作中使用新知识、新技能的情况。

(5)问卷调查,通过问卷比较受训者培训前后的工作表现。

培训经费使用的审核包括:培训费用支出的有效性、可控性及合理性。

4.迁移评价效果

迁移评价效果是指把培训的效果应用于临床护理工作中,促进临床护理工作的优质化。

三、护理人员培训的形式和方法

(一)培训形式

1.岗前培训

岗前培训是使新员工熟悉组织,适应环境和岗位的过程。对刚进入工作单位的护士来说,最重要的是学会如何去做自己的工作及保持与自己角色相适应的行为方式。岗前培训能帮助新护士放弃自己与组织要求不相适应的理念、价值观和行为方式,以便尽快地适应新组织的要求、工作准则和工作方法。岗前培训首先要使新护士在和谐的气氛中融入工作环境,为以后的工作打下良好的基础。其次,要使护士了解医院的组织文化、经营思想和发展目标,帮助护士熟悉胜任工作的必要知识技能和职业道德规范,了解医院和护理系统的有关政策、规章制度和运转程序,熟悉岗位职责和工作环境。

2.脱产培训

脱产培训是根据医院护理工作的实际需要选派不同层次的护理骨干,集中时间离开工作岗位,到专门的学校、研究机构或其他培训机构进行学习或接受教育。这种培训可以系统地学习相关理论,因此,对提高培训人员的素质和专业能力具有积极影响。脱产培训包括短期或长期脱产学习、学历教育和新技能培训等形式。

3.在职培训

在职培训是指护理人员边工作边接受指导、教育的学习过程。这种培训方法多采用导师制,即由高年资护士向低年资护士传送知识和技能的过程。这种指导关系不仅体现在操作技能方面,同时,在价值观的形成、人际关系的建立及合作精神培养等方面都具有指导意义。

培训的安排有集中式、分散式、集中与分散相结合3种。集中式是由护理部统一安排所有新护士参加护理部组织的培训;分散式则由各临床科室护士长组织相应的临床师资,对进入本科室的新护士进行针对性的专科培训。集中与分散相结合则兼有上述两种形式。

(二)培训的方法

1.讲授法

讲授法是一种以教师讲解为主的知识传授方法。通过教学人员的讲解可帮助学员理解有一定难度的知识。并且可同时对数量较多的护理人员进行培训。讲授法培训也可以结合案例分析进行讨论。可用于职业道德、规章制度、专科护理技术、护士礼仪等培训。

2.演示法

演示法是借助实物和教具,通过操作示范,使学员了解某项操作的完成步骤的一种教学方法。如心肺复苏术,呼吸机、监护仪、输液泵的使用等内容。演示法能激发学习者的学习兴趣,有利于加深对学习内容的理解。也可通过运用光盘、录像带、幻灯片等教具介绍医院的发展情况、医院环境、组织规模等,进行护士职业道德、行为规范、基础护理操作技术等教育。

3.案例分析法

案例分析法是通过观察和分析,让学员针对案例提出问题并找出解决问题方法的一种教学方法。案例分析法可以培养学员观察问题、分析问题和解决护理问题的实际能力。

4.讨论法

讨论法是一种通过学员之间的讨论来加深对知识的理解、掌握和应用,并能解决疑难问题的培训方法。讨论法有利于知识和经验的交流,促使受训者积极思考,从而锻炼和培养实际工作能力。

5.研讨会

研讨会是以学员感兴趣的题目为主,进行有特色的演讲,并发放相关材料,引导学习者讨论的培训方法。研讨会需要合适的场地,对参会人员数量和时间也有一定要求,这些因素都限制了研讨会的举行。其适合在学校、研究机构或其他培训机构进行。

6.其他方法

视听和多媒体教学法、角色扮演等方法均可选择性地运用于护理人员的培训教育。计算机网络技术的发展、远程教育手段等技术的应用,为提高护理人员的培训质量提供了更加广阔的前景。

(三)培训的内容

1.公共部分

由护理部制订培训计划并组织实施,一般为1~2周。包括医院简介、医院环境、医院组织体系、有关规章制度、职业道德、护士礼仪与行为要求、有关法律法规及护理纠纷的防范、基本护理技术、急救技术(如心肺复苏)、院内感染预防、护理文书书写等,有些医院还组织新护士的授帽仪式。

2.专科部分

由各临床科室分别制订计划并逐项落实,普通科室为3~4周,ICU、CCU、急诊科一般为6~8周。包括熟悉本科室环境、人员结构、各类人员职责、各班工作要求、质量控制标准等,以及本科室常见病和常见急症的主要临床表现、治疗(救治)原则及护理措施、主要专科检查和特殊诊疗技术的临床应用及主要护理措施(如各种造影检查、心电监护、呼吸机的应用)等。

(四)培训的考核

(1)公共部分由护理部统一组织安排,分为理论和技能两部分,理论部分包括有关规章制度、职业道德、护士礼仪与行为要求、有关法律法规及护理纠纷的防范、护理文书书写等内容;技能部分为主要基础护理操作技术、护士礼仪及语言的考核。

(2)专科部分由各专科护士长组织有关临床师资负责,以理论考试为主,包括护士的职责、各班工作要求、本科室常见病和常见急症的临床表现、治疗(救治)原则及护理措施、专科主要检查和特殊诊疗技术的临床应用及护理(如各种造影检查、心电监护、呼吸机的应用)等。

(五)护士的继续护理学教育

继续护理学教育是继护士的规范化培训之后,以学习新理论、新知识、新技术和新方法为主的一种终生性护理学教育。主要内容包括学术会议、专题讲座、调研考察报告、护理疑难病例讨论会、技术操作示教、专题培训班等,一般以短期和业余学习为主。

1.学分授予

继续护理学教育实行学分制,分为Ⅰ类学分和Ⅱ类学分。

2.学分制管理

继续护理学教育实行学分制,可按照《继续医学教育学分授予试行办法》执行。护理人员继续教育学分制要求护理技术人员每年参加经认可的继续护理学教育活动的最低学分为25学分,其中Ⅰ类学分须达到3~10学分,Ⅱ类学分须达到15~22学分。省、自治区、直辖市级医院的主管护师及其以上人员5年内必须获得国家级继续护理学教育项目授予5~10学分。护理技术人员在任期内每年须修满25学分以上(包括25学分),才能再次注册、聘任及晋升。

(钟彬彬)

第二节 护理安全管理

一、护理风险管理与护理安全管理

医疗护理风险是一种职业风险,即从事医疗护理服务职业,具有一定的发生频率并由该职业者承受的风险。风险包括经济风险、政治风险、法律风险、人身风险。因此,现代医院管理者必须对风险因素进行安全管理及有效控制。

(一)护理风险管理与护理安全管理

1.护理风险与护理安全的概念

护理风险指患者在医疗护理过程中,由于风险因素直接或间接影响导致可能发生的一切不安全事件。除具有一般风险的特征外,尚具有风险水平高、风险客观性、不确定性、复杂性及风险后果严重等特征。

护理安全是服务质量的首要特征,是指在医疗服务过程中,既要保证患者的人身安全不因医疗护理失误或过失而受到危害,又要避免因发生事故和医源性纠纷而造成医院及当事人承受风险。

护理风险是与护理安全相并存的概念,二者是因果关系,即在医疗护理风险较低的情况下,医疗护理安全就会得到有效的保障。因此,护理管理者首先要提高护理人员护理风险意识,才能确保护理安全。

2.护理风险管理与护理安全管理的概念

(1)护理风险管理是指对患者、医护人员、医疗护理技术、药物、环境、设备、制度、程序等不安全因素进行管理的活动。即采用护理风险管理程序的方法,有组织、有系统地消除或减少护理风险事件的发生及风险对患者和医院的危害及经济损失,以保障患者和医护人员的安全。

(2)护理安全管理是指为保证患者身心健康,对各种不安全因素进行有效控制。通过护理安全管理可以提高护理人员安全保护意识,最大限度地降低不良事件的发生率,是护理质量管理中的重要组成部分。

因此,安全管理强调的是减少事故及消除事故,而风险管理是为了最大限度地降低由于各种风险因素而造成的风险损失,其管理理念是提高护理风险防范意识,预防风险的发生。风险管理不仅包含了预测和预防不安全事件的发生,而且还延伸到保险、投资甚至政治风险等领域,以此达到保证患者及医护人员的人身安全。由于护理风险管理与安全管理的着重点不同,也就决定了它们控制方法的差异。

3.护理风险管理的理念

护理风险管理的理念即将发生不良事件后的消极管理变为事件发生前的前馈控制。瑞士奶酪模式已经用于临床风险的管控,其理论也被称为"累积行为效应"。该理论认为在一个组织中,事件的发生有4个层面(四片奶酪)的因素,包括组织的影响、不安全监管、不安全行为先兆、不安全的操作行为。每一片奶酪代表一层防御体系,每片奶酪上的孔洞代表防御体系中存在的漏洞和缺陷。这些孔的位置和大小都在不断变化,当每片奶酪上的孔排列在一条直线上时,风险就会穿过所有防御屏障上的孔,导致风险事件的发生。如果每个层面的防御屏障对其漏洞互相拦截,系统就不会因为单一的不安全行为导致风险事件的发生。因此,加强护理风险防范和管理则需要不断强化护理人员的风险防范意识,加强过程质量中各环节质量监管,人人强化质量第一、预防为主、及时发现安全问题的理念,通过事前控制将可能发生的风险事件进行预警,防止不良事件的发生,保证患者安全。

(二)护理风险管理程序

护理风险管理程序是指对患者、工作人员、探视者等可能产生伤害的潜在风险进行识别、评估,采取正确行动的过程。

1.护理风险的识别

护理风险的识别是对潜在的和客观存在的各种护理风险进行系统地、连续地识别和归类,并分析产生护理风险事件原因的过程。常用的护理风险识别方法有以下几种。

(1)鼓励护理人员、护士长及时上报风险事件,掌握可能发生风险事件的信息,以利于进一步监控全院风险事件的动态,制订回避风险的措施,以杜绝类似事件的发生。

(2)通过常年积累的资料及数据分析掌握控制风险的规律,使管理者能抓住管理重点,如各类风险事件过程质量中的高发部门、高发时间、高发人群等,针对薄弱环节加强质量控制,规避风险事件。

(3)应用工作流程图,包括综合流程图及高风险部分的详细流程图,了解总体的医疗护理风险分布情况,全面综合地分析各个环节的风险,以预测临床风险。

(4)采用调查法,通过设计专用调查表调查重点人员,以掌握可能发生风险事件的信息。

2.护理风险的评估

护理风险的评估是在风险识别的基础上进行的。评估的重点是识别可能导致不良事件的潜在危险因素。即在明确可能出现的风险后,对风险发生的可能性及造成损失的严重性进行评估,对护理风险进行定量、定性地分析和描述并对风险危险程度进行排序,确定危险等级,为采取相应风险预防管理对策提供依据。

3.护理风险的控制

护理风险控制是护理风险管理的核心,是针对经过风险的识别衡量和评估之后的风险问题所应采取的相应措施,主要包括风险预防及风险处置两方面内容。

(1)风险预防:在风险识别和评估基础上,对风险事件出现前采取的防范措施,如长期进行风险教育、加强新护士规范化培训、举办医疗纠纷及医疗事故防范专题讲座等,强化护理人员的职业道德、风险意识及法律意识,进一步增强护理人员的责任感,加强护理风险监控。

(2)风险处置:包括风险滞留和风险转移两种方式。①风险滞留:是将风险损伤的承担责任保留在医院内部,由医院自身承担风险。②风险转移:是将风险责任转移给其他机构,最常见的风险控制方式如购买医疗风险保险,将风险转移至保险公司,达到对医护人员自身利益的保护。

4.护理风险的监测

护理风险的监测是对风险管理手段的效益性和适用性进行分析、检查、评估和修正。如通过调查问卷、护理质控检查、理论考试等方法获得的数据进行分析和总结,评价风险控制方案是否最佳,所达效果如何,以完善内控建设,进一步提高风险处理的能力,并为下一个风险循环管理周期提供依据。

二、护理安全文化与护理行为风险管理

(一)安全文化概念

1.安全文化

早在 1986 年,国际原子能机构的国际和安全咨询组在独联体地区切尔诺贝利核电站核泄漏事故报告中,首次提出"安全文化",即实现安全的目标必须将安全文化渗透到所要进行的一切活动中,进一步树立了安全管理的新理念。

安全文化即借助一种文化氛围,将"以人为本"的理念渗透在安全管理的过程中,通过潜移默化的教育、影响塑造良好的安全素质,营造一种充满人性,互为尊重、关爱的人文氛围,使之形成一种安全高效的工作环境,以建立起安全可靠的保障体系。

2.护理安全文化

护理人员在护理实践中通过长期的安全文化教育和培养,进一步强化其质量意识、责任意识、法规意识、风险意识,并通过潜移默化的渗透使外在教育与影响,自觉渗透到内心之中,变为内在信念,形成能够约束个人思想和行为,凝聚其道德规范、价值观念为准则的精神因素的总和,以此激发护士内在的潜能,将安全第一、预防为主的理念转化为自觉的行为,使其从"要我做"变为"我要做"的自律行为,保障护理安全。

(二)安全文化和安全法规在规范护理行为中的作用

2003 年,由 Singer 等提出:安全文化可以理解为将希波格拉底的格言"无损于患者为先"整合到组织的每一个单元,注入每一个操作规程之中,就是将安全提升到最优先地位的一种行为。

安全行为的建立可受多种因素影响,包括内因及外因的作用,其中以安全文化和安全法规、规章对安全行为的影响最为重要。

1.安全文化对安全行为的影响

安全文化是无形的制度,它是依赖于内在的约束机制,发挥作用的自律制度。因此,安全文化有助于员工建立并形成自觉的安全行为准则、安全目标及安全价值观,使护理人员在护理实践中,逐步认识到自己对社会所承担的责任,并将个人的价值观和维护生命与健康重任统一起来,建立关爱患者、关爱生命的情感及良好的慎独修养,以高度的敬业精神不断完善自我行为,更好地履行安全法规、规范、操作规程,规避风险的发生。

2.安全法规规章对安全行为的影响

安全法规规章均为由国家制定并强制实施的行为规范,护理制度、护理常规均是在长期的护理实践中总结的客观规律,是指导护理行为的准则。两者均为有型的、并依赖外在约束发挥作用的他律制度,使其逐步形成护理人员所遵循的工作规范,因此具有强制性的管理作用。

安全行为的产生既要依赖于安全、法规、规章、制度,又要依赖于安全文化,两者之间是互补的关系。因为任何有形的安全制度都无法深入到护理过程的细枝末节中,也无法完全调动护理人员的安全创造力,因此,安全文化只有与安全法规相结合,才能达到规范安全护理行为的效果。

3.营造非惩罚的安全文化

构建安全文化首先需要护理管理者更新观念,积极倡导安全文化,建立不良事件自愿报告系统。安全文化的重要标志之一是针对"系统＋无惩罚环境",调动护理人员积极性,主动报告不良事件,并不受惩罚,畅通护理缺陷的上报系统,使被动的事后分析模式转变为主动汇报潜在隐患,有利于尽早发现不安全因素,调动护理人员主动参与护理安全管理,从根源上分析原因,并对系

统加以改进,使护理人员从发生事件中得到启示,以有效预防护理风险的发生。

(三)护理行为风险的防范措施

(1)建立健全风险管理组织,使其风险管理活动有系统、有计划、有目的、有程序,以此形成长效、稳固的风险管理体系,保证临床护理工作的有效监管及控制护理风险的发生。

(2)护理管理者应根据行业标准要求,制定并及时修订相关的工作制度、操作规范、操作流程及各项护理风险预案,抓好安全管理的环节;并在其预案制订的基础上,进一步完善事件发生后的应急处理措施,使护理风险降至最低水平。

(3)各级护理管理人员应加强质量改进意识,在牢固树立"预防为主、强化一线、持续改进"等原则的基础上,充分运用现代护理安全管理工具和方法,针对临床质量问题建立院内护理质量评价体系,以此发现问题,聚焦重点,把握要因,落实对策,促进临床护理质量的持续改进。

(4)合理配置护理人力资源,使护理人员数量与临床实际工作相匹配;并根据护士资质、专业水平、工作经历等,合理构建人员梯队,使护理人员最大限度地发挥专长,进一步增强责任心和竞争意识,减少和避免护理行为不安全事件的发生。

(5)加强护理专业技术培训和继续医学教育。护理管理者需要有计划、有目的的结合专业需求,组织护士业务学习,选送护理骨干参加专科护士培训或外出进修,不断更新知识,以适应护理学科的发展。

(6)护理人员在工作中,要建立良好的护患关系,加强与患者的沟通,以及时将可能发生的风险因素告知患者及家属;并在进行特殊治疗、检查、高风险的护理操作时,要认真履行告知义务,征得患者及家属的同意,并执行知情同意的签字手续,以将职业风险化解到最低限度。

(7)构建安全文化,将安全文化视为一种管理思路,运用到护理管理工作中,使安全文化的理念不断渗透在护理行为中;培养护理人员安全管理的态度及信念,并使护理人员能够从法规的高度认识职业的责任、权利和义务,规范安全护理行为,以建立安全的保障体系。

三、患者安全目标管理规范

随着医疗领域高科技设备在临床的广泛应用和药品更新的不断加快,医疗过程中的不安全因素日益凸显出来。患者安全和医疗护理过程中潜在的风险已成为世界各国医院质量管理关注的焦点。因此,患者安全目标的制定对于进一步加强医疗安全管理、强化患者安全意识是至关重要的。

(一)严格执行查对制度,正确识别患者身份

患者身份确认是指医护人员在医疗护理活动中,通过严格执行查对制度对患者的身份进行核实,使所执行的诊疗活动过程准确无误,保证每一位患者的安全。

(1)对门诊就诊和住院患者执行唯一标识(医保卡、新型农村合作医疗卡编号、身份证、病案号等)管理,制定准确确认患者身份的制度和规程,并在全院范围内统一实施。

(2)建立使用腕带作为识别标识的制度,作为操作前、用药前、输血前等诊疗活动时识别患者的一种有效手段。①住院患者应佩戴腕带,特别是对手术部、重症监护病房(ICU、CCU、SICU、RICU)、急诊抢救室、新生儿科/室、意识不清、抢救、输血、不同语言、交流障碍及无自主能力的重症患者使用腕带识别患者身份。②腕带标识清楚,须注明患者姓名、性别、出生年月日、病案号等信息,有条件的医院建议使用带有可扫描自动识别的条码腕带识别患者身份。对于传染病、药物过敏、精神病等特殊患者,应有明显的识别标识(腕带、床头卡等)。③腕带佩戴前护士应根据病历填写腕带信息,双人核对后逐一与患者或其家属进行再次核对,确认无误后方可佩戴。若腕带损坏或丢失时,仍需要双人按以上方法核对后立即补戴。④患者佩戴腕带应松紧适宜,保持皮肤完整、无损伤,手部血供良好。⑤患者出院时,须将腕带取下。

(3)职能部门应落实其督导职能并有记录。

(二)强化手术安全核查、手术风险评估制度及工作流程

强化手术安全核查、手术风险评估制度及工作流程,防止手术患者、手术部位及术式发生错误。

(1)多部门共同合作制定与执行"手术部位识别标识制度""手术安全核查"与"手术风险评估制度"及其工作流程。

(2)择期手术患者在完成各项术前检查、病情和风险评估及履行知情同意手续后方可下达手术医嘱。

(3)手术医师应在术前对患者手术部位进行体表标识,并主动请患者参与认定,避免错误手术的发生。

(4)接患者时将手术患者确认单与病历核对;确认后,手术室工作人员、病房护士与手术患者或家属共同核对患者信息、手术部位及标识三方核对无误并签字,确认手术所需物品及药品均已备妥,方可接患者。

(5)认真执行安全核查制度,手术医师、麻醉医师、手术室护士应共同合作实施三步安全核查流程,并进行三方确认签字。第一步:麻醉实施前,由麻醉医师主持,三方根据手术安全核查单的内容,依次核对患者身份(姓名、性别、年龄、病案号)、手术方式、知情同意情况、手术部位与标识、麻醉安全检查、皮肤是否完整、术野皮肤准备、静脉通道建立情况、患者过敏史、抗菌药物皮试结果、术前备血情况、假体、体内植入物、影像学资料等内容。局部麻醉患者由手术医师、巡回护士和手术患者共同核对。第二步:手术开始前,由手术医师主持,三方共同核查患者身份(姓名、性别、年龄)、手术方式、手术部位与标识,并确认风险预警等内容。手术物品准备情况的核查由手术室护士执行并向手术医师和麻醉医师报告。准备切开皮肤前,手术医师、麻醉医师、巡回护士共同遵照"手术风险评估"制度规定的流程,实施再次核对患者身份、手术部位、手术名称等内容,并根据手术切口清洁程度、麻醉分级、手术持续时间判定手术风险分级并正确记录。第三步:患者离开手术室前,由巡回护士主持,三方共同核查患者身份(姓名、性别、年龄)、实际手术方式,术中用药、输血的核查,清点手术用物,确认手术标本,检查皮肤完整性、动静脉通路、引流管,确认患者去向等内容。

(6)手术安全核查项目填写完整。

(三)加强医护人员之间有效沟通程序

1.建立规范化信息沟通程序,加强医疗环节交接制度

它包括医疗护理交接班、患者转诊转运交接、跨专业团队协作等。

2.规范医嘱开具、审核、执行与监管程序及处理流程

(1)正确执行医嘱:①在通常诊疗活动中医护人员之间应进行有效沟通,做到正确执行医嘱。对有疑问的医嘱护士应及时向医师查询,严防盲目执行,除抢救外不得使用口头或电话通知医嘱。②只有在对危重症患者紧急抢救的特殊情况下,对医师下达的口头医嘱护士应复诵,经医师确认后方可执行,并在执行时实施双人核对,操作后保留安瓿,经二人核对后方可弃去。抢救结束后督促医师即刻据实补记医嘱。③下达医嘱后,护士必须分别将医嘱打印或转抄至各类长期

医嘱治疗单或执行单上,并由两人核对无误后在医嘱执行单上进行双人签名。④医嘱执行后,执行护士在医嘱执行单上的执行栏内注明执行时间并签名。

(2)患者"危急值"处理:护士在接获信息系统、电话或口头通知的患者"危急值"或其他重要的检验/检查结果时,必须规范、完整、准确地记录患者识别信息、检验结果/检查结果和报告者的信息(如姓名与电话),进行复述确认无误后及时向主管医师或值班医师报告,并做好记录。

3.严格执行护理查对制度

(1)严格执行服药、注射、输液查对制度:①执行药物治疗医嘱时要进行"三查八对",即操作前、中、后分别核对床号、姓名、药名、剂量、浓度、时间、用法。②清点药品时和使用药品前,要检查药品质量、标签、有效期和批号,如不符合要求不得使用。③给药前注意询问有无过敏史;使用麻、精、限、剧药时要经过反复核对;静脉给药要注意有无变质,瓶口有无松动、裂缝,给予多种药物时,要注意配伍禁忌。④摆药后必须经二人分次核对无误方可执行。

(2)严格执行输血查对制度:要求在取血时、输血前、输血时必须经双人核对无误,方可输入。输血时须注意观察,保证安全。

(3)严格执行医嘱查对制度:①开医嘱、处方或进行治疗时,应查对患者姓名、性别、床号、病案号。②医嘱下达后,办公室护士按要求处理并做到班班查对和签字。③对有疑问的医嘱必须与医师进行核实,确认无误后方可执行。④在紧急抢救的情况下,对医师下达的口头医嘱护士应清晰复诵,经医师确认后方可执行,并在执行时实施双人核对,操作后保留安瓿,经二人核对后方可弃去。抢救结束后督促医师即刻据实补记医嘱。⑤整理医嘱单后,须经第二人查对。⑥办公室护士及夜班护士每天各查对一次医嘱。⑦护士长每天查对,每周组织大查对。⑧建立医嘱查对登记本,办公室护士、夜班护士每天查对医嘱、护士长每周查对医嘱后应在登记本上记录医嘱核实情况并注明查对时间及查对者双签名。

(四)减少医院感染的风险

(1)严格执行手卫生规范,落实医院感染控制的基本要求:①按照手卫生规范正确配置有效、便捷的手卫生设备和设施,为执行手部卫生提供必需的保障与有效的监管措施。②医护人员在临床诊疗活动中,应严格遵循手卫生相关要求,尽可能降低医院内医疗相关感染的风险。③对医护人员提供手卫生培训,要求医护人员严格掌握手卫生指征,提高手卫生的依从性,正确执行六步洗手法,确保临床操作的安全性。

(2)医护人员在无菌操作过程中,应严格遵循无菌操作规范,确保临床操作的安全性。

(3)各临床科室应使用在有效期内的、合格的无菌医疗器械(器具、耗材)。

(4)有创操作的环境消毒,应当遵循医院感染控制的基本要求。

(5)各部门的医疗废物处理应当遵循医院感染控制的基本要求。

(五)提高用药安全

1.严格执行药品管理制度

(1)认真执行诊疗区药品管理规范。

(2)认真执行特殊药品管理制度/规范。①高浓度电解质(如超过0.9%的氯化钠溶液)、氯化钾溶液、磷化钾溶液、肌肉松弛剂、细胞毒化疗药等特殊药品必须单独存放,禁止与其他药品混合存放,且有醒目标识。②有麻醉药品、精神药品、放射性药品、医疗用毒性药品及药品类易制毒化学品等特殊药品的存放区域、标识和贮存方法的相关规定。③对包装相似、听似、看似药品和一品多规或多剂型药物的存放有明晰的"警示标识",并且临床人员应具备识别能力。④药学部门应定期提供药物识别技能的培训与警示信息,规范药品名称与缩写标准。

2.严格执行服药、注射、输液安全用药原则

(1)转抄和执行医嘱均应严格执行核对程序,由转抄者或执行者签名。

(2)严格执行"三查八对"制度,保证患者身份识别的准确性。

(3)执行医嘱给药前认真评估患者病情,如发现患者不宜使用该药物时,应告知医师停止医嘱,保证患者安全。

(4)用药前仔细阅读药品说明书,开具与执行注射剂的医嘱时要注意药物的配伍禁忌,熟悉常用药物用量、给药途径、不良反应、处理方法等。

3.严格执行输液操作规程与安全管理制度

(1)医院应设有集中配置或病区配置的专用设施。

(2)护士应掌握配制药物的相关知识:静脉输液用药要合理按照输液加药顺序,分组摆药,双人核对;静脉输液时不可将两瓶以上液体以串联形式同时输入;评估患者并根据药物作用机制调节静脉输液速度,密切观察用药过程中输液反应,并制定其应急预案。

(3)药师应为医护人员、患者提供合理用药方法及用药不良反应的咨询。

(六)建立临床实验室"危急值"报告制度

"危急值"即某项"危急值"检验结果出现时,说明患者可能处于危险状态,此时临床医师如能及时得到检验信息,迅速给予患者有效的治疗措施,即可能抢救患者生命,否则失去最佳的抢救时机。

(1)医院应制定出适合本单位的"危急值"报告制度、流程及项目表。

(2)"危急值"报告应有可靠途径且医技部门(含临床实验室、病理、医学影像部门、电生理检查与内镜、血药浓度监测等)能为临床提供咨询服务。"危急值"报告重点对象是急诊科、手术室、重症监护病房及普通病房等部门的急危重症患者。

(3)对"危急值"报告的项目实行严格的质量控制,尤其是分析前对标本的质量控制措施,如建立标本采集、储存、运送、交接、处理的规定并认真落实。

(4)"危急值"项目可根据医院实际情况认定,至少应包括有血钙、血钾、血糖、血气、白细胞计数、血小板计数、凝血酶原时间、活化部分凝血活酶时间等,是表示危及生命的检验结果。

(七)防范与减少患者跌倒、坠床、压疮等事件发生

1.防范与减少患者跌倒、坠床等意外事件的发生

(1)有防范患者跌倒、坠床的相关制度,并体现多部门协作。

(2)对住院患者跌倒、坠床风险评估及根据病情、用药变化再评估,并在病历中记录。

(3)主动告知患者跌倒、坠床风险及防范措施并有记录。

(4)医院环境有防止跌倒安全措施,如走廊扶手、卫生间及地面防滑。

(5)对特殊患者,如儿童、老年人、孕妇、行动不便和残疾等患者,主动告知跌倒、坠床危险,采取适当措施防止跌倒、坠床等意外,如警示标识、语言提醒、搀扶或请人帮助、床栏等。

(6)建立并执行患者跌倒/坠床报告与伤情认定制度和程序。

2.防范与减少患者压疮发生

(1)建立压疮风险评估与报告制度和程序。

(2)认真实施有效的压疮防范制度与措施。

(3)制定压疮诊疗与护理规范实施措施,并对发生压疮案例有分析及改进措施。

(4)护理部建立对上报压疮的追踪、评估及评价系统。

(八)加强全员急救培训,保障安全救治

(1)建立全员急救技能培训机制,确定必备急救技能项目,并有相关组织培训机构。

(2)对过敏性休克、火灾、地震、溺水、中暑、电梯事故、气管异物、中毒等进行应急培训和演练,对相关人员进行高级生命支持的培训。

(3)医院建立院内抢救车及药品规范管理制度,在规定的地点部署并实施统一的管理。

(4)定期对员工急救技能及应急能力进行考评,建立考评标准及反馈机制。

(5)加强员工急救时自身防护意识及自身救护能力评估,保障员工安全。

四、医疗事故的管理

(一)医疗事故分级

医疗事故是指医疗机构及其医护人员在医疗活动中,违反医疗卫生管理法律、行政法规、部门规章制度和诊疗护理规范、常规或发生过失造成患者人身损害的事故。根据对患者人身造成的损害程度,医疗事故分为四级。

(1)一级医疗事故:造成患者死亡、重度残疾者。

(2)二级医疗事故:造成患者中度残疾,器官组织损伤导致严重功能障碍者。

(3)三级医疗事故:造成患者轻度残疾,器官组织损伤导致一般功能障碍者。

(4)四级医疗事故:造成患者明显人身损害的其他后果者。

(二)医疗事故中医疗过失行为责任程度的标准

它是由专家鉴定组综合分析医疗过失行为在导致医疗事故损害后果中的作用,患者原有疾病状况等因素,判定医疗过失行为的责任程度。医疗事故中医疗过失行为责任程度分为以下几方面。

1.完全责任

完全责任指医疗事故损害后果完全由医疗过失行为造成。

2.主要责任

主要责任指医疗事故损害后果主要由医疗过失行为造成,其他因素起次要作用。

3.次要责任

次要责任指医疗事故损害后果绝大部分由其他因素造成,医疗过失行为起次要作用。

4.轻微责任

轻微责任指医疗事故损害后果绝大部分由其他因素造成,医疗过失行为起轻微作用。

(三)医疗纠纷

患者或其他家属亲友对医疗服务的过程、内容、结果、收费或服务态度不满而发生的争执,或对同一医疗事件医患双方对其原因及后果、处理方式或轻重程度产生分歧发生争议,称为医疗纠纷。

(四)医疗护理事故或纠纷上报及处理规定

随着《医疗事故处理条例》的颁布与实施,对医疗事故、纠纷处理已逐渐向法制化、规范化发展,对维护医患双方合法权益,保持社会稳定起到积极的作用。

1.医疗护理事故与纠纷上报程序

(1)在医疗护理活动中,一旦发生或发现医疗事故及可能引起医疗事故或纠纷的医疗过失行为时,当事人或知情人应立即向科室负责人报告;科室负责人应当及时向本院负责医疗服务质量

监控部门及护理部报告;护理部接到报告后应立即协同院内主管部门进行调查核实,迅速将有关情况如实向主管院领导汇报。

(2)一旦发生或发现医疗过失行为,医疗机构及医护人员应当立即采取有效抢救措施,避免或减轻对患者身体健康的损害,防止不良后果。

(3)如果发现下列重大医疗护理过失行为,导致患者死亡或可能二级以上医疗事故者、导致3人以上人身损害后果者,医院应将调查及处理情况报告上一级卫生行政部门。

2.医疗护理事故或纠纷处理途径

(1)处理医疗事故与纠纷首要途径是立足于化解矛盾,即经过医患双方交涉,多方联系沟通,进行院内协商解决,避免矛盾激化。

(2)院内协调无效时,可申请由上级机构,即医学会医疗事故技术鉴定专家组进行医疗鉴定或医疗纠纷人民调解机构解决医疗纠纷。

(3)通过法律诉讼程序解决。

3.纠纷病历的管理规定

(1)病历资料的复印或复制:医院应当由负责医疗服务质量监控的部门负责受理复印或复制病历资料的申请。应当要求申请人按照下列要求提供有关证明:①申请人为患者本人时,应提供其有效身份证明。②申请人为患者代理人时,应提供患者及其代理人的有效身份证明、申请人与患者代理人关系的法定证明材料。③申请人为死亡患者近亲属时,应当提供患者死亡证明、申请人是死亡患者近亲属的法定证明材料。④申请人为死亡患者近亲属代理人时,应提供患者死亡证明、死亡患者近亲属及其代理人的有效身份证明、死亡患者与其近亲属关系的法定证明材料、申请人与其死亡患者近亲属代理关系的法定证明材料。⑤申请人为保险机构时,应当提供保险合同复印件、承办人员的有效身份证明、患者本人或者其代理人同意的法定证明材料。

(2)紧急封存病历程序:①患者家属提出申请后护理人员应及时向科主任、护士长汇报,同时向医务部门或专职人员汇报。若发生在节假日或夜间应直接通知医院行政值班人员。②在各种证件齐全的情况下,由医院管理人员或科室医护人员、患者家属双方在场的情况下封存病历(可封存复印件)。③封闭的病历由医院负责医疗服务质量监控部门保管,护理人员不可直接将病历交给患者或家属。

(3)封存病历前护士应完善的工作:①完善护理记录,要求护理记录要完整、准确、及时,护理记录内容与医疗记录一致,如患者死亡时间、病情变化时间、疾病诊断等。②检查体温单、医嘱单记录是否完整,医师的口头医嘱是否及时记录。

(4)可复印的病历资料:门(急)诊病历和住院病历中的住院志(入院记录)、体温单、医嘱单、化验单、医学影像检查资料、特殊检查同意书、手术同意书、手术及麻醉记录单、病理报告、护理记录、出院记录。

4.纠纷实物的管理

(1)疑似输液、输血、注射、药物等引起不良后果的,医患双方应共同对现场实物进行封存和启封,封存的现场实物由医院保管;需要检验的,应当由双方共同指定的、依法具有检验资质的机构进行检验;双方无法共同指定时,由卫生行政部门决定。

(2)疑似输血引起不良后果,需要对血液进行封存保管的医院应当通知提供该血液的采供血机构派专人到场。

(钟彬彬)

第三节 护理质量标准管理

一、护理质量标准的基本概念

(一)标准和标准化的概念

1.标准的概念

标准指的是判定事物的准则,是技术工作与管理工作的依据。标准是一种权威性规定,具有约束力,是医疗护理质量的保护性和促进性因素。

2.标准化的概念

标准化通常是指制订标准、贯彻标准及修订标准的整个过程。标准化有多种形式,如简化、系列化、统一化、组合化等。

(二)标准化管理

标准化管理指的是在护理管理中比较全面、系统地将标准化贯穿于管理全过程的一种管理手段或方法。它将标准付诸实践,并在理论与实践的过程中不断深化。因此,标准化管理的显著特点是要吸收最新的管理理论和方法,实施科学的管理,进行标准化建设。

(三)护理质量标准化管理

护理质量标准指的是在护理质量管理过程中,以标准化的形式,按照护理工作内容及特点、流程、管理要求、护理人员及服务对象的特点,以患者满意为最高标准,制定护理人员严格遵循和掌握的护理工作准则、规定、程序和方法。要搞好护理质量标准化管理,必须制定科学的、适合本医院护理工作的质量标准。

二、护理质量标准的制定原则

(一)目的性原则

针对不同目的,制定不同种类的质量标准。标准要符合我国医院护理质量主要评价指标和等级医院标准。标准应反映患者的需求,体现以患者为中心的指导思想,无论是直接或间接为患者服务的项目,都应当以此为原则。

(二)系统性原则

全面质量管理体现了系统性和统一性的原则。应当从整体着眼,使部分服从整体。护理质量标准必须服从于国家性标准,服从于地方性标准、省级标准、地区或市级标准、本单位标准。

(三)科学性原则

科学是反映自然、社会、思维等客观规律的分科知识体系。标准的科学性就是必须符合护理质量管理规律和发展规律,要积极地贯彻执行、检查评价的科学管理方法。

(四)实用性原则

标准的制定必须结合实践,具有实际使用的价值,各类指标要能测量和控制,符合临床实际,如果指标太高、太低或复杂、烦琐,不但浪费人力、物力,而且不能长久坚持,起不到监控的作用。

三、制定质量标准的要求和程序

(一)制定标准的基本要求

1.科学可靠

标准的内容应体现科学性、先进性和实用性,不但有利于学科发展、管理水平提高,而且可以从客观实际出发,按照现有人力、物力,制定通过努力能够达到的标准,标准中的技术指标、参数要科学可靠。

2.准确明了

标准的内容要通俗易懂、简洁明了,用词要准确,能用数据的标准尽量用数据来表达。

3.符合法规

标准的内容要符合相关法律、法令和法规,标准要与现行的上级有关标准协调一致,标准中的名词和术语要规范统一。

4.相对稳定

标准一经审订,就具有严肃性和法规作用,大家都必须按照执行,所以,制定标准时必须要慎重,要有群众基础,要有相对的稳定性,不能朝令夕改。但标准要随着科学技术的发展而变化,所以需要进行适时的修订。

(二)制定标准的程序

(1)确定标准项目,成立制定小组:选择熟悉此项目护理质量要求的资深护理人员组成标准制定小组。

(2)制定标准草案:编写小组成员在充分了解本单位的情况和国内外现状的前提下制定出科学、先进、实用的标准草案。

(3)标准草案的试运行:标准草案制定后,要在部分相关科室或单位试运行,征求意见,对分歧意见要进行分析研究,协商修正草案,最后确定标准,必要时送上级主管部门审批。

(4)批准和发布:按照标准的级别和审批的权限,将标准报相应的主管部门批准后,由批准机关将标准编号发布,并明确标准的实施日期,组织各单位或各科室贯彻执行。在执行过程中发现问题,可向主管部门反映,以利修订。

四、护理质量标准的意义和重要性

(一)护理质量标准的意义

护理质量标准是衡量护理质量的准则,是质量管理的依据,没有标准就不可能有质量管理。标准化是医院科学管理的基础,也是进行全面质量管理的重要环节。所以,应将医院护理工作各部分的质量要求及检查评定制度定出具有先进性、科学性、合理性、实用性的标准,只有形成标准化体系,才能达到真正的质量管理。

(二)护理质量标准的重要性

护理质量标准的重要性主要表现在以下 3 个方面。

(1)护理质量标准是了解护理工作正常进行的重要手段,它明确了护理人员在护理技术活动中应当遵循的技术准则和程序方法,规范了护理人员的职责,使各项护理工作有章可循,是质量管理活动的依据和准则。

(2)护理质量标准是护理服务质量的保证和促进因素。医院严格的护理质量标准对护理人员的服务提出了要求,达到标准的过程本身就是保证质量的过程。它可有效减少护理工作中的过失行为,提高工作效益,减少人力、物力等资源浪费,从而提高护理质量。

(3)护理质量标准可促进护理业务技术水平的提高,有助于护理教学和科研工作的开展,是护理教学和科研的重要依据。它明确了护理人员的业务培训目标,对于促进护理学科的发展和提高护理人员的整体素质具有重要意义。

五、常用的护理质量标准

(一)各项制度标准要求

1.值班、交接班制度

(1)护士必须实行 24 小时轮流值班制,服从护士长排班,不得私自更动班次。

(2)值班人员必须坚守岗位,遵守劳动纪律,工作中做到"四轻、十不",即说话轻、走路轻、操作轻、开关门轻;不擅自离岗外出、不违反护士仪表规范、不带私人用物入工作场所、不在工作区吃东西、不接待私人会客和打私人电话(非急事)、不做私事、不打瞌睡或闲聊、不与患者及探陪人员争吵、不接受患者礼物、不利用工作之便谋私利。

(3)勤巡视,严密观察、了解病室动态及患者的病情变化与心理状态,以及时准确地完成各项治疗护理工作。

(4)必须在交班前完成本班各项工作,写好各项记录,处理好用过的物品,为下一班做好用物准备。

(5)按时交接班,接班者应提前 15 分钟到科室,对患者逐个进行床旁病情交接班和用物交接班,未交接清楚,交班者不得离开岗位,接班时发现的问题由交班者负责。

(6)认真执行"十不交接":衣着穿戴不整齐不交接;危重患者抢救时不交接;患者出、入院或死亡、转科未处理好不交接;皮试结果未观察、未记录不交接;医嘱未处理不交接;床边处置未做好不交接;物品数目不清楚不交接;清洁卫生未处理好不交接;没为下班工作做好用物准备不交接;交班报告未完成不交接。

2.查对制度

(1)医嘱要做到班班查对,下一班查上一班,查对后签全名。

(2)执行一切医嘱均要严格执行"三查八对"。

(3)麻醉药用后登记并保留安瓿备查。

(4)药品使用前要检查药物标签、批号和失效期,瓶盖及药瓶有无松动与裂缝,药液有无变色与沉淀。

(5)给药前,询问患者有无过敏史。

(6)输血要有 2 人核对,并严格检查血液质量。

(7)使用无菌物品,要检查包装是否严密,无菌日期及无菌效果是否达到要求。

3.抢救制度

(1)各科室必须根据情况设有抢救室或抢救车、抢救箱。

(2)抢救室内物品齐全,严格管理,一切用物做到"四固定、三及时"。

(3)各类抢救仪器功能良好,器械完好备用,抢救用物分项配套齐全,随时处于完好备用状态。

(4)急救车上物品齐备,放置有序,无过期变质,数目相符。

（5）人人都能熟练掌握常用抢救知识、技能、急救药物和各抢救仪器的使用。

（6）抢救患者时指挥得力，分工明确，配合默契，有条不紊。

（7）准确执行医嘱，口头医嘱要复述核实后才能执行。

（8）各项记录清楚完善，记录及时。

（9）终末料理及消毒符合要求，一切用物及时补充与还原。

（二）护理管理工作质量标准

管理是保证质量的关键，只有严格的管理才会有高水平的质量。护理管理长期以来实行护理部主任、科护士长、护士长三级负责制，有严格的质量管理标准，最主要的标准有护理部工作质量标准、科护士长工作质量标准、病室护士长工作质量标准等。

1.护理部工作质量标准

（1）在院长领导下，负责全院的护理管理工作，严格督促执行全院各科护理常规，检查指导各科室落实各项护理工作制度，定期向主管院长汇报工作。

（2）明确各类人员职责分工，建立定期部务会议制度，研究安排检查工作。

（3）制定全院护理年工作计划、在职护士培训计划、新护士上岗培训计划，护理工作年终总结，半年工作小结。

（4）定期检查护理工作质量，每次有检查小结，有质量分析，有整改措施。

（5）组织全院护理人员业务技术培训，拟订、落实在职护士业务培训计划。专人负责和组织开展护理科研和新业务、新技术、科研立项，每年≥2项。

（6）注意护士素质培养，开展职业道德教育每年≥2次，做好护士思想政治工作，关心护士生活。

（7）主持召开全院护士长会议，并形成例会制度，对科护士长工作每季度检查1次。

（8）制定安全防范措施，加强安全检查，定期分析安全隐患，杜绝护理差错事故的发生。

（9）落实教学任务，明确带教老师职责，保质、保量完成教学、实习、进修工作。

2.科护士长工作质量标准

（1）熟悉职责，有年计划、月安排、周工作重点，并组织实施。

（2）每月召开1次护士长会，内容明确具体。

（3）有计划地到所负责的病室参加下列工作：每周参加晨会≥2次；每周参加科主任查房1次；每季度组织业务学习1次；每周检查病室护理工作3次。

（4）亲自实践和指导危重患者的护理和新业务、新技术的开展。

（5）做好科内护理人员临时调配，协调各病室间的关系。

（6）每月检查护士长工作1次，每年综合考核护士长工作1次。

（7）经常向护理部汇报工作，做好沟通，贯彻、落实护理部各项工作。

3.病室护士长工作质量标准

（1）科室工作有年计划、月安排、周重点，每周在晨会上有工作小结。

（2）有切实可行的岗位职责，有日常检查考核办法，有奖惩措施，每月进行工作质量讲评。

（3）护理人员排班科学合理，充分满足患者需要，保证医疗护理安全。

（4）有差错疏忽及投诉登记本，无漏报、隐瞒现象，发生差错、事故及时上报，积极处理，认真进行差错分析，有处理意见，有整改措施。

（5）科室内部团结协作，科室间关系良好，关心同事，并协助解决实际问题。

(6)严格执行各项规章制度和操作规程,不断健全专科护理常规。

(7)每周深入病房了解患者及家属的需要和征求意见1次,每月召开工休座谈会1次,针对意见有改进措施。

(8)贯彻落实上级各项指令性工作。

(9)每月定期组织科内护士业务学习和护理查房;参加危重患者病案讨论和死亡病例讨论;每年"三基"考核2次。

(10)妥善安排实习、进修人员带教工作。

(三)护理工作质量标准

临床护理是对患者进行直接护理最重要的内容,质量高低会直接影响到患者的康复,主要包括护士素质、护理安全、消毒隔离、基础护理、护理记录等内容。

1.护士素质质量标准

(1)尊重患者,态度和蔼,执行保护性医疗制度,患者对护理工作满意度≥95%。

(2)认真履行岗位职责,责任护士对患者做到"十知道"(床号、姓名、诊断、职业、文化程度、家庭状况、心理状况、饮食、治疗和护理)。

(3)遵守院纪院规,遵守劳动纪律。

(4)仪表端庄,举止大方,待人礼貌、热情,着装符合要求。

(5)对患者实施针对性的心理护理及健康教育。

(6)保持慎独的态度,严格执行规章制度和操作规程。

(7)积极参加业务学习、论文撰写和科研工作,完成规定的教学任务。

2.护理安全质量标准

(1)有医疗安全防范的制度和措施,护士与护士长签订安全责任状。

(2)麻醉药管理做到"五专"(专人、专柜、专锁、专处方、专登记本),有交接班记录,有使用登记。

(3)抢救车用物齐全,摆放合理,呼吸机、监护仪等抢救仪器性能良好。

(4)有青霉素过敏抢救专用盒,无过期失效药品和用物,过敏性与非过敏性药物分开放置,药物过敏患者床头挂醒目标志。

(5)严格执行护理操作规程和无菌操作原则。

(6)坚持"三查八对",护理事故发生率为0,护理差错发生率≤1/(年·百张床)。

(7)注意护士自身安全,出现意外纠纷,以及时报警并采取防范措施。

(8)氧气、吸引等装置保持完好,有用氧"四防"标志。

(9)病房安全通道通畅,灭火器完好,做好安全知识宣教。

3.消毒隔离质量标准

(1)有预防医院感染的制度和措施,严格遵守无菌操作原则,操作前后洗手。

(2)每月定时对工作人员手、无菌物品、空气、物体表面、消毒液进行细菌学监测,超标有整改措施和复查记录。

(3)消毒、灭菌方法正确,灭菌合格率为100%。

(4)病床湿扫,一床一毛巾一消毒,床头桌抹布一桌一巾一消毒。

(5)无菌物品放置在无菌专用柜,无过期失效。

(6)实行一人一针一管一消毒,止血带每人一根,用后消毒,垫巾、隔巾一人一用一消毒。

(7)无菌溶液注明开瓶日期,并在有效期内使用,氧气湿化瓶、呼吸机管道等按规定时间更换、消毒。

(8)室内清洁整齐,定期消毒和开窗通风,严格区分无菌区、清洁区和污染区,有专用的卫生工具。

(9)感染伤口和特殊感染的器械、布类及用物等要按规定严格处理,垃圾分类按要求处理(黄色——医用垃圾、黑色——生活垃圾、红色——放射性垃圾)。

(10)出院或死亡患者,做好床单位终末消毒。

4.基础护理质量标准

(1)病房环境整洁、安静、空气新鲜无异味。

(2)患者口腔、头发清洁无臭味,衣服和床单整洁无污迹,皮肤清洁无压痕,外阴清洁,无长胡须、长指/趾甲。

(3)床周边物品摆放有序,无杂物。

(4)患者体位正确,症状与病情相符,情绪稳定无心理障碍。

(5)患者基本生活需要落实到位,各种管道护理正确,无护理并发症(压疮、烫伤、冻伤、坠床、足下垂、输液外漏等)。

(6)用药准确安全,床头药物过敏标志醒目,特殊患者保护措施到位(神志不清者、小孩有护栏),床头卡与患者情况相符。

(7)经常巡视病房,了解患者动态,责任护士对患者情况要做到"十知道"。

(8)做好健康教育,患者知道护士长、负责护士、负责医师的名字,知道住院注意事项,患者对自身疾病、用药情况、卧位、饮食、休息、活动、检查的注意事项基本了解。

5.护理记录质量标准

护理记录包括体温单、医嘱单、护理记录单、病室交班本等。各项记录要做到:格式符合要求,项目填写齐全,记录及时准确,用医学术语、措辞精练,字体端正易辨认,页面清洁、不涂改。

(1)体温单:楣栏项目逐项填写齐全、准确。手术后数天连续填写至术后第七天;测量的时间、次数符合病情规定的要求;体温单的绘制做到点圆、线直、大小粗细及颜色深浅一致,页面清洁;40～42℃体温线上及底栏各项目填写正确并符合要求。

(2)护理记录单:楣栏填写符合规定要求,页码准确;首页开始,应简述病情或手术情况,病情的处置及效果;按医嘱或病情需要,以及时、准确地记录每个时段患者的生命体征、用药治疗效果、护理措施和病情变化,要求记录完整。交班时应做一次清楚扼要的小结,并签全名;液体出入水量按要求记录,并进行24小时总结;患者病故或出院都应有最后的护理小结;记录的时间与病情的记录要准确无误,不能与医师记录矛盾,不能有主观臆断内容,真实、客观地反映病情,避免医疗纠纷隐患;护理记录书写合格率≥95%。

(四)特殊专科护理质量标准

特殊专科很多,常把病室之外的科室都视为特殊专科,如手术室、急诊室、供应室、产房婴儿室、重症监护病房、门诊、血液透析室等。这些科室除具备共性的护理质量要求外,还具备一些特殊的质量要求。现举例介绍手术室、急诊室、供应室特有的护理质量标准。

1.手术室护理质量标准

(1)手术室环境随时都必须做到:清洁、整齐、安静、布局合理,严格区分限制区、半限制区、非限制区。

（2）严格遵守各项手术室制度,如查对制度、接送制度、手术器械制度、敷料清点制度、标本保存制度、交接班制度、参观制度等,并有记录可查。

（3）严格执行无菌技术操作规程,无菌手术感染率≤0.5％。

（4）有严格的消毒隔离制度,并认真执行,每月对空气、无菌物品、工作人员手和物体表面、消毒液、高压锅进行细菌学监测。

（5）无菌手术与有菌手术分室进行,在特殊情况下,应先做无菌手术后再做有菌手术,隔离手术间门口挂隔离牌,术后用物按隔离性质进行严格消毒处理。

（6）严格洗手制度,手术室人员外出必须更换外出鞋、衣,外出的推车有清洁、消毒措施。

（7）手术室人员半年一次体检,咽拭子培养阳性及皮肤化脓感染者不进手术间。

（8）巡回护士根据手术需要,摆好患者体位,注意患者的舒适和安全,做好各项准备,主动、及时地配合手术及抢救工作。

（9）洗手护士要了解手术步骤,熟练地配合手术,并与巡回护士一起认真地查对患者、手术部位、器械敷料、手术标本等,保证术后伤口内无遗留物,确保手术安全。

2.急诊室护理质量标准

（1）具备救死扶伤的精神,责任心强,业务水平高,熟悉各科室常见急性病的治疗原则和抢救常规,严密观察病情,以及时配合抢救,必要时要进行初步应急处理。

（2）做好急诊登记,分诊准确。如发现传染病应立即隔离,并做好消毒工作和疫情报告。

（3）服务态度良好,时间观念强,工作安排有序,应做到接诊患者快、治疗抢救快、医护配合好。

（4）有抢救组织,有抢救预案,如遇大批外伤或中毒患者来院时,能立即组织抢救,并向有关领导汇报。

（5）抢救物品和药品随时保持齐全、完好状态,不准外借,使抢救用品完好率达100％。

（6）做好抢救室及留观室患者的各项护理工作,无护理不当引发的并发症,做到观察室管理病室化。

3.供应室工作质量标准

（1）布局合理,符合污—净—无菌—发放路线原则,三区线路不交叉、不逆行。

（2）有健全的制度和职责,有物品洗涤、包装、灭菌、存放、质量监测、保管等质量要求,并认真执行。

（3）各类设备配置符合要求,供应品种、数量满足医院工作需要。

（4）所供应的物品均写明灭菌日期,无过期物品,每天对消毒灭菌用物进行质量检测,灭菌质量合格率达100％。

（5）坚持做到下送、下收,下送、下收物品不混装、不互相污染,方便于临床。

（6）各种物品管理做到账物相符、分类放置。借物手续齐全,有统计月报制度,数据真实可靠。

（7）环境清洁、整齐有序,定时进行空气消毒,每月对空气、无菌物品、工作人员手及物体表面、消毒液、灭菌锅进行细菌学监测,确保医疗护理安全。

六、临床科室护理质量管理流程

由于临床科室护理质量管理是医院护理质量管理的基础环节,一般情况下,由病区护士长和护理骨干组成的病区三级护理质控小组负责。主要有如下步骤。

(一)成立护理质量控制小组

质量控制小组简称质控小组,小组人员相对固定,分工明确。一般设立组长1人、组员4～5名,组长由护士长担任,组员由责任组长、护理骨干、带教组长、高年资护士组成。质控小组负责制定科室年度护理质量监控计划、监控形式及整改意见,根据要求,每天、每周或每月进行科室护理质量自我检查和考评。月底由护士长核定成绩,并结合护理部、科护士长及医院专项护理质量小组检查的结果在全科护士会上总结讲评,分析本科存在的实际问题,提出改进意见或建议,落实奖惩,以促进质量持续改进。

(二)组织学习护理质量标准

病区护士长组织全科护士认真学习医院护理质量标准,要求每位护士熟记并通过自行组织的考核。

(三)建立自查制度和奖惩制度

建立完整的自查和奖惩制度。质量小组成员按照分工定期检查各项护理质量指标的达标情况,小组成员间各自负责又相互合作,做到重点突出、标准统一、量化评分、奖惩分明。

(四)跟班检查

护士长根据跟班者情况或近期护理工作的特点,有重点地跟班。在跟班过程中,主要了解护士掌握工作的熟练程度和完成质量,指出存在问题或不足,提出改进意见,必要时进行示范教学。对于科室存在的共性问题、重点问题,应重点讲评。为便于观察分析质量发展的趋势和改进效果,科室可建立专门的"跟班登记本",记录跟班的各项检查指标及其分值,被跟班者的姓名,跟班的时间、班次、讲评意见等。

(五)不定期检查

护理部主任、质管干事和科护士长可通过跟班检查对科室护理工作质量进行检查。检查的重点是新护士长、代理护士长及工作繁忙、存在隐患多的科室等。检查内容为护士长的行政管理、业务技术、护理教学和护理查房等全面护理工作的完成质量。

(六)问卷调查和自评

护士长可通过问卷调查了解患者对科室护理质量的满意度,问卷可以在患者住院期间即时发放,也可以在患者出院后以邮寄形式发放。问卷设计可参照护理部的满意度调查表,同时也应采纳科室医技类人员的意见或建议。护士长也可通过问卷调查对科室护理工作进行自评,由每位护士配合填写自评表。通过满意度调查和自评,护士长可以对科室的护理质量有一个全面的了解,能及时发现问题、完善管理。

(七)每月召开护士会分析讲评

护士长每月组织护士或护理骨干召开护理质量分析会,护士长在会上根据跟班检查的结果、自查的结果、护理部专项护理质量检查小组和护士长例会通报的情况等进行分析讲评,重点讲评科室护理工作的完成质量、存在问题、整改意见及奖惩情况,并布置下个月的工作任务和要求。

(八)完善科内管理制度

实施改进措施后,科室的护理质量如能改善并实现达标,护士长应当将改进措施列为科内的管理制度继续执行。

(钟彬彬)

第四节　医院感染与护理管理

护理工作在医院感染管理中具有本身的特殊性和重要性。国内外调查结果显示,医院感染中有30％～50％与不恰当的护理操作及护理管理有关。因此,加强研究护理程序、护理技术和医院感染的发生规律,以及它们之间的相互关系,探索预防、控制感染的理论与方法,用有效的护理操作技术,最大限度地降低医院感染的发生率,是本节阐述的目的。

一、护理操作与防止感染的关系

护理管理是医院管理系统中的主要组成部分。在总系统的协调下,相关的护理部门运用科学的理论和方法,在医院内实行各种消毒灭菌和隔离措施。完善的护理管理机制通常以质量管理为核心、技术管理为重点、组织管理为保证。护理质量的核心则是医院感染控制的水平。在预防和控制医院感染的全过程中,护理指挥系统起着决定性的作用。护理人员及护理管理者,应该成为预防和控制医院感染的主力。

预防感染措施的执行常常首先涉及护理人员。要做好实质性护理,离不开消毒、灭菌和隔离技术,而且,一般来说,护理人员接受的控制感染的基本教育和训练比医师要多。在多数情况下,患者的一些病情变化首先发现的往往是护士。一旦发现患者有严重感染的危险时,当班护士有权对患者实行隔离。这种责任要求护士对一些疾病及其隔离的必要条件,必须有较全面的知识和理念,并要随着疾病谱的变化、疾病传播和流行的特点,制定出相应的隔离措施。比如,100多年前提出的"类目隔离"发展至今已有7种方法(严密隔离、呼吸道隔离、抗酸杆菌隔离、接触隔离、肠道隔离、引流物-分泌物隔离、血液-体液隔离),以后又发展为以疾病为特点的隔离;20世纪80年代末期进一步提出全面血液和体液隔离,亦称屏障护理;20世纪90年代初发展为"体内物质隔离"。在此基础上于20世纪90年代中期形成了"普遍性预防措施",到了20世纪90年代后期又迅速地发展为今天的"标准预防"。

以最简单而常做的试体温为例来说,曾有报道,由于直肠体温表擦拭不净,消毒不彻底,造成新生儿沙门菌感染迅速扩散,6周内就有25例新生儿感染。经过实行隔离患儿、彻底消毒体温计和停止直肠测温(改用腋表)等综合管理和护理措施,感染才得以控制。

点眼药这一简单而常见的护理操作,亦可能造成眼部的严重感染。国外有报道说,因点眼药造成感染的发生率可高达44％。点眼药除可导致铜绿假单胞菌传播外,还会引起黄杆菌污染。曾有报道,给新生儿洗眼后发生脑膜炎;用无色杆菌污染的水洗眼和湿润暖箱造成6名早产婴儿死亡。

大量的事实充分说明,严格认真地执行消毒、灭菌、无菌操作和隔离技术,是预防医院感染的重要保证。护理人员既然是主力,在任何治疗和护理行动中都必须坚持这一观点。欧美各国多数医院管理机构都认为,没有预防感染的护士,就无法推动和贯彻防止医院感染的各种措施。因此,英国在1958年率先任命了医院感染监控护士。

随着人们对感染与护理关系的认识日益深入,各有关护理管理和护理教育部门相继把防止感染问题列入迫切的议事日程,作为护理质量控制的必要指标来抓。这既是摆在护理工作者面前的一个亟待解决的重要课题,也是全体护理人员的光荣任务和神圣职责。

综上所述,护理人员必然是医院感染管理中的主力。有关机构总结了感染监控工作的经验与教训,认为一个合格的感染监控护士,应该扮演着多种重要角色:专职者(掌握病原体特征及其传播途径,并有针对性地加以有效预防和控制)、执行者(理论与实际并重,不仅掌握清洁、消毒、灭菌理论与方法,并能付诸实践,严格地执行无菌操作技术与隔离方法,有效地控制医院感染的发生)、监察者(督促全院医护人员行动一致,互相提醒)、教育者(指导卫生员、护工及探访者等非专业人员,普及有关疾病传播和预防交叉感染等知识)、发现者(高度警惕、密切观察,以及时发现感染者及引起感染的潜在危险因素,并尽快予以控制)、研究者(研究医院感染的发生、发展规律,探讨针对感染的预防控制措施)和保护者(既是患者健康的保护神,又必须保护工作人员免受感染)。集 7 个角色于一身,这充分说明监控护士的突出作用,同时也描绘出他们所担负的职责与任务的分量。

二、加强护理管理与减少医院感染

按卫生健康委员会 1988 年建立健全医院感染管理组织的文件精神,护理部主任(或总护士长)必须是医院感染管理委员会的主要成员之一,积极参加该委员会的组织、管理、计划和决策等各项重要活动。护理部必须将感染管理委员会的各项计划、决策列为本部门的日常基础工作,并及时付诸实施和督促执行。护理部有责任教育广大护理人员提高对医院感染危害的认识,贯彻消毒、灭菌、隔离和合理使用抗生素等各项预防措施,并担负起有关防止感染的组织、领导、培训、考核、评价、科研和调查等工作。如有必要,护理系统应该主动和独立地制定出行之有效的预防措施,并建立严格的控制感染管理制度,层层落实把关,从而最大限度地避免因护理管理失误而引发医院感染。

(一)加强组织领导与健全监督检查

医院的感染管理是一个复杂的系统工程,护理管理则是该系统的重要子系统,它的运行状况会直接影响整个医院感染管理的质量与水平。为了实现预防和控制医院感染这个大目标,必须建立健全组织,并实施科学而有效的管理。护理部要在医院感染管理委员会的指导下,组织本系统中有关人员成立预防医院感染的消毒隔离管理小组,由护理部主任或副主任(或总护士长)担任组长,成员应包括部分科护士长和病房护士长。组成感染管理的护理指挥系统,负责制定预防医院感染的近期和远期计划,并提出相应的具体要求,明确职责与任务。无论近期或远期计划均应从实际出发,并有一定群众基础,以利实施和执行。切实可行的预防感染计划是严格护理管理的关键一步。它既是护理质量评定的标准和检查、考核、评比的依据,又是防止感染发生的保障。

护理指挥系统应当充分发挥它的组织作用及计划、处理和控制医院感染的职能,通过计划安排、定期检测、随时抽查或深入第一线等途径,了解情况,以此衡量和评定各科室的护理管理现状和质量,并根据所获得的各方面的信息及时处理存在的问题,或做出相应的调整,使医院感染的各项预防措施持续处于良好的运行状态。这个系统必须使组织中的成员都能发挥他们的聪明才智,为实现组织目标而共同努力奋斗,用有限的资源获得最大的预防控制感染的效果。

感染管理的护理系统还应对全院护理人员进行消毒、灭菌、无菌操作和隔离技术的教育,进行合理使用抗菌药物、正确配制和选择合适溶酶、观察用药后的反应,以及各种标本的正确留取及运送等有关预防感染的培训,并根据实际需要及时实施考核、检查、纠错等工作。要定期进行无菌操作的达标率和消毒灭菌合格率等的统计,了解护理人员被利器刺伤甚至遭受感染的情况,以及住院患者的感染发生率等,分析原因,以及时向有关部门提出警示并做好宣传教育工作等。它还必须建立感染发生的报告制度,除法定传染病按规定报告外,其他医院感染均应由各病区护士长(或监控护士)上报护理部及医院感染管理专职人员,特别是发生多种耐药菌株,如耐甲氧西林的金黄色葡萄球菌、耐万古霉素的金黄色葡萄球菌、耐万古霉素肠球菌等感染;输血和输液反应及输血后肝炎等需要立即报告,同时应实施有效的相应隔离。一旦发生感染暴发流行,护理部的主管者应迅速到达发病现场进行调查,第一时间获得资料,并同医院感染管理专职人员协力探讨原因,采取相应的对策及改进消毒灭菌方法和隔离措施。

在医院感染暴发流行时,必须及时调整防止感染的计划。这时感染管理的惯性运行应过渡到调度运行或控制运行状态。但是,全院统一的清洁卫生、消毒隔离、监测检查和无菌操作等各种规章制度应保持相对稳定,这一点亦正是制度与计划的不同之处。切实可行的计划与严格的管理制度不但可提高质量和效率,而且是使整个护理工作处于良好状态的保证。此外,护理系统还应制定统一的消毒隔离、无菌操作等护理质量检查标准和具体要求,如对肌内注射、静脉注射、留置针、呼吸机的应用、留置尿管等操作规定统一的操作程序及质量标准,并要根据标准进行训练和强化要求,使具体操作规范化和质量标准化。每季度应进行抽查,以切实达到预防医院感染的目的。

(二)改善建筑布局与增添必要设备

医院感染管理工作的好坏与医院重点部门的建筑布局和设备的关系比较密切,所以在条件允许的情况下,应根据需要适当改造或改建不适于预防感染的旧建筑,增添必要的专用设备。例如,在无菌手术室和大面积烧伤病房及大剂量化疗、骨髓移植病房安装空气净化装置;医院中心供应室三区(污染区、清洁区与无菌区)划分清楚,区与区之间有实际屏障,人流、物流由污到洁,保证不逆行,清洗污染物品逐步由手工操作过渡到机械化操作,使之达到保证清洗干净又不污染或损伤操作者;淘汰不合格的压力蒸汽灭菌器,应用预真空压力蒸汽灭菌器,保证灭菌质量;根据医院功能及灭菌要求,考虑购置环氧乙烷灭菌器,以保证畏热、怕湿仪器的灭菌质量;增加基础医疗设备,如持物钳、器械罐、剪刀、镊子等基础器械的备份,以保证有充足的灭菌及周转时间,确保医疗安全。在供应室的三区内部设有足够的洗手池及清洁干燥的肥皂与毛巾,以保证工作人员及时洗手。在重点病房及注射室、重症监护病房、儿科病房等部门的进出口旁安装洗手池、脚踏式的开关,以保证医务人员在护理患者前后,能充分地洗手而防止交叉感染。在综合医院设立传染病房时,应建立独立的护理单元,并按传染病医院要求合理布局,按传染病管理法严格管理;严格区分清洁区、半污染区和污染区,以及加强污物、污水的无害化处理。

(三)加强教育培训与提高人员素质

提高工作质量的原动力来自教育。不断进行针对性的教育与专业培训是搞好医院感染管理的基础。因此,护理部必须从教育入手,与感染管理专职人员密切配合,根据当时的具体情况,对各级人员进行消毒、隔离技术等的培训。只有人人都了解预防医院感染的意义、具体要求和实施方法,才能使预防感染的各项计划和措施变为群众的愿望和行动,才能切实控制或防止感染的发生。

对于从事医院感染管理人员的知识结构的要求主要有两方面:其一是严密的消毒、隔离、无菌操作及其他预防或控制措施的技术方法,以及合理使用抗生素等,这可按照一定的规章制度,通过严格的专业培训来实现;其二是有关的微生物学、卫生学、流行病学等基础知识,这需要加强经常性的学习,不断拓宽知识面才能达到。其中尤其重要的是提高工作人员的专业素质,使他们掌握并熟知各种感染性疾病的先兆特征及其潜伏期,早期预测和推断交叉感染发生的可能性,并采取相应的措施。早期识别对防止感染的发生最为有效,因为患者最具有传染性威胁的时间往往是患病的最初阶段,如果能及早采取必要的措施,就能迅速控制疾病传播,达到事半功倍的效果。否则,一旦感染扩散开来,就会出现不可收拾的局面。从这个意义上来讲,医院感染预防和管理教育的对象应该不仅限于传染科的医务人员,而是医院的全体,只是教育的内容和程度有所选择和区别。

定期进行在职教育或轮训和考评,是促进护理常规落实的好办法。值得一提的是,实践已反复证明,有关护士长和监控护士的思想作风、业务技术和组织管理能力与医院感染的发生率有密切关系,因此医院感染的管理机构和护理指挥系统必须紧紧抓住对他们的教育。通常,可以通过有计划的专业培训、参观学习、经验交流及定期举办专题讨论会等形式来提高他们的业务素质和管理水平。护士长和监控护士应该善于利用组织查房、消毒和隔离操作、小讲课、定期考评等途径来指导所属护理人员的工作,从而保证医院感染预防和管理的质量。对于各级护理人员(特别是新调入的),除培养他们严格执行各项消毒隔离制度的习惯外,还必须加强个人卫生管理。如保持工作服、工作帽、口罩及各种器具等清洁和合理使用等。

2000 年卫生健康委员会下发的医院感染管理规范中也明确规定,各级人员均要有计划地参加医院感染专业和职业道德的培训,新调入人员不少于 3 个学时、一般工作人员每年不少于 6 个学时、专职人员每年不少于 15 个学时的培训。

(四)强化高危人群和重点部门的感染管理

医院是各种疾病患者聚集的地方,其免疫防御功能都存在不同程度的损伤或缺陷。同时,患者在住院期间又由于接受各种诊疗措施,如气管插管、动静脉插管、留置导尿、手术、放射治疗(以下简称放疗)、化疗、内镜检查和介入治疗等,进一步降低了他们的防御功能。加之医院病原菌种类繁多、人员密集,增加了患者的感染机会。因此,为了控制医院感染的发生,医护人员必须对人体的正常防御能力有一定的了解,还要熟悉降低或损伤宿主免疫功能的各种因素,以便采取相应措施,提高宿主的抵抗力。同时,还应对医院感染所涉及的各类微生物,对于常见致病菌和机会致病菌的种类、形态、耐药力、致病力及对药物的敏感性等应有一个清楚的认识,以便有针对性地对有传染性的患者进行有的放矢的隔离与治疗,对环境及医疗器械进行有效的消毒、灭菌,从而降低医院感染的发生率。

老年患者由于免疫功能低下,抗感染能力减弱,尤其是有疾病并处于卧床不起的老年人,由于呼吸系统的纤毛运动和清除功能下降、咳嗽反射减弱,导致防御功能失调,易发生坠积性肺炎。而且,这类患者的尿道多有细菌附着,导管中铜绿假单胞菌、大肠埃希菌、肠球菌分离率高,也可能成为医院感染的起因。对于抗菌药物的应用,无论用于治疗还是用于预防,均应持慎重态度,并坚持定期做感染菌株耐药性监测,以减少耐药菌株的产生。

对住院的老年患者,必须特别加强生活护理,做好患者口腔和会阴的卫生。协助患者进行增加肺活量的训练,促进排痰和胃肠功能恢复。用于呼吸道诊疗的各种器械要做到严格消毒。工作人员在护理老年患者前后均应认真洗手,保持室内环境清洁、空气新鲜,严格探视制度及消毒隔离制度。

幼儿处于生长发育阶段,免疫系统发育尚不成熟,对微生物的易感染性较高,尤其是葡萄球菌、克雷伯杆菌、鼠伤寒沙门菌、致病性大肠埃希菌和柯萨奇病毒等感染,较易在新生儿室暴发流行。因此,预防医院感染要针对小儿的特点,制订护理和管理计划。加强基础护理,注意小儿的皮肤清洁及饮食卫生,更主要的是从组织活动和环境改善方面进行考虑,除严格执行各种消毒、隔离的规章制度外,还要求工作人员上班前一定要做好个人卫生。进入新生儿室要换鞋,接触新生儿前一定要洗手,并做好对环境卫生的监测。工作人员出现传染性疾病时,应及时治疗、休息,传染期应调离新生儿室,以免发生交叉感染。

重症监护病房是医院感染的高发区,患者的明显特点是病情危重而复杂:①多数患者都是因其他危重疾病继发感染(包括耐药菌株的感染)后转入重症监护病房。②各种类型休克、严重的多发性创伤、多脏器功能衰竭、大出血等患者,其身心和全身营养状况均较差,抗感染能力低。严重创伤、重大手术等常导致全身应激反应,进而出现抗细菌定植能力及免疫功能下降。③患者多数较长时期使用各类抗菌药物,细菌的耐药性均较强。④强化监护所使用的各种介入性监察、治疗,如机械通气、动脉测压、血液净化、静脉高营养、留置导尿、胃肠引流等都可能为细菌侵入机体和正常菌群移位提供有利条件。⑤患者自理能力缺乏或丧失,因而十分依赖护理人员,与护理人员频繁接触往往会增多发生交叉感染的机会。

为了做好重症监护病房医院感染的预防工作,除从设计和设备上给予关注外,必须制定一系列防止感染的管理制度。此外,还应强调从业人员素质的提高,有高度责任心者才能做好重症监护病房的工作,从而降低重症监护病房患者医院感染的发生率。预防重症监护病房医院感染的原则应是提倡非介入性监护方法,尽量减少介入性血流动力学监护的使用频率。对患者施行必要的保护性医疗措施,提高患者机体的抵抗力。特别应预防下述各类型感染。

1.预防下呼吸道感染

因为这类感染易于发生,而且对危重患者威胁较大。在具体实践中应认真做好以下各项。

(1)对昏迷及气管插管的患者,必须加强口腔护理。

(2)掌握正确的吸痰技术,以免损伤呼吸道黏膜及带入感染细菌。

(3)严格按七步洗手要求,应用流动水、脚踏式或感应式开关、一次性擦手纸巾认真地洗手。根据需要定期或不定期进行手部细菌监测,切断通过手的传播途径。

(4)做好吸入性治疗器具的消毒,阻断吸入感染途径,如湿化瓶及导管要按照卫生健康委员会规范严格终末消毒、干燥保存,用时加无菌水,连续使用时每天更换无菌水;使用中的呼吸机管道系统应及时清除冷凝水,必要时定期或不定期更换、消毒。

(5)积极寻找有效手段,阻断患者的胃-口腔细菌逆向定植及误吸,不用 H_2 受体拮抗剂,慎用抗酸药,以免胃内 pH 升高,而细菌浓度增高,以致促成内源性感染的发生。可用硫糖铝保护胃黏膜,防止应激性溃疡;带有胃管的患者,应选择半卧位,并应保持胃肠通畅,若有胃液潴留,应及时吸引,防止胃液倒流而误吸;术后麻醉尚未恢复之前,应使患者处于侧卧位,严格监护,若有痰液应及时吸出等措施防止误吸。

(6)做好病室的清洁卫生,以及时消除积水和污物,铲除外环境生物储源,保持空气洁净及调节适宜的温湿度,定期清洗空调系统。

(7)加强基础护理,对患者进行有关预防下呼吸道感染的教育,指导患者进行深呼吸训练和有效咳嗽训练,鼓励患者活动,对不能自主活动的患者应协助其活动,定时翻身拍背,推广使用胸部物理治疗技术。

(8)监护室内尽量减少人员走动,隔离不必要人员入室,室内禁止养花,以防真菌感染。

(9)进入重症监护病房的人员(包括探视人员)都要严格按制度更换清洁的外衣和鞋子,洗手,必要时戴口罩,严禁有呼吸道感染者入内。

（10）建立细菌监测、感染情况的登记上报制度，定期分析细菌的检出情况，对感染部位、菌种、菌型及耐药性、感染来源和传播途径，以及医务人员的带菌情况均应做好记录，以便制定针对性的控制措施。

2.防止血管相关性感染

危重患者往往需要进行介入性的监护、治疗或诊查，而作为医护人员必须贯彻世界卫生组织的安全注射的 3 条标准，即接受注射者安全、注射操作者安全、环境安全，还应特别注意下列各点。

（1）采用各种导管应有明确指征，总的来讲要提倡非介入性方法，尽量减少介入性损伤。

（2）对患者实行保护性措施，提高其自身抵抗力，介入性操作容易破坏皮肤和黏膜屏障，能不用时应立即终止。

（3）置入时除了严格的无菌技术外，还应注意选择合适的导管，如选择口径相宜、质地柔软而光洁的导管，以及置管者具备熟练的穿刺、插管技术，从而避免发生血小板黏附及导管对腔壁的机械性损伤。

（4）加强插管部位的护理及监测，留置导管的时间不宜过长，导管入口部位保持清洁，可选用透明敷料，以便于随时监察，一旦发现局部感染或全身感染征象应立即拔除导管，并做相应的处理。

（5）做好消毒、隔离，严格的洗手和无菌操作是预防介入性感染的最基本的重要措施。

（6）配制液体及高营养液时应在洁净环境中进行，配制抗癌药及抗菌药时应在生物洁净操作台上进行，确保患者、工作人员及环境安全。

（7）介入性操作中使用的一次性医疗用品必须有合格证件，符合卫生健康委员会的有关要求，严防使用过期、无证产品，确保患者安全等。

3.重症监护病房患者感染

重症监护病房患者多为手术后带有切口，而本身的抵抗力又很弱，伤口愈合较慢，所以要求特别注意预防手术部位及切口感染。

（1）防止切口感染的最有效对策是严格的无菌操作，不用无抗菌能力的水冲洗切口，并对疑有感染的切口做好标本留取，以及时送检。

（2）缩短患者在监护室滞留的时间。

（3）选用吸附性很强的伤口敷料，敷料一旦被液体渗透要立即更换，以杜绝细菌穿透并清除有利于细菌的渗液和避免皮肤浸渍。

（4）尽量采用封闭式重力引流。

（5）更换敷料前洗手，处理不同患者之间也要洗手，即使处理同一个患者不同部位的伤口之间也应清洁双手。

（6）保持重症监护病房室内空气清洁，尽量减少人员流动，避免室内污染等。

三、护理人员感染的防护

医院的工作人员直接或间接与患者和传染性污物接触，可以从患者获得感染，也可以把所得的感染或携带的病原体传给患者，并能在患者及工作人员之间传播，甚至扩散到社会上去。因此，对工作人员进行感染管理，不仅关系到他们自身的健康，而且也有益于全院患者及其家属，甚至社会。

在医院众多职工中,护理人员接触患者最多,每天需要处理各种各样的感染性体液和分泌物,可以说是处于各种病原菌包围之中,时刻受到感染的威胁,因此必须加强护理人员的自我防护与感染管理。

(一)加强对护理人员的感染管理

对护理人员感染的监测既是职业性健康服务和预防感染的重要环节,也是医院感染监控及管理系统中的重要组成部分。对护理人员应定期进行全面体格检查,建立健康状况档案,了解受感染的情况,以便采取针对性的预防措施。

在医院中,许多科室和工作环节对职工具有较高的感染危险性,尤其是护理人员在调入或调离某一部门时,都应进行健康检查,查明有无感染,感染的性质,是否获得免疫力等,并做好详细记录。在此基础上,进一步探讨这个部门的感染管理工作,明确改进目标,制定相应的预防感染措施。

(二)提高护理人员自我防护意识

护理人员在进行手术、注射、针刺、清洗器械等操作时,极易被锐利的器械刺伤。人体的皮肤黏膜稍有破损,在接触带病毒的血液、体液中就有被感染的危险性。国内有医院调查发现,外科及治疗室的护士在工作中约有70%被医疗器械损伤过,美国的一项调查报告表明,703例的医务人员的感染100%与接触感染性的血液、体液有关,这其中有95%与利器刺伤相关。因此,处置血液和血液污染的器械时应戴手套或采用不直接接触的操作技术,谨慎地处理利器,严防利器刺伤,一旦被利器刺伤必须立即处理,挤血并冲洗伤口、清创、消毒、包扎、报告和记录、跟踪监测,尽量找到可能感染的病原体种类证据,以便根据病原学的特点阻断感染。护理人员手上一旦出现伤口,就不要再接触患者血液和体液。对于从事有可能被患者体液或血液溅入眼部及口腔黏膜内的操作者,应强调戴口罩及佩戴护目镜,在供应室的污染区还应佩带耳塞,穿防护衣、防护鞋等。在进行化学消毒时,应注意通风及戴手套,消毒器必须加盖,防止环境污染带来的危害。

(三)做好预防感染的宣传教育

护理人员在工作中双手极易被病原菌污染。有些护士往往只注意操作后洗手,而忽视了操作前同样需要洗手;有的护理人员本身就是病原携带者,或由于长期接触大量抗菌药物已经改变了鼻咽部的正常菌群,成为耐药细菌的储菌源。这些病原体可通过手或先污染环境和物品,继而导致患者感染。因此,护理人员必须养成良好的卫生习惯,尤其要强化洗手意识,对一切未经训练的新工作人员,应给予预防感染的基本操作技术培训,并结合各种形式(如板报、壁画、警示等)的宣传教育。

(四)强化预防感染的具体措施

患有传染性疾病的护理人员,为防止感染扩散,应在一定时期内调离直接治疗或护理患者的岗位,并在工作中做好避免交叉感染的各项措施。对从事高危操作的工作人员,如外科医师、监护病房护士及血液透析工作人员等均应进行抗乙肝的免疫接种。被抗原阳性血液污染的针头等锐利器械刺破皮肤或溅伤眼部、口腔黏膜者,应立即注射高效免疫球蛋白,以防感染发生。同时,还应加强对结核病的防治,以及在传染病流行期或遭受某种传染物质污染后,以及时为护理人员进行各种相应的免疫接种,如乙肝疫苗、流感疫苗等。

四、严格病房管理和做好健康教育

护理人员往往是各级医院健康教育的主要力量。为了取得患者主动配合治疗和协作,对于医院所实行的每一项制度、每一项护理操作的目的与要求,都应该做好必要的宣传教育。例如,管理好病房秩序、控制患者的陪护率、减少病房的人流量等各项措施,实际上都是为了控制病房内的洁净度,这对保护住院患者的医疗安全和减少感染机会都能收到良好的效果。在实践中,只要把问题说清楚,必然会得到患者的理解和配合。

护理人员向患者进行宣传教育的方式应该多种多样,如通过个别指导、集体讲解、电教、录像、展览、广播和画册等,向患者传播预防疾病及控制医院感染等知识。教会患者及其家属、探访者养成接触患者前洗手的习惯。对于需要隔离的患者,特别要讲清隔离的目的和意义,以及不随意串病房的好处。这样做不但能在一定程度上解除患者的心理负担,而且能促进他们主动自觉地配合医护人员遵守隔离、消毒等制度,使之安全而顺利地度过隔离期。

五、建立健全规章制度

医院感染管理工作的成功与否,在很大程度上取决于切合实际情况而又行之有效的规章制度。各种规章制度绝大多数是前人在长期实践中,经过反复验证的经验和教训的总结,是客观规律的反映,可作为各项工作的准则或检查评价的依据。

通常,与医院感染的预防和管理相关的规章制度主要有清洁卫生制度、消毒隔离制度、监测制度、无菌操作制度、探视陪住制度,以及供应室的物品消毒灭菌管理制度等。尤其是对发生感染可能因素较多的科室,如手术室、产房、婴儿室、换药室、治疗室、重症监护病房和新生儿病房等要害部门的各方面规章制度,更应认真制订和严格执行,在执行过程中不断修正、充实和完善。另外,还必须重视患者入院、住院和出院3阶段工作,实施相关的各项要求,以及做好疫源的随时消毒、终末消毒和预防性消毒。这样才能通过重点管理促进整体预防措施的贯彻执行,逐步达到预防工作和管理制度规范化,确保患者和医务人员的健康和安全。

六、消毒措施的贯彻与落实

消毒是预防感染传播的基本手段之一,能否防止或控制感染的扩散往往取决于消毒工作的质量。在任何一个医疗机构里,各种消毒管理规章制度的执行和各项具体消毒措施的落实,涉及诸多方面,但其中某些环节必须予以特别关注。

(一)专人负责

每一护理单元应设医院感染监控护士,在护士长和医院感染管理专职人员的领导下,负责督促检查本病区的消毒隔离制度及无菌操作的执行情况。护士还必须完成规定的各项消毒灭菌效果的检测工作,并按要求做好记录。在本病区发生医院感染甚至暴发流行时,监控护士要及时上报护理部及医院感染管理机构,并协助感染管理部门做好感染情况调查和分析,有针对性地提出有效的控制方案及措施;

(二)定期消毒

不论有无感染发生,各类用具都应根据具体情况和实际需要设有固定的消毒灭菌时间,不能任意更改,一旦发现感染,还应增加消毒次数。除定期消毒的用具外,对某些物品还必须做好随时消毒、预防性消毒和终末消毒。例如,餐具应每餐消毒;便器一用一消毒;患者的床单每天清洁、消毒;被、褥、枕和床垫按规定进行终末消毒等。

(三)按时检查

根据不同对象,建立定期检查制度,按需要明确规定年、季、月、周、日的检查重点(全面检查或抽查)。划定感染管理机构、护理部、科护士长和病房护士长分级检查的范围、内容和要求,做到每项制度有布置必有检查。对于大多数项目的检查,如洗手的要求、口罩的带菌情况、空气的含菌量和物体表面的污染程度等,必须按卫生健康委员会颁布的《消毒管理办法》《医院消毒技术规范》中的各项规定贯彻执行。通过定期和不定期的检查和监测,得出科学的数据,说明现状或存在的感染潜在因素,找出消毒隔离等实施过程中的薄弱环节,采取针对性的改进措施,进一步完善各项规章制度。

(四)定期监测

为了确保消毒灭菌的有效性,对某些项目应定期做好监测。例如,对消毒液的有效成分与污染程度,含氯消毒剂中有效氯的性能及各种消毒液的细菌培养等,必须按时做出分析与鉴别。由于革兰氏阴性菌可能在化学消毒液中存活并繁殖,因此不能用消毒液来储存无菌器械。按常规监测消毒的效果,并根据所得结果提出需要调整消毒剂的种类、浓度及使用方法等建议。对于压力蒸汽灭菌器还必须定期进行生物化学检测。病区的治疗室、换药室、手术室、婴儿室、产房和重症监护病房等重点单位,除定期监测外,根据医院感染的流行情况,必要时应随时进行空气、物表、工作人员手等环节微生物监测,并按卫生健康委员会《医院感染管理规范(试行)》《医院消毒技术规范》中的要求对测得的结果进行分析、控制。

(钟彬彬)

第四章

常用护理技术

第一节 无 菌 技 术

一、无菌包使用技术

(一)目的

保持已经灭菌的物品处于无菌状态。

(二)操作前准备

1.操作护士

着装整洁、修剪指甲、洗手、戴口罩。

2.物品准备

无菌包、无菌持物钳及容器、治疗盘。

3.操作环境

整洁、宽敞。

(三)操作步骤

(1)检查无菌包,核对名称、有效灭菌日期、化学指示胶带颜色、包布情况。

(2)打开无菌包,揭开化学指示胶带或系带,按原折叠顺序逐层打开。

(3)用无菌钳取出物品,放于指定的区域内。

(4)包内剩余物品,按原折痕包好。

(5)注明开包时间。

(6)包内物品一次全部取出时,将包托在手中打开,另一手将包布四角抓住,使包内物品妥善置于无菌区域内。

(7)整理用物。

(四)注意事项

(1)严格遵循无菌操作原则。

(2)无菌包置于清洁、干燥处,避免潮湿。

(3)打开包布时,手不可跨越无菌区,非无菌物品不可触及无菌面。

(4)注明开包日期,开启后的无菌包使用时间不超过 24 小时。

(五)评价标准

(1)遵循无菌操作原则。

(2)护士操作过程规范、准确。

二、戴无菌手套

(一)目的

执行无菌操作或者接触无菌物品时需戴无菌手套,以保护患者,预防感染。

(二)操作前准备

1.操作护士

着装整洁、修剪指甲、洗手、戴口罩。

2.物品准备

一次性无菌手套。

3.操作环境

整洁、宽敞。

(三)操作步骤

(1)检查无菌手套包装、有效期、型号。

(2)打开手套外包装。①分次取手套法:一手掀起口袋的开口处,另一手捏住手套翻折部分(手套内面)取出手套对准五指戴上。掀起另一只袋口,以戴着无菌手套的手指插入另一只手套的翻边内面,将手套戴好。②一次性取手套法:两手同时掀起口袋的开口处,分别捏住两只手套的翻折部位,取出手套。将两手套五指对准,先戴一只手,再以戴好手套的手指插入另一只手套的翻折内面,同法戴好。

(3)双手对合交叉调整手套位置,将手套翻边扣套在工作服衣袖外面。

(4)脱手套方法:①用戴着手套的手捏住另一只手套污染面的边缘将手套脱下。②戴着手套的手握住脱下的手套,用脱下手套的手捏住另一只手套清洁面(内面)的边缘,将手套脱下。③用手捏住手套的里面丢至医疗垃圾桶内。

(5)整理用物,洗手。

(四)注意事项

(1)严格遵循无菌操作原则。

(2)戴无菌手套时,应防止手套污染。注意未戴手套的手不可触及手套的外面,戴手套的手不可触及未戴手套的手或者另一手套的里面。

(3)诊疗护理不同的患者之间应更换手套。

(4)脱手套时,应翻转脱下。

(5)脱去手套后,应按规定程序与方法洗手,戴手套不能替代洗手,必要时进行手消毒。

(6)操作时发现手套破损时,应及时更换。

(五)评价标准

(1)遵循无菌原则,符合无菌要求。

(2)操作过程规范、熟练。

(3)手套选择型号大小适宜,外观平整。

三、铺设无菌器械台

(一)目的

将无菌巾铺在清洁、干燥的器械台上,形成无菌区,放置无菌物品,以备手术使用。

(二)操作前准备

1.操作护士

着装整洁,修剪指甲,洗手,戴帽子、口罩。

2.物品准备

治疗车、无菌持物钳、无菌敷料包、器械包、手术衣及手术需要的物品。

3.操作环境

宽敞,洁净。

(三)操作过程

(1)核对、检查无菌包。

(2)打开无菌持物钳,标记开启时间。

(3)依次打开无菌敷料包、无菌器械包、无菌手术衣,分别铺置于治疗车上。

(4)用无菌持物钳夹取无菌手套置于手术衣旁。

(5)穿手术衣,戴无菌手套。

(6)整理台面,器械、敷料分别置于无菌台左、右侧。

(7)废弃物按医疗垃圾处理。

(四)注意事项

(1)严格执行无菌技术操作原则,预防交叉感染。

(2)无菌物品不超过器械台边缘。

(3)铺无菌台时身体须远离无菌区 10 cm 以上。

(4)无菌器械台边缘垂下的无菌单前侧比背侧长,无菌单垂缘至少 30 cm。

(五)评价标准

(1)符合无菌操作技术原则及查对制度。

(2)铺置无菌器械台顺序、方向正确。

(3)无菌器械台面平整,无菌物品摆放整齐、合理。

(4)移动无菌台方法正确。

(5)用物处理得当。

四、铺无菌盘

(一)目的

将无菌巾铺在清洁干燥的治疗盘内,形成无菌区,放置无菌物品,以供治疗时使用。

(二)操作前准备

1.操作护士

着装整洁、修剪指甲、洗手、戴口罩。

2.物品准备

治疗盘、无菌包、无菌持物钳及容器、无菌物品。

3.操作环境

整洁、宽敞。

(三)操作步骤

(1)检查无菌包,核对名称、有效灭菌日期、化学指示胶带颜色、包布情况。

(2)打开无菌包,使用无菌持物钳取出1块治疗巾,放于治疗盘内。

(3)剩余物品按原折痕包好,注明开包日期及时间。

(4)将无菌治疗巾双折平铺于治疗盘内,将上层呈扇形折叠到对侧,边缘向外。

(5)放入无菌物品。

(6)将上层盖于物品上,上下层边缘对齐,开口处向上翻折,两侧边缘向下翻折。

(7)注明铺盘日期及时间。

(8)整理用物。

(四)注意事项

(1)严格遵循无菌操作原则。

(2)铺无菌盘区域清洁干燥,无菌巾避免潮湿、污染。

(3)不可跨越无菌区,非无菌物品不可触及无菌面。

(4)注明铺无菌盘的日期、时间,无菌盘有效期为4小时。

(五)评价标准

(1)遵循无菌技术原则。

(2)操作轻巧、熟练、规范。

(3)用物放置符合节力及无菌要求。

(4)无菌物品摆放合理,折边外观整齐。

（刘安锋）

第二节　标本采集

一、静脉血标本

(一)目的

正确采集静脉血标本,为临床诊断、治疗提供依据。

(二)操作前准备

1.告知患者和家属

操作目的、方法、注意事项、配合方法。

2.评估患者

(1)病情、意识状态、自理能力、心理状况、合作程度。

(2)采血部位皮肤、血管及肢体活动情况。

3.操作护士

着装整洁、修剪指甲、洗手、戴口罩。

4.物品准备

持针器、采血针、采血管、注射器、检验条形码、治疗盘、安尔碘、棉签、止血带、手套、一次性多用巾、治疗车、快速手消毒剂、消毒桶、污物罐、污物桶、利器盒。

5.环境

整洁、安静。

（三）操作过程

（1）携用物至患者床旁，核对腕带及床头卡。

（2）协助患者取适当体位，戴手套。

（3）将一次性多用巾垫于采血部位下方。

（4）核对检验条形码及采血管。

（5）常规消毒皮肤，待干。

（6）取血。①真空采血法：根据标本类型选择合适的真空采血管，将采血针与持针套连接，按无菌技术操作规程进行穿刺，见回血后，按顺序依次插入真空采血管。②注射器直接穿刺采血法：根据采集血标本的种类准确计算采血量，选择合适的注射器，按无菌技术操作规程进行穿刺。采集完成后，取下注射器针头，根据不同标本所需血量，分别将血标本沿管壁缓慢注入相应的容器内。③经血管通路采血法：外周血管通路仅在置入时可用于采血，短期使用或预期使用时间不超过 48 小时的外周导管可专门用于采血，但不能给药。采血后，血管通路要用足够量的生理盐水冲净导管中的残余血液。

（7）采血完毕，拔出采血管。

（8）拔针、按压穿刺点。

（9）再次核对。

（10）整理床单位，协助患者取舒适卧位。

（11）整理用物，按医疗垃圾分类处理用物。

（12）洗手、记录、确认医嘱。

（四）注意事项

（1）在安静状态下采集血标本。

（2）若患者正在进行输液治疗，应从非输液侧肢体采集。

（3）采血时尽可能缩短使用止血带的时间。

（4）标本采集后尽快送检，送检过程中避免过度震荡。

（五）评价标准

（1）患者和家属能够知晓护士告知的事项，对服务满意。

（2）遵循查对制度和无菌操作技术原则。

（3）操作过程规范，安全，符合检验要求。

二、血培养标本

（一）目的

正确采集血标本，为诊断、治疗和预后判断提供依据。

(二)操作前准备

1.告知患者

操作目的、方法、注意事项、配合方法。

2.评估患者

(1)病情、意识状态、治疗、心理状态及配合程度。

(2)寒战或发热的高峰时间。

(3)抗生素使用情况。

(4)穿刺部位皮肤、血管状况和肢体活动度。

3.操作护士

着装整洁、修剪指甲、洗手、戴口罩。

4.物品准备

同血标本采集。需氧管、厌氧管。

5.环境

整洁、安静。

(三)操作步骤

(1)携用物至患者床旁,核对腕带、床头卡、条形码。

(2)协助患者取舒适、安全卧位,戴手套。

(3)选择血管,系止血带,常规消毒。

(4)再次核对。

(5)穿刺:①注射器直接穿刺采血法(同静脉血标本采集)。②经血管通路采血法(同静脉血标本采集)。③经外周穿刺的中心静脉导管取血法:取1支注射器抽生理盐水20 mL备用,另备2支注射器。用注射器抽出5 mL血液弃去;如正在静脉输液中,先停止输液20秒,再抽出5 mL血液弃去。另用注射器抽取足量血标本。然后以生理盐水20 mL用注射器以脉冲式冲洗导管。消毒导管接口,如有静脉输液可打开输液通道。

(6)成人每次采集10～20 mL,婴儿和儿童1～5 mL。

(7)拔针,按压穿刺部位。

(8)将血标本分别注入需氧瓶和厌氧瓶内,迅速轻摇,混合均匀。

(9)再次核对。

(10)整理用物及床单位,用物按医疗垃圾分类处理。

(11)擦拭治疗车。

(12)洗手、记录、确认医嘱。

(四)注意事项

(1)血培养瓶应在室温下避光保存。

(2)根据是否使用过抗生素,准备合适的需氧瓶和厌氧瓶。

(3)间歇性寒战患者应在寒战或体温高峰前取血;当预测寒战或高热时间有困难时,应在寒战或发热时尽快采集血培养标本。

(4)已使用过抗生素的患者,应在下次使用抗生素前采集血培养标本。

(5)血标本注入厌氧菌培养瓶时,注意勿将注射器中空气注入瓶内。

(6)2次血培养标本采集时间至少间隔1小时。

(7)经外周穿刺的中心静脉导管采取血培养标本时,每次至少采集 2 套血培养,其中一套从独立外周静脉采集,另外一套则从导管采集。两套血培养的采血时间必须接近(≤5 分钟),并做标记。

(五)评价标准

(1)患者和家属能够知晓护士告知的事项,对服务满意。

(2)遵循查对制度,符合无菌技术,标准预防原则。

(3)护士操作过程规范、安全,符合检验要求。

三、血气分析标本

(一)目的

采集动脉血,进行血气分析,判断患者氧合情况,为治疗提供依据。

(二)操作前准备

1.告知患者和家属

操作目的、方法、注意事项、配合方法。

2.评估患者

(1)病情、意识状态、吸氧状况或者呼吸机参数的设置、自理能力、合作程度。

(2)穿刺部位皮肤及动脉搏动情况。

3.操作护士

着装整洁、修剪指甲、洗手、戴口罩。

4.物品准备

检验条形码、动脉采血针、治疗盘、安尔碘、棉签、污物罐、手套、一次性多用巾、快速手消毒剂、消毒桶、污物罐、污物桶、利器盒等。

5.环境

安静、整洁。

(三)操作过程

(1)携用物至患者床旁,核对腕带及床头卡。

(2)协助患者取舒适卧位,戴手套。

(3)暴露穿刺部位。

(4)消毒穿刺部位及操作者的示、中指,以两指固定动脉搏动最明显处。

(5)持采血针在两指间垂直或与动脉走向呈 40°刺入动脉。

(6)穿刺成功,可见血液自动流入采血针管内,采血 1 mL。

(7)拔针后即刻拧紧针帽,压迫穿刺点 5~10 分钟。

(8)轻轻转动血气针,使血液与抗凝剂充分混匀,以防止凝血。

(9)整理床单位,协助患者取舒适卧位。

(10)整理用物,按医疗垃圾分类处理用物。

(11)洗手、记录、确认医嘱。

(四)注意事项

(1)在检验申请单上注明采血时间,氧疗方法与浓度、持续时间和体温。

(2)标本应隔绝空气,避免混入气泡或静脉血。

（3）凝血功能障碍者穿刺后应延长按压时间至少 10 分钟。

（4）采集标本后 30 分钟内送检。

（5）洗澡、运动后,应休息 30 分钟再采血。

（五）评价标准

（1）患者和家属能够知晓护士告知的事项,对服务满意。

（2）遵循查对制度,符合无菌技术、标准预防原则。

（3）操作过程规范、安全,符合检验要求。

四、尿标本

（一）目的

1.尿常规标本

用于检查尿液的颜色、透明度,测定比重,检查有无细胞和管型,并做尿蛋白和尿糖定性检测等。

2.尿培养标本

用于细菌培养或细菌敏感试验,以了解病情,协助临床诊断和治疗。

3.24 小时尿标本

用于各种尿生化检查或尿浓缩查结核杆菌等检查。

（二）操作前准备

1.告知患者和家属

操作目的、方法、采集时间、注意事项、配合方法。

2.评估患者

（1）病情、意识状态、自理能力、合作程度。

（2）排尿情况。

3.操作护士

着装整洁、修剪指甲、洗手、戴口罩。

4.物品准备

隔离衣、手套,根据检验项目准备合适用物。

（1）尿常规标本:检验条形码、一次性尿常规标本容器,必要时患者自备便盆或尿壶。

（2）尿培养标本:导尿术留取法:检验条形码、其余同留置导尿术用物。

（3）中段尿留取法:检验条形码、无菌容器、会阴冲洗包。

（4）24 小时尿标本:清洁容器(3 000～5 000 mL),防腐剂(10％甲醛)。

5.环境

整洁、安静。

（三）操作过程

（1）穿隔离衣,携用物至患者床旁,核对腕带及床头卡。

（2）根据患者病情取适当的体位。

（3）常规尿标本:留取晨起后第一次尿液置于标本容器中送检。

（4）24 小时尿标本留取法:将规定时间内的尿液装入含有防腐剂的清洁容器内,混匀后将总量记录在检验条形码上。取 100～200 mL 送检。

(5)尿培养标本检测。①中段尿采集法：按导尿术清洁、消毒外阴,嘱患者排尿,弃去前段尿,留取中段尿 10 mL,置于灭菌试管内送检。②导尿术留取法：按照导尿术插入导尿管将尿液引出,留取尿标本送检。

(6)整理床单位,协助患者取安全、舒适卧位。

(7)整理用物,按医疗垃圾分类处理。

(8)脱隔离衣。

(9)洗手、记录、确认医嘱。

(四)注意事项

(1)会阴部分泌物过多时,应先冲洗会阴后再留取。

(2)避免经血、白带、精液、粪便或其他异物混入标本。

(3)选择在抗生素应用前留取尿培养标本。

(4)不能留取尿袋中的尿液标本送检。

(5)留取尿标本前不宜过多饮水。不宜剧烈运动,可使尿液中红、白细胞、蛋白质增加。

(6)尿标本留取后要及时送检。

(7)留取尿培养标本时,应注意执行无菌操作,防止标本污染,影响检验结果。

(五)评价标准

(1)患者和家属能够知晓护士告知的事项,对服务满意。

(2)遵循查对制度,符合标准预防、安全原则。

(3)操作规范,动作娴熟。

五、便标本

(一)目的

1.常规标本

用于检查粪便的性状、颜色、细胞等。

2.培养标本

用于检查粪便中的致病菌。

3.隐血标本

用于检查粪便内肉眼不能察见的微量血液。

4.寄生虫或虫卵标本

用于检查粪便中的寄生虫、幼虫及虫卵计数。

(二)操作前准备

1.告知患者

操作目的、方法、采集时间、注意事项、配合方法。

2.评估患者

(1)病情、意识状态、治疗情况、合作程度。

(2)排便情况。

(3)女性患者是否在月经期。

3.操作护士

着装整洁、修剪指甲、洗手、戴口罩。

4.物品准备

检验条形码、标本容器或培养瓶、手套、隔离衣、透明胶带(查找蛲虫)。

5.环境

整洁、安静。

(三)操作过程

(1)穿隔离衣,携用物至患者床旁,核对腕带及床头卡。

(2)常规标本:嘱患者排便于清洁便盆内,用检便匙取中央部分或黏液脓血部分约 5 g,置于标本容器内。

(3)培养标本:嘱患者排便于消毒便盆内,用无菌棉签取中央部分粪便或黏液脓血部分 2～5 g 置于培养瓶内,塞紧瓶塞待送。

(4)隐血标本:按常规标本留取。

(5)寄生虫或虫卵标本。①检查蛲虫卵:取透明胶带于夜晚 0 点左右或清晨排便前贴于肛门口周围,取下对折后送检。②检查阿米巴原虫,应在采集前将容器用热水加温,便后连同容器立即送检。③找寄生虫体或虫卵计数:采集 24 小时便。

(6)整理床单位,协助患者取安全、舒适卧位。

(7)整理用物,按医疗垃圾分类处理。

(8)脱隔离衣。

(9)洗手、记录、确认医嘱。

(四)注意事项

(1)灌肠后的粪便、粪便过稀及混有油滴的粪便等不宜作为检查标本。

(2)便标本应新鲜,不可混入尿液及其他杂物。

(3)便隐血试验:检查前 3 天内禁食肉类、肝类、血类食物,并禁服铁剂,按要求采集标本。

(4)服驱虫剂或做血吸虫孵化检查时,应留取全部粪便及时送检。

(5)检查阿米巴原虫,检查前禁止服用钡剂或含金属的导泻剂,以免影响阿米巴虫卵或包囊的显露。采集前需将容器用热水加温,便后连同容器一起送检。

(五)评价标准

(1)患者和家属能够知晓护士告知的事项,对服务满意。

(2)操作规范,标本采集方法正确。

(3)遵循查对制度,符合标准预防原则。

六、痰标本

(一)目的

检查痰液中的致病菌,进行药敏试验、协助诊断。

(二)操作前准备

1.告知患者

操作目的、方法、采集时间、注意事项、配合方法。

2.评估患者

(1)病情、意识状态、治疗、配合程度。

(2)口腔黏膜、咽部情况。

(3)排痰情况及痰液的颜色、性质、量等。

3.操作护士

着装整洁、修剪指甲、洗手、戴口罩。

4.物品准备

隔离衣、一次性手套,根据留取标本项目准备用物。

(1)常规痰标本:痰盒、检验条形码,必要时备吸痰用物。

(2)痰培养标本:无菌容器、漱口溶液、检验条形码。

(3)24 小时标本:容积约 500 mL 清洁广口集痰容器、检验条形码。

5.环境

整洁、安静。

(三)操作过程

(1)穿隔离衣,携用物至患者床旁,核对腕带和床头卡。

(2)常规痰标本。①自行采集:晨起漱口,深吸气后用力咳出呼吸道深部痰液置于痰盒内送检。②协助采集:患者取适当卧位,先叩击患者背部,按吸痰法吸入 2～5 mL 痰液置于痰盒内。

(3)24 小时痰标本:在广口集痰瓶内加少量清水,从清晨醒来(7:00)未进食前漱口后第一口痰开始留取,至次日晨(7:00)未进食前漱口后最后一口痰结束,全部痰液置于集痰容器内,注明留痰的起止时间。

(4)痰培养标本:清晨协助患者用漱口液漱口,深吸气后用力咳嗽,将痰吐入无菌容器内送检。

(5)留取后,给予漱口或口腔护理。

(6)整理床单位,协助患者取舒适、安全卧位。

(7)整理用物,按医疗垃圾分类处理用物。

(8)脱隔离衣。

(9)洗手、记录、确认医嘱。

(四)注意事项

(1)除 24 小时痰标本外,痰液收集时间宜选择在清晨,标本采集后及时送检。

(2)采集痰培养标本,应严格无菌操作,避免因操作不当污染标本,影响检验结果。

(3)采集痰标本时,嘱患者勿将唾液、漱口水、鼻涕混入痰标本中。

(4)如患者伤口疼痛无法咳嗽,可用软枕或手掌压迫伤口,降低伤口张力,减轻咳嗽时的疼痛。

(5)查痰培养及肿瘤细胞的标本应立即送检。

(6)避免在进食后 2 小时内留取咽拭子标本,以防呕吐,棉签不要触及其他部位以免影响检验结果。

(7)幼儿痰液收集困难时,可用消毒棉拭喉部,引起咳嗽反射,用药棉拭子刮取标本。

(五)评价标准

(1)患者能够知晓护士告知的事项,并能配合,对服务满意。

(2)遵循查对制度,符合标准预防原则。

(3)操作过程规范、安全,动作娴熟。

七、咽拭子标本

(一)目的
从咽部和扁桃体取分泌物作细菌培养或病毒分离,以协助诊断、治疗和护理。

(二)操作前准备
1.告知患者
操作目的、方法、注意事项、配合方法。

2.评估患者
(1)病情、意识状态、自理能力、心理反应、合作程度。
(2)口腔黏膜及咽喉部情况。

3.操作护士
着装整洁、修剪指甲、洗手、戴口罩、戴手套。

4.物品准备
化验条形码、无菌咽拭子培养管、压舌板、手电筒、手套、快速手消毒剂。

5.环境
安静、整洁。

(三)操作过程
(1)携用物至患者床旁,核对腕带及床头卡。
(2)协助患者用清水漱口,取舒适卧位。
(3)嘱患者张口发"啊"音。
(4)压舌板轻压舌部,用培养管内的无菌棉签,擦拭腭弓两侧及咽、扁桃体上的分泌物。
(5)迅速将棉签插入无菌试管并塞紧。
(6)整理床单位,协助患者取舒适、安全体位。
(7)整理用物,按医疗垃圾分类处理用物。
(8)洗手、记录、确认医嘱。

(四)注意事项
(1)采集时,为防止呕吐,应避免在患者进食后 2 小时内进行。动作要轻稳、敏捷,防止引起患者不适。
(2)注意棉签不要触及其他部位,保证所取标本的准确性。
(3)标本容器应保持无菌状态,采集后立即送检。
(4)做真菌培养时,需在口腔溃疡面上采集分泌物。

(五)评价标准
(1)患者能够知晓护士告知的事项,并能配合,对服务满意。
(2)遵循查对制度,符合标准预防、安全原则。
(3)操作过程规范,动作娴熟。

八、导管培养标本

(一)目的
取患者导管尖端做细菌培养。

(二)操作前准备

1.告知患者

操作目的、方法、注意事项、配合方法。

2.评估患者

(1)病情、治疗情况、导管留置时间。

(2)导管局部皮肤情况及肢体活动度。

3.操作护士

着装整洁、修剪指甲、洗手、戴口罩。

4.物品准备

治疗车、化验单、条形码、2套血培养瓶、无菌试管、无菌剪刀、无菌手套、采血针、穿刺盘、快速手消毒剂、利器盒、消毒桶、污物桶等。

5.环境

整洁、安静。

(三)操作步骤

(1)携用物至患者床旁,核对腕带、床头卡。

(2)协助患者取舒适、安全卧位。

(3)采集血培养标本两套,一套从可疑感染的导管采集,另一套从独立外周静脉采集(方法同血标本采集)。

(4)协助患者摆放体位,使导管穿刺点位置低于心脏水平。

(5)再次洗手、戴无菌手套。

(6)缓慢移出导管,迅速按压穿刺点,检查导管尖端是否完整。

(7)用灭菌剪刀剪取导管尖端和皮下部分,分别置于无菌试管内塞紧,注明留取时间。

(8)整理用物及床单位,用物按医疗垃圾分类处理。

(9)擦拭治疗车。

(10)洗手、记录、确认医嘱。

(四)注意事项

(1)采集标本的时机尽可能选在使用抗生素之前。

(2)留取导管标本应与采集血培养标本同时进行,采集时间宜在5分钟内完成,以免影响检验结果。

(五)评价标准

(1)患者和家属能够知晓护士告知的事项,对服务满意。

(2)遵循查对制度,符合无菌技术,标准预防原则。

(3)护士操作过程规范、准确。

(解晓玉)

第三节 氧疗技术

一、鼻导管或面罩吸氧

(一)目的
纠正各种原因造成的缺氧状态,提高患者血氧含量及动脉血氧饱和度。

(二)操作前准备

1.告知患者

操作目的、方法、注意事项、配合方法。

2.评估患者

(1)病情、意识、呼吸状态、缺氧程度、心理反应、合作程度。

(2)鼻腔状况:有无鼻息肉、鼻中隔偏曲或分泌物阻塞等情况。

3.操作护士

着装整洁、修剪指甲、洗手、戴口罩。

4.物品准备

治疗车、一次性吸氧管或吸氧面罩、湿化瓶、蒸馏水、氧流量表、水杯、棉签、吸氧卡、笔、快速手消毒剂、污物桶、消毒桶。

5.环境

安全、安静、整洁。

(三)操作过程

(1)携用物至患者床旁,核对腕带及床头卡。

(2)协助患者取适宜体位。

(3)清洁双侧鼻腔。

(4)正确安装氧气装置,管路或面罩连接紧密,确定氧气流出通畅。

(5)根据病情调节氧流量。

(6)固定吸氧管或面罩。

(7)填写吸氧卡。

(8)用氧过程中密切观察患者呼吸、神志、氧饱和度及缺氧程度改善情况等。

(9)整理床单位,协助患者取舒适卧位。

(10)整理用物,按医疗垃圾分类处理用物。

(11)擦拭治疗车。

(12)洗手、记录、确认医嘱。

(四)注意事项

(1)保持呼吸道通畅,注意气道湿化。

(2)保持吸氧管路通畅,无打折、分泌物堵塞或扭曲。

(3)面罩吸氧时,检查面部、耳郭皮肤受压情况。

（4）吸氧时先调节好氧流量再与患者连接,停氧时先取下鼻导管或面罩,再关闭氧流量表。

（5）注意用氧安全,尤其是使用氧气筒给氧时注意防火、防油、防热、防震。

（6）长期吸氧患者,湿化瓶内蒸馏水每天更换一次,湿化瓶每周浸泡消毒一次,每次30分钟,然后洗净、待干、备用。

（7）新生儿吸氧应严格控制用氧浓度和用氧时间。

（五）评价标准

（1）患者能够知晓护士告知的事项,对服务满意。

（2）操作过程规范、安全,动作娴熟。

二、一次性使用吸氧管（OT-MI 人工肺）

（一）目的

纠正各种原因造成的缺氧状态,提高患者血氧含量及动脉血氧饱和度。

（二）操作前准备

1.告知患者和家属

操作目的、方法、注意事项、配合方法。

2.评估患者

（1）病情、意识、缺氧程度、呼吸、自理能力、合作程度。

（2）鼻腔状况。

3.操作护士

着装整洁、修剪指甲、洗手、戴口罩。

4.物品准备

治疗车、氧流量表、人工肺、水杯、棉签、快速手消毒剂、吸氧卡、笔,必要时备吸氧面罩。

5.环境

安静、整洁。

（三）操作过程

（1）携用物至患者床旁,核对腕带及床头卡。

（2）协助患者取舒适卧位。

（3）正确安装氧气装置。

（4）清洁鼻腔。

（5）根据病情调节氧流量。

（6）吸氧并固定吸氧管或面罩。

（7）观察患者缺氧改善情况。

（8）整理床单位,协助患者取舒适、安全卧位。

（9）整理用物,按医疗垃圾分类处理用物。

（10）擦拭治疗车。

（11）洗手、签字、确认医嘱。

（四）注意事项

（1）保持呼吸道通畅,注意气道湿化。

（2）保持吸氧管路通畅,无打折、分泌物堵塞或扭曲。

（3）面罩吸氧时,检查面部、耳郭皮肤受压情况。

（4）吸氧时先调节好氧流量再与患者连接,停氧时先取下鼻导管或面罩,再关闭氧流量表。

（5）注意用氧安全,尤其是使用氧气筒给氧时注意防火、防油、防热、防震。

（6）新生儿吸氧应严格控制用氧浓度和用氧时间。

（五）评价标准

（1）患者和家属能够知晓护士告知的事项,并能配合,对服务满意。

（2）操作过程规范、安全,动作娴熟。

（杨鹏利）

第四节 口 腔 护 理

一、卧床患者

（一）目的

保持患者口腔清洁,预防口腔感染;观察口腔黏膜和舌苔有无异常,便于了解病情变化。

（二）操作前准备

1.告知患者及家属

告知操作目的、方法、注意事项,指导患者操作过程中的配合。

2.评估患者

（1）病情、意识状态、自理能力、治疗情况、合作程度。

（2）口唇、口腔黏膜、牙龈、舌苔状况;有无活动性义齿。

3.操作护士

着装整洁、修剪指甲、洗手、戴口罩。

4.物品准备

治疗车、治疗盘、口腔护理包、口腔护理液、温开水、一次性多用巾（或毛巾）、手电筒、隔离衣、快速手消毒剂、消毒桶、污物桶;遵医嘱备口腔用药。

5.环境

整洁、安静。

（三）操作过程

（1）穿隔离衣,携用物至患者床旁,核对腕带及床头卡。

（2）协助患者取适宜体位、头偏向操作者。

（3）颌下垫多用巾,放置弯盘。

（4）温水棉球湿润口唇。

（5）药液棉球擦拭牙齿表面、颊部、舌面、舌下及硬腭部。

（6）清点棉球,温开水漱口。

（7）擦净面部,观察口腔情况,必要时遵医嘱用药。

（8）撤去多用巾。

(9)整理床单位,协助患者恢复舒适体位。

(10)整理用物,按医疗垃圾分类处理用物。

(11)脱隔离衣。

(12)擦拭治疗车。

(13)洗手、记录、确认医嘱。

(四)注意事项

(1)擦拭过程中,动作应轻柔,特别是对有凝血功能障碍的患者,应防止碰伤黏膜及牙龈。

(2)有活动性义齿的患者协助清洗义齿。

(五)评价标准

(1)患者和家属知晓护士告知的事项,对服务满意。

(2)患者感觉舒适、口腔清洁,黏膜、牙齿无损伤。

(3)遵循查对制度,符合标准预防原则。

(4)操作过程规范、安全,动作轻柔。

二、昏迷患者

(一)目的

为昏迷患者行口腔护理,使患者舒适、预防感染。

(二)操作前准备

1.告知家属

操作目的、方法。

2.评估患者

(1)病情、意识状态、自理能力、治疗情况、合作程度。

(2)口唇、口腔黏膜、牙龈、舌苔状况;有无活动性义齿。

3.操作护士

着装整洁、修剪指甲、洗手、戴口罩。

4.物品准备

治疗车、口腔护理包、口腔护理液、手电筒、遵医嘱选择口腔药物、开口器、温开水、快速手消毒剂、隔离衣、消毒桶、污物桶。

(三)操作步骤

(1)穿隔离衣,携用物至患者床旁,核对腕带、床头卡。

(2)协助患者取安全、适宜体位。

(3)颌下垫治疗巾,放置弯盘。

(4)温水棉球湿润嘴唇,牙关紧闭者使用开口器。

(5)药液棉球擦洗方法同口腔护理。

(6)温水棉球再次擦洗。

(7)清点棉球,观察口腔情况。

(8)协助患者取舒适卧位。

(9)整理用物及床单位,按医疗垃圾分类处理用物。

(10)脱隔离衣,擦拭治疗车。

(11)洗手、记录、确认医嘱。

(四)注意事项

(1)操作时避免弯钳触及牙龈或口腔黏膜。

(2)棉球不宜过湿,操作中注意夹紧棉球,防止遗留在口腔内,禁止漱口。

(3)有活动性义齿的患者协助清洗义齿。

(4)使用开口器时从第二臼齿处放入。

(五)评价标准

(1)家属知晓护士告知的事项,对服务满意。

(2)遵循查对制度,消毒隔离、标准预防原则。

(3)护士操作过程规范、熟练,动作轻柔。

三、气管插管患者

(一)目的

为气管插管患者行口腔护理,使患者舒适、预防感染。

(二)操作前准备

1.告知患者和家属

操作目的、方法。

2.评估患者

(1)病情、生命体征、意识状态与合作程度。

(2)口腔黏膜有无出血点、溃疡、异味及口腔卫生状况。

(3)气管导管外露部分距门齿的长度。

3.操作护士

着装整洁、修剪指甲、洗手、戴口罩。

4.物品准备

治疗车、口腔护理包、一次性密闭式吸痰管、快速手消毒剂、隔离衣、消毒桶、污物桶等。

5.环境

整洁、安静。

(三)操作步骤

(1)穿隔离衣,携用物至患者床旁,核对腕带、床头卡。

(2)根据患者的病情,协助患者摆好体位。

(3)检查气囊压力,进行气管插管吸痰,并吸净口腔内的分泌物。

(4)测量气管导管外露部分距门齿的长度。

(5)两人配合,一人固定导管,另一人进行口腔护理(同昏迷患者口腔护理操作)。

(6)操作完毕后,将牙垫置于导管的一侧并固定,定期更换牙垫位置。

(7)再次测量气管导管外露长度和气囊压力。

(8)观察胸廓起伏情况,听诊双肺呼吸音。

(9)整理用物及床单位,按医疗垃圾分类处理用物。

(10)脱隔离衣,擦拭治疗车。

(11)洗手、记录、确认医嘱。

(四)注意事项

(1)操作前测量气囊压力。

(2)操作前后认真清点棉球数量,禁止漱口,可采取口鼻腔冲洗。

(3)检查气管导管深度和外露长度,避免移位和脱出。

(4)躁动者适当约束或应用镇静药。

(五)评价标准

(1)患者和家属能够知晓护士告知的事项,对服务满意。

(2)遵循查对制度,符合无菌技术,标准预防原则。

(3)操作过程规范、安全,动作娴熟。

(张琳琳)

第五节 鼻饲技术

一、目的

对病情危重、昏迷、不能经口或不愿正常摄食的患者,通过胃管供给患者所需的营养、水分和药物,维持机体代谢平衡,保证蛋白质和热量的供给需求,维持和改善患者的营养状况。

二、准备

(一)物品准备

治疗盘内:一次性无菌鼻饲包一套(硅胶胃管1根、弯盘1个、压舌板1个、50 mL注射器1具、润滑剂、镊子2把、治疗巾1条,纱布5块)、治疗碗2个、弯血管钳1把、棉签适量、听诊器1副、鼻饲流质液(38~40 ℃)200 mL,温开水适量、手电筒1个、调节夹1个(夹管用)、松节油、漱口液、毛巾。慢性支气管炎的患者视情况备镇静剂、氧气。

治疗盘外:安全别针1个、夹子或橡皮圈1个、卫生纸适量。

(二)患者、护理人员及环境准备

患者了解鼻饲目的、方法、注意事项及配合要点。调整情绪,指导或协助患者摆好体位。护理人员应衣帽整齐,修剪指甲,洗手,戴口罩。环境安静、整洁、光线、温湿度适宜。

三、评估

(1)评估患者病情、治疗情况、意识、心理状态及合作度。

(2)评估患者鼻腔状况,有无鼻中隔偏曲、息肉,鼻黏膜有无水肿、炎症等。

(3)向患者解释鼻饲的目的、方法、注意事项及配合要点。

四、操作步骤

(1)确认患者并了解病情,向患者解释鼻饲目的,过程及方法。

(2)备齐用物,携至床旁核对床头卡、医嘱、饮食卡,核对流质饮食:种类、量、性质、温度、质量。

(3)患者如有义齿、眼镜应协助取下,妥善存放。防止义齿脱落误吞吐食管或落入气管引起窒息。插管时由于刺激可致流泪,取下眼镜便于擦除。

(4)取半坐位或坐位,可减轻胃管通过咽喉部时引起的咽反射,利于胃管插入。无法坐起者取右侧卧位,昏迷患者取去枕平卧位,头向后仰可避免胃管误入气管。

(5)将治疗巾围于患者颌下,保护患者衣服和床单,弯盘、毛巾放置于方便易取处。

(6)观察鼻孔是否通畅,黏膜有无破损,清洁鼻腔,选择通畅一侧便于插管。

(7)准备胃管测量胃管插入的长度,成人插入长度为 45～55 cm,一般取发际至胸骨剑突处或鼻尖经耳垂至胸骨剑突处,并进行标记,倒润滑剂于纱布上少许,润滑胃管前段 10～20 cm 处,减少插管时的摩擦阻力。

(8)左手持纱布托住胃管,右手持镊子夹住胃管前端,沿选定侧鼻孔缓缓插入,插管时动作轻柔,镊子前端勿触及鼻黏膜,以防损伤,当胃管插入 10～15 cm 通过咽喉部时,如为清醒患者指导其做吞咽动作及深呼吸,随患者做吞咽动作及深呼吸时顺势将胃管向前推进胃管,直至标记处。如为昏迷患者,将患者头部托起,使下颌靠近胸骨柄,可增大咽喉部通道的弧度,便于胃管顺利通过,再缓缓插入胃管至标记处。若插管时患者恶心、呕吐感持续,用手电筒、压舌板检查口腔咽喉部有无胃管盘曲卡住。如患者有呛咳、发绀、喘息、呼吸困难等误入气管现象,应立即拔管。休息后再插。

(9)确认胃管在胃内,用胶布交叉胃管固定于鼻翼和面颊部。验证胃管在胃内的 3 种方法:①打开胃管末端胶塞连接注射器于胃管末端抽吸,抽出胃液即可证实胃管在胃内。②置听诊器于患者胃区,快速经胃管向胃内注入 10 mL 空气,同时在胃部听到气过水声,即表示已插入胃内。③将胃管末端置于盛水的治疗碗内,无气泡溢出。

(10)灌食:连接注射器于胃管末端,先回抽见有胃液,再注入少量温开水,可润滑管壁,防止喂食溶液黏附于管壁,然后缓慢灌注鼻饲液或药液等。鼻饲液温度为 38～40 ℃,每次鼻饲量不应超过 200 mL,间隔时间不少于 2 小时,新鲜果汁,应与奶液分别灌入,防止凝块产生。鼻饲结束后,再次注入温开水 20～30 mL 冲洗胃管,避免鼻饲液积存于管腔中而变质,造成胃肠炎或堵塞管腔。鼻饲过程中,避免注入空气,以防造成腹胀。

(11)胃管末端胶塞:塞上如无胶塞可反折胃管末端,用纱布包好,橡皮圈系紧,用别针将胃管固定于大单,枕旁或患者衣领处防止灌入的食物反流和胃管脱落。

(12)协助患者清洁口腔,鼻孔,整理床单位,嘱患者维持原卧位 20～30 分钟,防止发生呕吐,促进食物消化、吸收。长期鼻饲者应每天进行口腔护理。

(13)整理用物,并清洁,消毒,备用。鼻饲用物应每天更换消毒,协助患者擦净面部,取舒适卧位。

(14)洗手,记录。记录插管时间,鼻饲液种类、量及患者反应等。

五、拔管

停止鼻饲或长期鼻饲需要更换胃管时进行拔管。

(1)携用物至床前,说明拔管的原因,并选择末次鼻饲结束时拔管。

(2)置弯盘于患者颌下,夹紧胃管末端放于弯盘内,防止拔管时液体反流,胃管内残留液体滴入气管。揭去固定胶布用松节油擦去胶布痕迹,再用清水擦洗。

（3）嘱患者深呼吸，在患者缓缓呼气时稍快拔管，到咽喉处快速拔出。

（4）将胃管放入弯盘中，移出患者视线，避免患者产生不舒服的感觉。

（5）清洁患者面部、口腔及鼻腔，帮助患者漱口，取舒适卧位。

（6）整理床单位，清理用物。

（7）洗手，记录拔管时间和患者反应。

六、注意事项

（1）注入药片时应充分研碎，全部溶解方可灌注。多种药物灌注时，应将药物分开灌注，每种药物之间用少量温开水冲洗一次，注意药物配伍禁忌。

（2）插胃管时护士与患者进行有效沟通，缓解紧张度。

（3）插管动作要轻稳，尤其是通过食管 3 个狭窄部位时（环状软骨水平处，平气管分叉处，食管通过膈肌处）以免损伤食管黏膜。

（4）每次鼻饲前应检查胃管是否在胃内及是否通畅，并用少量温开水冲管后方可进行喂食，鼻饲完毕后再次注入少量温开水，防止鼻饲液凝结。注入鼻饲液的速度要缓慢，以免引起患者不适。

（5）鼻饲液应现配现用，已配制好的暂不用时，应放在 4 ℃ 以下的冰箱内保存，保证 24 小时内用完，防止长时间放置变质。

（6）长期鼻饲者应每天进行两次口腔护理，并定期更换胃管，普通胃管每周更换一次，硅胶胃管每月更换一次，聚氨酯胃管留置时间 2 个月更换一次。更换胃管时应于当晚最后一次喂食后拔出，翌日晨从另一侧鼻孔插入胃管。

（7）每次灌注前或间隔 4～8 小时应抽胃内容物，检查胃内残留物的量。如残留物的量大于灌注量的 50%，说明胃排空延长，应告知医师采取措施。

（张琳琳）

第六节　洗　胃　术

一、适应证

一般在服毒后 6 小时内洗胃效果最好。但当服毒量大、所服毒物吸收后可经胃排出，即使超过 6 小时，多数情况下仍需洗胃。对昏迷、惊厥患者洗胃时应注意保护呼吸道，避免发生误吸。

二、禁忌证

（1）腐蚀性毒物中毒。

（2）正在抽搐、大量呕血者。

（3）原有食管胃底静脉曲张或上消化道大出血病史者。

三、洗胃液的选择

对不明原因的中毒应选用清水或生理盐水洗胃,如已知毒物种类,则按医嘱选用特殊洗胃液。

(一)胃黏膜保护剂

对吞服腐蚀性毒物者,可用牛奶、蛋清、米汤、植物油等保护胃肠黏膜。

(二)溶剂

脂溶性毒物(如汽油、煤油等)中毒时,可先口服或胃管内注入液状石蜡 150～200 mL,使其溶解而不被吸收,然后进行洗胃。

(三)吸附剂

活性炭是强力吸附剂,能吸附多种毒物。但不能很好吸附乙醇、铁等毒物。因活性炭的效用有时间依赖性,因此应在摄毒 60 分钟内给予活性炭。活性炭结合是一种饱和过程,需要应用超过毒物的足量活性炭来吸附毒物,应注意按医嘱保证给予所需的量。首次 1～2 g/kg,加水 200 mL,可口服或经胃管注入,2～4 小时重复应用 0.5～1.0 g/kg,直至症状改善。

(四)解毒剂

可通过与体内存留的毒物发生中和、氧化、沉淀等化学反应,改变毒物的理化性质,使毒物失去毒性。

(五)中和剂

对吞服强腐蚀性毒物的患者,可服用中和剂中和,如吞服强酸时可用弱碱(如镁乳、氢氧化铝凝胶等)中和,不要用碳酸氢钠,因其遇酸可生成二氧化碳,使胃膨胀,造成穿孔的危险。强碱可用弱酸类物质(如食醋、果汁等)中和。

(六)沉淀剂

有些化合物可与毒物作用,生成溶解度低、毒性小的物质,因而可用作洗胃剂。乳酸钙或葡萄糖酸钙与氟化物或草酸盐作用,可生成氟化钙或草酸钙沉淀;生理盐水与硝酸银作用生成氯化银沉淀;2%～5%硫酸钠可与可溶性钡盐生成不溶性硫酸钡沉淀。

四、洗胃的护理

(1)严格掌握洗胃的适应证、禁忌证。

(2)解释洗胃的目的、必要性和并发症,使患者或家属知情同意并签字。

(3)取头低脚高左侧卧位。

(4)置入胃管的长度:由鼻尖经耳垂至胸骨剑突的距离,一般为 50～55 cm。

(5)中毒物质不明时,应选用温开水或生理盐水洗胃,强酸、强碱中毒禁忌洗胃。

(6)水温控制在 35 ℃左右,过热可促进局部血液循环,加快吸收;过冷可加速胃蠕动,从而促进毒物排入肠腔。

(7)严格掌握洗胃原则:先出后入、快进快出、出入基本平衡。应留取首次抽吸物标本做毒物鉴定。每次灌洗量为 300～500 mL,一般总量为 25 000～50 000 mL。需要反复灌洗,直至洗出液澄清、无味为止。

(8)严密观察病情,洗胃过程中防止误吸,有出血、窒息、抽搐应立即停止洗胃,通知医师。

(9)拔胃管时,要先将胃管尾部夹住,以免拔胃管过程中管内液体反流入气管内。

(10)洗胃后整理用物,观察并记录洗胃液的量、颜色及患者的反应,同时记录患者的生命体征。严格清洗和消毒洗胃机。

(安会云)

第七节 导 尿 技 术

一、女患者导尿法

(一)目的

为昏迷、尿潴留、尿失禁或会阴部有损伤者,留置尿管以保持局部干燥清洁,协助临床诊断、治疗、手术。

(二)操作前准备

(1)告知患者和家属:操作目的、方法、注意事项、配合方法及可能出现的并发症。

(2)签知情同意书。

(3)评估患者:①病情、意识状态、自理能力、合作程度及耐受力;②膀胱充盈度;③会阴部清洁程度及皮肤黏膜状况。

(4)操作护士:着装整洁、修剪指甲、洗手、戴口罩。

(5)物品准备:治疗车、一次性导尿包、一次性多用巾、快速手消毒剂、隔离衣、污物桶、消毒桶;必要时备会阴冲洗包、冲洗液、便盆。

(6)环境:整洁、安静、温度适宜、私密。

(三)操作过程

(1)穿隔离衣,携用物至患者床边,核对患者腕带及床头卡。

(2)关闭门窗。

(3)协助患者摆好体位,脱去对侧裤腿盖在近侧腿部,取仰卧屈膝位。

(4)两腿外展,暴露会阴部。

(5)多用巾铺于患者臀下,打开导尿包外包装,初步消毒物品置于两腿之间。

(6)一手戴手套,将碘伏棉球放入消毒弯盘内,另一手持镊子依次消毒阴阜、双侧大阴唇、双侧小阴唇外侧、内侧和尿道口(每个棉球限用 1 次),顺序为由外向内、自上而下。

(7)脱手套,处理用物,快速手消毒剂洗手。

(8)将导尿包置于患者双腿之间,打开形成无菌区。

(9)戴无菌手套,铺洞巾。

(10)检查气囊,将导尿管与引流袋连接备用。将碘伏棉球放于无菌盘内,用液状石蜡纱布润滑尿管前端至气囊后 4~6 cm。

(11)用纱布分开并固定小阴唇,再次按照无菌原则消毒尿道口、左、右小阴唇内侧,最后 1 个棉球在尿道口停留 10 秒。

(12)更换镊子,夹住导尿管插入尿道内 4~6 cm,见尿后再插入 5~7 cm,夹闭尿管开口。

(13)按照导尿管标明的气囊容积向气囊内缓慢注入无菌生理盐水,轻拉尿管有阻力后,连接引流袋。

(14)摘手套妥善固定引流管及尿袋,位置低于膀胱,尿管标识处注明置管日期。

(15)整理床单位,协助患者取舒适卧位。

(16)整理用物,按医疗垃圾分类处理用物。

(17)脱隔离衣,擦拭治疗车。

(18)洗手、记录置管日期,尿液的量、性质、颜色等,确认医嘱。

(四)注意事项

(1)严格执行查对制度和无菌操作技术原则。

(2)保护患者隐私。

(3)对膀胱高度膨胀且极度虚弱的患者,第一次放尿不得超过1 000 mL,以免膀胱骤然减压引起血尿和血压下降导致虚脱。

(4)为女患者插尿管时,如导尿管误入阴道,应另换无菌导尿管重新插管。

(5)插入尿管动作要轻柔,以免损伤尿道黏膜。

(6)维持密闭的尿路排泄系统在患者的膀胱水平以下,避免挤压尿袋。

(五)评价标准

(1)患者和家属知晓护士告知的事项,对操作满意。

(2)遵循查对制度,符合无菌技术、标准预防原则。

(3)操作规范、安全,动作娴熟。

(4)尿管与尿袋连接紧密,引流通畅,固定稳妥。

二、男患者导尿法

(一)目的

同女性患者。

(二)操作前准备

评估男性患者有无前列腺疾病等引起尿路梗阻的情况,余同女性患者。

(三)操作过程

(1)穿隔离衣,携用物至患者床边,核对患者腕带及床头卡。

(2)关闭门窗。

(3)协助患者摆好体位,脱去对侧裤腿盖在近侧腿部,取仰卧屈膝位。

(4)两腿外展,暴露会阴部。

(5)多用巾铺于患者臀下,打开导尿包外包装,初步消毒物品置于两腿之间。

(6)一手戴手套,将碘伏棉球放入消毒弯盘内,另一手持镊子依次消毒阴阜、阴茎、阴囊。用纱布裹住患者阴茎,使阴茎与腹壁呈60°,将包皮向后推,暴露尿道口,用碘伏棉球由内向外螺旋式消毒尿道口、龟头及冠状沟3次,每个棉球限用1次。

(7)脱手套,处理用物,快速手消毒剂洗手。

(8)将导尿包置于患者双腿之间,打开形成无菌区。

(9)戴无菌手套,铺洞巾。

(10)检查气囊,将导尿管与引流袋连接备用。将碘伏棉球放于无菌盘内,用液状石蜡纱布润滑尿管前端至气囊后20～22 cm。

(11)一手持纱布包裹阴茎后稍提起和腹壁呈60°,将包皮后推,暴露尿道口。以螺旋方式消毒尿道口、龟头、冠状沟3次,每个棉球限用1次,最后一个棉球在尿道口停留10秒。

(12)提起阴茎与腹壁呈60°,更换镊子持导尿管,对准尿道口轻轻插入20~22 cm,见尿后再插入5~7 cm。

(13)按照导尿管标明的气囊容积向气囊内缓慢注入无菌生理盐水,轻拉尿管有阻力后,撤洞巾。

(14)摘手套妥善固定引流管及尿袋,尿袋的位置低于膀胱,尿管应有标识并注明置管日期。

(15)整理床单位,协助患者取舒适卧位。

(16)整理用物、按医疗垃圾分类处理用物。

(17)脱隔离衣,擦拭治疗车。

(18)洗手、记录置管日期,尿液的量、性质、颜色等,确认医嘱。

(四)注意事项

(1)严格执行查对制度和无菌操作技术原则。

(2)保护患者隐私。

(3)对膀胱高度膨胀且极度虚弱的患者,第一次放尿不得超过1 000 mL,以免膀胱骤然减压引起血尿和血压下降导致虚脱。

(4)插入尿管动作要轻柔,以免损伤尿道黏膜。

(5)男性患者包皮和冠状沟易藏污垢,导尿前要彻底清洁,导尿管插入前建议使用润滑止痛胶,插管遇阻力时切忌强行插入,必要时请专科医师插管。

(五)评价标准

(1)患者和家属知晓护士告知的事项,对操作满意。

(2)遵循查对制度,符合无菌技术、标准预防原则。

(3)操作规范、安全,动作娴熟。

(4)尿管与尿袋连接紧密,引流通畅,固定稳妥。

（谷洋洋）

第五章

急诊科护理

第一节 急性乙醇中毒

一、定义

乙醇别名酒精,是无色、易燃、易挥发的液体,具有醇香气味,能与水和大多数有机溶剂混溶。一次饮入过量酒精或酒类饮料引起中枢神经系统由兴奋转入抑制的状态称为急性酒精中毒或称急性乙醇中毒。主要与饮酒过量有关,可以损伤机体的多种脏器,在神经系统中可出现神经、精神症状和神经系统的损害,严重的中毒可引起死亡。

二、临床表现

急性乙醇中毒的临床表现因人而异,中毒症状出现的迟早也各不相同。可大致分为三期,但各期之间界限不明显。

(一)兴奋期

血液乙醇浓度达到 11 mmol/L(500 mg/L)时,大脑皮质处于兴奋状态,出现欣快、兴奋、头痛、头晕;颜面潮红或苍白,眼结膜充血;呼气带乙醇味;言语增多,情绪不稳定,有时粗鲁无礼,易激怒;也可表现为沉默、孤僻和安静入睡。

(二)共济失调期

血液乙醇浓度达到 11~33 mmol/L(500~1 500 mg/L)时,患者出现动作不协调、步态蹒跚、行动笨拙,出现明显共济失调,发音含糊,语无伦次,眼球震颤,视物模糊,可有复视伴恶心、呕吐。

(三)昏睡、昏迷期

血液乙醇浓度达到 54 mmol/L(2 500 mg/L)以上时,患者出现昏睡、面色苍白、口唇发绀、呕吐、瞳孔散大,体温降低,乙醇浓度达到 87 mmol/L(4 000 mg/L)时,患者出现深昏迷,心率加快,血压下降,呼吸缓慢伴有鼾声,严重者出现呼吸循环衰竭而危及生命。

小儿摄入中毒量,一般无兴奋过程,很快沉睡,但由于低血糖,可发生惊厥。亦可发生肝肾损害、高热、吸入性肺炎、休克、颅内压增高等。

三、病因及发病机制

（一）抑制中枢神经系统

乙醇具有脂溶性,可迅速透过大脑神经细胞膜,作用于膜上某些酶而影响脑细胞功能。乙醇对中枢神经系统的抑制作用,随剂量的增加,由大脑皮质向下,通过边缘系统、小脑、网状结构到延髓,小剂量出现兴奋作用。血中乙醇浓度增高,作用于小脑,引起共济失调,作用于网状结构,引起昏睡和昏迷,极高浓度乙醇抑制延髓中枢引起呼吸衰竭或循环衰竭。

（二）代谢异常

乙醇在肝细胞内代谢生成大量还原型烟酰胺腺嘌呤二核苷酸(NADH),使之与氧化型的比值(NADH/NAD)增高,甚至可高达正常的2～3倍。相继发生乳酸增高,酮体蓄积导致的代谢性酸中毒及糖异生受阻所致低血糖。

四、辅助检查

（一）呼气和血清乙醇浓度

急性乙醇中毒时血清与呼气中的乙醇浓度相当,可测定呼出的气体、呕吐物、血、尿中乙醇的浓度来估计血清乙醇含量。

（二）动脉血气分析

动脉血气分析可出现轻度代谢性酸中毒表现。

（三）血清生化学检查

血清生化学检查可见低血钾、低血镁、低血钙、低血糖等。

（四）其他检查

心电图检查可见心律失常、心肌损害等表现。

五、诊断要点

急性乙醇中毒依据饮酒立即嗅及酒味、典型的中毒表现及血中乙醇的定量和定性检测即可确定诊断。如果处深昏迷,应与急性CO中毒、急性脑血管意外和安眠药物中毒鉴别。

六、治疗要点

（一）现场急救

(1)因乙醇中毒患者咽喉反射减弱及频繁呕吐,可能导致吸入性肺炎,甚至窒息死亡,故保持呼吸道通畅极为重要,应给患者采取稳定性侧卧位并保持头偏向一侧。

(2)躁动者加以约束,共济失调或过度兴奋者应适当限制活动,以免发生外伤。

(3)轻者无须院内处理,卧床休息、保暖,给予适量果汁饮用,可自行康复。重度醉酒者如神志清醒,可用筷子或手指刺激舌根部,迅速催吐;若中毒者昏迷不醒应及时送往医院治疗。

（二）院内急救

1.迅速排出毒物

大多数患者由于频繁呕吐,一般不需要洗胃。但对于饮酒量大而不能自行呕吐的患者,可催吐或洗胃(洗胃液为温水或1％的碳酸氢钠溶液),以防乙醇过度吸收。洗胃应在摄入乙醇1小时内进行,因乙醇吸收快,1小时后洗胃已无必要。洗胃后灌入牛奶、蛋清等保护胃黏膜。

2.保持呼吸道通畅、吸氧

乙醇中毒常伴意识障碍,催吐或洗胃时应防止吸入性肺炎或窒息的发生。持续鼻导管或面罩吸氧,若出现持续低氧血症状态,必要时气管内插管机械通气。

3.药物催醒

纳洛酮是阿片受体拮抗药,是治疗乙醇中毒公认有效的首选药物。轻者给予纳洛酮0.4～0.8 mg静脉注射一次,重者可15～30分钟重复给药,总剂量可达3～5 mg。

4.促进乙醇代谢

静脉输入5%葡萄糖盐水等,通过补液、利尿来降低机体内乙醇的浓度;静脉注射50%葡萄糖100 mL、胰岛素10～20 U,纠正低血糖;肌内注射维生素B_1、维生素B_6和烟酸各100 mg,加速乙醇在体内的氧化代谢。如病情重,出现休克、呼吸抑制、昏迷者,应尽早行血液透析疗法。血液灌流不能有效清除乙醇。

5.对症治疗及防治并发症

呼吸衰竭者给予适量呼吸兴奋药,如尼可刹米等;休克患者补充血容量,早期纠正乳酸酸中毒,必要时给予血管活性药物如多巴胺;应用甘露醇防治脑水肿,降低颅内压;躁动不安、过度兴奋的患者可给予小剂量地西泮(避免使用吗啡、氯丙嗪、巴比妥类镇静药)10～20 mg肌内注射,以免发生外伤。合理使用抗生素预防呼吸道感染;给予抑制剂预防上消化道出血,如西咪替丁0.4 g静脉滴注;已并发上消化道出血者,表现为呕吐少量至中量咖啡样或暗红色物,可使用质子泵抑制剂。

七、护理问题

(1)有外伤的危险:与步态蹒跚、共济失调有关。

(2)知识缺乏:缺少乙醇中毒有关的知识。

(3)潜在并发症:呼吸衰竭。

八、护理措施

(一)保持呼吸道通畅

给予患者平卧,头偏向一侧或侧卧位,以及时清除呕吐物和呼吸道分泌物,防止误吸和窒息。

(二)病情观察

密切观察生命体征及神志的变化,防止误吸导致吸入性肺炎或窒息,心电监测有无心律失常和心肌损害的发生,纳洛酮的使用可导致心律失常,要重点监护血压、脉搏、心率、心律的变化,以及时发现休克征兆,监测血糖,警惕低血糖的发生。严格记录出入量,维持水、电解质及酸碱平衡。

(三)安全护理

躁动不安者给予适当约束,可使用床档或约束带,防止坠床等意外情况发生。同时也要防止烦躁不安的患者伤及他人或医护人员,医护人员在护理此类患者时应做好自我防护。患者酒醒后仍会有头晕、无力、步态不稳等症状,如需如厕应有人陪同,以防摔倒。

(四)饮食护理

昏迷患者暂禁食,清醒后可给予清淡易消化的流质、半流质或软食,避免刺激性食物。

（五）注意保暖

急性乙醇中毒患者全身血管扩张，散发大量热量，同时洗胃后患者常感寒冷甚至出现寒战，应提高室温、加盖棉被等保暖措施，并补充能量，维持正常体温。

（六）心理护理

乙醇中毒患者多是由于家庭、生活、工作、经济等原因引起的醉酒，对醉酒的患者给予关心和安慰，让患者发泄心中的郁积、不满和愤怒，或是倾听他的诉说；同时与患者及陪同家属沟通，帮助其从酗酒中解脱出来。

（郭燕燕）

第二节　急性一氧化碳中毒

一、定义

一氧化碳（CO）俗称煤气，为无色、无臭、无味、无刺激性的气体。人体经呼吸道吸入空气中的 CO 含量超过 0.01％时，即可发生急性缺氧。严重者发生脑水肿和中毒性脑病，可因心、肺、脑缺氧衰竭而死亡。临床上称为急性一氧化碳中毒，俗称煤气中毒。

二、临床表现

（一）接触反应

吸入 CO 后，有头痛、头晕、心悸、恶心等不适，经离开现场吸入新鲜空气后，症状很快消失。

（二）轻度中毒

表现为剧烈头痛、头昏、四肢无力、恶心、呕吐、淡漠、嗜睡、甚至短暂晕厥等症状，原有冠心病患者可出现心绞痛。血液中的碳氧血红蛋白（COHb）浓度达 10％～30％。若能迅速脱离现场，吸入新鲜空气，在短期内可完全恢复。

（三）中度中毒

患者处于浅昏迷或中毒昏迷状态，对疼痛刺激有反应，瞳孔对光反应、角膜反射迟钝，腱反射弱，呼吸、血压、脉搏可有变化。口唇、皮肤黏膜及甲床呈樱桃红色。血液中 COHb 浓度达到 30％～40％，经积极治疗可恢复正常且无明显并发症。

（四）重度中毒

患者处于深昏迷状态，各种反射消失。患者可呈去大脑皮质状态；患者可以睁眼，但无意识，不语，不主动进食，不主动大小便，呼之不应，推之不动，肌张力增强。常有脑水肿、惊厥、呼吸衰竭、肺水肿、上消化道出血、严重的心肌损害、心肌梗死、心律失常、休克、大脑局灶性损害及锥体外系统损害体征。皮肤可出现红肿和水疱，多见于昏迷时肢体受压部位。受压部位肌肉可发生压迫性肌肉坏死，坏死肌肉释放的肌球蛋白可引起急性肾衰竭，血液中 COHb 浓度达到 50％以上。此类患者病死率高，经抢救存活者多有不同程度的后遗症。

（五）迟发脑病

少数中、重度中毒（老年者居多）患者意识障碍恢复后，经过 2～60 天的"假愈期"，可出现下列临床表现。

(1)精神意识障碍:呈痴呆、谵妄、去大脑皮质状态。

(2)锥体外系神经障碍:出现震颤麻痹综合征,以帕金森综合征为多,少数出现舞蹈症。

(3)锥体外系神经损害:如偏瘫、病理反射、大小便失禁等。

(4)大脑皮质局灶性功能障碍:如失语、失明、继发性癫痫等。

(5)脑神经、脊神经损害:如视神经萎缩、前庭蜗神经损害及周围神经病等。

三、病因及发病机制

(一)与血红蛋白结合

CO 吸入人体后,立即与血液中血红蛋白结合形成 COHb,由于 CO 与血红蛋白亲和力比氧与血红蛋白的亲和力大 240~300 倍。同时,COHb 一旦形成其解离的速度又比氧合血红蛋白(HbO_2)慢 3 600 倍,且 COHb 的存在还抑制 HbO_2 的解离,阻碍氧的释放和传递,从而导致低氧血症,引起组织缺氧。

(二)与肌球蛋白结合

影响细胞内氧弥散,使线粒体因缺乏氧,能量代谢受阻,能量产生减少。

(三)与细胞内细胞色素氧化酶结合

破坏了细胞色素氧化酶传递电子给氧分子的功能,阻碍生物氧化过程,阻碍能量代谢,从而使 ATP 产生减少或停顿,以致细胞不能利用氧。

(四)引起一氧化碳减少与内皮素增多

从而导致血管平滑肌收缩,动脉、静脉、毛细血管特别是微小动脉和毛细血管痉挛,血小板聚集和黏附性增强,中性粒细胞的黏附和浸润加强,最终引起组织缺氧和损伤。

(五)细胞内 Ca^{2+} 超载

(1)细胞生物膜通透性加强,Ca^{2+} 通道开放,细胞外和肌质网、内质网的 Ca^{2+} 进入胞质内。

(2)细胞内的 Na^+ 与细胞内的 Ca^{2+} 交换,Ca^{2+} 进入细胞内。

(3)细胞生物膜上的 Ca^{2+} 泵因能量匮乏而失活,不能将 Ca^{2+} 转移到细胞外和细胞器内。

(六)直接毒性作用

CO 系细胞原浆性毒物,可对全身细胞有直接毒性作用。

四、辅助检查

(一)血液 COHb 测定

血液 COHb 测定是诊断 CO 中毒的特异性指标,离开中毒现场 8 小时内取血检测,具有检测意义。

(二)脑电图检查

脑电图检查可见弥漫性不规则性慢波、双额低幅慢波及平坦波。

(三)头部 CT 检查

头部 CT 检查可发现大脑皮质下白质,包括半卵圆形中心与脑室周围白质密度减低或苍白球对称型密度减低。

(四)血气分析

急性一氧化碳中毒患者的动脉血中 PaO_2 和 SaO_2 降低。

五、诊断要点

根据一氧化碳接触史、急性中毒的症状和体征及血液COHb试验阳性,可以诊断为一氧化碳中毒,血液COHb测定是有价值的确诊指标,采取血标本一定要及时,否则离开现场后数小时COHb会逐渐消失。一氧化碳中毒需注意与脑血管意外、糖尿病酸中毒引起的昏迷相鉴别。

六、治疗要点

(一)终止CO吸入

发现中毒患者立即撤离现场,停止继续吸入CO。重症患者采取平卧位,解开衣口,松开腰带,保持呼吸道通畅。注意保暖。如患者发生呼吸心搏骤停,应立即进行心肺脑复苏。

(二)迅速纠正缺氧

氧疗是一氧化碳中毒最有效的治疗方法,能加速COHb解离和CO排出。

1.面罩吸氧

意识清醒的患者应用密闭重复呼吸面罩吸入纯氧,氧流量10 L/min,治疗至症状缓解和COHb水平低于0.05可停止吸氧。

2.高压氧治疗

高压氧治疗增加血液中物理溶解氧,提高总体氧含量,促进氧释放和CO排出,缩短昏迷时间和病程,预防CO中毒引起的迟发性脑病。高压氧治疗适用于中、重度CO中毒或出现神经症状、心血管症状、血COHb浓度≥0.25者。

(三)防治脑水肿,促进脑细胞代谢

严重中毒后2~4小时,即可出现脑水肿,24~48小时达高峰,并可持续多天。可快速静脉滴注20%甘露醇250 mL,6~8小时一次。待2天后颅内压增高现象好转后可减量或停用,亦可用呋塞米、依他尼酸钠快速利尿,并适量补充能量合剂、细胞色素C及胞磷胆碱、脑活素等药物,以促进脑细胞代谢。

(四)对症治疗

昏迷、窒息者应保持呼吸道通畅,必要时行气管插管或切开防止继发感染。高热抽搐者,应做咽拭子、血、尿培养,选用广谱抗生素。采用头部降温、亚低温疗法和解痉药物,必要时使用人工冬眠。呼吸障碍者应用呼吸兴奋药。昏迷患者应每2小时翻身一次,局部减压,保持皮肤清洁,预防压疮。急性中毒患者从昏迷中苏醒后,两周内应卧床休息,避免精神刺激,不宜过多消耗体力,如有并发症,给予相应的治疗,严防神经系统和心脏并发症的发生。纠正休克、代谢性酸中毒、水和电解质代谢失衡。防治迟发性脑病。

(五)密切观察病情

(1)生命体征的观察,重点是呼吸和体温。高热和抽搐者防止坠床和自伤。

(2)准确记录出入量,注意液体的选择和滴速。防止脑水肿、肺水肿及水、电解质代谢紊乱等并发症。

(3)注意观察患者神经系统的表现及皮肤、肢体、受压部位损害情况,如有无急性痴呆性木僵、癫痫、失语、抽搐、肢体瘫痪等。

七、护理问题

（一）有外伤的危险
其与意识障碍有关。

（二）焦虑/恐惧
其与一氧化碳中毒后出现短暂的意识丧失、缺乏一氧化碳中毒知识有关。

（三）低效型呼吸形态
其与缺氧导致的呼吸困难有关。

八、护理措施

（1）患者入院后应处于通风的环境，注意保持呼吸道通畅，高浓度给氧（>8 L/min）或面罩给氧（浓度为50%），抢救苏醒后应卧床休息，有条件首选高压氧治疗。

（2）对躁动、抽搐者，应做好防护，加床档防止坠伤，定时翻身，做好皮肤护理，防止压疮形成。有保留导尿者在翻身时，尿袋及引流管位置应低于耻骨联合，保持引流通畅，防止尿液反流及引流管受压。

（3）昏迷期间应做好口腔护理，用生理盐水擦拭口唇，保持湿润，防止口腔溃疡。头偏向一侧，预防窒息。保持呼吸道通畅，清除阻塞物，备好吸引器及气管插管用物，随时吸出呕吐物及分泌物。备好生理盐水及吸痰管，每吸引一次，以及时更换新吸痰管。昏迷时，眼不能闭合，应涂凡士林，用纱布覆盖，保护角膜。

（4）密切观察病情，注意神经系统表现及皮肤、肢体受压部位的损害情况，观察有无过敏等药物反应，注意药物之间有无配伍禁忌。

（5）准确记录出入量，注意液体的选择和滴速，建立静脉通路。可选用静脉套管针，防止液体外渗，以利各种抢救药及时起效。特殊药物如用微量泵输液，要使药物准确输入，并注意水、电解质平衡。密切观察生命体征的变化，15～30分钟记录一次，发现异常及时与医师沟通，采取措施。

（6）心理护理：对意识清醒者应做好心理护理，表现出高度的同情心，安慰患者，增强康复信心，积极配合治疗和功能锻炼。

（郭燕燕）

第三节　急性有机磷中毒

一、定义

急性有机磷中毒主要是有机磷农药通过抑制体内胆碱酯酶活性，失去分解乙酰胆碱能力，引起体内生理效应部位乙酰胆碱大量蓄积，使胆碱能神经持续过度兴奋，导致先兴奋后衰竭的一系列毒蕈碱样、烟碱样和中枢神经系统等中毒症状和体征。

二、临床表现

有机磷农药一般经口中毒,潜伏期较短,在数分钟至数小时之间;经皮吸收中毒大多在4～6小时出现症状。三大主要特征是瞳孔缩小、大汗、肌束震颤。

(一)急性中毒发作期的基本临床表现

1.胆碱能兴奋或危象

(1)毒蕈碱样症状:又称M样症状,主要由于堆积的乙酰胆碱使副交感神经末梢过度兴奋所致,引起平滑肌舒缩失常和腺体分泌亢进。出现较早,表现有恶心、呕吐、腹痛、腹泻、流涎、多汗、呼吸道分泌物增多、视物模糊、瞳孔缩小、呼吸困难、心跳加快、尿失禁等,严重时瞳孔呈针尖样并肺水肿,双肺满布湿啰音。

(2)烟碱样症状:又称N样症状。由于乙酰胆碱堆积在骨骼肌神经肌肉接头处,出现肌纤维颤动,全身紧缩或压迫感,表现有胸部压迫感、全身紧束感、肌纤维颤动,常见于面部、胸部、四肢,晚期可有肌阵挛、肌麻痹、全身抽搐,最后可因呼吸肌麻痹而致死。

(3)中枢神经系统症状:由于乙酰胆碱在脑内蓄积,早期多表现为头痛、头晕、倦怠、乏力,进而出现烦躁不安、言语不清、嗜睡、不同程度的意识障碍及阵发性抽搐。严重者出现脑水肿昏迷、肺水肿表现及中枢呼吸抑制,可因中枢性呼吸衰竭而死亡。

2.反跳

乐果和马拉硫磷口服中毒者,可能出现经抢救临床症状明显好转,稳定数天或1周后,病情急剧恶化,再次出现胆碱能危象,甚至肺水肿、昏迷或突然死亡,称为反跳。原因可能和残留在皮肤、毛发和胃肠道的有机磷杀虫剂重新被吸收或解毒药过早停用等多种原因有关。其病死率占有机磷中毒者的 $7\%～8\%$。

3.中间综合征(IMS)

通常出现在急性有机磷中毒后2～4天,个别7天,以肌无力为突出表现,主要受累部位为肢体近端肌肉和屈颈肌,脑神经运动支配的肌肉也常受累,表现为患者肢体软弱无力、抬头困难,严重者出现进行性缺氧致意识障碍、昏迷,可因呼吸肌麻痹而死亡。IMS病变主要在突触后,使神经肌肉接头的功能障碍,阿托品治疗无效。多见于二甲氧基的化合物,如乐果、氧乐果等。

4.有机磷农药中毒致迟发性神经病(OPIDP)

在急性有机磷农药中毒胆碱危象消失后2～3周出现的感觉、运动型多发周围神经病,首先表现为肢体感觉异常,随后逐渐出现肢痛、麻痹,以后镇痛,最后发展为上肢感觉障碍。表现肢体远端最明显,上肢和下肢远端套式感觉减退。

5.其他

有机磷中毒,特别是重度中毒患者,常可出现不同程度的心脏损害,主要表现为心律失常、ST-T改变和Q-T间期延长等。

(二)有机磷中毒的分级表现

(1)轻度中毒:以M样症状为主,没有肌纤维颤动等N样症状,全血胆碱酯酶活性在 $50\%～70\%$。

(2)中度中毒:M样症状加重,出现肌纤维颤动等N样症状,全血胆碱酯酶活性在 $30\%～50\%$。

(3)重度中毒:除有M、N样症状外,出现昏迷、肺水肿、脑水肿、呼吸麻痹,甚至呼吸衰竭。全血胆碱酯酶活性在 30% 以下。

三、病因及发病机制

有机磷农药可经过呼吸道、消化道、皮肤黏膜等途径进入人体。一般认为毒物有肺部吸收的速度比胃吸收速度快 20 倍左右,仅次于静脉注射的吸收速度。小儿中毒原因:误食被有机磷农药污染的食物(包括瓜果、蔬菜、乳品、粮食及被毒死的禽畜、水产品等);误用沾染农药的玩具或农药容器;不恰当地使用有机磷农药杀灭蚊、蝇、虱、蚤、臭虫、蟑螂及治疗皮肤病和驱虫,母亲在使用农药后未认真洗手及换衣服而给婴儿哺乳;用包装有机磷农药的塑料袋做尿垫,或用喷过有机磷农药的田头砂土填充"土包裤"代替尿垫等;儿童亦可由于在喷过有机磷农药的田地附近玩耍引起吸入中毒。

当有机磷进入人体后,以其磷酰基与酶的活性部分紧密结合,形成磷酰化胆碱酯酶而丧失分解乙酰胆碱的能力,以致体内乙酰胆碱大量蓄积,并抑制仅有的乙酰胆碱酯酶活力,使中枢神经系统及胆碱能神经过度兴奋,最后转入抑制和衰竭。

四、辅助检查

(一)全血胆碱酯酶活力测定

此测定是诊断有机磷中毒的特异性试验指标,也是判断中毒程度的重要指标。胆碱酯酶活性降至正常人 70％ 以下有意义。

(二)尿有机磷代谢产物测定

如对硫磷和甲基对硫磷在体内氧化分解生成对硝基酚由尿排出,美曲磷酯中毒时尿中出现三氯乙醇,此类分解产物的测定有助于中毒的诊断。

五、诊断要点

部分病例容易被忽略,特别是早期出现中枢神经抑制,循环、呼吸及中枢神经衰竭者,应及时了解有关病史并做有关检查,排除中毒可能。

(1)病史:确定有接触食入或吸入有机磷杀虫剂历史。

(2)中毒症状:出现中毒症状其中以大汗、流涎、肌肉颤动、瞳孔缩小和血压升高为主要症状。皮肤接触农药吸收致中毒者起病稍缓慢,症状多不典型,须仔细询问病史,全面体检有无皮肤红斑、水疱,密切观察临床演变协助诊断。

(3)呕出物或呼出气体有蒜臭味。

(4)实验室检查:血液胆碱酯酶活性测定显著低于正常。

(5)有机磷化合物测定:将胃内容物、呕吐物或排泄物做毒物检测。

(6)对不典型病例或病史不清楚者,应注意排除其他疾病,如其他食物中毒、毒蕈中毒和乙型脑炎等,测血胆碱酯酶活性可鉴别。

六、治疗要点

(一)迅速清除毒物

(1)立即使患者脱离中毒环境,运送到空气新鲜处,去除污染衣物,注意保暖。

(2)清洗:皮肤黏膜接触中毒者,用生理盐水、清水或碱性溶液(美曲磷酯污染除外)冲洗被农药污染的皮肤、指甲、毛发,彻底清洗至无味。忌用热水及乙醇擦洗。眼部污染者,除美曲磷酯污染必须用清水冲洗外,其余均可先用 2％碳酸氢钠溶液冲洗,再用生理盐水彻底冲洗,之后滴入 1～2 滴浓度为 1％的阿托品。

(3)洗胃:①口服中毒者,应立即反复催吐,彻底有效的洗胃。无论中毒时间长短,病情轻重,均应洗胃,即使中毒已达 24 小时仍应进行洗胃。洗胃时宜用粗胃管,先将胃内容物尽量抽完,再用生理盐水、清水、2％碳酸氢钠溶液或 1∶5 000 高锰酸钾溶液反复洗胃并保留胃管 24 小时以上,直至洗清为止。②美曲磷酯中毒时忌用碳酸氢钠溶液和肥皂水洗胃。对硫磷、甲拌磷、乐果、马拉硫磷等忌用高锰酸钾溶液洗胃。不能确定有机磷种类时,则用清水、0.45％盐水彻底洗胃。③导泻:从胃管注入硫酸钠 20～40 g(溶于 20 mL 水)或注入 20％甘露醇 250 mL 进行导泻治疗,以抑制毒物吸收,促进毒物排出。

(二)紧急复苏

急性有机磷杀虫剂中毒常因肺水肿、呼吸肌麻痹、呼吸衰竭而死亡。一旦发生以上情况,应紧急采取复苏措施;及时有效地清除呼吸道分泌物,气管插管或气管切开以保持呼吸道通畅,心搏骤停者立即行心肺复苏。

(三)促进毒物排出

1.利尿

可选用作用较强的利尿药(如呋塞米)来利尿,促进有机磷排出,但要注意尿量,保持出入量的平衡。

2.血液净化技术

严重有机磷中毒,特别是就诊较晚的病例,可借助透析、血液灌流、血液或血浆置换等血液净化技术,从血液中直接迅速取出毒物,可减少毒物对组织器官的损害,降低病死率。

(四)特异解毒剂的应用

原则是早期、足量、联合、重复用药。

1.抗胆碱药

抗胆碱药代表药物为阿托品,能与乙酰胆碱争夺胆碱受体,缓解毒蕈碱样症状和对抗呼吸中枢抑制。阿托品应早期、足量、反复给药,直到毒蕈碱样症状明显好转或出现"阿托品化"表现为止。一般阿托品用法为:轻度中毒首剂 1～3 mg 静脉注射,15～30 分钟重复一次,至阿托品化并小剂量维持 24 小时;中度重度,3～10 mg 静脉注射,15～30 分钟重复一次,至阿托品化,并小剂量维持 1～2 天;重度中毒,10～20 mg 静脉注射,15～30 分钟重复一次,至阿托品化,并维持 2～3 天。

2.肟类药物

肟类药物又称为胆碱酯酶复能剂或重活化剂,能使被抑制的胆碱酯酶恢复活性,改善烟碱样症状。常用有碘解磷定、氯解磷定、双复磷、双解磷等。早期、足量应用,持续时间不超过 72 小时。如氯解磷定,轻度中毒首剂 0.5～1 mg,重复量每 6 小时 1 g,用 2 天;中度中毒首剂 1～2 g,1 小时 1 次,重复 2 次,以后每 4 小时 1 次,用 2 天;重度中毒首剂 2～3 g,1 小时 1 次,重复 2 次,以后每 4 小时 1 次,用 3 天。

3.复方制剂

解磷注射液是含有抗胆碱药和复能药的复方制剂。起效快,作用时间长,多采用静脉注射或肌内注射。根据症状的轻重调节用药剂量。轻度中毒首剂 1～2 mL;中度中毒首剂 2～4 mL;重度中毒首剂 4～6 mL,必要时可重复给药 2～4 mL。

(五)对症支持

(1)在尿量正常的情况下,可酌情补给氯化钾。维持水、电解质、酸碱平衡。

(2)应注意输液的量、成分和速度。成年人一般每天以 2 000～3 000 mL 为宜,儿童在 100 mL/kg 左右。输液速度不宜过快,如有肺水肿或脑水肿征兆时,应控制液量,并及时行脱水治疗。

(3)在治疗过程中,症状改善不大,特别是胆碱酯酶活力恢复较慢者,可输入新鲜血液 300～600 mL(如无休克时,可先放血 300～600 mL,再输入),以补充活力良好的胆碱酯酶。

(4)对严重中毒的患者,可用肾上腺皮质激素,以抑制机体的应激反应,保护组织细胞,防治肺水肿、脑水肿,解除支气管痉挛及喉水肿。

(5)及时纠正心律失常、心力衰竭及休克。

(6)可注射青霉素等抗生素以预防合并感染。

(7)躁动时应注意区别是否因阿托品过量所致,必要时给予水合氯醛、地西泮等镇静药,但禁用吗啡,以免加重呼吸抑制。

(8)恢复期处理:急性期经抢救好转后,各脏器受到高度损害,应休息 1～3 周,补充营养,应用维生素等;有肝损害者,给予保肝药物。

七、护理问题

(一)体液不足

其与恶心、呕吐、腹泻、流涎、多汗有关。

(二)低效型呼吸形态

其与出现肺水肿有关。

(三)有外伤的危险

其与头晕、乏力,烦躁不安有关。

(四)焦虑/恐惧

其与中毒后出现胸部压迫感、全身紧束感、缺乏有机磷中毒的知识有关。

(五)潜在并发症

呼吸衰竭。

八、护理措施

(一)一般护理

(1)卧床休息、保暖。清醒者取半卧位,昏迷者取平卧位、头偏向一侧。

(2)维持有效的通气功能:如及时有效的吸痰、保持呼吸道通畅、使用机械辅助呼吸,备好气管插管及气管切开用物等。给予高流量吸氧(4～5 L/min)。

(3)迅速建立外周静脉通路:行心肺复苏时,必须快速建立两条静脉通路,一条供静脉注射阿托品使用,另一条供滴注胆碱酯酶活性剂及纳洛酮使用。

(4)充分彻底的洗胃:洗胃时观察洗胃液及患者情况,有无出血、穿孔症状。因经胃黏膜吸收的农药可重新随胃液分泌至胃内,应保留胃管定期冲洗。

(5)加强基础护理工作,如加强口腔护理、留置导尿,防止尿潴留等。

(6)高热时应立即行物理降温并注意阿托品用量,必要时可慎用氯丙嗪降温。

(7)根据患者精神状态改变过程及年龄因素决定患者的安全需要,如使用保护性约束、加床档以防患者受伤,并向家属解释约束的必要性。

(二)病情观察

(1)观察生命体征、尿量和意识,发现以下情况应及时配合抢救工作。①急性肺水肿:胸闷、严重呼吸困难、咳粉红色泡沫痰、双肺湿啰音等。②呼吸衰竭:呼吸节律、频率和深浅度改变。③急性脑水肿:意识障碍、头痛、剧烈呕吐、抽搐等。④中间综合征先兆症状:患者清醒后又出现胸闷、心慌、器官、乏力等症状。此时应行全血胆碱酯酶化验、动脉血氧分压监测、记出入量等。⑤"反跳"的先兆症状:胸闷、流涎、出汗、言语不清、吞咽困难等。

(2)应用阿托品的观察:严密观察瞳孔、意识、皮肤、体温及心率变化,注意"阿托品化"与阿托品中毒的区别。

(3)应用胆碱酯酶复能剂的观察:注意观察药物的毒性反应,如短暂的眩晕、视物模糊、复视或血压升高等。碘解磷定剂量过大可出现口苦、咽痛和恶心,注射速度过快可出现暂时性呼吸抑制;双复磷用量过大可引起室性期前收缩、室颤或传导阻滞。

(三)对症护理

1.应用阿托品的护理

静脉注射时,速度不要太快;阿托品抑制汗腺分泌,在夏天应注意防止中暑;大量使用低浓度阿托品输液时,可能发生溶血性黄疸。

(1)导致"阿托品化"和阿托品中毒的剂量十分接近,应严密观察病情变化,正确判断。

(2)阿托品反应低下:在阿托品应用过程中,患者意识障碍无好转或反而加重,颜面无潮红而其他阿托品化指征具备者,称阿托品反应低下。原因可能为脑水肿、酸中毒或循环血量补足,使阿托品效力降低,治疗应及时纠正酸中毒,治疗脑水肿。

(3)阿托品中毒:正常成人阿托品致死量为 80~100 mg。当出现早期中毒征象时,应立即减量或停药,应用利尿药促进排泄或肌内注射毛果芸香碱 5 mg,必要时可重复。亦可用间羟胺 10 mg 拮抗。烦躁不安者可肌内注射地西泮 10 mg。中毒时可引起室颤,故应充分吸氧以维持正常的血氧饱和度。

(4)阿托品依赖:在抢救过程中,7 天后再次出现仅有 M 样症状而无 N 样症状,使用小剂量阿托品即可缓解,大剂量阿托品也能耐受,称阿托品依赖。治疗以小剂量使用阿托品、缓慢撤药和延长给药时间为主。

2.应用胆碱酯酶复能剂的护理

早期用药,洗胃时即可应用,首次应足量给药。轻度中毒单用,中度以上中毒必须联合应用阿托品,但应减少阿托品剂量。若用量过大、注射太快或未稀释,可抑制胆碱酯酶导致呼吸抑制,应稀释后缓慢静脉推注或静脉滴注。复能剂在碱性溶液中易水解成有剧毒的氰化物,故禁与碱性药物配伍使用。碘解磷定药液刺激性强,漏于皮下时可引起剧痛及麻木感,故应确定针头在血管内方可注射给药,不可肌内注射。

(四)饮食护理

(1)轻度中毒者应禁食 12~24 小时。

(2)中度中毒者应禁食 24~36 小时。

(3)重度中毒者应禁食 24~72 小时。

(4)皮肤吸收中毒者不需要禁食。

（5）症状缓解后应从流质开始，逐渐过渡到半流质和软食。

（五）心理护理

加强心理护理，减轻恐惧心理，护理人员应针对服药原因给予安慰，不歧视患者，为患者保密，并在生活观及价值观等方面进行正确引导。

（安会云）

第四节　急性镇静催眠药中毒

一、定义

镇静催眠药是中枢神经系统抑制药，具有镇静、催眠作用，小剂量时可使人处于安静或嗜睡状态，大剂量可麻醉全身，包括延髓中枢，长期滥用可引起耐药性和依赖性而导致慢性中毒，因自杀或误服大剂量镇静催眠药引起的中毒称为急性镇静催眠药中毒。

二、临床表现

（一）苯二氮䓬类

此类药物对中枢神经系统的抑制作用较轻，常表现为昏睡或轻度昏迷、疲劳无力、言语不清、共济失调。部分患者体温和血压下降。偶见有一时性精神错乱、斑丘疹伴剥脱性皮炎和关节肿胀。老年人易出现窒息、发绀、幻视甚至昏迷、角膜反射减弱。如若出现长时间严重的呼吸抑制、深昏迷状态，应怀疑患者同时服用了酒精类制剂或其他中枢抑制剂。

（二）巴比妥类

一次服用超过催眠剂量的2～5倍即可引起急性中毒，其表现与服用药物的剂量有关，中毒症状随服药量增加而加重。

（1）轻度中毒：呈嗜睡状态，可唤醒，醒后反应迟钝、言语含糊不清、有定向力及判断力障碍，各种反射存在，生命体征正常。

（2）中度中毒：呈昏睡或浅昏迷状态，强烈刺激可唤醒。但醒后不能作答，旋即入睡，咽反射、瞳孔对光及角膜反射存在，血压正常，呼吸浅慢。

（3）重度中毒：呈深昏迷状态，不能唤醒。各种反射消失、四肢肌张力由强变弱、全身迟缓、血压下降、呼吸浅慢或呈现潮式呼吸、呼吸停止，脉搏细数，严重者发生休克。

（三）非巴比妥非苯二氮䓬类

（1）水合氯醛中毒：以胃肠道表现为主，如恶心、呕吐、消化道出血等，对心脏毒性表现为心律失常。

（2）氨鲁米特中毒：表现为周期性波动的意识障碍及口干、瞳孔散大等抗胆碱能症状。

（3）甲喹酮中毒：可由明显呼吸抑制，出现锥体束征，如肌张力增强、腱反射亢进、抽搐等。

（4）甲丙氨酯中毒：常有血压下降。

（四）吩噻嗪类

（1）中枢抑制表现：昏迷一般不深、呼吸浅慢，偶有抽搐，锥体外系体征如喉痉挛、肌张力增强、震颤、牙关紧闭等。

(2)心血管系统表现：直立性低血压、休克、心律失常等。

(3)抗胆碱症状：口干、高热、瞳孔散大、尿潴留、肠蠕动减少等。

(4)肝毒性：黄疸、中毒性肝炎，尤见于氯丙嗪中毒。

三、病因及发病机制

(一)苯二氮䓬类

药物有氯氮䓬、地西泮、阿普唑仑、三唑仑。苯二氮䓬类与苯二氮䓬受体结合后，可以加强 γ-氨基丁酸(GABA)与 GABA 受体结合的亲和力，使与 GABA 受体偶联的氯离子通道开放，增强 GABA 对突触后膜的抑制能力。主要作用于边缘系统，影响情绪和记忆力。

(二)巴比妥类

主要药物有巴比妥、苯巴比妥、异戊巴比妥、硫喷妥钠。巴比妥类对中枢神经系统(主要是网络结构上行激活系统)有广泛的抑制作用。它对中枢神经系统的抑制与剂量有关，随着剂量的增加，由镇静、催眠到麻醉，以及延髓中枢麻醉，抑制呼吸而死亡。

(三)非巴比妥非苯二氮䓬类

主要药物有水合氯醛、氨鲁米特、甲喹酮、甲丙氨酯。对中枢神经系统的毒理作用与巴比妥类相似。

(四)吩噻嗪类

主要药物有氯丙嗪、硫利达嗪、奋乃静、三氟拉嗪。吩噻嗪类主要作用于网状结构，抑制中枢神经系统多巴胺受体、脑干血管运动和呕吐中枢，有抗组胺和抗胆碱作用。

四、辅助检查

(1)血液、尿液、胃液中药物浓度测定，对诊断有参考意义。

(2)血液生化检查，包括血糖、尿素氮、肌酐、电解质等。

(3)动脉血气分析。

五、诊断要点

有服用大量安眠药物史，临床表现有意识障碍，呼吸抑制及血压下降，并有血液或尿液或呕吐物中药物检测等证据，确诊不难。但应注意与糖尿病酮症酸中毒、尿毒症、肝性脑病、脑出血、脑膜炎等昏迷者鉴别。

六、治疗要点

(一)迅速清除毒物

(1)洗胃：如神志清醒患者，应立即催吐。口服中毒者早期用 1∶5 000 高锰酸钾溶液或清水或淡盐水洗胃，服药量大者，超过 6 小时仍需洗胃。

(2)药用炭和泻剂的应用：首次药用炭剂量为 50～100 g，用 2 倍的水制成混悬液口服或胃管内注入。应用药用炭同时给予硫酸钠 250 mg/kg 导泻，而不用硫酸镁。

(3)补液排毒：如患者肾功能良好，成人一般每天输液量 3 000～4 000 mL，其中 5%～10% 葡萄糖注射液及生理盐水注射液各半。低血压者，在此基础上加用多巴胺静脉滴注。

(4)碱化尿液、利尿:用5%的碳酸氢钠碱化尿液,用呋塞米利尿。对吩噻嗪类中毒无效。

(5)血液透析、血液灌流:对苯巴比妥有效,为重患者可考虑应用;对苯二氮䓬类无效。

(二)应用特效解毒剂

氟马西尼是苯二氮䓬类拮抗剂,能通过竞争性抑制苯二氮䓬类受体而阻断苯二氮䓬类药物的中枢神经系统作用。纳洛酮为阿片受体拮抗剂,可用于巴比妥类药物中毒,效果明显。

(三)对症治疗

肝功能损害出现黄疸者,予以保肝和皮质激素治疗;震颤麻痹综合征可用盐酸苯海索、氢溴酸东莨菪碱等;肌肉痉挛及肌张力障碍者可用苯海拉明。发生胃肠道、视网膜出血者,应用维生素 K_1 10 mg 静脉注入或输血小板、新鲜冰冻血浆以控制出血。急性巴比妥类药物中毒主要并发症和致死原因是呼吸和循环衰竭,重点在于维持有效的气体交换和血容量。必要时气管插管、正压辅助呼吸,以及时纠正低氧血症和酸中毒。

七、护理问题

(一)体温过高

其与吩噻嗪类药物中毒有关。

(二)低效型呼吸形态

其与呼吸抑制有关。

(三)有外伤的危险

其与意识障碍有关。

(四)潜在并发症

心律失常。

八、护理措施

(一)现场急救

保持呼吸道通畅,给氧;仰卧时头偏向一侧,以及时吸出痰液,以防气道阻塞。持续氧气吸入,防止脑组织缺氧促进脑水肿,加重意识障碍;快速建立静脉通路。

(二)病情观察

(1)定时测量生命体征,观察意识状态、瞳孔大小、对光反射、角膜反射,若瞳孔散大、血压下降、呼吸变浅或不规则,常提示病情恶化,应及时向医师报告,采取紧急处理措施。

(2)观察药物的作用及患者的反应。

(3)监测脏器的功能变化,尽早防治脏器衰竭。

(4)准确记录病情变化、出入量,防止酸碱及水、电解质平衡紊乱。

(5)密切观察患者血气变化,以及时发现呼吸抑制、呼吸衰竭的发生,并给予积极处理。

(三)饮食护理

应给予高热量、高蛋白、易消化的流质饮食。昏迷时间超过3~5天,应予鼻饲补充营养及水分。

(四)预防并发症

指导患者有效咳嗽,经常变换体位;昏迷患者应定时翻身、拍背、吸痰;遵医嘱应用抗生素以预防肺炎;防止肢体压迫,以及时清洁皮肤以预防皮肤大疱;输液速度不可过快以防肺水肿。

（五）心理护理

多与患者沟通，了解中毒的原因，保守患者的秘密，加以疏导、教育，对服药自杀者，不宜让其单独留在病房内，应加强看护，防止再度自杀。加强心理疏导和心理支持工作。

（安会云）

第五节 毒蕈中毒

一、定义

蕈类又称蘑菇，属于真菌植物。毒蕈是指食后可引起中毒的蕈类，目前在我国已知者有100种左右，其中毒性很强者有10余种，如褐鳞环柄菇、肉褐鳞环柄菇、白毒伞（白帽菌）、毒伞（绿帽菌）、鳞柄白毒伞（毒鹅膏）、秋生盔孢伞（焦脚菌）、包脚黑褶伞、毒粉褶菌（土生红褶菇）、残托斑毒伞、鹿花菌、马鞍蕈等。

二、临床表现

表现为共同进食者群体发病，与进食量也有关系。先为胃肠道症状，如恶心、呕吐、腹痛、腹泻的表现，以后因毒素的作用机制不同分为以下几类。

（一）胃肠炎型

潜伏期 0.5～6.0 小时，主要症状是胃肠功能紊乱、剧烈恶心、呕吐、腹痛、腹泻，有的会疲倦、昏厥、胡言乱语。一般病程短，恢复快，预后较好。全身中毒症状较轻，但可因吐泻严重出现休克、昏迷甚至死亡。

（二）神经精神型

潜伏期 0.5～6.0 小时，除以上胃肠道症状外，主要表现为精神兴奋、精神错乱、精神抑制等症状。可有多汗、流涎、瞳孔缩小等胆碱能神经兴奋的表现；部分患者出现幻觉、昏迷等中枢神经损害；还有部分患者出现嗜睡、妄想等类似精神分裂症表现。

（三）溶血型

潜伏期较长，需 6～12 小时。由于红细胞被大量破坏，引起溶血性贫血，因大量溶血可于短时间内出现黄疸、血红蛋白尿、肝脾大、突然寒战、发热、腹痛、头痛、腰背肢体痛、面色苍白、恶心、呕吐、全身虚弱无力、烦躁不安，甚至昏迷或抽搐，严重者可并发急性肾衰竭和休克。

（四）肝损害型

潜伏期较长，可达 15～30 小时，在初期短暂（1～3 天）轻度胃肠炎症状后，有一段假愈期，除轻微全身乏力外，无任何自觉不适，但已有肝损害，此后出现肝、脑、心、肾等内脏损害，患者可迅速出现黄疸、全身出血倾向、DIC，可并发不同程度的意识障碍甚至昏迷。严重者可因急性重型肝炎、继发肝性脑病而死亡，经积极抢救，需渡过 2～3 周的危险期，才能逐渐康复。

（五）呼吸及循环衰竭型

潜伏期 20 分钟至 1 小时，最长达 24 小时。以中毒性心肌炎，急性肾衰竭和呼吸麻痹为主，瞳孔稍散大，但无昏迷，肝功能正常。发病初有呕吐或腹痛、头晕或全身酸痛、发麻、抽搐等。

(六)过敏性皮炎型

中毒潜伏期为 1～2 天。食用后引发光过敏性皮炎,表现为人体受日光照射部位出现皮炎、红肿、针刺痛感。

三、病因及发病机制

(一)毒蕈碱

类似乙酰胆碱作用,具有兴奋节后胆碱能神经的作用,与阿托品相互拮抗。

(二)类阿托品样毒素

毒理作用与毒蕈碱正好相反,临床表现为阿托品过量。

(三)溶血毒素

如红蕈溶血素等,临床表现为红细胞溶解,导致溶血。

(四)肝毒素

如毒肽和毒伞肽等。毒肽作用于细胞核,毒伞肽作用于肝细胞的内质网。毒性极强,对肝、肾、心、脑等器官都有损害,尤以肝受损最大,可引起急性重型肝炎。

(五)神经毒素

如毒蝇碱、白菇酸、蟾蜍素、盖伞毒等,主要损伤神经系统,引起头痛、震颤、幻觉、精神异常等精神症状。

四、辅助检查

(一)胃肠炎型

应进行大便检查、血常规检查。

(二)脏器损害型

会导致肾、脑、心等实质性脏器损害,需进行肝功能检查、肾功能检查,可见肝功能受损,肾衰竭,肾肌酐清除率下降。当肾肌酐清除率＜25 mL/min 时,血肌酐会明显升高,并伴有代谢性酸中毒。

五、诊断要点

根据病史、症状即可诊断。应与急性胃肠炎,菌痢或其他急性中毒相鉴别,关键确定进食毒蕈史,对假愈期或潜伏期要特别警觉,注意监护,切不可轻视。细菌性食物中毒:这是由于进食含有大量致病性细菌或细菌毒素的食物后引起的中毒。多发生于夏秋季节,以突然起病、胃肠道症状为主要表现。出现腹部绞痛、恶心、呕吐、腹泻频作,多为黏液便或水样便。严重者可出现脱水表现。

六、治疗要点

(一)清除毒物

神志清醒者早期催吐,以 1∶2 000～1∶5 000 高锰酸钾或 0.5％～1％鞣酸溶液反复洗胃,洗胃后成人注入药用炭 10～20 g,吸附 30 分钟后用硫酸钠或硫酸镁导泻,然后用温盐水高位结肠灌洗(严重腹泻者不用泻剂及灌肠)。

(二)使用解毒剂

1.以毒蕈碱样症状为主者

可予阿托品 0.5~1.0 g 皮下注射,每半小时 1 次,必要时加大剂量或改用静脉注射。

2.以肝损害为主者

可用巯基解毒药,二巯丁二钠 1 g 稀释后静脉注射或 5％二巯丙磺钠溶液 5 mL 肌内注射,每 6 小时 1 次,症状缓解后改为每天 2 次,连用 5~7 天。

3.以溶血症状为主者

给予大量肾上腺皮质激素治疗,常用氢化可的松 200~400 mg/d 静脉滴注,或地塞米松 10~20 mg/d,至症状好转后递减。

(三)对症支持

积极纠正水、电解质及酸碱平衡紊乱。利尿,促使毒物排出;5％碳酸氢钠碱化尿液;对有肝损害者给予保肝支持治疗;出血明显者宜输新鲜血或血浆、补充必需的凝血因子;有精神症状或有惊厥者应予镇静或抗惊厥治疗;防治呼吸衰竭、休克,警惕处于假愈期、潜伏期的患者。

(四)透析疗法

适用于危重症肾衰竭者,或对大多数毒蕈生物碱的清除有一定作用。

七、护理问题

(一)体温过高

其与发生溶血有关。

(二)疼痛

其与过敏性皮炎有关。

(三)体液不足

脱水与大汗、呕吐、腹泻引起血容量不足有关。

(四)有受伤的危险

其与患者出现幻觉、妄想有关。

八、护理措施

(1)现场急救:①仰卧位时头偏向一侧,可防止呕吐物或痰液阻塞气道保护呼吸道通畅。②尽快建立静脉通路。

(2)洗胃时,要注意呕吐的发生,注意防止误吸、窒息。

(3)昏迷患者勤翻身拍背,做好生活护理,清洁皮肤,预防坠积性肺炎及压疮发生。

(4)出现精神症状的患者做好安全防护,防止坠床、自伤和他伤。

(5)病情观察:①密切观察各种中毒症状的变化。②注意观察药物疗效及不良反应,二巯丁二钠可有口臭、头痛、恶心、乏力、胸闷等不适,应缓慢注射并现配现用。③观察患者尿量、血压、进食量、口渴及皮肤弹性情况。④观察呕吐及腹泻情况。收集残剩食物、呕吐物、排泄物及时送检。

(安会云)

<<<

第六节 淹 溺

一、定义

人淹没于水或其他液体中,由于液体充塞呼吸道及肺泡或反射性引起喉痉挛发生窒息和缺氧,并处于临床死亡状态称为淹溺。从水中救出后暂时性窒息,尚有大动脉搏动者称为近乎淹溺。淹溺后窒息合并心脏停搏者称为溺死。

二、临床表现

(一)症状

近乎淹溺者可有头痛或视觉障碍、剧烈咳嗽、胸痛、呼吸困难、咳粉红色泡沫痰。海水淹溺者口渴感明显,最初数小时可有寒战、发热。

(二)体征

皮肤发绀、颜面肿胀、球结膜充血,口鼻充满泡沫和泥污。常出现精神状态改变,烦躁不安、抽搐、昏睡、昏迷和肌张力增加。呼吸表浅、急促或停止。肺部可闻及干、湿啰音。偶有喘鸣音,心律失常,心音微弱或消失、腹部膨隆、四肢厥冷。

三、病因及发病机制

(一)病因

无自救能力的落水者,或不熟悉水流和地形的河流池塘而误入险区,是发生淹溺的常见原因。另外,在水中因体力不支,肌肉抽搐或者心脑血管疾病或投水自杀均可致淹溺。

(二)发病机制

根据发生机制,淹溺可分干性淹溺和湿性淹溺两类。干性淹溺是指人入水后,因受强烈刺激(惊慌、恐惧、骤然寒冷等),引起喉痉挛导致窒息,呼吸道和肺泡很少或无水吸入,约占淹溺者的10%。湿性淹溺指人入水后,喉部肌肉松弛,吸入大量水分充塞呼吸道和肺泡发生窒息,患者数秒钟后神志丧失,继之发生呼吸停止和心室颤动,约占淹溺者的90%。

1.淡水淹溺

淡水包括江、河、湖泊、池、井水等,一般属低渗液体,大量水经肺毛细血管可迅速进入血液循环,血液被稀释,几分钟后血液总量可增加一倍;另外,水可损伤气管、支气管和肺泡壁的上皮细胞,使细胞表面活性物质减少而出现肺泡塌陷,从而进一步阻碍了气体交换。

2.海水淹溺

海水含3.5%的氯化钠和大量钙盐和镁盐,系高渗性液体,海水进入肺泡后,大量血浆蛋白及水分由血管内向肺泡腔和肺间质渗出而引起急性肺水肿;另外,高渗液体对呼吸道和肺泡有化学性刺激和损伤作用。

四、辅助检查

(一)实验室检查

白细胞总数和中性粒细胞计数增多,红细胞和血红蛋白因血液浓缩或稀释情况不同而变化不同。海水淹溺者血钠、血氯增高,血钾变化不明显,血中尿素增高。淡水淹溺者血钾增高,血钠、血氯下降。

(二)影像学检查

胸部 X 线检查常显示斑片状浸润,有时出现典型肺水肿征象。约有 20% 的患者胸部 X 线片无异常发现。

五、诊断要点

患者有淹溺史,根据临床症状和病史即可诊断,无须鉴别。

六、治疗要点

(一)一般措施

迅速将患者安置于抢救室内,换下湿衣裤,注意保暖。

(二)维持呼吸功能

给予高流量吸氧,同时将 40%~50% 的乙醇置于湿化瓶内,可促进坍塌的肺泡复张,改善气体交换、纠正缺氧和迅速改善肺水肿。对行人工呼吸无效者立即行气管内插管予正压给氧,必要时予气管切开。静脉注射呼吸兴奋药。

(三)维持循环功能

患者心跳恢复后,常有血压不稳定或低血压状态,应注意监测有无低血容量,准确记录输液量和速度,必要时行 CVP 监测。

(四)对症处理

(1)纠正低血容量:对淡水淹溺而血液稀释者,静脉滴注 3% 氯化钠溶液 500 mL,必要时可重复一次。对海水淹溺者,可予 5% 葡萄糖溶液或低分子右旋糖酐。

(2)防治脑水肿:使用大剂量肾上腺皮质激素和脱水剂防治脑水肿。

(3)防治肺部感染:由于淹溺时易发生肺部感染,应予抗生素预防或治疗。对污染水域淹溺者,除进行常规抢救外,应尽早实施经支气管镜下灌洗。

七、护理问题

(一)窒息

其与大量水、泥沙进入鼻腔、气管和肺,阻塞呼吸道有关。

(二)急性意识障碍

其与溺水所致窒息引起脑缺氧有关。

(三)低效型呼吸形态

其与呼吸不规则,溺水所致缺氧有关。

(四)体温过高

其与溺水所致肺部感染有关。

（五）有外伤的危险

其与意识障碍、烦躁不安有关。

（六）潜在并发症

吸入性肺炎、脑水肿、水及电解质紊乱、急性心力衰竭。

八、护理措施

（一）密切观察病情变化

（1）密切观察患者的神志、呼吸频率、深度，以判断呼吸困难程度。观察有无咳痰，痰液的颜色、性质、量，听诊肺部啰音及心率、心律情况，监测血压、脉搏和血氧饱和度。

（2）注意监测尿液的颜色、量、性质，准确记录尿量。

（二）输液护理

对淡水淹溺者应严格控制输液速度，从小剂量、低速度开始，避免短时间内输入大量液体，加重血液稀释程度。对海水淹溺者出现血液浓缩症状的应及时保证5％葡萄糖液和血浆等的输入，切忌输入生理盐水。

（三）复温护理

对淹溺者，水温越低，人体的代谢需要越小，存活机会越大，某些淹溺者在冷水中心脏停搏30分钟后仍可复苏。但是低温亦是淹溺者死亡的常见原因，在冷水中超过1小时复苏很难成功，尤其是海水淹溺者。因此，以及时复温对患者的预后非常重要。

复温方法包括以下两种。①被动复温：覆盖保暖毯或将患者置于温暖环境。②主动复温：应用热水袋、热辐射等加热装置进行体外复温，或体内复温法，如加温加湿给氧，加温静脉输液（43 ℃）等。

复温速度要求稳定、安全、不要复温太快，使患者体温恢复到30～32 ℃即可，但重度低温患者复温速度应加快。

（四）心理护理

消除患者的焦虑与恐惧心理，对于自杀淹溺的患者应尊重患者的隐私，引导患者正确对待人生、事业和他人。提高其心理承受能力，以配合治疗。同时做好家属的思想工作，以协助护理人员使患者消除自杀念头。必要时可以请求心理科医师的帮助。

（五）健康教育

对从事水上或水中活动者应经常进行游泳和水上自救及互救技能培训；水上运动前不要饮酒；在农村，外出游泳前应对所去的水域情况有所了解；小朋友外出游泳时应有家长陪伴。

（安会云）

第七节　中　暑

一、定义

中暑是指人体在高温环境下，由于水和电解质丢失过多，散热功能障碍，引起的以中枢神经系统和心血管功能障碍为主要表现的热损伤性疾病,是一种威胁生命的急症,可因中枢神经系统和循环功能障碍导致死亡、永久性脑损伤或肾衰竭。

二、临床表现

根据临床表现的轻重程度分为:先兆中暑、轻症中暑和重症中暑。

(一)先兆中暑

患者在高温环境工作或生活一定时间后,出现口渴、乏力、多汗、头晕、目眩、耳鸣、头痛、恶心、胸闷、心悸、注意力不集中,体温正常或略高,不超过 38 ℃。

(二)轻症中暑

出现高热、痉挛、惊厥、休克、昏迷等症状。

(三)重症中暑

按表现不同可分为三型。

1.热痉挛

出汗后水和盐分大量丢失,仅补充水或低张液,补盐不足造成低钠、低氯血症,临床表现为四肢、腹部、背部肌肉的肌痉挛和收缩疼痛,尤以腓肠肌为特征,常呈对称性和阵发性。也可出现肠痉挛剧痛。意识清楚,体温一般正常。热痉挛可以是热射病的早期表现,常发生于高温环境下强体力作业或运动时。

2.热衰竭

在热应激情况时因机体对热环境不适应引起脱水、电解质紊乱、外周血管扩张,周围循环容量不足而发生虚脱。表现为头晕、眩晕,肌痉挛、血压下降甚至休克。中枢神经系统损害不明显,病情轻而短暂者也称为热晕厥,可发展为热射病。常发生于老年人、儿童和慢性病患者。

3.热射病

热射病又称中暑高热,属于高温综合征,是中暑最严重的类型。在高温、高湿或强烈的太阳辐射环境作业后运动数小时(劳力性),或年老、体弱、有慢性疾病者在高温或通风不良环境中维持数天(非劳力性),热应激机制失代偿,使中心体温骤升,导致中枢神经系统和循环功能障碍。

患者在全身乏力、出汗头晕、头痛、恶心等早期症状的基础上,出现高热、无汗、神志障碍,体温高达40~42 ℃甚至更高。可有皮肤干燥、灼热、谵妄、昏迷、抽搐、呼吸急促、心动过速、瞳孔缩小、脑膜刺激征等表现,严重者出现休克、心力衰竭、脑水肿、ARDS、急性肾衰竭、急性重型肝炎、MOF。

三、病因及发病机制

(一)病因

高温环境作业,或在室温＞32 ℃、相对湿度较大(＞60％)、通风不良的环境中长时间或强体力劳动,是中暑的致病因素。机体对高温环境适应能力不足,如年老、体弱、产妇、肥胖、甲状腺功能亢进和应用某些药物(如苯丙胺、阿托品)、汗腺功能障碍(如硬皮病、先天性汗腺缺乏症、广泛皮肤烧伤后瘢痕形成)等容易中暑。

(二)发病机制

发生中暑的发病机制是由于高温环境引起体温调节中枢功能障碍,汗腺功能衰竭,水、电解质平衡失调所致的疾病。

四、辅助检查

根据病情程度不同可表现为白细胞总数增加,中性粒细胞计数增高,血小板计数减少,凝血功能异常,尿常规异常,转氨酶、肌酐和尿素、血乳酸脱氢酶(LDH)和肌酸激酶(CK)升高,血液浓缩,电解质紊乱,呼吸性和代谢性酸中毒,心电图改变。应尽早发现重要器官出现功能障碍的证据,怀疑颅内出血或感染时,应做颅脑 CT 和脑脊液检查。

五、诊断要点

在高温环境下,重体力作业或剧烈运动之后甚至过程中出现相应的临床表现即可以诊断。对肌痉挛伴虚脱、昏迷伴有高热的患者应考虑中暑。需注意排除流行性乙型脑炎、细菌性脑膜炎、中毒性细菌性痢疾、脑型疟疾、脑血管意外、脓毒症、甲状腺危象、伤寒、抗胆碱能药物中毒等原因引起的高温综合征。

六、治疗要点

(一)先兆及轻症中暑

先兆中暑患者应立即转移到阴凉、通风环境,口服淡盐水或含盐清凉饮料,休息后即可恢复。轻症者除口服淡盐水或含盐清凉饮料并休息外,对有循环功能紊乱者,可经静脉补充 5% 葡萄糖盐水,但滴注速度不能太快,并加强观察,直至恢复。

(二)重症中暑

(1)热痉挛主要为补充氯化钠,静脉滴注 5% 葡萄糖盐水或生理盐水 1 000～2 000 mL。

(2)热衰竭及时补充血容量,防止血压下降。可用 5% 葡萄糖盐水或生理盐水静脉滴注,适当补充血浆。必要时监测中心静脉压指导补液。

(3)热射病:①将患者转移到通风良好的低温环境,使用电风扇、空调。按摩患者四肢及躯干,促进循环散热。监测体温、心电、血压、凝血功能等。②给予吸氧。③降温:降温速度与预后密切相关。体温越高,持续时间越长,组织损害越严重,预后也越差。一般应在 1 小时内使直肠温度降至 37.8～38.9 ℃。④补钠和补液,维持水、电解液平衡,纠正酸中毒。低血压时应首先及时输液补足血容量,必要时应用升压药(如多巴胺)。⑤防治脑水肿和抽搐:应用甘露醇。糖皮质激素有一定的降温、改善机体的反应性、降低颅内压作用,可用地塞米松。可酌情应用清蛋白。有抽搐发作者,可静脉注射地西泮。⑥综合与对症治疗:保持呼吸道通畅,昏迷或呼吸衰竭者行气管插管,用人工呼吸机辅助通气;肺水肿时可给予毛花苷 C、呋塞米、糖皮质激素和镇静药;应及时发现和治疗肾功能不全;防治肝功能不全和心功能不全;控制心律失常;给予质子泵抑制剂预防上消化道出血;适当应用抗生素预防感染等。

七、护理问题

(一)体液不足

其与中暑衰竭引起血容量不足有关。

(二)疼痛

肌肉痉挛性疼痛与低钠、低氯有关。

(三)急性意识障碍

其与中暑引起头部温度过高有关。

(四)体温过高

其与体温调节中枢功能障碍有关。

八、护理措施

(一)即刻护理措施

心力衰竭患者要给予半卧位,血压过低患者要给予平卧位,昏迷患者要保持气道通畅,以及时清除口鼻分泌物,充分供氧,必要时准备机械通气治疗。

(二)保持有效降温

1.环境降温

将患者安置在 20～25 ℃空调房间内,以增加辐射散热。

2.体外降温

头部降温可采用冰帽、电子冰帽,或用装满冰块的塑料袋紧贴两侧颈动脉处及双侧腹股沟区。全身降温可使用冰毯,或用冰水擦拭皮肤,但注意避免局部冻伤。

3.体内降温

用冰盐水 200 mL 进行胃或直肠灌洗;也可用冰的 5％葡萄糖盐水 1 000～2 000 mL 静脉滴注,开始时滴速控制在 30～40 滴/分;或用低温透析仪(10 ℃)进行血液透析。

降温时应注意:①冰袋放置位置准确,注意及时更换,尽量避免同一部位长时间直接接触皮肤,以防冻伤。冰(冷)水、70％乙醇擦浴时,禁止擦拭胸部、腹部及阴囊处。②冰(冷)水擦拭和冰(冷)水浴者,在降温过程中,必须用力按摩患者四肢及躯干,以防周围血管收缩,导致皮肤血流淤滞。③老年人、新生儿、昏迷、休克、心力衰竭、体弱或伴心血管基础疾病者,不能耐受 4 ℃冰浴,应禁用。必要时可选用 15 ℃冷水淋浴或冰水浴。④头部降温常用冰枕、冰帽,使用时注意保护枕后、耳郭的皮肤,防止冻伤。⑤密切观察病情变化。

(三)降温效果观察

(1)降温过程中应密切监测肛温,每 15～30 分钟测量一次,根据肛温变化调整降温措施。

(2)观察末梢循环情况,以确定降温效果。如患者高热而四肢末梢厥冷、发绀、提示病情加重;经治疗后体温下降、四肢末梢转暖、发绀减轻或消失,则提示治疗有效。无论何种降温方法,只要体温降至 38 ℃左右即可考虑终止降温,防止体温再度回升。

(3)如有呼吸抑制、深昏迷、血压下降则停用药物降温。

(四)并发症的监测

(1)监测尿量、尿色、尿比重,以观察肾功能状况,深茶色尿和肌肉触痛往往提示横纹肌溶解。

(2)密切监测血压、心率,有条件者可测量中心静脉压、肺动脉楔压、心排血量及体外循环阻力指数等,防止休克,并且直到合适补液以防止补液过量而引起肺水肿。降温时,血压应维持收缩压在 12.0 kPa(90 mmHg)以上,注意有无心律失常出现,必要时应及时处理。

(3)监测动脉血气、神志、瞳孔、脉搏、呼吸的变化。中暑高热患者,动脉血气结果应予校正。

(4)严密监测凝血酶原时间、凝血活酶时间、血小板计数和纤维蛋白原,以防 DIC。

(5)监测水、电解质的失衡。

(6)观察与高热同时存在的其他症状:如是否伴有寒战、大汗、咳嗽、呕吐、腹泻、出血等,以协助明确诊断。

(五)对症护理

(1)口腔护理:高热患者应加强口腔护理,以防感染与溃疡。

(2)皮肤护理:高热大汗者应及时更换衣裤及被褥,注意皮肤清洁卫生,定时翻身,防止压疮的发生。

(3)高热惊厥护理:应保护患者,防止坠床及碰伤,惊厥时注意防止舌咬伤。

(安会云)

第八节 电 击 伤

一、定义

电击伤(亦称触电)是指当一定的电流或电能量(静电)通过人体后致使机体组织损伤或功能障碍,甚至死亡的病理过程,一般常见于违章用电、电器年久失修、漏电、雷击及意外事故等。电击伤可以分为超高压电或雷击伤、高压电伤和低压电伤3种。

二、临床表现

轻者仅有瞬间感觉异常,重者可致死亡。

(一)全身表现

1.轻型

表现为精神紧张,表情呆滞、面色苍白、四肢软弱、呼吸及心跳加速。敏感患者可发生晕厥、短暂意识丧失。

2.重型

表现为神志清醒患者有恐惧、心悸和呼吸频率快;昏迷患者则出现肌肉抽搐、血压下降、呼吸由浅快转为不规则以至停止,心律失常,很快导致心搏骤停。

(二)局部表现

主要表现为电流通过的部位出现电灼伤。

1.低压电引起的灼伤

伤口小,呈椭圆形或圆形,焦黄或灰白色,干燥,边缘整齐,与正常皮肤分界清楚,一般不损伤内脏。如有衣服点燃,可出现与触电部位无关的大面积烧伤。

2.高压电引起的烧伤

烧伤面积不大,但可深达肌肉、血管、神经和骨骼,有"口小底大,外浅内深"的特征:肌肉组织常呈夹心性坏死;电流可造成血管壁变性、坏死或血管栓塞,从而引起继发性出血或组织的继发性坏死。

(三)并发症

可有短期精神异常、心律失常、肢体瘫痪、继发性出血或血供障碍、局部组织坏死继发感染、急性肾功能障碍、内脏破裂或穿孔、周围性神经病、永久性失明或耳聋等。孕妇电击后常发生死胎、流产。

三、病因及发病机制

(一)病因

1.人体直接接触电源

如电动机、变压器等电器设备不检修,不装接地线;不懂安全用电知识,自行安装电器;家用电器漏电而手直接接触开关等。

2.电流或静电电荷经空气或其他介质电击人体

因台风、火灾、地震、房屋倒塌等使高压线断后掉在地上,在高压和超高压电场中,10 cm 内都有电击伤的危险;在大树下避雷雨,衣服被淋湿后更易被雷击。

(二)发病机制

电击伤主要发病机制是组织缺氧。人体作为导体,在接触电流时,即成为电路中的一部分。电击通过产热和电化学作用引起人体器官生理功能障碍,如抽搐、心室颤动、呼吸中枢麻痹或呼吸停止等,以及组织损伤。电击伤对人体的危害与接触电压高低、电流强弱、电流类型、频率高低、电流接触时间、接触部位、电流方向和所在环境的气象条件都有密切关系。

(1)电流类型:同样电压下,交流电比直流电的危险性大 3 倍。交流电能使肌肉持续抽搐,能牵引住接触者,使其脱离不开电流,因而危险性较直流电大。

(2)电流强度:一般而论,通过人体的电流越强,对人体造成的损害越重,危险也越大。

(3)电压高低:电压越高,流经人体的电流越大,机体受到的损害也越严重。

(4)电阻大小:在一定电压下,皮肤电阻越低,通过的电流越大,造成的损伤越大。

(5)电流接触时间:电流对人体的损害程度与接触电源时间成正比。

(6)通电途径:电流通过人体的途径不同,对人体造成的伤害也不同。

四、辅助检查

早期可出现肌酸磷酸激酶(CK)及其同工酶(CK-MB)/乳酸脱氢酶(LDH)、丙氨酸氨基转移酶(ALT)的活性增高。尿液检测可见血红蛋白尿或肌红蛋白尿。

五、诊断要点

(一)病史

患者有明确的触电史或被雷、电击伤史。

(二)诊断注意事项

应了解有无从高处坠落或被电击抛开的情节,注意颈髓损伤、骨折和内脏损伤的可能性。监测血 LDH、CK-MB、淀粉酶,尿肌红蛋白,肝、肾功能等,可辅助判断组织器官损伤程度。有些患者触电后,心跳和呼吸极其微弱,甚至暂时停止,处于"假死状态",因此要认真鉴别,不可轻易放弃对触电患者的抢救。

六、治疗要点

救治原则为迅速脱离电源,争分夺秒地实施有效的心肺复苏及心电监护。

（一）现场急救

1.迅速脱离电源

根据触电现场情况，采用最安全、最迅速的办法脱离电源。

（1）切断电源：拉开电源闸刀或者拔除电源插头。

（2）挑开电线：应用绝缘物或干燥的木棒、竹竿、扁担等将电线挑开。

（3）拉开触电者：施救者可穿胶鞋，站在木凳上，用干燥的绳子、围巾或干衣服等拧成条状套在触电者身上拉开触电者。

（4）切断电线：如在野外或远离电源及存在电磁场效应的触电现场，施救者不能接近触电者，不便将电线挑开时，可用干燥绝缘的木柄刀、斧或锄头等物将电线斩断，中断电流，并妥善处理残端。

2.防止感染

现场应保护好电烧伤创面，防止感染。

3.轻型触电者：

就地观察及休息1～2小时，以减轻心脏负荷，促进恢复。

4.重型触电者

对心搏骤停或呼吸停止者，应立即实施心肺复苏术。

（二）院内急救

1.维持有效呼吸

呼吸停止者应立即气管插管，给予呼吸机辅助通气。

2.补液

低血容量性休克和组织严重电烧伤的患者，应迅速给予静脉补液，补液量较同等面积烧伤患者要多。

3.纠正心律失常

最严重的心律失常是心室颤动，室颤者应尽早给予除颤。

4.创面处理

创面应用无菌液冲洗后以无菌敷料包扎，局部坏死组织如与周围组织分界清楚，应在伤后3～6天及时切除焦痂。如皮肤缺损较大，则需植皮治疗，必要时应用抗生素和TAT预防破伤风的发生。

5.筋膜松解术和截肢

肢体受高压电热灼伤，大块软组织灼伤引起的局部水肿和小血管内血栓形成，可使电热灼伤远端肢体发生缺血性坏死，因而有时需要进行筋膜松解术，减轻灼伤部位周围压力，改善肢体远端血液循环，严重时可能需要做截肢手术。

6.对症处理

预防感染，纠正水和电解质紊乱，抗休克，防治应激性溃疡、脑水肿、急性肾衰竭等。

七、护理问题

（一）焦虑/恐惧

其与电击伤后出现短暂的电休克、担心植皮、截肢（指、趾）、电击伤知识的缺乏有关。

(二)皮肤完整性受损

其与皮肤烧伤,失去皮肤屏障功能有关。

(三)心排血量减少

其与电击伤后心律失常有关。

(四)体液不足

其与大面积电击伤后大量体液自创面丢失、血容量减少有关。

(五)疼痛

其与电击伤后创面疼痛及局部炎症有关。

(六)潜在并发症

急性肾衰竭、感染、继发性出血、高钾血症。

八、护理措施

(一)即刻护理

心搏骤停或呼吸骤停者应立即实施心肺复苏术,应配合医师做好抢救,尽早尽快建立人工气道和机械通气,注意清除气道内分泌物。

(二)用药护理

尽快建立静脉通路,根据医嘱给予输液,恢复循环容量。应用抗生素后所造成的厌氧菌感染,遵医嘱注射破伤风抗毒素预防发生破伤风。

(三)合并伤的护理

因触电后弹离电源或自高空跌下,常伴有颅脑伤、气胸、血胸、内脏破裂、四肢与骨盆骨折等合并伤。搬运过程注意保护颈部、脊柱和骨折处,配合医师做好抢救。如有颅脑外伤,心搏呼吸停止时间较长,伤员昏迷不醒等情况,应遵医嘱在伤员头部放置冰袋,并快速静脉滴注20%甘露醇250 mL或50%葡萄糖溶液60~100 mL,脱水降低颅压,防止脑疝引起突然死亡。

(四)严密观察病情变化

1.密切监测生命体征变化

测量呼吸、脉搏、血压及体温。注意呼吸频率,判断有无呼吸抑制及窒息发生;注意患者神志变化,对清醒患者应予心理安慰,消除其恐惧心理,同时注意患者出现电击后精神兴奋症状,应说服患者休息。

2.心律失常的监测

复苏后患者尤其应仔细检查心率和心律,每次心脏听诊应保持5分钟以上,判断有无心律失常。

3.肾功能监测

观察尿的颜色和量的变化,对严重肾功能损害或脑水肿损害使用利尿药和脱水剂者,应准确记录尿量。

(五)加强基础护理

保持患者局部伤口敷料的清洁、干燥,防止脱落。观察创面颜色、气味,有无发绀、干性坏死等,警惕糜烂坏死组织腐蚀血管致大出血。保守治疗效果不好的,应及早截肢,并遵医嘱应用止痛药,注意观察患者有无幻肢痛。做好口腔和皮肤护理,预防发生口腔感染和压疮等。

(六)心理护理

医务人员应沉着冷静,操作熟练,多与患者进行肢体接触和眼神沟通,给患者更多的信任感;同时多安慰患者,告知其治疗方法、过程及效果,鼓励患者表达自身感受,教会患者自我放松的方法;适当延长患者家属探视时间,家属的关心鼓励和陪伴能够给予患者更多战胜疾病的信心。

(七)健康教育

教育患者出院后自我保健知识、普及安全用电知识,尤其应加强学龄前儿童和小学生的安全用电知识教育。

(安会云)

第九节 冻 伤

一、定义

冻伤即冷损伤,是低温作用于机体的局部或全身引起的损伤。低温强度和作用时间、空气湿度和风速与冻伤的轻重程度密切相关。慢性疾病、营养不良、饥饿、疲劳、年老、神志不清、痴呆、醉酒、休克和创伤等是冻伤的易患因素。

二、临床表现

冻伤按损伤范围可分为全身性冻伤(冻僵)和局部性冻伤(局部冻伤、冻疮、战壕足与浸泡足),按损伤性质可分为非冻结性冻伤和冻结性冻伤。

(一)非冻结性冻伤

非冻结性冻伤是长时间暴露于0~10 ℃的低温、潮湿环境造成的局部损伤,而不发生冻结性病理改变,包括冻疮、战壕足及浸泡足。临床表现为局部红肿,可出现水疱,去除水疱上的表皮可见创面发红,有渗液,并发感染时可形成糜烂或溃疡。受冻局部可渐次出现皮肤发红、苍白、发凉,皮肤或肢端刺痛,皮肤僵硬、麻木、感觉丧失。冻疮常发生在手足部或者耳郭,易复发。

(二)冻结性冻伤

冻结性冻伤是身体局部或全部短时间暴露于极低气温,或较长时间暴露于冰点以下低温造成的组织损伤。

局部冻伤常发生在鼻、耳、颜面、手足等暴露部位。患处温度低,皮肤苍白、麻木、刺痛。局部冻伤可分为反应前期、反应期及反应后期。

1.反应前期(前驱期)

反应前期系指冻伤后到复温融化前的阶段,主要临床表现有受冻部位冰凉、苍白、坚硬、感觉麻木或丧失。由于局部处于冻结状态,其损伤范围和程度往往难以判断。

2.反应期(炎症期)

反应期为复温融化和复温融化后的阶段。冻伤损伤范围、程度随复温后逐渐明显。

3.反应后期(恢复期)

反应后期系指Ⅰ、Ⅱ度冻伤愈合后,和Ⅲ度冻伤坏死组织脱落后,肉芽创面形成的阶段。可出现：①冻伤皮肤局部发冷，感觉减退或敏感；②对冷敏感，寒冷季节皮肤出现苍白或青紫；③痛觉敏感，肢体不能持重等。这些表现系由于交感神经或周围神经损伤后功能紊乱所引起。

（三）冻僵

冻僵表现为低体温，易发生在冷水或冰水中淹溺，其临床表现如下。

1.神经系统

体温在34℃时可出现健忘症，低于32℃时触觉、痛觉丧失，而后意识丧失，瞳孔扩大或缩小。

2.循环系统

体温下降后，血液内水分由血管内移至组织间隙，血液浓缩，黏度增加，20℃时半数以上的外围小血管血流停止，肺循环及外周阻力加大；19℃时冠状动脉血流量为正常的25%，心排血量减少，心率减慢，出现传导阻滞，可发生心室颤动。

3.呼吸系统

呼吸中枢受抑制，呼吸变浅，变慢，29℃时呼吸比正常次数减少50%，呼吸抑制后进一步加重缺氧，酸中毒及循环衰竭。

4.肾脏系统

由于肾血管痉挛，肾血流量减少，肾小球滤过率下降。体温27℃时，肾血流量减少一半以上，肾小球滤过率减少1/3。如果持续时间过久，导致代谢性酸中毒、氮质血症及急性肾衰竭。

三、病因及发病机制

冻伤是局部温度过低，致使局部血管先收缩、后扩张，毛细血管壁通透性增加，血浆渗出，组织水肿，血管内血液浓缩和血管壁损害，形成血栓以致引起组织坏死。病变可仅限于皮肤或累及深部组织，包括肌肉和骨骼。

四、诊断要点

（一）了解病史

了解受冻、受湿冷史、保温情况，以及是否有诱因，即可确定冻伤诊断，并判断冻伤类型与程度。注意患者出现低体温前是否伴有药物过量、滥用乙醇或外伤。伴高血钾者需排除挤压伤和溶血。

（二）中心体温测量

临床上以接近中心体温的部位测量。肺动脉测温最准确，但较常用直肠、膀胱、鼓膜、食管测温。

五、治疗要点

（一）冻僵

（1）迅速恢复冻伤者中心体温，防止并发症。

（2）迅速将冻伤者移入温暖环境。脱掉衣服、鞋袜，采取全身保暖措施。给盖棉被或毛毯，用热水袋，水壶加热（注意不要直接放在皮肤上，用垫子，衣服或毯子隔开，以防烫伤）放腋下及腹股沟，有条件用电毯包裹躯体，红外线和短波透热等，也可用温水，将冻伤者浸入40～42℃温浴盆中，水温自34～35℃开始，5～10分钟后提高水温到42℃，待肛温升到34℃，有了规则的呼吸和心跳时,停止加温。如患者意识存在,可给予热饮料,静脉滴注加温10%葡萄糖,有助于改善循环。

(3)除体表复温外,也可采用中心复温法,尤其是那些严重冻僵的伤员。可采用体外循环血液加温和腹膜透析。腹膜透析在一般医院都能进行,可用加温到49~54℃的透析悬液挂在3~4尺(1尺=1/3米)高度,通过在43℃水浴中保温的导管,灌入腹腔内,进行腹膜透析,每次20~30分钟,可连续透析5~6次。每小时可使肛温升高2.9~3.6℃,有助于改善心、肾功能。

(4)采用对器官功能监护和支持等综合措施,注意处理低血容量、低血糖、应激性溃疡、胰腺坏死、心肌梗死、脑血管意外、深部静脉血栓形成、肺不张、肺水肿、肺炎等并发症。

(二)局部冻伤

1.治疗原则

(1)迅速脱离寒冷环境,防止继续受冻。

(2)抓紧时间尽早快速复温。

(3)局部涂敷冻伤膏。

(4)改善局部微循环。

(5)抗休克,抗感染和保温。

(6)内服活血化瘀等药。

(7)Ⅱ、Ⅲ度冻伤未能分清者按Ⅲ度冻伤治疗。

(8)冻伤手术处理,应尽量减少伤残,最大限度地保留尚有存活能力的肢体功能。

2.快速复温

伤员脱离寒冷环境后,如有条件,应立即进行温水快速复温,复温后在充分保暖的条件下运送。如无快速复温条件,应尽早运送,运送途中应注意保暖,防止外伤。到达医疗单位后应立即进行温水快速复温,特别对救治仍处于冻伤状态的Ⅱ、Ⅲ度冻伤,复温是效果显著的关键措施。复温方法:将冻肢浸泡在42℃温水中,至冻区皮肤转红,尤其是指/趾甲床潮红,组织变软为止,时间不宜过长。对于颜面冻伤,可用42℃的温水浸湿毛巾,进行局部热敷。在无温水的条件下,可将冻肢置于自身或救护者的温暖体部,如腋下、腹部或胸部,以达复温目的。救治时严谨火烤、雪搓、冷水浸泡或猛力捶打冻伤部。

3.局部处理

(1)局部用药:复温后局部立即涂敷冻伤外用药膏,可适当涂厚些,指/趾间均需涂敷,并以无菌敷料包扎,每天换药1~2次,面积小的Ⅰ、Ⅱ度冻伤,可不包扎,但注意保暖。

(2)水疱处理:应在无菌条件下抽出水疱液,如果水疱较大,也可低位切口引流。

(3)感染创面和坏死痂皮处理:感染创面应及时引流,防止痂下积脓,对坏死痂皮应及时蚕食脱痂。

(4)及时清除坏死痂皮:肉芽创面新鲜后尽早植皮,消灭创面。早期皮肤坏死形成干痂后,对于深部组织生活能力情况,往往不易判断,有时看来肢端已经坏死,但脱痂后露出肉芽创面(表明深部组织未坏死),经植皮后痊愈。因此,对冻伤后截肢应取谨慎态度,一般任其自行分离脱落,尽量保留有活力的组织,有必要时可进行动脉造影,以了解肢端血液循环情况。

4.其他

预防感染严重冻伤应口服或注射抗生素;常规进行破伤风预防注射。

(三)非冻结性冻伤

可在局部涂冻伤膏。局部用药应涂厚，每天数次温敷创面。并根据创面情况每天换药，用无菌纱布包扎。

六、护理问题

(一)疼痛

其与冻伤造成组织坏死有关。

(二)体温过低

其与局部温度过低，致使局部血管收缩有关。

(三)感染

其与冻伤后组织坏死有关。

七、护理措施

(一)一般护理

复温后将患者安置在温暖环境中，取平卧位且继续用毛毯、棉被等保温、同时保持床单位整洁、维持冻伤皮肤干燥，抬高病变部位、减轻水肿。

(二)病情观察

持续监测肛温变化，严格监测心率、血压、呼吸、血氧饱和度等生命体征并详细记录，发现病情变化及时配合医师处理。全身温水浴复温时，一般当肛温恢复到 34 ℃左右，即应停止继续复温。因为停止复温后，体温还要继续上升 3～6 ℃，如果复温太高，体温继续上升后，可出现高热，增加代谢消耗与负担。

(三)对症护理

1.疼痛护理

正确评估患者疼痛分级，并遵医嘱使用镇痛药物；根据患者的损伤部位选择合适的体位以减轻疼痛；可采用音乐疗法转移患者注意力，以缓解疼痛。

2.创面护理

及时更换包扎敷料，保持创面干燥、避免压迫。

3.用药护理

用药前遵医嘱做过敏试验，确定安全后方能使用；对于改善微循环的药物，注意观察药物的疗效，警惕出血倾向。

(四)饮食护理

加强营养支持，给予高热量、高蛋白、富含维生素的清淡饮食。

(五)心理护理

冻伤复温后常出现疼痛，严重影响患者舒适，造成焦虑、恐惧、烦躁心理。护士应做好解释工作，向患者说明疼痛的原因，介绍缓解疼痛的方法，正确疏导患者的不良情绪，以积极配合治疗。

（安会云）

第十节　强酸、强碱损伤

一、定义

强酸、强碱损伤是指强酸或强碱类物质接触皮肤黏膜后造成的腐蚀性烧伤,以及进入血液后造成的全身中毒损伤。

二、临床表现

(一)强酸损伤

1.常见不同强酸损伤的特点

(1)浓硫酸作用于组织时,其吸水性强,能使有机物质炭化。

(2)浓硫酸含三氧化硫,吸入后对肺组织产生强烈的刺激和腐蚀作用,可导致严重肺水肿。

(3)硝酸吸收入血后,逐步变为亚硝酸盐和硝酸盐,前者能使血红蛋白变为正铁血红蛋白,并引起中毒性肾病。硝酸烟雾与空气接触,释出二氧化氮,吸入后直接刺激支气管黏膜和肺泡细胞,可导致肺水肿。

(4)浓盐酸与空气呈白色的烟雾,具有剧烈的刺激气味,可引起口腔、鼻、支气管黏膜充血、水肿、坏死、溃疡,眼睑痉挛或角膜溃疡。

(5)氢氟酸可溶解脂肪和脱钙,造成持久的局部组织坏死,损害可深达骨膜,甚至骨骼坏死高浓度氢氟酸可伴发急性氟中毒。

(6)草酸可结合钙质,引起低血钙、手足搐搦。皮肤及黏膜可产生粉白色顽固溃烂。

(7)铬酸接触引起溃烂及水疱,如不及时处理,铬离子可从创面吸收,导致全身中毒。铬酸雾反复吸入接触后可发生鼻中隔穿孔。

2.各部位强酸损伤的表现

(1)皮肤接触者:创面干燥,边界分明,坏死可深入到皮下组织,局部灼痛。皮肤呈暗褐色,严重者出现糜烂、溃疡、坏死、迅速结痂,一般不起水疱。皮肤大面积烧伤时,可导致休克。烧伤痂皮或焦痂色泽:硫酸为黑色或棕黑色,硝酸为黄色,盐酸为灰棕色,氢氟酸为灰白色。

(2)眼部接触者:发生眼睑水肿、结膜炎、角膜混浊、穿孔,甚至全眼炎、失明。

(3)吸入强酸类的烟雾:出现咳嗽、咳泡沫状痰或血痰、气促、喉或支气管痉挛、喉头水肿、胸部压迫感、呼吸困难、窒息。

(4)口服强酸后,立即出现消化道损伤处的剧烈烧灼样疼痛,口腔、咽喉部等易见黏膜充血、糜烂、溃疡。出现难以抑制的呕吐,呕吐物中可有血液和黏膜组织。重者发生胃穿孔、休克。酸类吸收入血,可致代谢性酸中毒、肝肾功能受损、昏迷、呼吸抑制。幸存者常形成食管和胃部瘢痕收缩、狭窄,腹膜粘连,消化道功能减退等后遗症。

(二)强碱损伤

1.常见不同强碱损伤的特点

(1)氢氧化钠和氢氧化钾具有较强的刺激性和腐蚀性,能和组织蛋白结合形成复合物,使脂肪组织皂化,产生热量继续损伤组织,烧伤后疼痛剧烈,创面较深,愈合慢。

（2）生石灰遇水后,产生氢氧化钙并释放大量热能,产生热烧伤和化学烧伤双重作用,除对皮肤有刺激性和腐蚀性外,加上其产热对皮肤的热烫伤,使组织烧伤程度较深,创面较干燥。

（3）浓氨溶液主要成分为氢氧化氨,挥发后释放出氨,对呼吸道有强烈刺激性,可致黏膜充血、水肿、分泌物增多,严重者可发生喉头水肿、支气管肺炎和肺水肿。

2.各部位强碱损伤的表现

（1）皮肤接触者:局部充血、水肿、糜烂、溃疡、起水疱,局部灼痛,可形成白色痂皮。周围红肿,可出现红斑、丘疹等皮炎样改变。皮肤烧伤可达Ⅱ度以上。

（2）眼部接触者:结膜充血、水肿,角膜溃疡、混浊、穿孔,甚至失明。

（3）吸入强碱者:吸入高浓度氨气体,表现为刺激性咳嗽、咳痰,甚至咳出溶解坏死组织碎片,导致喉头水肿和痉挛、窒息、呼吸困难、肺水肿,可迅速发生休克和昏迷。

（4）口服强碱者:口腔、咽部及食管剧烈灼痛,腹部绞痛、恶心、呕吐,可并发消化道出血,呕出血性黏液和黏膜组织坏死碎片。可有血性腹泻。固体的碱颗粒可黏附在口咽和食管黏膜表面,引起环形烧伤,可致局部穿孔。口服液体碱可对消化道黏膜产生快速和严重的液化性腐蚀损伤。强碱吸收入血后可引起代谢性碱中毒、手足痉挛、肝肾功能损伤,重者昏迷、休克,迅速危及生命。幸存者常遗留食管狭窄。

三、病因及发病机制

强酸、强碱损伤多因意外事故经体表接触或口服所致。工业上,强酸损伤也可由生产过程中接触或吸入酸雾所致。

（一）强酸

强酸类腐蚀的程度和深度与其浓度、接触时间、剂量和温度相关。强酸类腐蚀损伤机制是游离出的氢离子使皮肤和黏膜接触部位的组织坏死。皮肤黏膜接触强酸后,引起细胞脱水,组织蛋白凝固性坏死、溃疡,并形成结痂,对防止创面继续受损害有一定作用。

（二）强碱

强碱对组织的损伤程度,主要决定于其浓度,是由氢氧离子对组织起作用所致。强碱作用于机体,迅速吸收组织水分,使组织细胞脱水。强碱与人体内脂肪结合引起脂肪皂化产热反应,导致细胞结构破坏、深层组织坏死,易致深度烧伤,使人体丧失较多液量。强碱引起蛋白质和胶原组织溶解导致组织液化性坏死,与强酸所致的凝固性坏死相比,更易于引起组织溶化、穿孔。

四、诊断要点

根据强酸、强碱损伤史和损伤的临床表现即可做出诊断。尽可能了解损伤化学物的种类、接触途径、浓度剂量及接触时间。痂皮等损伤特征有助于分析损伤物的种类。了解皮肤接触的面积,了解有关症状发生的时间。在现场处理时,应注意收集患者的呕吐物、排泄物等标本用作化学毒物分析。

五、治疗要点

（一）局部处理

抢救者需做好自身防护,如穿戴防护衣、防护手套、防护眼镜、防护面罩等,立即将伤者救离现场。

(1)皮肤损伤处理:应迅速脱除污染的衣服,清洗毛发皮肤。

对强酸损伤者,可先用大量清水冲洗 10～30 分钟,再用 2％～4％碳酸氢钠溶液冲洗 10～20 分钟,或用 1％浓氨溶液、肥皂水或石灰水等冲洗,然后用 0.1％苯扎溴铵、生理盐水或清水冲洗创面,直到冲洗干净。

对强碱损伤者,用清水反复持续冲洗 1 小时以上,直至创面无滑腻感,然后选用 1％醋酸、3％硼酸、5％氯化钠或 10％枸橼酸钠等中和,或用 2％醋酸湿敷皮肤损伤处,皮肤烧伤应及时处理。

(2)眼损伤处理立即用大量清水冲洗眼部 10 分钟,再以生理盐水冲洗 10 分钟,滴入 1％阿托品眼液、可的松和抗生素眼药水。但生石灰烧伤禁用生理盐水冲洗,以免产生更强的氢氧化钠。强碱所致的眼损伤,勿用酸性液体冲眼,以免产热造成眼睛热力烧伤。眼内有石灰粒者可用 1％～2％氯化铵溶液冲洗,使之溶解,禁用酸性液中和。眼部剧痛者,可用 2％丁卡因滴眼。

(3)吸入性损伤处理:可予以异丙肾上腺素、麻黄碱、普鲁卡因、糖皮质激素及抗生素气管内间断滴入或雾化吸入。对症治疗包括镇咳、吸氧,呼吸困难若发生肺水肿,应尽快行气管切开术,呼吸机辅助呼吸,以保护呼吸道通畅,防止坏死黏膜脱落窒息。

(4)口服损伤处理:抢救原则是迅速清除、稀释、中和腐蚀剂,保护食管、胃肠黏膜,减轻炎症反应,防止瘢痕形成,止痛、抗休克等对症治疗。①一般禁忌催吐和洗胃,避免发生消化道穿孔及反流的胃液再度腐蚀食管黏膜。可立即口服清水 1 000～1 500 mL,以稀释强酸或强碱的浓度,并保护消化道黏膜。②对口服强酸者,禁服碳酸氢钠、碳酸钠等碳酸盐类中和,以免产生大量二氧化碳致胃肠胀气、穿孔。可先口服蛋清、牛奶或豆浆 200 mL 稀释强酸,继之口服氢氧化铝凝胶 2.5％氧化镁或 7.5％氢氧化镁 60 mL,或石灰水 200 mL 中和强酸。③对口服强碱者,可先口服生牛奶 200 mL,之后口服食醋,1％～5％醋酸、柠檬水,但碳酸盐(如碳酸钠、碳酸钾)中毒时需改用口服硫酸镁,以免产生过多二氧化碳导致胃肠胀气、穿孔。

(二)对症及综合治疗

疼痛剧烈者,可予以镇痛药。对有昏迷、抽搐、呼吸困难等症状的危重患者应立即给氧,建立静脉通道,组织抢救,防止肺水肿和休克;对吞咽困难患者应加强支持疗法;维持酸碱、水、电解质平衡;保护肝、肾功能,防治急性肾衰竭等严重并发症。

六、护理问题

(一)疼痛
其与组织破坏、炎症反应有关。

(二)体液平衡失调
其与创面大量渗出有关。

(三)有感染的危险
其与皮肤屏障功能丧失、创面污染、机体免疫力低下有关。

(四)有窒息的危险
其与吸入性呼吸道烧伤有关。

(五)自我形象紊乱
其与身体皮肤烧伤有关。

七、护理措施

(一)护理评估

(1)评估损伤原因、强酸或强碱接触或进入人体的剂量。

(2)评估局部损伤或全身脏器损伤程度。

(3)观察意识、脉搏、呼吸、心跳,积极评估抢救效果。

(二)排除毒物

(1)强酸强碱皮肤烧灼后,立即用大量流水冲洗。

(2)口服中毒者,严禁洗胃。

(3)强酸强碱类使眼部受到损害,应立即用大量清水或生理盐水彻底冲洗,然后遵医嘱给予眼部用药。

(三)病情观察

严密观察生命体征、神志的变化。观察有无并发症的出现,如有无纵隔炎、腹膜炎。给予4～6 L/min 的氧气吸入,以防出现急性呼吸窘迫综合征。注意有无因剧烈疼痛、胃肠道出血等因素导致的休克,有无并发胃肠道穿孔、急性肾衰竭等情况。

(四)营养支持

早起静脉补充营养,严格禁食水,病情好转后可留置胃管,给予流质饮食,逐渐过渡到半流质、普食,避免生、冷、硬及刺激性食物。

(五)口腔护理

用1％～4％过氧化氢溶液擦洗口腔,防止厌氧菌感染。动作应轻柔,避免损伤新鲜创面。

(六)心理护理

患者极度痛苦,尤其是可能造成机体畸形、面部灼伤毁容或出现食管狭窄不能进食者,容易产生悲观绝望情绪,因此,应加强沟通,以及时进行心理疏导,防止过激行为发生,鼓励患者树立战胜疾病的信心和生活的勇气。

(安会云)

第六章

神经内科护理

第一节　面　神　经　炎

面神经炎又称 Bell 麻痹,是面神经在茎乳孔以上面神经管内段的急性非化脓性炎症。

一、病因

病因不明,一般认为面部受冷风吹袭、病毒感染、自主神经功能紊乱造成面神经的营养微血管痉挛,引起局部组织缺血、缺氧所致。近年来也有认为可能是一种免疫反应。膝状神经节综合征则系带状疱疹病毒感染,使膝状神经节及面神经发生炎症所致。

二、临床表现

无年龄和性别差异,多为单侧,偶见双侧,多为吉兰-巴雷综合征。发病与季节无关,通常急性起病,数小时至 3 天达到高峰。病前 1～3 天患侧乳突区可有疼痛。同侧额纹消失,眼裂增大,闭眼时,眼睑闭合不全,眼球向外上方转动并露出白色巩膜,称 Bell 现象。病侧鼻唇沟变浅,口角下垂。不能做噘嘴和吹口哨动作,鼓腮时病侧口角漏气,食物常滞留于齿颊之间。

若病变波及鼓索神经,尚可有同侧舌前 2/3 味觉减退或消失。镫骨肌支以上部位受累时,出现同侧听觉过敏。膝状神经节受累时除面瘫、味觉障碍和听觉过敏外,还有同侧唾液、泪腺分泌障碍,耳内及耳后疼痛,外耳道及耳郭部位带状疱疹,称膝状神经节综合征。一般预后良好,通常于起病 1～2 周后开始恢复,2～3 个月内痊愈。发病时伴有乳突疼痛、老年、患有糖尿病和动脉硬化者预后差。可遗有面肌痉挛或面肌抽搐。可根据肌电图检查及面神经传导功能测定判断面神经受损的程度和预后。

三、诊断与鉴别诊断

根据急性起病的周围性面瘫即可诊断。但需与以下疾病鉴别。

(1)吉兰-巴雷综合征:可有周围面瘫,多为双侧性,并伴有对称性肢体瘫痪和脑脊液蛋白-细胞分离。

(2)中耳炎迷路炎乳突炎等并发的耳源性面神经麻痹,以及腮腺炎肿瘤下颌化脓性淋巴结炎等所致者多有原发病的特殊症状及病史。

(3)颅后窝肿瘤或脑膜炎引起的周围性面瘫:起病较慢,且有原发病及其他脑神经受损表现。

四、治疗

(一)急性期治疗

以改善局部血液循环,消除面神经的炎症和水肿为主。如系带状疱疹所致的 Hunt 综合征,可口服阿昔洛韦 5 mg/(kg·d),每天 3 次,连服 7~10 天。①类固醇皮质激素:泼尼松(20~30 mg)每天 1 次,口服,连续 7~10 天。②改善微循环,减轻水肿:706 代血浆(羟乙基淀粉)或低分子右旋糖酐 250~500 mL,静脉滴注每天 1 次,连续 7~10 天,亦可加用脱水利尿药。③神经营养代谢药物的应用:维生素 B_1 50~100 mg,维生素 B_{12} 500 μg,胞磷胆碱 250 mg,辅酶 Q_{10} 5~10 mg 等,肌内注射,每天 1 次。④理疗:茎乳孔附近超短波透热疗法,红外线照射。

(二)恢复期治疗

以促进神经功能恢复为主。①口服维生素 B_1、维生素 B_{12} 各 1 至 2 片,每天 3 次;地巴唑 10~20 mg,每天 3 次。亦可用加兰他敏 2.5~5 mg,肌内注射,每天 1 次。②中药,针灸,理疗。③采用眼罩,滴眼药水,涂眼药膏等方法保护暴露的角膜。④病后 2 年仍不恢复者,可考虑行神经移植治疗。

五、护理

(一)一般护理

(1)病后两周内应注意休息,减少外出。

(2)本病一般预后良好,约 80% 的患者可在 3~6 周内痊愈,因此应向患者说明病情,使其积极配合治疗,解除心理压力,尤其年轻患者,应保持健康心态。

(3)给予易消化、高热能的半流质饮食,保证机体足够营养代谢,增加身体抵抗力。

(二)观察要点

面神经炎是神经科常见病之一,在护理观察中主要注意以下两方面的鉴别。

1.分清面瘫属中枢性还是周围性瘫痪

中枢性面瘫系由对侧皮质延髓束受损引起的,故只产生对侧下部面肌瘫痪,表现为鼻唇沟浅、口角下坠、露齿、鼓腮、吹口哨时出现肌肉瘫痪,而皱额、闭眼仍正常或稍差。哭笑等情感运动时,面肌仍能收缩。周围性面瘫所有表情肌均瘫痪,不论随意或情感活动,肌肉均无收缩。

2.正确判断患病一侧

面肌挛缩时病侧鼻唇沟加深,眼裂缩小,易误认健侧为病侧。如让患者露齿时可见挛缩侧面肌不收缩,而健侧面肌收缩正常。

(三)保护暴露的角膜及防止结膜炎

由于患者不能闭眼,因此必须注意眼的清洁卫生。①外出必须戴眼罩,避免尘沙进入眼内。②每天抗生素眼药水滴眼,入睡前用眼药膏,以防止角膜炎或暴露性角结膜炎。③擦拭眼泪的正确方法是向上,以防止加重外翻。④注意用眼卫生,养成良好习惯,不能用脏手、脏手帕擦泪。

(四)保持口腔清洁防止牙周炎

由于患侧面肌瘫痪,进食时食物残渣常停留于患侧颊齿间,故应注意口腔卫生。①经常漱口,必要时使用消毒漱口液。②正确使用刷牙方法,应采用"短横法或竖转动法"两种方法,以去除菌斑及食物残片。③牙齿的邻面与间隙容易堆积菌斑而发生牙周炎,可用牙线紧贴牙齿颈部,然后在邻面做上下移动,每个牙齿4～6次,直至刮净。④牙龈乳头萎缩和齿间空隙大的情况下可用牙签沿着牙龈的形态线平行插入,不宜垂直插入,以免影响美观和功能。

(五)家庭护理

1.注意面部保暖

夏天避免在窗下睡觉,冬天迎风乘车要戴口罩,在野外作业时注意面部及耳后的保护。耳后及病侧面部给予温热敷。

2.平时加强身体锻炼

增强抗风寒侵袭的能力,积极治疗其他炎性疾病。

3.瘫痪面肌锻炼

因面肌瘫痪后常松弛无力,患者自己可对着镜用手掌贴于瘫痪的面肌上做环形按摩,每天3～4次,每次15分钟,以促进血液循环,并可减轻患者面肌受健侧的过度牵拉。当神经功能开始恢复时,鼓励患者练习病侧的各单个面肌的随意运动,以促进瘫痪肌的早日康复。

(徐燕荣)

第二节 癫 痫

癫痫是多种原因导致的脑部神经元高度同步化异常放电所引起的临床综合征,临床表现具有发作性、短暂性、重复性和刻板性的特点。临床上每次发作或每种发作的过程称为痫性发作。

一、病因与发病机制

(一)病因

癫痫不是独立的疾病,而是一组疾病或综合征。引起癫痫的病因非常复杂,根据病因学不同,癫痫可分为三大类。

1.症状性癫痫

由各种明确的中枢神经系统结构损伤和功能异常引起,如脑肿瘤、脑外伤、脑血管病、中枢神经系统感染、寄生虫、遗传代谢性疾病、神经系统变性疾病等。

2.特发性癫痫

病因不明,未发现脑部有足以引起癫痫发作的结构性损伤或功能异常,可能与遗传因素密切相关。

3.隐源性癫痫

病因不明,但临床表现提示为症状性癫痫,现有的检查手段不能发现明确的病因。其占全部癫痫的60％～70％。

(二)发病机制

癫痫的发病机制非常复杂,至今尚未能完全了解其全部机制,但发病的一些重要环节已被探知。

1.痫性放电的起始

神经元异常放电是癫痫发病的电生理基础。

2.痫性放电的传播

异常高频放电反复通过突触联系和强化后的易化作用诱发周边及远处的神经元的同步放电,从而引起异常电位的连续传播。

3.痫性放电的终止

目前机制尚未完全明了。

二、临床表现

(一)痫性发作

1.部分性发作

部分性发作包括以下几种。①单纯部分性发作:常以发作性一侧肢体、局部肌肉节律性抽动或感觉障碍为特征,发作时程短。②复杂部分性发作:表现为意识障碍,多有精神症状和自动症。③部分性发作继发全面性发作:上述部分性发作后出现全身性发作。

2.全面性发作

这类发作起源于双侧脑部,发作初期即有意识丧失,根据其临床表现的不同,可分为如下内容。

(1)全面强直-阵挛发作:以意识丧失、全身抽搐为主要临床特征。早期出现意识丧失、跌倒,随后的发作过程分为三期:强直期、阵挛期和发作后期。发作过程可有喉部痉挛、尖叫、心率增快、血压升高、瞳孔散大、呼吸暂停等症状,发作后各项体征逐渐恢复正常。

(2)失神发作:典型表现为正常活动中突然发生短暂的意识丧失,两眼凝视且呼之不应,发作停止后立即清醒,继续原来的活动,对发作没有丝毫记忆。

(3)强直性发作:多在睡眠中发作,表现为全身骨骼肌强直性阵挛,常伴有面色潮红或苍白、瞳孔散大等症状。

(4)阵挛性发作:表现为全身骨骼肌阵挛伴意识丧失,见于婴幼儿。

(5)肌阵挛发作:表现为短暂、快速、触电样肌肉收缩,一般无意识障碍。

(6)失张力发作:表现为全身或部分肌肉张力突然下降,造成张口、垂颈、肢体下垂甚至跌倒。

3.癫痫持续状态

癫痫持续状态指一次癫痫发作持续30分钟以上,或连续多次发作致发作间期意识或神经功能未恢复至通常水平。可见于各种类型的癫痫,但通常是指全面强直-阵挛发作持续状态。可因不适当地停用抗癫痫药物或治疗不规范、感染、精神刺激、过度劳累、饮酒等诱发。

(二)癫痫综合征

特定病因引发的由特定症状和体征组成的癫痫。

三、辅助检查

(1)脑电图检查:脑电图检查是诊断癫痫最有价值的辅助检查方法,典型表现是尖波、棘波、棘-慢或尖-慢复合波。

(2)血液检查:通过血糖、血常规、血寄生虫等检查,可了解有无低血糖、贫血、寄生虫病。

(3)影像学检查:应用DSA、CT、MRI等检查可发现脑部器质性病变,为癫痫的诊断提供依据。

四、治疗要点

目前癫痫治疗仍以药物治疗为主,药物治疗应达到 3 个目的:①控制发作或最大限度地减少发作次数;②长期治疗无明显不良反应;③使患者保持或恢复其原有的生理、心理和社会功能状态。

(一)病因治疗

祛除病因,避免诱因。如全身代谢性疾病导致癫痫的应先纠正代谢紊乱,睡眠不足诱发癫痫的要保证充足的睡眠,对于颅内占位性病变引起者首先考虑手术治疗,对于脑寄生虫病行驱虫治疗。

(二)发作时治疗

立即让患者就地平卧,保持呼吸道通畅,以及时给氧;防止外伤,预防并发症;应用药物预防再次发作,如地西泮、苯妥英钠等。

(三)发作间歇期治疗

合理应用抗癫痫药物,常用的抗癫痫药物有地西泮、氯硝西泮、卡马西平、丙戊酸、苯妥英钠、苯巴比妥、扑痫酮、拉莫三嗪、奥卡西平、左乙拉西坦、加巴喷丁等。强直性发作、部分性发作和部分性发作继发全面性发作首选卡马西平;全面强直-阵挛发作、典型失神、肌阵挛发作、阵挛性发作首选丙戊酸。

(四)癫痫持续状态的治疗

保持稳定的生命体征和进行性心肺功能支持;终止呈持续状态的癫痫发作,减少癫痫发作对脑部神经元的损害;寻找并尽可能根除病因及诱因;处理并发症。可依次选用地西泮、异戊巴比妥钠、苯妥英钠和水合氯醛等药物。及时纠正血酸碱度和电解质失衡,发生脑水肿时给予甘露醇和呋塞米注射,注意预防和控制感染。

(五)其他治疗

对于药物难治性、有确定癫痫灶的癫痫可采用手术治疗,中医学针灸治疗对某些癫痫也有一定疗效。

五、护理措施

(一)一般护理

(1)饮食:为患者提供充足的营养,癫痫持续状态的患者可给予鼻饲,嘱发作间歇期的患者进食清淡、无刺激、富于营养的食物。

(2)休息与运动:癫痫发作后宜卧床休息,平时应劳逸结合,保证充足的睡眠,生活规律,避免不良刺激。

(3)纠正水、电解质及酸碱平衡紊乱,预防并发症。

(二)病情观察

密切观察生命体征、意识状态、瞳孔变化、大小便等情况;观察并记录发作的类型、频率和持续时间;观察发作停止后意识恢复的时间,有无疲乏、头痛及行为异常。

(三)安全护理

告知患者有发作先兆时立即平卧。活动中发作时,立即将患者置于平卧位,避免摔伤。摘下眼镜、手表、义齿等硬物,用软垫保护患者关节及头部,必要时用约束带适当约束,避免外伤。用牙垫或厚纱布置于患者口腔一侧上下磨牙间,防止口、舌咬伤。发作间歇期,应为患者创造安静、安全的休养环境,避免或减少诱因,防止意外的发生。

(四)保持呼吸道通畅

发作时立即解开患者领扣、腰带以减少呼吸道受压,以及时清除口腔内食物、呕吐物和分泌物,防止呼吸道阻塞。让患者平卧、头偏向一侧,必要时用舌钳拉出舌头,避免舌后坠阻塞呼吸道。必要时可行床旁吸引和气管切开。

(五)用药护理

有效的抗癫痫药物治疗可使80%的患者发作得到控制。告诉患者抗癫痫药物治疗的原则及药物疗效与不良反应的观察,指导患者遵医嘱坚持长期正确服药。

1.服药注意事项

服药注意事项包括:①根据发作类型选择药物。②药物一般从小剂量开始,逐渐加量,以尽可能控制发作、又不致引起毒性反应的最小有效剂量为宜。③坚持长期有规律服药,完全不发作后还需根据发作类型、频率,再继续服药2~3年,然后逐渐减量至停药,切忌服药控制发作后就自行停药。④间断不规则服药不利于癫痫控制,易导致癫痫持续状态发生。

2.常用抗癫痫药物不良反应

每种抗癫痫药物均有多种不良反应。不良反应轻者一般不需停药,从小剂量开始逐渐加量或与食物同服可以减轻,严重反应时应减量或停药、换药。服药前应做血、尿常规和肝、肾功能检查,服药期间定期监测血药浓度,复查血常规和生化检查。

(六)避免促发因素

1.癫痫的诱因

疲劳、饥饿、缺睡、便秘、经期、饮酒、感情冲动、一过性代谢紊乱和变态反应。过度换气对于失神发作、过度饮水对于强直性阵挛发作、闪光对于肌阵挛发作也有诱发作用。有些反射性癫痫还应避免如声光刺激、惊吓、心算、阅读、书写、下棋、玩牌、刷牙、起步、外耳道刺激等特定因素。

2.癫痫持续状态的诱发因素

常为突然停药、减药、漏服药及换药不当;其次为发热、感冒、劳累、饮酒、妊娠与分娩;使用异烟肼、利多卡因、氨茶碱或抗抑郁药亦可诱发。

(七)手术的护理

对于手术治疗癫痫的患者,术前应做好心理护理以减少恐惧和紧张。密切观察意识、瞳孔、肢体活动和生命体征等情况,并按医嘱做好术前检查和准备;术后麻醉清醒后应采取头高脚低位,以减轻脑水肿的发生。严密监测病情,做好术后常规护理、用药护理和安全护理。

(八)心理护理

病情反复发作、长期服药常会给患者带来沉重的精神负担,易产生焦虑、恐惧、抑郁等不良心理状态。护士应多关心患者,随时关注其心理状态并给予安慰和疏导,缓解患者的心理负担,使其更好地配合治疗。

(九)健康指导

(1)向患者及家属介绍疾病治疗和预防的相关知识,教会其癫痫的基本护理方法,安静的环境、规律的生活、合理的饮食、充足的睡眠、远离不良刺激等均有利于患者的康复。

(2)告知患者及家属遵医嘱长期、规律用药,不可突然减药甚至停药,定期复查,病情变化立即就诊。

（3）应尽量避免患者单独外出，不参与蹦极、游泳等可能危及生命的活动，避免紧张、劳累。

（4）特发性癫痫且有家族史的女性患者，婚后不宜生育，双方均有癫痫，或一方患病，另一方有家族史者不宜婚配。

（徐燕荣）

第三节　结核性脑膜炎

结核性脑膜炎是神经系统结核病最常见的类型。发病特点如下。①儿童发病高于成人：这是由于儿童抵抗力相对较低，防御功能薄弱，增加了感染的概率。②农村高于城市：这是由于农村卫生条件差，诊断、治疗和预防条件差。③北方高于南方：这是由于北方气候寒冷，人们为了保持室内温度居室很少开窗通风换气，造成相对密闭状态。如果家中有一传染源患者存在，则被感染的危险性很大。又因冬季长，阳光不足，结核菌易于生存，导致结核性脑膜炎发病。

一、感染途径与发病机制

（1）结核菌侵入血流，经脑膜动脉到达脑膜称为真性血行感染，多见乳幼儿。由于肺内原发灶恶化，发生干酪样坏死、液化形成原发空洞，或肺门淋巴结发生干酪样坏死，干酪物破溃使大量结核菌随着侵入血流内，开成结核菌血症，经血循环播散至脑膜。

（2）结核菌经血行播散到脉络丛形成结核病灶，以后病灶破入脑室，累及脑室室管膜系统，引起室管膜炎、脉络丛炎导致脑脊液分泌增多，故结核性脑膜炎通常并发交通性脑积水。

（3）全身粟粒性结核，通过血循环直接播散到脑膜上。结核菌一旦在大脑皮质停留便有两种可能，一是不繁殖，故不产生活动性结核病变；二是繁殖，形成干酪样病变，侵犯脑室和蛛网膜下腔。该病变可突然排出干酪样物质和结核菌，引起急性结核性脑膜炎，而较多的情况是缓慢排出结核菌，引起亚急性或慢性结核性脑膜炎，临床以后者居多。

上述颅内结核病灶在某些诱因存在时，如高热、外伤、妊娠、传染病、营养缺乏、长期服用激素等都可使潜在病灶破溃，排出大量结核菌于蛛网膜下腔到脑基底池，直至全部脑膜感染。

（4）颅外感染灶以肺、纵隔内淋巴结为主，其次则为脊柱结核或椎旁脓肿、盆腔结核、肠系膜淋巴结结核及泌尿生殖系结核并发结核性脑膜炎为多见。这是因为人的机体所有部位的活动性或干酪性结核病变都可借助淋巴、血行播散而发生结核性脑膜炎。上述各部位只是发生的概率多少有所不同。肺内任何类型的病变都可并发结核性脑膜炎，但是慢性纤维空洞型肺结核、肺硬化、肺结核瘤、已钙化的局灶型结核等并发结核性脑膜炎的概率明显减少。全身急性肺结核并发结核性脑膜炎概率最多，其次为原发复合征后期。

脊柱结核、椎旁脓肿、慢性结核性脓胸、盆腔及泌尿生殖系统结核病灶中的结核菌都可借椎动脉系统进入脑底动脉环，从而形成脑底脑膜炎。而椎静脉无静脉瓣且又与肋间静脉相通，胸腔内的长期炎症与充血，使肋间静脉长期充盈扩张，血流量增加，由于阵咳肺急剧收缩与扩张，不论肺或胸壁来的结核菌或干酪样物质，都易于通过肋间静脉沿椎静脉系统逆行感染形成脑底脑膜炎。

腹腔脏器结核处的结核菌及干酪物质，可因病变侵蚀门静脉系统与下腔静脉，结核菌进入肺血循环,从而形成周身粟粒结核与结核性脑膜炎。

脑附近组织如中耳、乳突窦、颈椎或颅骨的结核病灶可能直接侵犯脑膜,但引起发病者为数较少。

二、病理改变

结核性脑膜炎是在血管屏障受到破坏,结核菌经血液循环侵入脑膜的基础上发生的。以脑膜病变为最突出,但实际上炎症常同时侵犯到脑实质或同时伴有结核瘤、结核性脑动脉炎并引起脑梗死,或脑血管炎坏死而破裂出血等病变。亦可侵犯脊髓蛛网膜。现将主重病理分述如下。

(一)脑膜病变

结核菌侵入血管,由脑膜动脉弥散而发生。因此最早期表现为血管的病变,血管的病理特点是以渗出和浸润性改变为主。脑膜血管充血、水肿,脑膜浑浊、粗糙、失去光泽、大量白色或灰黄色渗出物沿着脑基底、延髓、脑桥、脚间池、大脑外侧裂、视交叉等处蔓延,以底部与脑外侧裂最为显著。脑膜上有多数散在的粟粒样灰黄色或灰白色小结节。显微镜下见到软脑膜及蛛网膜下腔有弥散性细胞浸润。主要为单核细胞、淋巴细胞及少量中性白细胞。血管周围也有单核细胞及淋巴细胞浸润。此时期如能得到及时治疗,脑膜渗出性病变可全部被吸收。如治疗不规则,病变可呈慢性经过,以增生性病变为主。此时颅底渗出物粘连、增厚、机化,出现较多的肉芽组织及干酪样坏死灶。

(二)脑实质病变

脑膜因炎症而产生渗出物,脑实质浅层可因脑膜炎而有脑炎改变,并发程度不等的脑水肿及脑肿胀。脑膜病变愈重,在相近的脑实质病变愈重。脑实质发生充血及不同程度的水肿。外观表现脑沟变浅,脑回变宽。严重者脑沟回消失而连成一片。在脑实质有结核结节、结核瘤的形成。显微镜下见到血管周围淋巴细胞炎性浸润,神经细胞有不同程度的退行性病变及胶质细胞增生,还有髓鞘脱失。脑实质可见出血性病变,多数为点状出血,少数呈弥漫甚至大片出血。

(三)脑血管病变

结核性脑膜炎时,由于炎症的渗出和增生,可产生动脉内膜炎或全动脉炎。在脑膜动脉的外膜、中层及在血管内膜都有炎症改变。这些血管的炎症变化可发展成类纤维性坏死或完全干酪样化,结果导致血栓形成梗死。这些情况在未经抗结核治疗的患者表现更为明显。梗死可以是表浅的,但当动脉被累及时,基底节动脉也往往发生梗死,从而导致脑组织软化。

(四)脑脊液通路阻塞及脑积水

结核性脑膜炎时,大量灰黄色或灰白色黏稠的渗出物蔓延到延髓、脑桥、脚间池、大脑外侧裂、视交叉等处蛛网膜。这些渗出物及水肿液包围、挤压颅底血管及神经引起第Ⅱ、Ⅲ、Ⅵ、Ⅶ对脑神经损害。随着病情迁延,聚集在脑底部的渗出物进而发生干酪样坏死及纤维蛋白增生机化,形成又硬又厚的结核肉芽组织,阻碍脑脊液的循环,继而发生交通性脑积水。

当结核性脑膜炎急性期,结核炎症侵及脑室内脉络丛及室管膜时,使之充血、水肿、浑浊、增厚,有结核结节和干酪坏死。当脑脊液循环通路发生阻塞时,如一侧或双侧室间孔狭窄,阻塞可出现一侧或双侧侧脑室扩张,如导水管狭窄或阻塞时可发生第三脑室以上的扩张。当第四脑室正中孔或外侧孔开口处被大量干酪物阻塞,可发生整个脑室扩张,称之为非交通性脑积水。在结核性脑膜炎晚期或慢性期因脑室极度扩大或结核瘤压迫脑血循环使回流受阻,或蛛网膜回吸收障碍,或因颅底渗出物机化,粘连堵塞,脑脊液部分或全部不能流入蛛网膜下腔,而形成慢性脑积水。

(五)脊髓和脊膜病变

结核性脑膜炎常伴有脊髓蛛网膜炎,脊髓早期以炎性渗出为主,脊髓各段脊膜肿胀、充血、水肿、粘连增厚,可见大量结核结节和干酪样坏死。粘连脊膜可以包绕成囊肿,或形成瘢痕将蛛网膜下腔完全闭塞。其病变可以弥散而不规则分布在颈、胸、腰段,也可只局限于1~2脊髓节段。如粘连严重,病变范围广泛,影响了脊髓腔脑脊液循环,或使脊髓的血管受压,脊髓发生软化或退化性变化;脊髓实质在显微镜下可见单核细胞浸润、髓鞘脱失,神经细胞出现退行性变化和坏死。

(六)脑结核瘤的形成

脑结核瘤来自血行播散,在脑内或脊髓内形成块状结核肉芽肿,多见于脑内,好发于小脑、大脑半球、脑皮质等各部位。少见于脊髓内。大小不一,一般以0.5 cm以上的结核结节称为结核瘤。其小如黄豆,大如栗子,可单个孤立存在,也有多个融合成团或串状。一旦结核瘤液化破溃入脑部或脊髓血管或直接侵入脑室及蛛网膜下腔则发生结核性脑膜炎或结核性脊膜炎。

三、临床表现

(一)临床症状与体征

1.一般症状

发病年龄多为儿童及少年,但成人也不少见,儿童以3岁以下居多,成人以18~30岁发病较多。男女发病无差异。四季均可发病,以春季较多。起病多缓慢或呈亚急性,但也有呈急性的。起病时有发冷发热,全身过敏,畏光,周身疼痛,食欲减低,精神差,便秘,头痛,呕吐。有的呼吸道症状较为突出,如咳嗽、喘憋、缺氧等;有的消化道症状突出,以腹泻多见,便秘较少。

2.神经系统症状

(1)脑膜刺激征:颈和腰骶神经根受炎症渗出物刺激,多数患者出现颈部伸肌收缩,颈项强直,克氏征阳性,布氏征阳性。但少数患者没有或仅晚期出现。婴儿及老年患者此征不甚典型。

(2)脑神经损害症状:结核性脑膜炎的病理变化主要为颅底炎症。脑神经通过颅底受到炎症渗出物的刺激、包埋、压迫;或结核性栓塞性动脉内膜炎,使脑实质缺血、软化;或脑结核瘤侵及脑神经核及其通路;及颅内高压的影响均可导致脑神经损害。临床多见于面神经,次为外展神经、动眼神经、视神经,可以是部分的或完全的,也可以是一侧的或双侧的,可以是结核性脑膜炎的首发症状,但多数于病象明显时出现。

(3)颅内压增高的症状。①头痛:由于颅内压增高,引起脑血管张力增高及脑膜紧张,或脑膜炎症刺激脑神经末梢而产生头痛。为结核性脑膜炎首发症状,常较剧烈而持久,以枕后痛多见,因结核性脑膜炎的病变部位大多以脑底为主,不少也可出现额颞部痛。②呕吐:由于脑室内压力增高或结核炎症刺激迷走神经核及延髓网状结构导致呕吐,是颅压增高、脑膜受刺激的一个常见症状,多发生于头痛剧烈时,有的呈喷射性呕吐,可伴或不伴恶心,若在晨间空腹出现,且无恶心先兆,则更有意义。③视盘水肿:由于颅压增高,压迫其内通过的视网膜中央血管,妨碍来自视网膜中央血管周围与视神经周围间歇的液体流通,发生视神经盘水肿,进而萎缩而失明。④意识障碍:颅压增高,炎症刺激引起脑皮质缺血、缺氧及脑干网状结构受损,导致意识障碍,可表现为嗜睡、昏睡、意识模糊、谵妄,甚至昏迷。⑤脑疝:颅压进一步增高,脑组织向压力小的地方移动,形成脑疝。临床上常见小脑幕切迹疝(颞叶钩回疝)及枕骨大孔疝(小脑扁桃体疝)。小脑幕切迹疝表现为昏迷、一侧瞳孔散大、光反射消失、对侧肢体瘫痪、全身抽搐及生命体征改变。枕骨大孔疝表现为急性发生、突然呼吸停止、深昏迷、双侧瞳孔散大、光反射消失、四肢弛缓、血压下降、迅速死亡。

（4）脑实质损害症状：由于结核性脑膜炎可同时侵犯脑实质，或合并脑血管病变，脑组织缺血、缺氧、软化，导致脑实质损害，临床表现多种多样，常见有以下几种。①瘫痪：可出现偏瘫、单瘫、截瘫、四肢瘫，以偏瘫多见。②去大脑强直：临床呈现牙关紧闭，向后伸仰，双侧上下肢伸直，常伴呼吸不规则，肌肉颤搐。系中脑红核水平以下和脑桥上部的神经结构破坏或功能中断所致，常见于小脑幕切迹疝。③去皮质强直：表现为双上肢屈曲，双下肢强直性伸直。系中脑红核水平以上的双侧内囊及皮质损害所致。强痛刺激可诱出去大脑皮质强直反应。④四肢手足徐动、震颤，为基底神经损害所致。⑤舞蹈样运动：表现为极快的不规则和无意义的不自主运动如挤眉、弄眼、吐舌、耸肩等，系基底节、小脑、黑质病损所致。

（5）自主神经受损症状：表现为皮质-内脏联合损害如呼吸异常、循环障碍、胃肠紊乱、体温调节障碍。还可表现肥胖、尿崩症和脑性失盐综合征等。

（6）脊髓受损症状：结核性脑膜炎随病情的进展，病变可蔓延至脊髓膜、脊髓神经根和脊髓实质，临床上表现为脊神经受刺激和脊髓受压迫症状，椎管不通畅，脑脊液呈结核性脑膜炎改变等。结核性脊髓蛛网膜炎、椎管内结核瘤及脊柱结核均可伴发不同程度的脊髓损害。

（二）临床分型

目前国内大致把结核性脑膜炎分为以下几型。

1.单纯型结核性脑膜炎

这是临床上较常见的一种类型。病变主要限于脑膜，临床表现具有脑膜刺激症状和体征，以及典型的结核性脑膜炎脑脊液改变，无意识障碍、昏迷、抽搐等脑实质受损症状，若能早期诊断，以及时治疗，预后较好。

2.脑膜脑炎型

除脑膜炎症状外，同时出现脑实质弥散性或局限性受损表现如精神症状（精神运动性兴奋、幻觉）；不同程度的意识障碍，严重时昏迷、瘫痪抽搐、失语；少数可出现异常运动如偏侧舞蹈、手足徐动、震颤等及自主神经功能紊乱症状如尿崩症、过度睡眠等。此型临床症状严重，一般预后较差。

3.结核性脑膜炎并发缺血性脑血管病

临床上也常见，表现为在清醒的发展过程中较快地（1～3天）出现或突然出现单瘫或偏瘫，以及其他神经系统局灶性症状和体征。如损害优势半球可伴有失语，此为大脑中动脉或颈内动脉发生闭塞。若四肢瘫伴小脑共济失调则为基底动脉闭塞。脑血管造影常显示管径变细、局部狭窄或闭塞。

4.浆液型结核性脑膜炎

婴幼儿、儿童较成人多见，常伴有活动性结核病灶，多由于结核病的中毒反应所致。浆液渗出物只限于脑底部，视交叉附近，临床表现脑膜刺激征轻微，脑脊液压力增高，细胞（以淋巴细胞为主）和蛋白轻度增高或正常。可出现头痛、发热、盗汗、感觉过敏等结核中毒症状。经过治疗，可以很快恢复，预后良好。

5.脊髓型

幼儿及儿童多见，结核炎症侵犯脊髓导致脊髓压迫和软化。临床表现除脑膜刺激征外，还合并脊髓横贯性完全性或部分性损害，表现病灶水平以下运动障碍，深浅感觉障碍及二便障碍。脑脊液可黄变,蛋白细胞分离,脑脊液动力学试验可不通或半通。此型恢复很慢,预后不良。

6.结核性慢性蛛网膜炎

不多见,主要是由于结核性脑膜炎病变局限于部分脑膜或脊膜,呈一种慢性炎症经过,引起软膜、蛛网膜增厚,形成粘连。粘连的脑膜或脊膜可以包绕形成囊肿或形成瘢痕将脑或脊髓的蛛网膜下腔部分压闭。前者如阻碍了脑脊液循环可出现严重的颅压增高症状;后者如影响了脊髓的脑脊液循环或供应脊髓的血管受压,脊髓发生软化,则临床出现脊髓受损症状。脊髓碘油造影见低动缓慢,分散呈点滴状或索条状,或出现不规则充盈缺损。

(三)临床分期

结核性脑膜炎发病过程一般比较缓慢,临床上可以分为早期、中期、晚期。此三期是结核性脑膜炎在无化疗前自然发展的临床表现。

1.早期(前驱期)

一般见于起病的1～2周,起病缓慢,多表现一般结核的中毒症状如发热、食欲缺乏、消瘦、精神差、感觉过敏。由于脑膜刺激征缺乏,造成早期诊断的困难。

2.中期(脑膜刺激期)

1～2周,表现为头痛、呕吐、颈项强直,此期可出现颅压增高症状及脑实质受损症状,脊髓受损症状及自主神经功能障碍。腰穿脑脊液呈典型结核性脑膜炎变化。

3.晚期(昏迷期)

1～3周,以上症状加重,意识障碍加深进入昏迷,临床出现频繁抽搐,弛张高热,呼吸不整,去脑或去皮质强直,可出现脑疝危象,多因呼吸和循环中枢麻痹而死亡。

4.慢性期(迁延期)

结核性脑膜炎经化疗后,特别是经不规则化疗后,使病情迁延达数月之久。头痛、呕吐轻微可间断出现,意识可以清楚,脑膜刺激征轻微或缺如,脑脊液基本正常或变化不大。这样既不能定为晚期,又不是早期或中期。属慢性迁延期即病程超过1个月而病情又不符合晚期者。如今在化疗时代,此型在临床上颇为多见。

四、实验室及辅助检查

(一)血液检查

少数伴有轻度贫血,与长期低热、食欲缺乏、呕吐及营养不良有关。白细胞大都正常或轻度升高,少数严重病例可有明显的中性粒细胞升高,个别可出现类白血病反应。血沉多升高,临床上一直将血沉升高作为判断结核病活动性的依据之一,但血沉并不能把结核病变的活动性部位反映出来。

(二)脑脊液检查

结核性脑膜炎脑脊液的变化出现较早,是诊断和鉴别诊断之一。

1.压力

一般都升高到 $1.765\sim1.961$ kPa($180\sim200$ mmH$_2$O)。外观:可为清亮或呈淡黄色,甚至呈草黄色,或稍浑浊或毛玻璃状。有时因纤维蛋白原含量过多,脑脊液放出后可立即凝固于试管内。有的静置数小时至24小时后液面可形成薄膜,对诊断结核性脑膜炎很有价值,但此现象并非结核性脑膜炎所特有。

2.脑脊液细胞学检查

结核性脑膜炎的脑脊液,绝大多数白细胞升高到$(300\sim500)\times10^6/L$甚至少数可达$1.5\times10^9/L$以上,嗜中性粒细胞的比例较高,$60\%\sim80\%$。

3.脑脊液生化改变

(1)糖含量降低,一般常低于$4.5\ mmol/L$。病程早期糖量可以不低。随着病程的进展出现糖降低。糖越低越有诊断价值。其机制在于炎症时,细菌及白细胞对葡萄糖的利用增加;细菌毒素引起神经系统代谢改变;脑膜炎症细胞的代谢产物抑制了膜携带运转功能,致使糖由血向脑脊液运转发生障碍,脑脊液内糖量减少。但单独糖量降低一项指标不能作为诊断结核性脑膜炎的依据。因为影响糖量降低的因素很多,如脑脊液置放过久、呕吐、进食过少及化脓性脑膜炎、隐球菌性脑膜炎等都可以影响脑脊液中糖的含量,而使糖量降低。

(2)氯化物降低,一般低于$120\ mmol/L$。氯化物含量降低,比糖的指标灵敏,其诊断意义比糖量降低更大,可作为结核性脑膜炎诊断的重要参考。病程越长,氯化物含量越低,诊断价值越大。特别在氯化物含量降低与糖含量平行降低时,更有诊断价值。其机制与葡萄糖降低相同。也有人认为由于结核性脑膜炎患者频发呕吐,大量出汗,服盐过少,与血浆氯化物减少有直接关系。

(3)蛋白质含量增高,对诊断、处理和预后观察具有重要作用。一般在$450\ mg/L$以上。后期若发生椎管内蛛网膜粘连,蛋白质可增至$10\ 000\ mg/L$以上。但脑脊液蛋白变化没有葡萄糖、氯化物和细胞学检查敏感。如果结核性脑膜炎在治疗过程中,脑脊液蛋白持续增高或长期不能下降,则有可能成为慢性的危险,预后十分不良。同时,脑脊液蛋白增高不是结核性脑膜炎特有,只要脑膜及脉络丛有炎性改变或腰穿时外伤性出血,脑脊液蛋白含量就会增加甚至很高,且能持续很久不能吸收,故须结合葡萄糖及氯化物的变化综合分析判断。

4.脑脊液细菌学检查

细菌学检查为结核性脑膜炎的重要诊断依据,可用直接涂片,或用薄膜法找细菌,或培养结核菌生长。但目前无论集菌或培养阳性率均不很高,近年报道脑脊液TB-PCR及TB-Ab阳性率较高,对诊断有较高的意义。

5.脑脊液的实验室检查

近来,许多学者努力在免疫学方面进行研究,探索新的有效诊断方法,以解决结核性脑膜炎早期实验室诊断的问题。脑脊液中免疫球蛋白测定及淋巴细胞转化试验对结核性脑膜炎的诊断、鉴别诊断及预后判定上有一定意义。脑脊液中醛缩酶活性在结核性脑膜炎初期即显示升高,可作为早期诊断参考。溶菌酶的测定可作为结核性脑膜炎诊断及判定预后的参考。利用结核菌特异性免疫反应来检测脑脊液中结核菌可溶性抗原或特异性抗体,无疑会对确定诊断提供更有力的证据。此外,其他方法,如荧光素钠试验和溴化测定有助于结核性脑膜炎的早期诊断。色氨酸试验对结核性脑膜炎的诊断亦有一定意义。脑脊液中乳酸含量测定,可用于结核性脑膜炎的诊断和鉴别诊断的辅助方法。脑脊液中氨基酸的分析可作为早期诊断的参考。色谱仪的应用为近来诊断结核性脑膜炎提供了线索。

(三)CT 扫描

结核性脑膜炎CT扫描虽无特异性,但有其规律性变化。一般在CT扫描上可显示直接及间接两方面的变化。直接变化主要有结核瘤、基底池渗出物及脑实质粟粒性结核;间接变化主要有脑积水、脑水肿及脑梗死等。CT的主要表现如下。

1.脑实质粟粒性病灶

脑实质粟粒性病灶是结核性脑膜炎早期组织内形成的粟粒样肉芽肿。CT表现为广泛分布于大脑皮质或脑组织内细小的密度均等的结节,强化扫描时密度增加。

2.脑膜密度增强

当位于大脑皮质或脑膜的粟粒样肉芽肿破入蛛网膜下腔后,脑膜产生大量渗出物,积聚于脑底各脑池内。早期病理变化以浆液性为主,此时CT扫描无变化;当浆液渗出被纤维素性渗出代替,并有结核性肉芽肿形成时,CT扫描在脑底部可显示已有改变的各脑池轮廓及脑膜广泛密度增强。最常见的部位是鞍上池、环池、大脑外侧裂等。

3.环状、盘状、团块状和点状阴影

环状、盘状、团块状和点状阴影是结核瘤的CT表现。结核瘤可发生于大脑或小脑的任何部位,多位于小脑幕上,分布在额叶、颞叶、顶叶;小脑幕下多在小脑半球或蚓部。结核性脑膜炎早期有较多的炎性反应,边缘胶原组织较少,周围为程度不等的炎性水肿区,此时CT平扫表现为高密度、等密度或低密度区,一般呈盘状或不规则团块状。等密度结核瘤平扫时仅可见一环形低密度带,即周围脑水肿区,如果没有周围脑水肿区,则等密度的结核瘤在平扫时不能辨认。平扫呈低密度的结核瘤不能与脑梗死鉴别,但强化扫描后结核瘤密度增强,脑梗死则不能增强。因此,强化扫描应视为确定结核瘤的必不可少的CT检查步骤。随病程延长,结核瘤边缘渐形成胶原组织,内部物质干酪化,周围组织水肿消失,平扫一般呈高密度盘状阴影,强化扫描表现中心密度较低,周边密度明显增强的环形影,少数可呈串珠样影,这是一种特征性表现。

4.脑室扩张和缩小

脑底部的渗出物阻塞脑脊液流通,导致脑脊液循环障碍,因而各脑室出现积水而扩张。CT扫描即可见各脑室有不同程度的扩张积水,其程度可随病程延长而加重,随抗结核治疗而减轻,直至恢复正常大小。但如脑池或其他梗阻部位形成纤维粘连时,则脑积水不能减轻甚至加重。在结核性脑膜炎的CT扫描中,脑积水发生率最高,出现时间亦早,国内报道阳性率占52.38%。此外尚见有脑室缩小,为急性广泛性脑实质水肿或为低颅压综合征所致。

5.脑室周围密度减低

脑室周围为沿脑室周围分布的低密度带,强化扫描影像不增强,脑室周围密度减低与脑积水有密切关系。

6.局部或广泛低密度水肿区

结核性脑膜炎时因脑水肿程度不同,CT检查可有局部或广泛性低密度影或伴随中线移位。强化扫描影像不增强。

7.脑实质密度减低梗死区

这是脑软化的CT表现。系由于结核性脑膜炎时结核性动脉炎或动脉周围炎导致局部脑组织缺血、软化而形成,多见为大脑中动脉支配区受累。CT扫描所见为脑实质局部或广泛性低密度区,形状不规则,范围大小不一,强化扫描不增强。

8.索状、结节状高密度影像

索状密度增高影像是由于结核性炎症累及动脉内膜及外壁所形成,强化扫描密度增强;结节状高密度影像是由结节性小肉芽肿所构成,强化扫描后密度增强。索状与结节混合高密度影像表明脑动脉、脑实质同时具有结核性改变强化,扫描后密度增强。索状与结节混合高密度影像表明脑动脉、脑实质同时具有结核性改变,强化扫描后密度增强。索状影像为早期结核性脑膜炎特征性表现,具有诊断上的意义。

此外,对于结核性脑膜炎各型,CT能显示的病变部位与临床表现基本一致。因此CT扫描还可协助判断病变的部位和范围,为结核性脑膜炎的诊断提供了一种重要的检测手段。

五、诊断与鉴别诊断

(一)诊断

诊断结核性脑膜炎除脑脊液内结核菌检出阳性外,还没有其他特异性检查方法,从而在诊断方面还存在着一定的困难。但结核性脑膜炎脑脊液内结核菌的阳性率很低,因此单靠脑脊液结核菌检出以确定诊断是不明智的。综合判断是必需的,如症状的特征、颅内压高低;脑脊液氯化物、糖减低及蛋白含量的增多,脑脊液细胞学呈混合细胞反应;意识障碍与麻痹的出现;与临床表现一致的规律性CT变化等迄今是惯用的诊断手段,其中动态观察脑脊液的生化及细胞学检查具有重要诊断价值,特别强调如下数值界限:①颅压增高在 1.961 kPa(200 mmH₂O)以上。②脑脊液氯化物下降到 65 mmol/L 以下时,且有逐渐递减或持续之趋势。③脑脊液糖含量下降到 4.5 mmol/L 以下时,且有逐渐递减或持续之趋势。④脑脊液蛋白含量增高到 450 mg/L 以上,且有逐渐递增之趋势。⑤脑脊液白细胞总数局限于(300～500)×10⁶/L 个之间,持续时间较长的以淋巴细胞、激活淋巴细胞为主混合细胞反应。⑥用玻片离心沉淀法收集脑脊液标本,发现结核菌,对诊断有重要意义。1～5项均超出正常数值对诊断有肯定意义;其中有 4 项异常对诊断有重要意义;②～③项异常仅具有参考意义。

为做到早期诊断,凡有以下情况者应高度怀疑结核性脑膜炎:①微热一周以上伴无症状者。②未查明原因的烦躁、嗜睡或哭闹、失眠等脑症状。③出现不明原因的神经定位症状。④癫痫样抽搐伴发热者。⑤呕吐伴有微热查不到原因者。⑥持续 2 周以上头痛查不到原因者。此时,需及时反复腰穿行脑脊液检查。

(二)鉴别诊断

典型的结核性脑膜炎临床诊断并不困难,但在结核性脑膜炎的早期或不典型病例,诊断不十分容易,常与结核性脑膜炎发生混淆而难于鉴别的疾病如下。

1.化脓性脑膜炎

起病急,除发热外很快出现呕吐、抽风、嗜睡、昏迷,早期即有脑膜刺激征,可伴感染性休克或全身败血症表现及硬膜下积液;血白细胞高,中性粒细胞高,有核左移现象及中毒性颗粒;胸部X线片可有肺炎、肺脓肿、脓胸;结核菌素试验多为阴性;脑脊液检查最为重要,化脓性脑膜炎时脑脊液外观早期仍清亮,稍后显浑浊或呈脓性。细胞数每立方毫米可达数千至数万;氯化物降低不如结核性脑膜炎明显,但糖降低更著,蛋白升高相似。离心后的脑脊液涂片及培养可找到化脓细菌。脑脊液细胞学检查在渗出期,以嗜中性粒细胞反应为主。由于致病因素的持续作用,有些嗜中性粒细胞胞体变小,染色变灰,核染色质浓密呈块状,胞质浑浊,颗粒消失,胞体破碎或轮廓模糊,而成为脓细胞,感染严重时嗜中性粒细胞胞质内可见中毒性颗粒及相应的致病菌;增生期以单核-吞噬细胞反应为主,嗜中性粒细胞急剧减少;修复期以淋巴细胞反应为主,直至嗜中性粒细胞完全消失,小淋巴细胞和单核细胞比例正常化。

2.病毒性脑膜炎

发热、呕吐、抽风、意识障碍、精神症状发展较快,伴有各种病毒感染的特殊症状,有些显示季节性,结核菌素试验多阴性,胸部 X 线片多正常,血白细胞总数及中性粒细胞可正常或偏高,脑积水罕见。脑脊液检查对鉴别极其重要。外观无色透明,白细胞为$(50\sim500)\times10^6$/L,糖及氯化物含量正常,蛋白正常或轻度增高。脑脊液细胞学检查早期可有明显的嗜中性粒细胞反应,但因持续时间短(可仅数小时,一般为24~48小时),又因患者往往来诊较迟,致使化验检查很难见到病毒性脑膜炎时脑脊液的嗜中性粒细胞反应。而由淋巴细胞、激活淋巴细胞和浆细胞的增加所代替,形成病毒性脑膜炎的典型的脑脊液细胞学图像——淋巴样细胞反应。随着病情发展而进入修复阶段时,可出现单核细胞反应。在单纯疱疹病毒性脑膜炎的淋巴样细胞中常可见到特征性的胞质内包涵体。国内已有学者用单克隆抗体(McAb)酶联免疫吸附试验(ELISA)和免疫荧光快速诊断法检测脑脊液单纯病毒抗原和抗体,使早期诊断成为可能。

3.新型隐球菌性脑膜炎

新型隐球菌性脑膜炎与结核性脑膜炎的临床表现和脑脊液改变很相似,唯一可靠的鉴别方法,是脑脊液经细胞玻片离心后,对所收集物行 MGG 染色,常可在脑脊液标本中直接发现隐球菌,菌体圆形,直径5~15 μm,MGG 染色呈蓝色,无核,常于圆形菌体上长出有较小的芽孢,菌体中心折光性较强;或做墨汁染色黑底映光法可见圆形,具有厚荚膜折光之隐球菌孢子;脑脊液培养亦可发现隐球菌。脑脊液细胞学变化以激活淋巴细胞和单核-吞噬细胞反应为主,后者常可吞噬隐球菌,类似脂肪吞噬细胞和红细胞吞噬细胞。

4.癌性脑膜炎

有一些中枢神经系统转移癌为脑软膜的弥散性癌转移,而脑内并无肿块,称为癌性脑膜炎,多见于中年以上患者,系由肺癌或身体其他器官的恶性肿瘤转移到脑膜而引起,发病急,病程进展快,迅速恶化死亡。如为肺癌转移时,X 线检查可显示癌性病灶,且无临床结核病中毒症状。脑脊液细胞学检查常常发现有癌细胞。而对部分此类患者采用 CT 扫描也常常难以发现。

5.淋巴细胞脉络丛脑膜炎

结核性脑膜炎的脑脊液除了细胞数增加外,还有糖、氯化物的减少。而本病脑脊液糖和氯化物含量一般少有改变;淋巴细胞增多并占绝对优势,无粒细胞反应期;预后良好。

六、治疗

结核性脑膜炎应采取综合治疗,治疗必须及时和彻底。

(一)抗结核药物治疗

结核性脑膜炎的抗结核药物治疗原则同肺结核一样,即早期、适量、联合、规律及全程用药。为了提高疗效,结核性脑膜炎化疗药物选择应考虑脑膜的结构,从药物动力学和药物的通透性来决定。此外,一般有炎症的脑膜,其血管的通透性是增加的,有利于抗生素及化疗药物进入脑脊液。

以药物通透性及总体有效性的标准选择结核性脑膜炎系统治疗的药物,首选 5 化治疗,强化期治疗方案为异烟肼(INH)、利福平(RFP)、链霉素(SM)、吡嗪酰胺(PZA)、乙胺丁醇 EMB (PAS)使用 3~4 个月,在此期脑脊液基本恢复正常,然后转入巩固期治疗,INH、RFP、PZA 或 INH、RFP、EMB 使用 5~6 个月。脊髓型或部分危重者疗程适当延长到 12 个月。一般经 9~12 个月的治疗可取得良好的效果。

用药剂量:成人每天 INH 0.6~0.9 g,SM 0.75~1.00 g,PZA 1.5 g,PAS 8~12 g,EMB 0.75~1.00 g,RFP 0.45~0.60 g,儿童每天每千克体重 INH 15~30 mg,SM 15~30 mg,RFP 10~20 mg,PZA 20~30 mg,PAS 200~300 mg。

近年来,国内外有关耐药菌逐年增加的报道,如从患儿接触史中提示有原发耐药或通过治疗发生继发耐药时,应及时改用其他抗结核药,如氧氟沙星、卷曲霉素、利福喷汀、阿米卡星、力排肺疾等。

对有下列情况之一者应考虑耐药的可能:①脑脊液培养出结核菌,并证实为耐药菌株。②不规则治疗超过 3 个月或中途自行停药者。③不规则化疗 6 个月疗效不佳者。④传染源是久治不愈的结核患者或不规则治疗者,复发的结核性脑膜炎患者。⑤肺结核或肺外结核合并结核性脑膜炎者。可根据药物敏感试验,治疗反应,必要时再改动治疗方案。

(二)激素治疗

激素具有抗炎、抗感染、抗纤维化、抗过敏及抑制海士曼(Herxheimer)反应的作用。激素与抗结核药物合用可提高结核性脑膜炎之疗效,对此目前认识基本一致。

1.应用激素的作用

减少脑膜的炎性渗出,促进脑和脑膜的炎症的消散和吸收,对防止纤维组织增生有良好的效果。减轻继发的动脉内膜炎和脑软化及神经根炎;减轻炎症反应,抑制结缔组织增生。

激素能抑制海士曼反应,防止患者在急性期死亡,有人解释这种现象是由于大量结核菌死亡,释放出大量结核蛋白引起反应所致;改善机体的应激能力和一般状态,促进食欲,增加消化液的分泌,有利于疾病的恢复,使患者较顺利地度过危险期;激素尚可补充某些严重的结核患者存在的肾上腺皮质功能不全,并可减少抗结核药物的毒性反应。

2.激素使用原则

(1)使用激素应有明确目的,一般是促使脑和脑膜的炎症消散和吸收,防止纤维组织增生和动脉炎等,它主要对渗出性病变疗效最好,因此,在急性期越早应用越好,急性期使用激素的剂量应该充分,以求迅速控制急性渗出性炎症。

(2)对于不同类型使用激素的原则也不尽相同,对脑膜炎型开始可用短期突击性的大剂量激素,以后维持时间也要长。此型不仅全身应用激素,还要积极配合鞘内注入激素,才能收到良好的效果。

(3)使用激素的具体剂量和时限根据机体的反应、病变的性质和轻重、体重大小等因素来确定,以达到上述临床效果为目的,经巩固一个阶段后应考虑及时减少激素的剂量和逐步停药的问题。

(4)对晚期患者虽疗效较差也可适当应用。因晚期者以增生的干酪性病变占优势,但仍有渗出性病变,其临床征象主要是由于脑水肿和脑膜渗出性病变引起的。

(5)使用激素静脉输注比口服效果好。

3.应用剂量及疗程

对急性期患者多用短期突击大剂量的激素,以求迅速控制炎性反应。因患者多有呕吐,服药后不能保证吸收,所以对重症患者常采用静脉输注给药。

用法:氢化可的松(亦可用地塞米松)静脉输注,成人剂量为 $150\sim200$ mg/d,小儿 $5\sim7$ mg/(kg·d),情况好转后改用口服泼尼松,成人口服 30 mg/d,儿童口服 15 mg/d。临床症状和脑脊液检查明显好转,病情稳定时开始减量,一般首次减量在用药后第 $3\sim5$ 周,以后每 $7\sim10$ 天减量一次,每次减量为 5 mg。总疗程为 $8\sim12$ 周(早期及部分患者 $8\sim10$ 周即可),总疗程不宜超过 3 个月,若病情实属需要而难以停药时,也可适当延长至半年,但用药时间超过 3 个月患者尸检证实,肾上腺皮质萎缩程度与激素应用时间长短成正比。

激素减量的时间不应呆板地确定,主要根据具体情况而定。在激素减量过程中,由于减量过快脑膜炎症状未得到控制或由于患者对激素形成了依赖,此时可重新出现脑膜刺激征或颅高压的症状,脑脊液化验又出现反跳现象。这种情况观察数天后,如仍未消退,应增加激素的用量至最低有效量,待上述症状完全消失,脑脊液基本变到原来水平再缓慢减量。

(三)抗脑水肿治疗

无论急性期或慢性期出现颅压增高时,采取适当措施来降低颅内压,控制脑水肿是结核性脑膜炎治疗极其重要的环节。

脱水疗法主要作用是利用高渗溶液提高血浆渗透压,使血与脑脊液和脑组织内不同浓度所造成的渗透压差异进行脱水,使脑组织及脑脊液中的部分液体通过血循环经肾脏排出,从而达到减轻脑水肿,降低颅内压的目的。

1.甘露醇

甘露醇是临床最常用的脱水药,广泛使用于结核性脑膜炎伴有颅压增高的患者。甘露醇通过血与脑和血与脑脊液间渗透压差而产生脱水作用。一般配成20%过饱和溶液,同时须加温使其溶解,否则可发生休克。每次1~2 g/kg,于15分钟内静脉滴注。静脉给药后20分钟开始起作用,2~3小时作用最强,维持4~6小时,一般每天用2~4次。不良反应甚少,偶可引起一时性头痛和心律失常。

2.甘油

复方甘油注射液,系由甘油和氯化钠配制而成的灭菌水溶液。使脑脊液同血液间形成暂时性渗透压梯度,从而将细胞间及组织间隙中的水分吸入血中,使组织发生脱水状态。其优点:①降低颅内压迅速,且因进入脑组织的量不多,并参与代谢,故一般不伴"反跳"。②选择性地脱去脑组织中的水分,对身体其他组织中的水分影响不大。③不引起过多的水及电解质的丢失,可较长时间使用。④能改善脑代谢及脑血流量,可提供热量。成人,一次500 mL,每天1~2次,静脉滴注。也可口服,配成50%甘油盐水60 mL,每天4次,适用于结核性脑膜炎所致慢性脑积水时,或甘露醇脱水后维持脱水。该药毒性反应甚少,偶出现血红蛋白尿,其发生率与滴注速度过快有关,故应严格控制滴注速度,以每分钟2 mL为宜。一旦发生血红蛋白尿,应及时停药,很快即可消失,恢复后可继续使用。

3.葡萄糖

能提高血浆渗透压,具有脱水利尿作用,使颅压迅速降低,血容量改善,提高血糖,供给能量,促进神经细胞的氧化过程,改善脑细胞代谢,有利于脑功能的恢复,且无不良反应,故常用于不需强烈脱水或适用于其他脱水剂的2次用药之间,以防止"反跳"出现,一般用50%葡萄糖60 mL,静脉滴注,每天2~4次。

4.血白蛋白或浓缩血浆

直接使血胶体渗透压增高而引起脱水,降低颅内压;使抗利尿激素分泌减少而利尿;血黏度降低而有助于脑循环,还能补充蛋白质,参与氨基酸代谢,产生能量,故有其优点。一般用20%~25%人血白蛋白50 mL,或浓缩血浆100~200 mL,每天静脉滴注1~2次,适用于重症结核性脑膜炎且营养及免疫功能低下者。由于脱水作用较差且价格高,故常不作为常规脱水剂用。

5.利尿药

主要通过增加肾小球滤过率,抑制肾小管对钠、钾及氯离子的重吸收,使肾小管内保持较高的渗透压,减少水的再吸收,使尿量显著增加,而造成机体脱水,从而间接使脑组织脱水,降低颅内压。利尿剂的脱水功效远不及高渗脱水药,先决条件是肾功能良好和血压正常,适用于结核性脑膜炎时与甘露醇、葡萄糖合并使用,以增加脱水效果。

常用药物如下:①呋塞米,20～40 mg,每天 3～4 次,也有主张用大剂量 250 mg,加入 500 mL 林格液,静脉滴注,1 小时内滴完。利尿作用持久,降低颅内压显著,可用于结核性脑膜炎急救。不良反应相对较少,偶见呕吐、皮疹、直立性低血压、粒细胞减少等。②乙酰唑胺,一般用量0.25～0.50 g,每天 2～3 次,连服一周。不良反应较少,长期大剂量可发生代谢性酸中毒,少见血尿、腹痛。适用于结核性脑膜炎急性脑积水进行不甚急剧及慢性进行性脑积水者,或用于高渗液静脉滴注疗程之前后。

(四)脑代谢活化剂治疗

结核性脑膜炎炎症、水肿和充血可使脑细胞功能受到严重的损害,为积极改善脑代谢紊乱,促进脑功能恢复,防止和减少脑损害的后遗症,可在急性期已过,病情稳定后应用促进脑细胞代谢,改善脑功能的药物即脑代谢活化剂。

1.胞磷胆碱

胞磷胆碱可促进磷脂代谢,改善神经细胞功能;提高脑干网状结构上行激活系统的作用,促进意识恢复;改善脑血管运动张力,增加脑血流,提高脑内氧分压,改善脑缺氧。一般以 250～500 mg 加入 25%～50% 葡萄糖 20～40 mL 静脉注射或 10% 葡萄糖液 500 mL 静脉滴注,也可肌内注射250 mg,一日两次。

2.细胞色素 C

细胞色素 C 对组织的氧化和还原起促进作用。可增加脑血流和脑氧代谢率,从而改善脑代谢,一般15～30 mg 加入 25%～50% 葡萄糖 20～40 mL 缓慢静脉推注或 10% 葡萄糖液 500 mL 静脉滴注,每天 1～2 次,连用 7～30 天。

3.三磷酸腺苷

三磷酸腺苷是机体能量的主要来源,可通过血-脑脊液屏障,为脑细胞的主要能源,可增加脑血循环,且能直接作用于脑组织,激活脑细胞的代谢,每次 20 mg 肌内注射,每天 1～2 次,或每次 20～40 mg 加入 25%～50% 葡萄糖 40 mL 静脉注射,或加入 5%～10% 葡萄糖 500 mL 静脉滴注,每天 1 次,2～3 周。

4.辅酶 A

辅酶 A 对糖、脂肪、蛋白质的代谢起重要作用,可促进受损细胞恢复功能,一般以 50～100 U 加 25%～50% 葡萄糖液 40 mL 静脉注射,或加入 5%～10% 葡萄糖液 500 mL 静脉滴注,每天 1 次,连用 2～3 周。常与三磷酸腺苷、细胞色素 C 合用可提高疗效。

(五)鞘内注射

目前,临床上多采用 INH＋地塞米松鞘内注射,这样既可减少抗结核药物的局部刺激作用,又可迅速地控制脑膜炎局部炎症反应。在实际工作中鞘内注射有如下优点。

(1)可提高脑脊液中 INH 和激素有效浓度,形成局部高浓度的杀灭结核菌的环境,有利于治疗。

(2)避免 INH 全身给药通过肝脏乙酰化形成乙酰异烟肼。

(3)迅速降低脑脊液中细胞数和蛋白含量,使脑脊液恢复正常时间快1/2。并有效地预防和治疗椎管内脑脊液的阻塞。

(4)腰穿后放脑脊液降低颅内压,减轻脑水肿,防止脑疝形成,降低病死率。

因此,在全身应用抗结核药物和激素基础上并用鞘内注射可大大缩短结核性脑膜炎的疗程。鞘内注药:INH 50～100 mg,地塞米松 1～2 mg,一次注入。开始每天 1 次,3 天后隔天 1 次,7 次为 1 个疗程。待病情好转、脑脊液恢复正常,则逐渐停用。注药前要放脑脊液 5～6 mL,如颅内压很高时放液要慎重,可将腰穿针芯不要全部拔出,以使脑脊液缓慢流出后再注药。患者昏迷前夕、晚期结核性脑膜炎是鞘内注射的最好适应证。

七、外科手术

侧脑室引流:适用于结核性脑膜炎所致急性脑积水,内科治疗无效者,特别是脑疝将要形成,或刚形成时,可起到抢救生命的明显效果;慢性脑积水急性发作时或慢性进行性脑积水用其他降颅压措施无效时也可考虑使用。不良反应是引流过速可致脑内静脉破裂,造成脑出血;引流过多可造成脑脊液分泌过多;引流过久可继发颅内细菌感染。在结核性脑膜炎治疗过程中,经常发生粘连梗阻而致难以控制的脑积水。可采用脑室、脑池分流术以达持久性的减低颅内压作用。

八、预后与转归

结核性脑膜炎发病急慢不定,但病程都较长,自愈者少,恶化、死亡者较多。自化疗应用以来,不良的预后大有改善。结核性脑膜炎的预后取决于抗结核药物治疗的早晚,以及开始治疗的方法正确与否;所感染的结核菌是否为耐药菌株;患者的发病年龄;治疗时期的病期、病型;是否合并脑积水;初治或复治(恶化或复发);脑脊液生化和细胞学变化等都能影响治疗的效果。这些综合因素和预后都有密切的关系。

结核性脑膜炎早期,脑底渗出物可因及时治疗而完全吸收,临床可无症状或症状完全好转,治疗后可无任何后遗症。脑脊液恢复正常,结核菌转阴,中枢神经系统的病灶亦可完全吸收。但是如果诊断和治疗被延误,则结核性脑膜炎颅底炎症由脑膜延及脑实质,引起意识障碍和精神症状。累及脑血管,引起脑软化、偏瘫、癫痫发作、失语。炎症波及间脑,引起严重自主神经功能紊乱。累及锥体外系出现各种异常运动。累及脑桥及延髓引起吞咽、迷走和副神经损害。患者因渗出物的粘连和压迫引起呼吸不畅或出现陈-施氏呼吸,可因呼吸中枢麻痹而死亡。上述不同程度的临床征象既是造成死亡的原因,也是出现后遗症的主要原因。常见有肢体运动障碍、视听觉障碍、智力障碍。当发生后遗症时,根据病情,选择使用新针疗法、推拿按压、中医中药、康复锻炼。药物方面可根据病情选用脑细胞代谢活化剂、脱水药物、内分泌制剂及镇静地西泮剂型。

九、护理

(一)一般护理

(1)绝对卧床休息。卧床时间一般为半年,卧床给以头高位 15°～20°,颈项强直者去枕。

(2)保持病室安静,避免强光强声刺激。

(3)保持床单位整齐、清洁、干燥,加强皮肤护理,防止压疮的发生。

(4)注意保持大便通畅。3 天无大便,遵医嘱给予缓泻剂,预防颅内压增高。

(5)如呕吐或惊厥时,将患者侧卧,以免呕吐物吸入气管。

(6)饮食护理。易进高蛋白、高热量、高维生素、高糖、低脂的食物。

(7)心理护理。保持患者情绪稳定,避免精神紧张,帮助患者树立战胜疾病的信心,配合治疗。

(8)配合医师做好腰椎穿刺前、中、后的护理工作。

(9)密切观察神志、瞳孔、体温、脉搏、呼吸血压等变化,以及时记录。瞳孔忽大忽小时提示中脑受损。注意颅内高压及肢体活动情况。观察药物的不良反应。

(10)遵医嘱给予持续低流量吸氧。

(11)发热患者遵医嘱给予降温。做好口腔护理。

(12)昏迷患者注意眼睛的保护,做好各种管道的护理,保持通畅;严格无菌操作,防感染。对烦躁不安、抽搐的患者,给以保护性措施。保持呼吸道通畅,头偏向一侧,定期翻身叩背防坠积性肺炎。

(13)加强肢体功能锻炼,制订有效的肢体训练计划。

(二)颅内高压的护理

(1)观察患者头痛的程度及持续时间,有无呕吐,呕吐是否为喷射性及呕吐物的性质,患者的呼吸情况,判断颅内压升高的程度,为降颅压治疗提供依据。

(2)观察脱水剂的临床反应。①观察脱水前后患者头痛、呕吐物情况。②脱水剂快慢对病情的影响。③脱水剂间隔时间的影响。④严重颅内高压患者甘露醇与呋塞米间隔使用。⑤肾功能不全应观察尿量变化,以防肾功能恶化。

(3)侧脑室引流的护理。①首先做好侧脑室引流术前准备、术中护理。②术后观察脑脊液颜色及每天脑脊液引流量。③正确判断脑室内压力。④观察脑室内压力与临床症状的关系。⑤注意引流后的消毒、无菌处理。

十、健康教育

(1)讲解结脑患者的早期症状及特点,以便早发现早治疗。

(2)宣传结核病的传播传播途径、传染方式,注意个人卫生,杜绝随地吐痰,加强个人防护。

(3)讲解卧床休息的重要性,避免过早下床活动。

(4)坚持长期、规律服药原则。

(5)新生儿接种卡介苗是预防儿童结脑的有效措施。

(6)合理膳食,进高热量、高蛋白、高维生素、低脂、易消化的饮食。

(7)加强肢体功能锻炼。

(8)定期复查肝、肾功能,以及脑脊液、尿、痰、血常规。

(9)禁烟酒。

(甄姗姗)

第四节　三叉神经痛

三叉神经痛是指三叉神经分布范围内反复发作短暂性剧烈疼痛,分为原发性及继发性两种。前者病因未明,可能是某些致病因素使三叉神经脱髓鞘而产生异位冲动或伪突触传递,近年来由于显微血管减压术的开展,多数认为主要原因是邻近血管压迫三叉神经根所致。继发性三叉神经痛常见原因有鼻咽癌颅底转移、中颅窝脑膜瘤、听神经瘤、半月节肿瘤、动脉瘤压迫、颅底骨折、脑膜炎、颅底蛛网膜炎、三叉神经节带状疱疹病毒感染等。

一、病因和发病机制

近年来由于显微血管减压术的开展,认为三叉神经痛的病因是邻近血管压迫了三叉神经根所致。绝大部分为小脑上动脉从三叉神经根的上方或内上方压迫了神经根,少数为小脑前下动脉从三叉神经根的下方压迫了神经根。血管对神经的压迫,使神经纤维挤压在一起,逐渐使其发生脱髓鞘改变,从而引起相邻纤维之间的短路现象,轻微的刺激即可形成一系列的冲动通过短路传入中枢,引起一阵阵剧烈的疼痛。

二、临床表现

多发生于40岁以上,女略多于男,多为单侧发病。突发闪电样、刀割样、钻顶样、烧灼样剧痛,严格限三叉神经感觉支配区内,伴有面部抽搐,又称"痛性抽搐",每次发作持续数秒钟至1~2分钟即骤然停止,间歇期无任何疼痛。在疲劳或紧张时发作较频。

三、治疗原则

三叉神经痛,无论原发性或继发性,在未明确病因或难以查出病因的情况下均可用药物治疗或封闭治疗,以缓解症状,倘若一旦确诊病因,应针对病因治疗,除非因高龄、身患严重疾病等因素难以接受者或病因去除治疗后仍疼痛发作,可继续采用药物治疗或封闭疗法。若服药不良反应大者亦可先选择封闭疗法。

四、治疗

(一)药物治疗

三叉神经痛的药物治疗,主要用于患者发病初期或症状较轻者。经过一段时间的药物治疗,部分患者可达到完全治愈或症状得到缓解,表现在发作程度减轻、发作次数减少。

目前应用最广泛的、最有效的药物是抗癫痫药。在用药方面应根据患者的具体情况进行具体分析,各药可单独使用,亦可互相联合应用。在采用药物治疗过程中,应特别注意各种药物不良反应,联合应用。在采用药物治疗过程中,应特别注意各种药物不良反应,进行必要的检测,以免发生不良反应。

1.卡马西平

卡马西平亦称痛痉宁。该药对三叉神经脊束核及丘脑中央内侧核部位的突触传导有显著的抑制作用。用药达到有效治疗量后多数患者于24小时内发作性疼痛即消失或明显减轻,文献报道,卡马西平可使70%以上的患者完全止痛,20%患者疼痛缓解,此药需长期服用才能维持疗效,多数停药后疼痛再现。不少患者服药后疗效有时会逐渐下降,需加大剂量。此药不能根治三叉神经痛,复发者再次服用仍有效。

用法与用量:口服开始时一次0.1~0.2 g,每天1~2次,然后逐日增加0.1 g。每天最大剂量不超过1.6 g,取得疗效后,可逐日逐次地减量,维持在最小有效量。如最大剂量应用2周后疼痛仍不消失或减轻时,则应停止服用,改用其他药物或治疗方法。

不良反应有眩晕、嗜睡、步态不稳、恶心,数天后消失,偶有白细胞减少、皮疹,可停药。

2.苯妥英钠

苯妥英钠为一种抗癫痫药,在未开始应用卡马西平之前,该药曾被认为是治疗三叉神经痛的首选药物,本药疗效不如卡马西平,止痛效果不完全,长期使用止痛效果减弱,因此,目前已列为第二位选用药物。

本品主要通过增高周围神经对电刺激的兴奋阈值及抑制脑干三叉神经脊髓束的突触间传导而起作用。其疗效仅次于卡马西平,文献报道有效率为 $88\% \sim 96\%$,但需长期用药,停药后易复发。

用法与用量:成人开始时每次 0.1 g,每天 3 次口服。如用药后疼痛不见缓解,可加大剂量到每天0.2 g,每天 3 次,但最大剂量不超过 0.8 g/d。取得疗效后再逐渐递减剂量,以最小量维持。肌内注射或静脉注射:一次 $0.125 \sim 0.250$ g,每天总量不超过 0.5 g。临用时用等渗盐水溶解后方可使用。

不良反应为长期服用该药或剂量过大,可出现头痛、头晕、嗜睡、共济失调及神经性震颤等。一般减量或停药后可自行恢复。本品对胃有刺激性,易引起厌食、恶心、呕吐及上腹痛等症状。饭后服用可减轻上述症状。长期服用可出现黏膜溃疡,多见于口腔及生殖器,并可引起牙龈增生,同时服用钙盐及抗过敏药可减轻。苯妥英钠并可引起白细胞减少、视力减退等症状。大剂量静脉注射,可引起心肌收缩力减弱、血管扩张、血压下降,严重时可引起心脏传导阻滞,心搏骤停。

3.氯硝西泮

本品为抗癫痫药物,对三叉神经痛也有一定疗效。服药 $4 \sim 12$ 天,血浆药浓度达到稳定水平,为 $30 \sim 60$ μg/mL。口服氯硝西泮后,$30 \sim 60$ 分钟作用逐渐显著,维持 $6 \sim 8$ 小时,一般在最初 2 周内可达最大效应,其效果次于卡马西平和苯妥英钠。

(1)用法与用量:氯硝安定药效强,开始 1 mg/d,分 3 次服,即可产生治疗效果。而后每 3 天调整药量 $0.5 \sim 1.0$ mg,直至达到满意的治疗效果,至维持剂量为 $3 \sim 12$ mg/d。最大剂量为20 mg/d。

(2)不良反应有嗜睡、行为障碍、共济失调、眩晕、言语不清、肌张力低下等,对肝、肾功能也有一定的损害,有明显肝脏疾病的禁用。

4.山莨菪碱(654-2)

山莨菪碱为从我国特产茄科植物山莨菪中提取的一种生物碱,其作用与阿托品相似,可使平滑肌松弛,解除血管痉挛(尤其是微血管),同时具有镇痛作用。本药对治疗三叉神经痛有一定疗效,近期效果满意,据文献报道有效率为 $76.1\% \sim 78.4\%$,止痛时间一般为 $2 \sim 6$ 个月,个别达5 年之久。

(1)用法与用量:①口服,每次 $5 \sim 10$ mg,每天 3 次,或每次 $20 \sim 30$ mg,每天 1 次。②肌内注射,每次 10 mg,每天 $2 \sim 3$ 次,待疼痛减轻或疼痛发作次数减少后改为每次 10 mg,每天一次。

(2)不良反应有口干、面红、轻度扩瞳、排尿困难、视近物模糊及心率增快等反应。以上反应多在 $1 \sim 3$ 小时内消失,长期用药不会蓄积中毒。有青光眼和心脏病患者忌用。

5.巴氯芬

巴氯芬化学名[β-(P-氯茶基)γ-氨基丁酸]是抑制性神经递质 γ 氨基丁酸的类似物,临床试验研究表明本品能缓解三叉神经痛。用法:巴氯芬开始每次 10 mg,每天 3 次,隔天增加每天10 mg,直到治疗的第 2 周结束时,将用量递增至每天 $60 \sim 80$ mg。每天平均维持量:单用者为$50 \sim 60$ mg,与卡马西平或苯妥英钠合用者为 $30 \sim 40$ mg。文献报道,治疗三叉神经痛的近期疗效,巴氯芬与卡马西平几乎相同,但远期疗效不如卡马西平,巴氯芬与卡马西平或苯妥英钠均具有协同作用,且比卡马西平更安全,这一特点使巴氯芬在治疗三叉神经痛方面颇受欢迎。

6.麻黄碱

本品可以兴奋脑啡肽系统,因而具有镇痛作用,其镇痛程度为吗啡的 1/12～1/7。用法:每次 30 mg,肌内注射,每天 2 次。甲状腺功能亢进症(甲亢)、高血压、动脉粥样硬化、心绞痛等患者禁用。

7.硫酸镁

本品在眶上孔或眶下孔注射可治疗三叉神经痛。

8.维生素 B_{12}

文献报道,用大剂量维生素 B_{12},对治疗三叉神经痛确有较好疗效。方法:维生素 B_{12} 4 000 μg 加维生素 B_1 200 mg 加 2% 普鲁卡因 4 mL 对准扳机点做深浅上下左右四点式注药,对放射的始端做深层肌下进药,放射的终点做浅层四点式进药,药量可根据疼痛轻重适量进入。但由于药物作用扳机点可能变位,治疗时可酌情根据变位更换进药部位。

9.哌咪清(匹莫齐特)

据文献报道,用其他药物治疗无效的顽固性三叉神经痛患者本品有效,且其疗效明显优于卡马西平。开始剂量为每天 4 mg,逐渐增加至每天 12～14 mg,分 2 次服用。不良反应以锥体外系反应较常见,亦可有口干、无力、失眠等。

10.维生素 B_1

在神经组织蛋白合成过程中起辅酶作用,参与胆碱代谢,其止痛效果差,只能作为辅助药物。用法与用量:①肌内注射 1 mg/d,每天 1 次,10 天后改为 2～3 次/周,持续 3 周为 1 个疗程。②三叉神经分支注射,根据疼痛部位可做眶上神经、眶下神经、上颌神经和下颌神经注射。剂量 500～1 000 μg/次,每周 2～3 次。③穴位注射,每次 25～100 μg,每周 2～3 次。常用颊车、下关、四白及阿是穴等。

11.激素

原发性三叉神经痛和继发性三叉神经痛的病例,其病理改变在光镜和电镜下都表现为三叉神经后根有脱髓鞘改变。在临床治疗中发现,许多用卡马西平、苯妥英钠等治疗无效的患者,改用泼尼松、地塞米松等治疗有效。这种激素治疗的原理与治疗脱髓鞘疾病相同,利用激素的免疫抑制作用达到治疗三叉神经痛的目的。由于各学者报告的病例少,只是对一部分卡马西平、苯妥英钠治疗无效者应用有效,其长期效果和机理有待进一步观察。剂量与用量:①泼尼松,每次 5 mg,每天 3 次。②地塞米松,每次 0.75 mg,每天 3 次。注射剂:每支 5 mg,每次 5 mg,每天 1 次,肌内注射或静脉注射。

(二)神经封闭法

神经封闭法主要包括三叉神经半月节及其周围支乙醇封闭术和半月节射频热凝法,其原理是通过乙醇的化学作用或热凝的物理作用于三叉神经纤维,使其发生坏变,从而阻断神经传导达到止痛目的。

1.三叉神经乙醇封闭法

封闭用乙醇一般在浓度 80% 左右(因封闭前注入局麻,故常用 98% 浓度)。

(1)眶上神经封闭:适用于三叉神经第 1 支痛。方法为患者取坐或卧位,位于眶上缘中内 1/3 交界处触及切迹,皮肤消毒及局麻后,用短细针头自切迹刺入皮肤直达骨面,找到骨孔后刺入,待患者出现放射痛时,先注入2%利多卡因0.5～1 mL,待眶上神经分布区针感消失,再缓慢注入乙醇0.5 mL左右。

(2)眶下神经封闭:在眶下孔封闭三叉神经上颌支的眶下神经。适用于三叉神经第2支痛(主要疼痛局限在鼻旁、下眼睑、上唇等部位)。方法为:患者取坐或卧位,位于距眶下缘约1 cm,距鼻中线3 cm,触及眶下孔,该孔走向与矢状面成40°～45°角,长约1 cm,故穿刺时针头由眶下孔做40°～45°角向外上、后进针,深度不超过1 cm,患者出现放射痛时,以下操作同眶上神经封闭。

(3)后上齿槽神经封闭:在上颌结节的后上齿槽孔处进行。适用于三叉神经第二支痛(痛区局限在上白齿及其外侧黏膜者)。方法为:患者取坐或卧位,头转向健侧,穿刺点在颧弓下缘与齿槽嵴成角处,即相当于过眼眶外缘的垂线与颧骨下缘相交点,局部消毒后,先用左手指将附近皮肤向下前方拉紧,继之以4～5 cm长穿刺针自穿刺点稍向后上方刺入直达齿槽嵴的后侧骨面,然后紧贴骨面缓慢深入2 cm左右,即达后上齿槽孔处,先注入2%利多卡因,后再注入乙醇。

(4)颏神经封闭:在下颌骨的颏孔处进行,适用于三叉神经第三支痛(主要局限在颏部、下唇)。方法为在下颌骨上、下缘间之中点相当于咬肌前缘和颏正中线之间中点找到颏孔,然后自后上方并与皮肤成45°角向前下进针刺入骨面,插入颏孔,以下操作同眶上神经封闭。

(5)上颌神经封闭:用于三叉神经第二支痛(痛区广泛及眶下神经封闭失效者)。上颌神经主干自圆孔穿出颅腔至翼腭窝。方法常用侧人法:穿刺点位于眼眶外缘至耳道间连线中点下方,穿刺针自该点垂直刺入深约4 cm,触及翼突板,继之退针2 cm左右稍改向前方15°角重新刺入,滑过翼板前缘,再深入0.5 cm即入翼腭窝内,患者有放射痛时,回抽无血后,先注入2%利多卡因,待上颌部感觉麻后,注入乙醇1 mL。

(6)下颌神经封闭:用于三叉神经第3支痛(痛区广泛及眶下神经封闭失效者)。下颌神经主干自卵圆孔穿出。方法常用侧入法,穿刺点同上颌神经穿刺点,垂直进针达翼突板后,退针2 cm再改向上后方15°角进针,患者出现放射痛后,注药同上颌神经封闭。

(7)半月神经节封闭:用于三叉神经2、3支痛或1、2、3支痛,方法常用前入法:穿刺点在口角上方及外侧约3 cm处,自该点进针,方向后、上、内即正面看应对准向前直视的瞳孔,从侧面看朝颧弓中点,约进针5 cm处达颅底触及试探,当刺入卵圆孔时,患者即出现放射痛(下颌区),则再推进0.5 cm,上颌部亦出现剧痛即确入半月节内。回抽无血、无脑脊液,先注入2%利多卡因0.5 mL同侧面部麻木后,再缓慢注入乙醇0.5 mL。

以上乙醇封闭法的治疗效果差异较大,短者数月,长者可达数年。复发者可重复封闭,但难以根治。

2.三叉神经半月节射频热凝法

该法首先由Sweat(1974)提出,它通过穿刺半月节插入电极后用电刺激确定电极位置,从而有选择地用射频温控定量灶性破坏法,达到止痛目的。方法如下。

(1)半月节穿刺:同半月节封闭术。

(2)电刺激:穿入成功后,插入电极通入0.2～0.3 V,用50～75 w/s的方波电流,这时患者感觉有刺激区的蚁行感。

(3)射频温探破坏:电刺激准确定位后,打开射频发生器,产生射频电场,此时为进一步了解电极位置,可将温度控制在42～44 ℃,这种电流可造成可逆性损伤并刺激产生疼痛,一旦电极位置无误,则可将温度增高,每次5 ℃,增高至60～80 ℃,每次30～60秒,在破坏第1支时,则稍缓慢加热并检查角膜反射。此方法有效率为85%左右,但仍会复发,不能根治。

3.三叉神经痛的γ刀放射疗法

1991年,有学者利用MRI定位像输入HP-9000计算机,使用Gamma plan进行定位和定量计算,选择三叉神经感觉根进脑干区为靶点照射,达到缓解症状目的,其疗效尚不明确。

五、护理

(一)护理评估

1.健康史评估

(1)原发性三叉神经痛是一种病因尚不明确的疾病。但三叉神经痛可继发于脑桥、小脑脚占位病变压迫三叉神经及多发硬化等所致。因此,应询问患者是否患有多发硬化,检查有无占位性病变,每次面部疼痛有无诱因。

(2)评估患者年龄。此病多发生于中老年人。40岁以上起病者占70%～80%,女略多于男比例为3:1。

2.临床观察与评估

(1)评估疼痛的部位、性质、程度、时间。通常疼痛无预兆,大多数人单侧,开始和停止都很突然,间歇期可完全正常。发作表现为电击样、针刺样、刀割样或撕裂样的剧烈疼痛,每次数秒至2分钟。疼痛以面颊、上下颌及舌部最为明显;口角、鼻翼、颊部和舌部为敏感区。轻触即可诱发,称为扳机点;当碰及触发点如洗脸、刷牙时疼痛发作。或当因咀嚼、呵欠和讲话等引起疼痛。以致患者不敢做这些动作。表现为面色憔悴、精神抑郁和情绪低落。

(2)严重者伴有面部肌肉的反复性抽搐、口角牵向患侧,称为痛性抽搐。并可伴有面部发红、皮温增高、结膜充血和流泪等。严重者可昼夜发作,夜不成眠或睡后痛醒。

(3)病程可呈周期性。每次发作期可为数天、数周或数月不等;缓解期亦可数天至数年不等。病程越长,发作越频繁越重。神经系统检查一般无阳性体征。

(4)心理评估。使用焦虑量表评估患者的焦虑程度。

(二)患者问题

1.疼痛

主要由于三叉神经受损引起面颊、上颌、下颌及舌疼痛。

2.焦虑

与疼痛反复、频繁发作有关。

(三)护理目标

(1)患者自感疼痛减轻或缓解。

(2)患者述舒适感增加,焦虑症状减轻。

(四)护理措施

1.治疗护理

(1)药物治疗:原发性三叉神经痛首选卡马西平治疗。其不良反应为头晕、嗜睡、口干、恶心、皮疹、再生障碍性贫血、肝功能损害、智力和体力衰弱等。护理者必须注意观察,每1～2个月复查肝功和血常规。偶有皮疹、肝功能损害和白细胞减少,需停药;也可按医师建议单独或联合使用苯妥英钠、氯硝西泮、巴氯芬、野木瓜等治疗。

(2)封闭治疗:三叉神经封闭是注射药物于三叉神经分支或三叉神经半月节上,阻断其传导,导致面部感觉丧失,获得一段时间的止痛效果。注射药物有无水乙醇、甘油等。封闭术的止痛效果往往不够满意,远期疗效较差,还有可能引起角膜溃疡、失明、脑神经损害、动脉损伤等并发症。且对三叉神经第一支疼痛不适用。但对全身状况差不能耐受手术的患者、鉴别诊断及为手术创造条件的过渡性治疗仍有一定的价值。

(3)经皮选择性半月神经节射频电凝治疗:在 X 线监视下或经 CT 导向将射频电极针经皮插入半月神经节,通电加热至 65～75 ℃维持 1 分钟,可选择性地破坏节后无髓鞘的传导痛温觉的 Aβ 和 C 细纤维,保留有髓鞘的传导触觉的 Aα 和粗纤维,疗效可达 90%以上,但有面部感觉异常、角膜炎、咀嚼无力、复视和带状疱疹等并发症。长期随访复发率为 21%～28%,但重复应用仍有效。本方法尤其适用于年老体弱不适合手术治疗的患者、手术治疗后复发者及不愿意接受手术治疗的患者。

射频电凝治疗后并发症的观察护理:观察患者的恶心、呕吐反应,随时处理污物,遵医嘱补液补钾;询问患者有无局部皮肤感觉减退,观察其是否有同侧角膜反射迟钝、咀嚼无力、面部异样不适感觉。并注意给患者进餐软食,洗脸水温要适宜。如有术中穿刺方向偏内、偏深误伤视神经引起视力减退、复视等并发症,应积极遵医嘱给予治疗并防止患者活动摔伤、碰伤。

(4)外科治疗:①三叉神经周围支切除及抽除术,两者手术较简单,因神经再生而容易复发,故有效时间短,目前较少采用,仅限于第一支疼痛者姑息使用。②三叉神经感觉根切断术,经枕下入路三叉神经感觉根切断术,三叉神经痛均适用此种入路,手术操作较复杂,危险性大,术后反应较多,但常可发现病因,可很好保护运动根及保留部分面部和角膜触觉,复发率低,至今仍广泛使用。③三叉神经脊束切断术,此手术危险性太大,术后并发症严重,现很少采用。④微血管减压术,已知有 85%～96%的三叉神经痛患者是由于三叉神经根存在血管压迫所致,用手术方法将压迫神经的血管从三叉神经根部移开,疼痛则会消失,这就是微血管减压术,因为微血管减压术是针对三叉神经痛的主要病因进行治疗,去除血管对神经的压迫后,约 90%的患者疼痛可以完全消失,面部感觉完全保留,而达到根治的目的,微血管减压术可以保留三叉神经功能,运用显微外科技术进行手术,减小了手术创伤,很少遗留永久性神经功能障碍,术中手术探查可以发现引起三叉神经痛的少见病因,如影像学未发现的小肿瘤、蛛网膜增厚及粘连等,因而成为原发性三叉神经痛的首选手术治疗方法。

三叉神经微血管减压术的手术适应证:正规药物治疗一段时间后,药物效果不明显或疗效明显减退的患者;药物过敏或严重不良反应不能耐受;疼痛严重,影响工作、生活和休息者。

微血管减压术治疗三叉神经痛的临床有效率为 90%～98%,影响其疗效的因素很多,其中压迫血管的类型、神经受压的程度及减压方式的不同对其临床治疗和预后的判断有着重要的意义。微血管减压术治疗三叉神经痛也存在 5%～10%的复发率,不同术者和手术方法的不同差异很大。研究表明,患者的性别、年龄、疼痛的支数、疼痛部位、病程、近期疗效及压迫血管的类型可能与复发存在一定的联系。导致三叉神经痛术后复发的主要原因:①病程大于 8 年;②静脉为压迫因素;③术后无即刻症状消失者。三叉神经痛复发最多见于术后 2 年内,2 年后复发率明显降低。

2.心理支持

由于本病为突然发作的反复的阵发性剧痛,易出现精神抑郁和情绪低落等表现,护士应关心、理解、体谅患者,帮助其减轻心理压力,增强战胜疾病的信心。

3.健康教育

指导患者生活有规律,合理休息、娱乐;鼓励患者运用指导式想象、听音乐、阅读报刊等分散注意力,消除紧张情绪。

（甄姗姗）

第五节　视神经脊髓炎

视神经脊髓炎(neuro myelitis optica,NMO)是免疫介导的主要累及视神经和脊髓的原发性中枢神经系统炎性脱髓鞘病。Devic(1849 年)首次描述了单相病程的 NMO,称为 Devic 病。视神经脊髓炎在中国、日本等亚洲人群的中枢神经系统脱髓鞘病中较多见,而在欧美西方人群中较少见。

一、病因及发病机制

NMO 的病因及发病机制尚不清楚。长期以来关于 NMO 是独立的疾病实体,还是 MS 的亚型一直存在争议。近年研究发现 CNS 水通道蛋白 4(aquaporin-4,AQP4)抗体,是 NMO 较为特异的免疫标志物,被称为 NMO-IgG。与 MS 不同,NMO 是以体液免疫为主、细胞免疫为辅的 CNS 炎性脱髓鞘病。由于 NMO 在免疫机制、病理改变、临床和影像改变、治疗和预后等方面均与 MS 有差异,故大部分学者认为 NMO 是不同于 MS 的疾病实体。

二、临床表现

(1)任何年龄均可发病,平均年龄 39 岁,女：男比例为(5～10)：1。

(2)单侧或双侧视神经炎(optic neuritis,ON)及急性脊髓炎是本病主要表现,其初期可为单纯的视神经炎或脊髓炎,亦可两者同时出现,但多数先后出现,间隔时间不定。

(3)视神经炎可单眼、双眼间隔或同时发病。多起病急,进展快,视力下降可至失明,伴眶内疼痛,眼球运动或按压时明显。眼底可见视盘水肿,晚期可见视神经萎缩,多遗留显著视力障碍。

(4)脊髓炎可为横贯性或播散性,症状常在几天内加重或达到高峰,表现为双下肢瘫痪、双侧感觉障碍和尿潴留,且程度较重。累及脑干时可出现眩晕、眼震、复视、顽固性呃逆和呕吐、饮水呛咳和吞咽困难。根性神经痛、痛性肌痉挛和 Lhermitte 征也较为常见。

(5)部分 NMO 患者可伴有其他自身免疫性疾病,如系统性红斑狼疮、干燥综合征、混合结缔组织病、重症肌无力、甲状腺功能亢进、桥本甲状腺炎、结节性多动脉炎等,血清亦可检出抗核抗体、抗 SSA/SSB 抗体、抗心磷脂抗体等。

(6)经典 Devic 病为单时相病程,在西方多见。80%～90%的 NMO 患者呈现反复发作病程,称为复发型 NMO,常见于亚洲人群。

三、辅助检查

(一)脑脊液

细胞数增多显著,约 1/3 的单相病程及复发型患者 MNC$>50\times10^6$/L;复发型患者 CSF 蛋白增高明显,脑脊液蛋白电泳可检出寡克隆区带,但检出率较 MS 低。

(二)血清 NMO-IgG(AQP4 抗体)

NMO 血清 AQP4 抗体多为阳性,而 MS 多为阴性,为鉴别 NMO 与 MS 的依据之一。

(三)MRI 检查

NMO 患者脊髓 MRI 的特征性表现为脊髓长节段炎性脱髓鞘病灶,连续长度一般≥3 个椎体节段,轴位像上病灶多位于脊髓中央,累及大部分灰质和部分白质。病灶主要见于颈段、胸段,急性期病灶处脊髓肿胀,严重者可见空洞样改变,增强扫描后病灶可强化。

(四)视觉诱发电位

P100 潜伏期显著延长,有的波幅降低或引不出波形。在少数无视力障碍患者中也可见 P100 延长。

(五)血清其他自身免疫抗体

NMO 患者可出现血清 ANAs 阳性,包括 ANA、抗 dsDNA、抗着丝粒抗体(ACA)、抗 SSB 抗体等。

四、治疗原则

视神经脊髓炎的治疗包括急性发作期治疗、缓解期治疗和对症治疗。

(一)急性发作期治疗

首选大剂量甲泼尼龙琥珀酸钠(甲强龙)冲击疗法,能加速 NMO 病情缓解。从 1 g/d 开始,静脉滴注 3～4 小时,共 3 天,剂量阶梯依次减半,甲强龙停用后改为口服泼尼松 1 mg/(kg·d),逐渐减量。对激素有依赖性患者,激素减量过程要慢,每周减 5 mg,至维持量 15～20 mg/d,小剂量激素维持时间应较 MS 长一些。对甲强龙冲击疗法反应差的患者,应用血浆置换疗法可能有一定效果。一般建议置换 3～5 次,每次用血浆 2～3 L,多数置换 1～2 次后见效。无血浆置换条件者,使用静脉滴注免疫球蛋白(IVIG)可能有效,用量为 0.4 g/(kg·d),一般连续用5 天为 1 个疗程。对合并其他自身免疫疾病的患者,可选择激素联合其他免疫抑制剂如环磷酰胺治疗。

(二)缓解期治疗

主要通过抑制免疫达到降低复发率、延缓残疾的目的,需长期治疗。一线药物方案包括硫唑嘌呤联用泼尼松或者利妥昔单抗。二线药物可选用环磷酰胺、米托蒽醌、吗替麦考酚酯等,定期使用 IVIG 或间断血浆交换也可用于 NMO 治疗。

(三)对症治疗

1.疲劳

药物治疗常用金刚烷胺或莫达非尼,用量均为 100～200 mg/d,早晨服用。职业治疗、物理治疗、心理干预及睡眠调节可能有一定作用。

2.行走困难

中枢性钾通道拮抗剂达方吡啶,是一种能阻断神经纤维表面的钾离子通道的缓释制剂,2010 年被美国 FDA 批准用来改善各种类型 MS 患者的行走能力。推荐剂量为 10 mg(一片)口服,2 次/天,间隔 12 小时服用,24 小时剂量不应超过 2 片。常见不良反应包括泌尿道感染、失眠、头痛、恶心、灼热感、消化不良、鼻部及喉部刺痛等。

3.膀胱功能障碍

可使用抗胆碱药物解除尿道痉挛、改善储尿功能,如索利那新、托特罗定、非索罗定、奥昔布宁,此外,行为干预亦有一定效果。尿液排空功能障碍患者,可间断导尿,3~4 次/天。混合型膀胱功能障碍患者,除间断导尿外,可联合抗胆碱药物或抗痉挛药物治疗,如巴氯芬、多沙唑嗪、坦索罗辛等。

4.疼痛

对急性疼痛如内侧纵束综合征,卡马西平或苯妥英钠可能有效。度洛西汀和普瑞巴林治疗。加巴喷丁和阿米替林对感觉异常如烧灼感、紧束感、瘙痒感可能有效。配穿加压长袜或手套对缓解感觉异常可能也有一定效果。

5.认知障碍

目前仍缺乏疗效肯定的治疗方法。可应用胆碱酯酶抑制剂如多奈哌齐。

6.抑郁

可应用选择性 5-羟色胺再摄取抑制剂(SSRI)类药物。心理治疗也有一定效果。

7.其他症状

如男性患者勃起功能障碍可选用西地那非治疗。眩晕症状可选择美克洛嗪、昂丹司琼或东莨菪碱治疗。

五、护理评估

(一)健康史

有无感染史(消化道、呼吸道),有无其他自身免疫性疾病,如系统性红斑狼疮、干燥综合征、混合结缔组织病、重症肌无力、甲状腺功能亢进症、桥本甲状腺炎、结节性多动脉炎等。

(二)症状

1.视神经损害

视力下降伴眼球胀痛,在眼部活动时明显。急性起病患者受累眼几小时或几天内部分或完全视力丧失。视野改变主要表现为中心暗点及视野向心性缩小,也可出现偏盲或象限盲;以视神经炎形式发病者,眼底早期有视盘水肿,晚期出现视神经萎缩。以球后视神经炎发病者早期眼底正常,晚期出现原发性视神经萎缩。

2.脊髓损害

脊髓损害为脊髓完全横贯性损害,症状常在几天内加重或达到高峰,表现为双下肢瘫痪、双侧感觉障碍和尿潴留,且程度较重。累及脑干时可出现眩晕、眼震、复视、顽固性呃逆和呕吐,饮水呛咳和吞咽困难。根性神经痛、痛性肌痉挛也较为常见。

(三)身体状况

1.生命体征

生命体征有无异常。

2.肢体活动障碍

受累部位肢体肌力、肌张力,有无感觉障碍。

3.吞咽困难

有无饮水呛咳、吞咽困难,洼田饮水试验分级。

4.二便障碍

有无尿失禁、尿潴留、便秘。

5.视力障碍

有无视力丧失、下降,视野缺损,偏盲,复视等。

(四)心理状况

(1)有无焦虑、恐惧、抑郁等情绪。

(2)疾病对生活、工作有无影响。

六、护理诊断/问题

(一)生活自理能力缺陷

生活自理能力缺陷与肢体无力有关。

(二)躯体移动障碍

躯体移动障碍与脊髓受损有关。

(三)有受伤的危险

有受伤的危险与视神经受损有关。

(四)有皮肤完整性受损的危险

有皮肤完整性受损的危险与瘫痪及大小便失禁有关。

(五)便秘

便秘与脊髓受累有关。

(六)潜在并发症——感染

与长期应用激素导致机体抵抗力下降有关。

(七)有泌尿系统感染的危险

有泌尿系统感染的危险与长期留置尿管及卧床有关。

(八)知识缺乏

与疾病相关知识缺乏有关。

(九)焦虑

与担心疾病预后及复发有关。

七、护理措施

(一)环境与休息

保持病室安静舒适,病房内空气清新,温湿度适宜。病情危重的患者应卧床休息。病情平稳时鼓励患者下床活动,注意预防跌倒、坠床等不良事件的发生。

(二)饮食护理

指导患者进高热量、高蛋白质、高维生素食物,少食多餐,多吃新鲜蔬菜和水果。出现吞咽困难等症状时,进食应抬高床头,速度宜慢,并观察进食情况,避免呛咳。必要时遵医嘱留置胃管,并进行吞咽康复锻炼。

(三)安全护理

(1)密切观察病情变化,视力、肌力如有下降,以及时通知医师。视力下降、视野缺损的患者要注意用眼卫生,不用手揉眼,保持室内光线良好,环境简洁整齐。将呼叫器、水杯等必需品放在患者视力范围内,暖瓶等危险物品远离患者。复视患者活动时建议戴眼罩遮挡一侧眼部,以减轻头晕症状。

（2）感觉异常的患者，指导其选择宽松、棉质衣裤，以减轻束带感。洗漱时，以温水为宜，可以缓解疲劳。禁止给予患者使用热水袋，避免泡热水澡。避免因过热而导致症状波动。

（四）肠道护理

排泄异常的患者嘱其养成良好的排便习惯，定时排便。每天做腹部按摩，促进肠蠕动，排便困难时可使用开塞露等缓泻药物。平时多食含粗纤维食物，以保证大便通畅。留置尿管的患者，保持会阴部清洁、干燥。定时夹闭尿管，协助患者每天做膀胱、盆底肌肉训练，增强患者控制膀胱功能的能力。

（五）基础护理

保持床单位清洁、干燥，保证患者"六洁四无"。定时翻身、拍背、吸痰，保持呼吸道通畅，保持皮肤完好。肢体处于功能位，每天进行肢体的被动活动及伸展运动训练。能行走的患者，鼓励其进行主动锻炼。锻炼要适度。并保证患者安全，避免外伤。

（六）用药护理

使用糖皮质激素应注意观察药物的不良反应及并发症，以及时有效遵医嘱给予处理。注意观察生命体征、血糖变化。保护胃黏膜，避免进食坚硬、有刺激的食物。长期应用者，要注意避免感染。并向患者及家属进行药物宣教，以取得其配合。使用免疫抑制剂应向患者及家属做好药物知识宣教，使其了解药物的使用注意事项及不良反应，注意观察药物不良反应，预防感染，定期抽血，监测血常规及肝功能、肾功能。

（七）心理护理

要做好患者心理护理，介绍有关疾病知识，鼓励患者配合医护人员的治疗，做好长期治疗的准备，树立战胜疾病的信心，减轻恐惧、焦虑、抑郁等不良情绪，以促进疾病康复。

八、健康指导

（1）合理安排工作、学习，生活有规律。

（2）保证充足睡眠，保持积极乐观的精神状态，增加自我照顾能力和应对疾病的信心。

（3）避免紧张和焦虑的情绪。

（4）进行康复锻炼，以保持活动能力，强度要适度。

（5）正确用药，合理饮食。

（甄姗姗）

第六节　多发性硬化

多发性硬化（multiple sclerosis，MS）是中枢神经系统白质脱髓鞘疾病，其病因不清，病理特征为中枢神经系统白质区域多个部位的炎症、脱髓鞘及胶质增生病灶。临床上多为青壮年起病，症状和体征提示中枢神经系统多部位受累，病程有复发缓解的特征。

一、病因及发病机制

病因及发病机制尚未完全清楚。有研究认为该病与病毒感染有关，但尚未从患者的脑组织中发现和分离出病毒;亦有认为 MS 可能是中枢神经系统病毒感染引起的自身免疫性疾病。MS 还具有明显的家族性倾向,MS 患者的一级亲属中患病的危险比一般人群要高得多,其遗传易感性可能是多基因产物相互作用的结果。环境、种族、免疫接种、外伤、怀孕等因素均可能与该病的发病或复发有关。

二、临床表现

(一)发病年龄

发病通常在青壮年,20～30 岁是发病的高峰年龄。10 岁以前或 60 岁以后很少发病。但有 3 岁和67 岁发病的报道。

(二)发病形式

起病快慢不一,通常急性或亚急性起病。病程有加重与缓解交替。临床病程会由数年至数十年,亦有极少数重症患者在发病后数月内死亡。部分患者首次发作症状可以完全缓解,但随着复发,缓解会不完全。

(三)症状和体征

可出现中枢神经系统各部位受累的症状和体征。其特征是症状和体征复杂,且随着时间变化,其性质和严重程度也发生着变化。

(1)视觉症状包括复视、视觉模糊、视力下降、视野缺损。眼底检查可见有视神经炎的改变,晚期可出现视神经萎缩。内侧纵束病变可造成核间性眼肌麻痹,是多发性硬化的重要体征。其特征表现为内直肌麻痹而造成一侧眼球不能内收,并有对侧外直肌无力和眼震。

(2)某些患者三叉神经根部可能会损害,表现为面部感觉异常,角膜反射消失。三叉神经痛应考虑多发性硬化的可能。

(3)其他如眩晕、面瘫、构音障碍、假性延髓性麻痹均可以出现。

(4)肢体无力是最常见的体征。单瘫、轻偏瘫、四肢瘫均能见到,还可能有不对称性四肢瘫。肌力常与步行困难不成比例。某些患者,特别是晚发性患者,会表现为慢性进行性截瘫,可能只出现锥体束征及较轻的本体感觉异常。

(5)小脑及其与脑干的联系纤维常常受累,引起构音障碍、共济失调、震颤及肢体协调不能,其语言具有特征性的扫描式语言,系腭和唇肌的小脑性协调不能加上皮质脑干束受累所致,出现所谓夏科三联征:构音不全、震颤及共济失调。

(6)排尿障碍症状包括尿失禁、尿急、尿频等。排便障碍少于排尿障碍。男性患者可以出现性欲减低和阳痿。女性性功能障碍亦不少见。

(7)感觉异常较常见。颈部被动或主动屈曲时会出现背部向下放射的闪电样疼痛,即 Lhermitte征,提示颈髓后柱的受累。各种疼痛除 Lhermitte 征外,还有三叉神经痛、咽喉部疼痛、肢体的痛性痉挛、肢体的局部疼痛及头痛等。

(8)精神症状亦不少见,常见有抑郁、欣快,亦有可能合并情感性精神病。认知、思维、记忆等均可受累。

三、辅助检查

(一)影像学检查

磁共振是最有用的诊断手段。90％以上的患者可以通过 MRI 发现白质多发病灶,因而是诊断多发性硬化的首选检查。T_2 加权相是常规检查,质子相或压水相能提高检查的正确率。典型改变应在白质区域有 4 处直径大于 3 mm 的病灶,或 3 处病灶至少有一处在脑室旁。

(二)脑脊液检查

对于诊断可以提供支持证据。脑脊液 γ 球蛋白改变及出现寡克隆区带,提示鞘内有免疫球蛋白合成,这是 MS 的脑脊液改变之一。

(三)电生理检查

视觉诱发电位及脑干诱发电位对发现临床病灶有重要意义。视觉诱发电位对视神经、视交叉、视束病灶非常敏感。

四、治疗原则

治疗原则包括针对病因和对症治疗。

(一)激素治疗

糖皮质激素具有抗炎和免疫抑制作用,用于治疗 MS 可以缩短病程和减少复发。急性发作较严重,可给予甲泼尼龙 1 000 mg,加入 5% 葡萄糖 500 mL 中静脉滴注,3～4 小时滴完,连续 3 天,然后口服泼尼松治疗:80 mg/d,10～14 天,以后可根据病情调整剂量和用药时间,逐渐减量。亦可予地塞米松 10～20 mg/d,或氢化可的松 200～300 mg/d,静脉滴注,一般使用 10～14 天后改服泼尼松。从对照研究来看,激素治疗可加速急性发作的缓解,但对于最终预后的影响尚不清楚。促皮质激素多数人认为不宜使用。

(二)干扰素

目前认为可能改变 MS 病程和病情。有两种制剂,β-1a、β-1b。这些药物治疗可能降低复发缓解期的发作次数 30%,也可降低症状的严重程度。β 干扰素治疗的不良反应较小,有些患者可能产生肝功能异常及骨髓抑制。

(三)免疫抑制剂

1.环磷酰胺

成人剂量一般 0.2～0.4 g 加入 0.9% 生理盐水 20 mL 中静脉注射,隔天一次,累计总量 8～10 g 为 1 个疗程。

2.硫唑嘌呤

口服剂量 1～2 mg/kg,累积剂量 8～10 g 为 1 个疗程。

3.甲氨蝶呤

对于进展性 MS 可能有效,剂量为 7.5～15.0 mg,每周一次。使用免疫抑制剂时应注意其毒性反应。

(四)Copolymer1

Copolymer1 是一种由 L-丙氨酸、L-谷氨酸、L-赖氨酸和 L-酪氨酸按比例合成的一种多肽混合物。它在免疫化学特性上模拟多发性硬化的推测抗原,可清除自身抗原分子,对早期复发缓解性多发性硬化患者可减少复发次数,但对重症患者无效。用法为每天皮下注射 120 mg。

(五)对症治疗

减轻痉挛,可用 Baclofen 40～80 mg/d,分数次给予,地西泮和其他肌松药也可给予。尿失禁患者应注意预防泌尿道感染。有痛性强直性痉挛发作或其他发作性症状,可予卡马西平 0.1～0.2 g,每天 3 次口服,应注意该药对血液系统和肝功能的不良反应。功能障碍患者应进行康复训练,加强营养。注意预防肺部感染。感冒、妊娠、劳累可能诱发复发,应注意避免。

五、护理评估

(一)健康史

有无家族史;有无病毒感染史。

(二)症状

1.视力障碍

表现为急性视神经炎或球后视神经炎,常伴眼球疼痛。部分有眼肌麻痹和复视。

2.运动障碍

四肢瘫、偏瘫、截瘫或单瘫,以不对称瘫痪最常见。易疲劳,可为疾病首发症状。

3.感觉异常

浅感觉障碍,肢体、躯干或面部针刺麻木感,异常的肢体发冷、蚁走感、瘙痒感或尖锐、烧灼样疼痛及定位不明确的感觉异常。

4.共济失调

不同程度的共济运动障碍。

5.自主神经功能障碍

尿频、尿失禁、便秘,或便秘与腹泻交替出现,性欲减退、半身多汗和流涎等。

6.精神症状和认知功能障碍

抑郁、易怒、脾气暴躁,也可表现为淡漠、嗜睡、强哭强笑等。

7.发作性症状

指持续时间短暂、可被特殊因素诱发的感觉或运动异常。如构音障碍、共济失调、单肢痛性发作及感觉迟钝、面肌痉挛、阵发性瘙痒和强直性发作等。

(三)身体状况

(1)生命体征:尤其是呼吸、血氧饱和度。

(2)肢体活动障碍:肌力分级、肌力有无下降。

(3)二便障碍:有无尿失禁、尿潴留,有无尿管,有无便秘。

(4)呼吸:有无呼吸困难、咳嗽咳痰费力。

(5)视力:有无视力障碍、复视。

(四)心理状况

(1)有无焦虑、恐惧、抑郁等情绪。

(2)疾病对生活、工作有无影响。

六、护理诊断/问题

(一)生活自理能力缺陷

与肢体无力有关。

(二)躯体移动障碍

与脊髓受损有关。

(三)有受伤的危险

与视神经受损有关。

（四）有皮肤完整性受损的危险

与瘫痪及大小便失禁有关。

（五）便秘

与脊髓受累有关。

（六）潜在并发症——感染

与长期应用激素导致机体抵抗力下降有关。

七、护理措施

（1）环境与休息：保持病室安静舒适，病房内空气清新，温湿度适宜。病情危重患者应卧床休息。病情平稳时应鼓励患者下床活动，预防跌倒、坠床等不良事件的发生。

（2）饮食护理：指导患者进高热量、易消化、高维生素的食物，少食多餐，多吃新鲜蔬菜和水果。出现吞咽困难等症状时，进食应抬高床头，速度宜慢，并观察进食情况，避免呛咳，必要时遵医嘱留置胃管，并进行吞咽康复锻炼。

（3）严密观察病情变化，保持呼吸道通畅，出现咳嗽无力、呼吸困难症状给予吸氧、吸痰，并观察缺氧的程度，备好抢救物品。

（4）视力下降、视野缺损的患者要注意用眼卫生，不用手揉眼，保持室内光线良好，环境简洁整齐。将呼叫器、水杯等必需品放在患者视力范围内，暖瓶等危险物品远离患者。复视患者活动时建议戴眼罩遮挡一侧眼部，以减轻头晕症状。

（5）感觉异常的患者，指导其选择宽松、棉质衣裤，以减轻束带感。洗漱时，以温水为宜，可以缓解疲劳。禁止给予患者使用热水袋，避免泡热水澡。避免因过热而导致症状波动。

（6）排泄异常的患者嘱其养成良好的排便习惯，定时排便。每天做腹部按摩，促进肠蠕动，排便困难时可使用开塞露等缓泻药物。平时多食含粗纤维食物，以保证大便通畅。留置尿管的患者，保持会阴部清洁、干燥。定时夹闭尿管，协助患者每天做膀胱、盆底肌肉训练，帮助患者控制膀胱功能。

（7）卧床患者加强基础护理。保持床单位清洁、干燥，保证患者"六洁四无"。定时翻身、拍背、吸痰，保持呼吸道通畅，保持皮肤完好。肢体处于功能位，每天进行肢体的被动活动及伸展运动训练。能行走的患者，鼓励进行主动锻炼。锻炼要适度，并保证患者安全，避免外伤。

（8）注射干扰素时，选择正确的注射方式，避免重复注射同一部位，选择注射部位轮流注射。注射前15～30分钟将药物从冰箱取出，置室温环境复温，以减少注射部位反应。注射前冰敷注射部位1～2分钟，以缓解疼痛。注射部位在注射后先轻柔按摩1分钟再冰敷（勿大于5分钟），以降低红肿及硬块的发生。

（9）使用激素时要注意观察生命体征、血糖变化。保护胃黏膜，避免进食坚硬、有刺激的食物。长期应用者，要注意预防感染。

（10）要做好患者心理护理，介绍有关疾病知识，鼓励患者配合医护人员的治疗，树立战胜疾病的信心，减轻恐惧、焦虑、抑郁等不良情绪，以促进疾病康复。

八、健康指导

（1）合理安排工作、学习，生活有规律。

（2）保证充足睡眠，保持积极乐观的精神状态，增加自我照顾能力和应对疾病的信心。

（3）避免紧张和焦虑。

（4）进行康复锻炼，以保持活动能力，强度要适度。

（5）避免诱发因素，如：感冒、发热、外伤、过劳、手术、疫苗接种。控制感染。

（6）正确用药，合理饮食。

（7）女性患者首次发作后 2 年内避免妊娠。

（甄姗姗）

第七节　重症肌无力

重症肌无力（MG）是乙酰胆碱受体抗体（AchR-Ab）介导的，细胞免疫依赖及补体参与者的神经-肌肉接头处传递障碍的自身免疫性疾病。病变主要累及神经-肌肉接头突触后膜上乙酰胆碱受体（AchR）。临床特征为部分或全身骨骼肌易疲劳，通常在活动后加重、休息后减轻，具有晨轻暮重等特点。MG 在一般人群中发病率为 8/10 万～20/10 万，患病率约为 50/10 万。

一、病因

（1）重症肌无力确切的发病机制目前仍不明确，但是有关该病的研究还是很多的，其中，研究最多的是有关重症肌无力与胸腺的关系，以及乙酰胆碱受体抗体在重症肌无力中的作用。大量的研究发现，重症肌无力患者神经-肌肉接头处突触后膜上的乙酰胆碱受体（AchR）数目减少，受体部位存在抗 AchR 抗体，且突触后膜上有 IgG 和 C_3 复合物的沉积。

（2）血清中的抗 AchR 抗体的增高和突触后膜上的沉积所引起的有效的 AchR 数目的减少，是本病发生的主要原因。而胸腺是 AchR 抗体产生的主要场所，因此，本病的发生一般与胸腺有密切的关系。所以，调节人体 AchR，使之数目增多，化解突触后膜上的沉积，抑制抗 AchR 抗体的产生是治愈本病的关键。

（3）很多临床现象也提示本病和免疫机制紊乱有关。

二、诊断要点

（一）临床表现

本病根据临床特征诊断不难。起病隐袭，主要表现受累肌肉病态疲劳，肌肉连续收缩后出现严重肌无力甚至瘫痪，经短暂休息后可见症状减轻或暂时好转。肌无力多于下午或傍晚劳累后加重，晨起或休息后减轻，称之为"晨轻暮重"。首发症状常为眼外肌麻痹，出现非对称性眼肌麻痹和上睑下垂，斜视和复视，严重者眼球运动明显受限，甚至眼球固定，瞳孔光反射不受影响。面肌受累表现皱纹减少，表情困难，闭眼和示齿无力；咀嚼肌受累使连续咀嚼困难，进食经常中断；延髓肌受累导致饮水呛咳，吞咽困难，声音嘶哑或讲话鼻音；颈肌受损时抬头困难。严重时出现肢体无力，上肢重于下肢，近端重于远端。呼吸肌、膈肌受累，出现咳嗽无力、呼吸困难，重症可因呼吸肌麻痹继发吸入性肺炎可导致死亡。偶有心肌受累可突然死亡，平滑肌和膀胱括约肌一般不受累。感染、妊娠、月经前常导致病情恶化，精神创伤、过度疲劳等可为诱因。

(二)临床试验

肌疲劳试验,如反复睁闭眼、握拳或两上肢平举,可使肌无力更加明显,有助诊断。

(三)药物试验

1.新斯的明试验

以甲基硫酸新斯的明 0.5 mg 肌内注射或皮下注射。如肌力在半至 1 小时内明显改善时可以确诊,如无反应,可次日用 1 mg、1.5 mg,直至 2 mg 再试,如 2 mg 仍无反应,一般可排除本病。为防止新期的明的毒碱样反应,需同时肌内注射阿托品 0.5~1.0 mg。

2.氯化腾喜龙试验

适用于病情危重、有延髓性麻痹或肌无力危象者。用 10 mg 溶于 10 mg 生理盐水中缓慢静脉注射,至 2 mg 后稍停 20 秒,若无反应可注射 8 mg,症状改善者可确诊。

(四)辅助检查

1.电生理检查

常用感应电持续刺激,受损肌反应及迅速消失。此外,也可行肌电图重复频率刺激试验,低频刺激波幅递减超过 10%,高频刺激波幅递增超过 30% 为阳性。单纤维肌电图出现颤抖现象延长,延长超过 50 微秒者也属于阳性。

2.其他

血清中抗 AchR 抗体测定约 85% 患者增高。胸部 X 线摄片或胸腺 CT 检查,胸腺增生或伴有胸腺肿瘤,也有辅助诊断价值。

三、鉴别要点

(1)本病眼肌型需与癔症、动眼神经麻痹、甲状腺毒症、眼肌型营养不良症、眼睑痉挛鉴别。

(2)延髓肌型者,需与真假延髓性麻痹鉴别。

(3)四肢无力者需与神经衰弱、周期性瘫痪、感染性多发性神经炎、进行性脊肌萎缩症、多发性肌炎和癌性肌无力等鉴别。特别由支气管小细胞肺癌所引起的 Lambert-Eaton 综合征与本病十分相似,但药物试验阴性。肌电图(EMG)有特征异常,静息电位低于正常,低频重复电刺激活动电位渐次减小,高频重复电刺激活动电位渐次增大。

四、规范化治疗

(一)胆碱酯酶抑制剂

主要药物是溴吡斯的明,剂量为 60 mg,每天 3 次,口服。可根据患者症状确定个体化剂量,若患者吞咽困难,可在餐前 30 分钟服药;如晨起行走无力,可起床前服长效溴吡斯的明 180 mg。

(二)皮质激素

皮质激素适用于抗胆碱酯酶药反应较差并已行胸腺切除的患者。由于用药早期肌无力症状可能加重,患者最初用药时应住院治疗,用药剂量及疗程应根据患者具体情况做个体化处理。

1.大剂量泼尼松

开始剂量为 60~80 mg/d,口服,当症状好转时可逐渐减量至相对低的维持量,隔天服 5~15 mg/d,隔天用药可减轻不良反应发生。通常 1 个月内症状改善,常于数月后疗效达到高峰。

2.甲泼尼龙冲击疗法

反复发生危象或大剂量泼尼松不能缓解,住院危重病例、已用气管插管或呼吸机可用,每天

1 g,口服,连用 3～5 天。如 1 个疗程不能取得满意疗效,隔 2 周可再重复 1 个疗程,共治疗 2～3 个疗程。

(三)免疫抑制剂

严重的或进展型病例必须做胸腺切除术,并用抗胆碱酯酶药。症状改善不明显者可试用硫唑嘌呤;小剂量皮质激素未见持续疗效的患者也可用硫唑嘌呤替代大剂量皮质激素,常用剂量为 2～3 mg/(kg·d),最初自小剂量 1 mg/(kg·d) 开始,应定期检查血常规和肝、肾功能。白细胞低于 $3×10^9$/L 应停用;可选择性抑制 T 和 B 淋巴细胞增生,每次 1 g,每天 2 次,口服。

(四)血浆置换

用于病情急骤恶化或肌无力危象患者,可暂时改善症状,或于胸腺切除术前处理,避免或改善术后呼吸危象,疗效持续数天或数月,该法安全,但费用昂贵。

(五)免疫球蛋白

通常剂量为 0.4 g/(kg·d),静脉滴注,连用 3～5 天,用于各种类型危象。

(六)胸腺切除

60 岁以下的 MG 患者可行胸腺切除术,适用于全身型 MG 包括老年患者,通常可使症状改善或缓解,但疗效常在数月或数年后显现。

(七)危象的处理

1.肌无力危象

肌无力危象最常见,常因抗胆碱酯药物剂量不足引起,注射依酚氯铵或新斯的明后症状减轻,应加大抗胆碱酯药的剂量。

2.胆碱能危象

抗胆碱酯酶药物过量可导致肌无力加重,出现肌束震颤及毒蕈碱样反应,腾喜龙静脉注射无效或加重,应立即停用抗胆碱酯酶药,待药物排出后重新调整剂量或改用其他疗法。

3.反拗危象

抗胆碱酯酶药不敏感所致。腾喜龙试验无反应。应停用抗胆碱酯酶药,输液维持或改用其他疗法。

(八)慎用和禁用的药物

奎宁、吗啡及氨基苷类抗生素、新霉素、多黏菌素、巴龙霉素等应禁用,地西泮、苯巴比妥等应慎用。

五、护理

(一)护理诊断

1.活动无耐力

与神经-肌肉联结点传递障碍;肌肉萎缩、活动能力下降;呼吸困难、氧供需失衡有关。

2.废用综合征

与神经肌肉障碍导致活动减少有关。

3.吞咽障碍

与神经肌肉障碍(呕吐反射减弱或消失;咀嚼肌肌力减弱;感知障碍)有关。

4.生活自理缺陷

与眼外肌麻痹、眼睑下垂或四肢无力、运动障碍有关。

5.营养不足,低于机体需要量

与咀嚼无力、吞咽困难致摄入减少有关。

(二)护理措施

(1)轻症者适当休息,避免劳累、受凉、感染、创伤、激怒。病情进行性加重者须卧床休息。

(2)在急性期,鼓励患者充分卧床休息。将患者经常使用的日常生活用品(如:便器、卫生纸、茶杯等)放在患者容易拿取的地方。根据病情或患者的需要协助其日常生活活动,以减少能量消耗。

(3)指导患者使用床档、扶手、浴室椅等辅助设施,以节省体力和避免摔伤。鼓励患者在能耐受的活动范围内,坚持身体活动。患者活动时,注意保持周围环境安全,无障碍物,以防跌倒,路面防滑,防止滑倒。

(4)给患者和家属讲解活动的重要性,指导患者和家属对受累肌肉进行按摩和被动/主动运动,防止肌肉萎缩。

(5)选择软饭或半流质饮食,避免粗糙干硬、辛辣等刺激性食物。根据患者需要供给高蛋白、高热量、高维生素的食物。吃饭或饮水时保持端坐、头稍微前倾的姿势。给患者提供充足的进餐时间、喂饭速度要慢,少量多餐,交替喂液体和固体食物,让患者充分咀嚼、吞咽后再继续喂。把药片碾碎后制成糊状再喂药。

(6)注意保持进餐环境安静、舒适;进餐时,避免讲话或进行护理活动等干扰因素。进食宜在口服抗胆碱酯酶药物后 30～60 分钟,以防呛咳。如果有食物滞留,鼓励患者把头转向健侧,并控制舌头向受累的一侧清除残留的食物或喂食数口汤,让食物咽下。如果误吸液体,让患者上身稍前倾,头稍微低于胸口,便于分泌物引流,并擦去分泌物。在床旁备吸引器,必要时吸引。患者不能由口进食时,遵医嘱给予营养支持或鼻饲。

(7)注意观察抗胆碱酯酶药物的疗效和不良反应,严格执行用药时间和剂量,以防因用量不足或过量导致危象的发生。

(三)应急措施

(1)一旦出现重症肌无力危象,应迅速通知医师;立即给予吸痰、吸氧、简易呼吸器辅助呼吸,做好气管插管或切开,人工呼吸机的准备工作;备好新斯的明等药物,按医嘱给药,尽快解除危象。

(2)避免应用一切加重神经肌肉传导障碍的药物,如吗啡、利多卡因、链霉素、卡那霉素、庆大霉素和磺胺类药物。

(四)健康指导

1.入院教育

(1)给患者讲解疾病的名称,病情的现状、进展及转归。

(2)根据患者需要,给患者和家属讲解饮食营养的重要性,取得他们的积极配合。

2.住院教育

(1)仔细向患者解释治疗药物的名称、药物的用法、作用和不良反应。

(2)告知患者常用药治疗方法、不良反应、服药注意事项,避免因服药不当而诱发肌无力危象。

(3)肌无力症状明显时,协助做好患者的生活护理,保持口腔清洁防止外伤和感染等并发症。

3.出院指导

(1)保持乐观情绪、生活规律、饮食合理、睡眠充足,避免疲劳、感染、情绪抑郁和精神创伤等诱因。

(2)注意根据季节、气候,适当增减衣服,避免受凉、感冒。

(3)按医嘱正确服药,避免漏服、自行停服和更改药量。

(4)患者出院后应随身带有卡片,包括姓名、年龄、住址、诊断证明,目前所用药物及剂量,以便在抢救时参考。

(5)病情加重时及时就诊。

(甄姗姗)

第七章

胃肠外科护理

第一节 胃十二指肠损伤

一、概述

由于有肋弓保护且活动度较大,柔韧性较好,壁厚,钝挫伤时胃很少受累,只有胃膨胀时偶有发生。上腹或下胸部的穿透伤则常导致胃损伤,多伴有肝、脾、横膈及胰等损伤。胃镜检查及吞入锐利异物或吞入酸、碱等腐蚀性毒物也可引起穿孔,但很少见。十二指肠损害是由于上中腹部受到间接暴力或锐器的直接刺伤而引起的,缺乏典型的腹膜炎症状和体征,术前诊断困难,漏诊率高,多伴有腹部脏器合并伤,病死率高,术后并发症多,肠瘘发生率高。

二、护理评估

(一)健康史

详细询问患者、现场目击者或陪同人员,以了解受伤的时间、地点、环境,受伤的原因、外力的特点、大小和作用方向,坠跌高度;了解受伤前后饮食及排便情况,受伤时的体位,有无防御,伤后意识状态、症状、急救措施、运送方式,既往疾病及手术史。

(二)临床表现

(1)胃损伤若未波及胃壁全层,可无明显症状。若全层破裂,由于胃酸有很强的化学刺激性,可立即出现剧痛及腹膜刺激征。当破裂口接近贲门或食管时,可因空气进入纵隔而呈胸壁下气肿。较大的穿透性胃损伤时,可自腹壁流出食物残渣、胆汁和气体。

(2)十二指肠破裂后,因有胃液、胆汁及胰液进入腹腔,早期即可发生急性弥漫性腹膜炎,有剧烈的刀割样持续性腹痛伴恶心、呕吐,腹部检查可见有舟状腹、腹膜刺激征症状。

(三)辅助检查

1.疑有胃损伤者,应置胃管

若自胃内吸出血性液或血性物者可确诊。

2.腹腔穿刺术和腹腔灌洗术腹腔穿刺

抽出不凝血液、胆汁,灌洗吸出 10 mL 以上肉眼可辨的血性液体,即为阳性结果。

3.X 线检查

腹部 X 线片可显示腹膜后组织积气、肾脏轮廓清晰、腰大肌阴影模糊不清等有助于腹膜后十二指肠损伤的诊断。

4.CT 检查

可显示少量的腹膜后积气和渗至肠外的造影剂。

(四)治疗原则

抗休克和及时、正确的手术处理是治疗的两大关键。

(五)心理-社会因素

胃十二指肠外伤性损伤多数在意外情况下发生,患者出现突发外伤后易出现紧张、痛苦、悲哀、恐惧等心理变化,担心手术成功及疾病预后。

三、护理问题

(一)疼痛

与胃肠破裂、腹腔内积液、腹膜刺激征有关。

(二)组织灌注量不足

与大量失血、失液,严重创伤,有效循环血量减少有关。

(三)焦虑或恐惧

与经历意外及担心预后有关。

(四)潜在并发症

出血、感染、肠瘘、低血容量性休克。

四、护理目标

(1)患者疼痛减轻。

(2)患者血容量得以维持,各器官血供正常、功能完整。

(3)患者焦虑或恐惧减轻或消失。

(4)护士密切观察病情变化,如发现异常,以及时报告医师,并配合处理。

五、护理措施

(一)一般护理

1.预防低血容量性休克

吸氧、保暖、建立静脉通道,遵医嘱输入温热生理盐水或乳酸盐林格液,抽血查全血细胞计数、血型和交叉配血。

2.密切观察病情变化

每 15～30 分钟应评估者情况。评估内容包括意识状态、生命体征、肠鸣音、尿量、氧饱和度、有无呕吐、肌紧张和反跳痛等。观察胃管内引流物颜色、性质及量,若引流出血性液体,提示有胃、十二指肠破裂的可能。

3.术前准备

胃、十二指肠破裂大多需要手术处理,故患者入院后,在抢救休克的同时,尽快完成术前准备工作,如备皮、备血、插胃管及留置尿管、做好抗生素皮试等,一旦需要,可立即实施手术。

（二）心理护理

评估患者对损伤的情绪反应，鼓励他们说出自己内心的感受，帮助建立积极有效的应对措施。向患者介绍有关病情、损伤程度、手术方式及疾病预后，鼓励患者，告诉患者良好的心态、积极的配合有利于疾病早日康复。

（三）术后护理

1.体位

患者意识清楚、病情平稳，给予半坐卧位，有利于引流及呼吸。

2.禁食、胃肠减压

观察胃管内引流液颜色、性质及量，若引流出血性液体，提示有胃、十二指肠再出血的可能。十二指肠创口缝合后，胃肠减压管置于十二指肠腔内，使胃液、肠液、胰液得到充分引流，一定要妥善固定，避免脱出。一旦脱出，要在医师的指导下重新置管。

3.严密监测生命体征

术后15～30分钟监测生命体征直至患者病情平稳。注意肾功能的改变，胃十二指肠损伤后，特别有出血性休克时，肾脏会受到一定的损害，尤其是严重腹部外伤伴有重度休克者，有发生急性肾功能障碍的危险，所以，术后应密切注意尿量，争取保持每小时尿量在50 mL以上。

4.补液和营养支持

根据医嘱，合理补充水、电解质和维生素，必要时输新鲜血、血浆，维持水、电解质、酸碱平衡。给予肠内、外营养支持，促进合成代谢，提高机体防御能力。继续应用有效抗生素，控制腹腔内感染。

5.术后并发症的观察和护理

（1）出血：如胃管内24小时内引流出新鲜血液200 mL以上，提示吻合口出血，要立即配合医师给予胃管内注入凝血酶粉、冰盐水洗胃等止血措施。

（2）肠瘘：患者术后持续低热或高热不退，腹腔引流管中引流出黄绿色或褐色渣样物，有恶臭或引流出大量气体，提示肠瘘发生，要配合医师进行腹腔双套管冲洗，并做好相应护理。

（四）健康教育

（1）讲解术后饮食注意事项，当患者胃肠功能恢复，一般35天后开始恢复饮食，由流质逐步恢复至半流质、普食，进食高蛋白、高能量、易消化的食物，增强抵抗力，促进愈合。

（2）行全胃切除或胃大部分切除术的患者，因胃肠吸收功能下降，要及时补充微量元素和维生素等营养素，预防贫血、腹泻等并发症。

（3）避免工作过于劳累，注意劳逸结合。讲明饮酒、抽烟对胃、十二指肠疾病的危害性。

（4）避免长期大量服用非甾体抗炎药，如布洛芬等，以免引起胃肠道黏膜损伤。

（周春霞）

第二节 肠 梗 阻

肠腔内容物不能正常运行或通过肠道发生障碍时，称为肠梗阻，是外科常见的急腹症之一。

一、疾病概要

(一)病因和分类

1.按梗阻发生的原因分类

(1)机械性肠梗阻:最常见,是由各种原因引起的肠腔变窄、肠内容物通过障碍。主要原因:①肠腔堵塞,如寄生虫、粪块、异物等。②肠管受压,如粘连带压迫、肠扭转、嵌顿性疝等。③肠壁病变,如先天性肠道闭锁、狭窄、肿瘤等。

(2)动力性肠梗阻:较机械性肠梗阻少见。肠管本身无病变,梗阻原因是神经反射和毒素刺激引起肠壁功能紊乱,致肠内容物不能正常运行。可分为:①麻痹性肠梗阻,常见于急性弥散性腹膜炎、腹部大手术、腹膜后血肿或感染等。②痉挛性肠梗阻,由于肠壁肌肉异常收缩所致,常见于急性肠炎或慢性铅中毒。

(3)血运性肠梗阻:较少见。由于肠系膜血管栓塞或血栓形成,使肠管血运障碍,继而发生肠麻痹,肠内容物不能通过。

2.按肠管血运有无障碍分类

(1)单纯性肠梗阻:无肠管血运障碍。

(2)绞窄性肠梗阻:有肠管血运障碍。

3.按梗阻发生的部位分类

高位性肠梗阻(空肠上段)和低位性肠梗阻(回肠末段和结肠)。

4.按梗阻的程度分类

完全性肠梗阻(肠内容物完全不能通过)和不完全性肠梗阻(肠内容物部分可通过)。

5.按梗阻病情的缓急分类

急性肠梗阻和慢性肠梗阻。

(二)病理生理

1.肠管局部的病理生理变化

(1)肠蠕动增强:单纯性机械性肠梗阻,梗阻以上的肠蠕动增强,以克服肠内容物通过的障碍。

(2)肠管膨胀:肠腔内积气、积液所致。

(3)肠壁充血水肿、血运障碍,严重时可导致坏死和穿孔。

2.全身性病理生理变化

(1)体液丢失和电解质、酸碱平衡失调。

(2)全身性感染和毒血症,甚至发生感染中毒性休克。

(3)呼吸和循环功能障碍。

(三)临床表现

1.症状

(1)腹痛:单纯性机械性肠梗阻的特点是阵发性腹部绞痛;绞窄性肠梗阻表现为持续性剧烈腹痛伴阵发性加剧;麻痹性肠梗阻呈持续性胀痛。

(2)呕吐:早期常为反射性,呕吐胃内容物,随后因梗阻部位不同,呕吐的性质各异。高位肠梗阻呕吐出现早且频繁,呕吐物主要为胃液、十二指肠液、胆汁;低位肠梗阻呕吐出现晚,呕吐物常为粪样物;若呕吐物为血性或棕褐色,常提示肠管有血运障碍;麻痹性肠梗阻呕吐多为溢出性。

(3)腹胀:高位肠梗阻,腹胀不明显;低位肠梗阻及麻痹性肠梗阻则腹胀明显。

(4)停止肛门排气排便:完全性肠梗阻时,患者多停止排气、排便,但在梗阻早期,梗阻以下肠管内尚存的气体或粪便仍可排出。

2.体征

(1)腹部:视诊,单纯性机械性肠梗阻可见腹胀、肠型和异常蠕动波,肠扭转时腹胀多不对称;触诊,单纯性肠梗阻可有轻度压痛但无腹膜刺激征,绞窄性肠梗阻可有固定压痛和腹膜刺激征;叩诊,绞窄性肠梗阻时腹腔有渗液,可有移动性浊音;听诊,机械性肠梗阻肠鸣音亢进,可闻及气过水声或金属音,麻痹性肠梗阻肠鸣音减弱或消失。

(2)全身:单纯性肠梗阻早期多无明显全身性改变,梗阻晚期可有口唇干燥、眼窝凹陷、皮肤弹性差、尿少等脱水征。严重脱水或绞窄性肠梗阻时,可出现脉搏细速、血压下降、面色苍白、四肢发冷等中毒和休克征象。

3.辅助检查

(1)实验室检查:肠梗阻晚期,血红蛋白和血细胞比容升高,并有水、电解质及酸碱平衡失调。绞窄性肠梗阻时,白细胞计数和中性粒细胞比例明显升高。

(2)X线检查:一般在肠梗阻发生4～6小时后,立位或侧卧位X线平片可见肠胀气及多个液气平面。

(四)治疗原则

1.一般治疗

(1)禁食。

(2)胃肠减压:是治疗肠梗阻的重要措施之一。通过胃肠减压,吸出胃肠道内的气体和液体,从而减轻腹胀、降低肠腔内压力,改善肠壁血运,减少肠腔内的细菌和毒素。

(3)纠正水、电解质及酸碱平衡失调。

(4)防治感染和中毒。

(5)其他:对症治疗。

2.解除梗阻

解除梗阻分为非手术治疗和手术治疗两大类。

(五)常见几种肠梗阻

1.粘连性肠梗阻

粘连性肠梗阻是肠粘连或肠管被粘连带压迫所致的肠梗阻,较为常见。主要由于腹部手术、炎症、创伤、出血、异物等所致。以小肠梗阻为多见,多为单纯性不完全性梗阻。粘连性肠梗阻多采取非手术治疗,如无效或发生绞窄性肠梗阻时应及时手术治疗。

2.肠扭转

肠扭转指一段肠管沿其系膜长轴旋转而形成的闭襻性肠梗阻,常发生于小肠,其次是乙状结肠。

(1)小肠扭转:多见于青壮年,常在饱餐后立即进行剧烈活动时发病。表现为突发腹部绞痛,呈持续性伴阵发性加剧,呕吐频繁,腹胀不明显。

(2)乙状结肠扭转:多见于老年人,常有便秘习惯,表现为腹部绞痛,明显腹胀,呕吐不明显。肠扭转是较严重的机械性肠梗阻,可在短时间内发生肠绞窄、坏死,一经诊断,应急症手术治疗。

3.肠套叠

肠套叠指一段肠管套入与其相连的肠管内,以回结肠型(回肠末端套入结肠)最多见。肠套叠多见于2岁以下婴幼儿。典型表现为阵发性腹痛、果酱样血便和腊肠样肿块(多位于右上腹),右下腹触诊有空虚感。X线空气或钡剂灌肠显示空气或钡剂在结肠内受阻,梗阻端的钡剂影像呈"杯口状"或"弹簧状"阴影。早期肠套叠可试行空气灌肠复位,无效者或病期超过48小时,怀疑有肠坏死或肠穿孔者,应行手术治疗。

4.蛔虫性肠梗阻

由于蛔虫聚集成团并刺激肠管痉挛致肠腔堵塞,多见于2~10岁儿童,驱虫不当常为诱因。主要表现为阵发性脐部周围腹痛,伴呕吐,腹胀不明显。部分患者腹部可触及变形、变位的条索状团块。少数患者可并发肠扭转或肠壁坏死穿孔,蛔虫进入腹腔引起腹膜炎。单纯性蛔虫堵塞多采用非手术治疗,包括解痉止痛、禁食、酌情胃肠减压、输液、口服植物油驱虫等,若无效或并发肠扭转、腹膜炎时,应行手术取虫。

二、护理诊断/问题

(一)疼痛

疼痛与肠内容物不能正常运行或通过障碍有关。

(二)体液不足

体液不足与呕吐、禁食、胃肠减压、肠腔积液有关。

(三)潜在并发症

肠坏死、腹腔感染、休克。

三、护理措施

(一)非手术治疗的护理

(1)饮食:禁食,梗阻缓解12小时后可进少量流质饮食,忌甜食和牛奶;48小时后可进半流食。

(2)胃肠减压,做好相关护理。

(3)体位:生命体征稳定者可取半卧位。

(4)解痉挛、止痛:若无肠绞窄或肠麻痹,可用阿托品解除痉挛、缓解疼痛,禁用吗啡类止痛药,以免掩盖病情。

(5)输液:纠正水、电解质和酸碱失衡,记录24小时出入液量。

(6)防治感染和中毒:遵照医嘱应用抗生素。

(7)严密观察病情变化:出现下列情况时应考虑有绞窄性肠梗阻的可能,应及早采取手术治疗。①腹痛发作急骤,为持续性剧烈疼痛,或在阵发性加重之间仍有持续性腹痛,肠鸣音可不亢进。②早期出现休克。③呕吐早、剧烈而频繁。④腹胀不对称,腹部有局部隆起或触及有压痛的包块。⑤明显的腹膜刺激征,体温升高、脉快、白细胞计数和中性粒细胞比例增高。⑥呕吐物、胃肠减压抽出液、肛门排出物为血性或腹腔穿刺抽出血性液。⑦腹部X线检查可见孤立、固定的肠襻。⑧经积极非手术治疗后症状、体征无明显改善者。

(二)手术前后的护理

1.术前准备

除上述非手术护理措施外,按腹部外科常规行术前准备。

2.术后护理

(1)病情观察,观察患者生命体征、腹部症状和体征的变化,伤口敷料及引流情况,以及早发现术后并发症。

(2)卧位,麻醉清醒、血压平稳后取半卧位。

(3)禁食、胃肠减压,待排气后,逐步恢复饮食。

(4)防止感染,遵照医嘱应用抗生素。

(5)鼓励患者早期活动。

(周春霞)

第三节 小肠破裂

一、概述

小肠是消化管中最长的一段肌性管道,也是消化与吸收营养物质的重要场所。人类小肠全长 3~9 m,平均 5~7 m,个体差异很大。分为十二指肠、空肠和回肠三部分,十二指肠属上消化道,空肠及其以下肠段属下消化道。

各种外力的作用所致的小肠穿孔称为小肠破裂。小肠破裂在战时和平时均较常见,多见于交通事故、工矿事故、生活事故如坠落、挤压、刀伤和火器伤。小肠可因穿透性与闭合性损伤造成肠管破裂或肠系膜撕裂。小肠占满整个腹部,又无骨骼保护,因此易于受到损伤。由于小肠壁厚,血运丰富,故无论是穿孔修补或肠段切除吻合术,其成功率均较高,发生肠瘘的概率少。

二、护理评估

(一)健康史

了解患者腹部损伤的时间、地点及致伤源、伤情、就诊前的急救措施、受伤至就诊之间的病情变化,如果患者神志不清,应询问目击人员。

(二)临床表现

小肠破裂后在早期即产生明显的腹膜炎的体征,这是因为肠管破裂肠内容物溢出至腹腔所致。症状以腹痛为主,程度轻重不同,可伴有恶心及呕吐,腹部检查肠鸣音消失,腹膜刺激征明显。

小肠损伤初期一般均有轻重不等的休克症状,休克的深度除与损伤程度有关外,主要取决于内出血的多少,表现为面色苍白、烦躁不安、脉搏细速、血压下降、皮肤发冷等。若为多发性小肠损伤或肠系膜撕裂大出血,可迅速发生休克并进行性恶化。

(三)辅助检查

1.实验室检查

白细胞计数升高说明腹腔炎症;血红蛋白含量取决于内出血的程度,内出血少时变化不大。

2.X 线检查

X 线透视或摄片,检查有无气腹与肠麻痹的征象,因为一般情况下小肠内气体很少,且损伤后伤口很快被封闭,不但膈下游离气体少见,且使一部分患者早期症状隐匿。因此,阳性气腹有诊断价值,但阴性结果也不能排除小肠破裂。

3.腹部 B 超检查

对小肠及肠系膜血肿、腹水均有重要的诊断价值。

4.CT 或磁共振检查

对小肠损伤有一定诊断价值,而且可对其他脏器进行检查,有时可能发现一些未曾预料的损伤,有助于减少漏诊。

5.腹腔穿刺

有混浊的液体或胆汁色的液体,说明肠破裂,穿刺液中白细胞、淀粉酶含量均升高。

(四)治疗原则

小肠破裂一旦确诊,应立即进行手术治疗。手术方式以简单修补为主。肠管损伤严重时,则应做部分小肠切除吻合术。

(五)心理-社会因素

小肠损伤大多在意外情况下突然发生,加之伤口、出血及内脏脱出的视觉刺激和对预后的担忧,患者多表现为紧张、焦虑、恐惧。应了解其患病后的心理反应,对本病的认知程度和心理承受能力,家属及亲友对其支持情况、经济承受能力等。

三、护理问题

(一)有体液不足的危险

这与创伤致腹腔内出血、体液过量丢失、渗出及呕吐有关。

(二)焦虑、恐惧

这与意外创伤的刺激、疼痛、出血、内脏脱出的视觉刺激及担心疾病的预后等有关。

(三)体温过高

这与腹腔内感染毒素吸收和伤口感染等因素有关。

(四)疼痛

这与小肠破裂或手术有关。

(五)潜在并发症

腹腔感染、肠瘘、失血性休克。

(六)营养失调,低于机体需要量

这与消化道的吸收面积减少有关。

四、护理目标

(1)患者体液平衡得到维持,生命体征稳定。

(2)患者情绪稳定,焦虑或恐惧减轻,主动配合医护工作。

(3)患者体温维持正常。

(4)患者主诉疼痛有所缓解。

(5)护士密切观察病情变化,如发现异常,以及时报告医师,并配合处理。

(6)患者体重不下降。

五、护理措施

(一)一般护理

1.伤口处理

对开放性腹部损伤者,妥善处理伤口,以及时止血和包扎固定。若有肠管脱出,可用消毒或清洁器皿覆盖保护后再包扎,以免肠管受压、缺血而坏死。

2.病情观察

密切观察生命体征的变化,每15分钟测定脉搏、呼吸、血压一次。重视患者的主诉,若主诉心悸、脉快、出冷汗等,以及时报告医师。不注射止痛药(诊断明确者除外),以免掩盖伤情。不随意搬动伤者,以免加重病情。

3.腹部检查

每30分钟检查一次腹部体征,注意腹膜刺激征的程度和范围变化。

4.禁食和灌肠

禁食和灌肠可避免肠内容物进一步溢出,造成腹腔感染或加重病情。

5.补充液体和营养

注意纠正水、电解质及酸碱平衡失调,保证输液通畅,对伴有休克或重症腹膜炎的患者可进行中心静脉补液,这不仅可以保证及时大量的液体输入,而且有利于中心静脉压的监测,根据患者具体情况,适量补给全血、血浆或人血清蛋白,尽可能补给足够的热量和蛋白质、氨基酸及维生素等。

(二)心理护理

关心患者,加强交流,讲解相关病情、治疗方式及预后,使患者了解自己的病情,消除患者的焦虑和恐惧,保持良好的心理状态,并与其一起制订合适的应对机制,鼓励患者,增加治疗的信心。

(三)术后护理

1.妥善安置患者

麻醉清醒后取半卧位,有利于腹腔炎症的局限,改善呼吸状态。了解手术的过程,查看手术的部位,对引流管、输液管、胃管及氧气管等进行妥善固定,做好护理记录。

2.监测病情

观察患者血压、脉搏、呼吸、体温的变化。注意腹部体征的变化。适当应用止痛药,减轻患者的不适。若切口疼痛明显,应检查切口,排除感染。

3.引流管的护理

腹腔引流管保持通畅,准确记录引流液的性状及量。腹腔引流液应为少量血性液,若为绿色或褐色渣样物,应警惕腹腔内感染或肠瘘的发生。

4.饮食

继续禁食、胃肠减压,待肠功能逐渐恢复、肛门排气后,方可拔除胃肠减压管。拔除胃管当日可进清流食,第2天进流质饮食,第3天进半流食,逐渐过渡到普食。

5.营养支持

维持水、电解质和酸碱平衡,增加营养。维生素主要是在小肠被吸收,小肠部分切除后,要及时补充维生素 C、维生素 D、维生素 K、B 族维生素等维生素和微量元素如钙、镁等,可经静脉、肌内注射或口服进行补充,预防贫血,促进伤口愈合。

(四)健康教育

(1)注意饮食卫生,避免暴饮暴食,进易消化食物,少食刺激性食物,避免腹部受凉和饭后剧烈活动,保持排便通畅。

(2)注意适当休息,加强锻炼,增加营养,特别是回肠切除的患者要长期定时补充维生素 B_{12} 等营养素。

(3)定期门诊随访。若有腹痛、腹胀、停止排便及伤口红、肿、热、痛等不适,应及时就诊。

(4)加强社会宣传,增进劳动保护、安全生产、安全行车、遵守交通规则等知识,避免损伤等意外的发生。

(5)普及各种急救知识,在发生意外损伤时,能进行简单的自救或急救。

(6)无论腹部损伤的轻重,都应经专业医务人员检查,以免贻误诊治。

（周春霞）

第八章

肝胆外科护理

第一节　肝　脓　肿

肝脓肿是肝受感染后形成的脓肿。根据致病微生物不同分为细菌性肝脓肿和阿米巴性肝脓肿两种。临床上细菌性肝脓肿最多见,其中胆道感染是最常见的病因,细菌可经过胆道、肝动脉、门静脉、淋巴系统等侵入。主要症状是寒战、高热、肝区疼痛和肝大。体温可高达 39～40 ℃,病情急骤严重,全身中毒症状明显。细菌性肝脓肿可引起急性化脓性腹膜炎、膈下脓肿、脓胸、化脓性心包炎等并发症,严重者可致心脏压塞。辅助检查包括实验室检查和影像学检查,B超是肝脓肿的首选检查方法。阿米巴性肝脓肿是肠道阿米巴感染的并发症,绝大多数是单发。处理原则为全身营养支持治疗,大剂量、联合应用抗菌药物,穿刺抽脓或置管引流,必要时行切开引流或肝叶切除。

一、常见护理诊断/问题

(一)体温过高
与肝脓肿及其产生的毒素吸收有关。

(二)疼痛
与脓肿导致肝包膜张力增加或穿刺、手术治疗有关。

(三)营养失调:低于机体需要量
与进食减少、感染、高热引起分解代谢增加有关。

(四)潜在并发症
腹膜炎、膈下脓肿、胸腔感染、出血及胆漏。

二、护理措施

(一)非手术治疗的护理/术前护理
1.高热护理

密切监测体温变化,遵医嘱给予物理降温或药物降温,必要时做血培养;及时更换汗湿的衣裤和床单,保持舒适。

注意降温过程中观察出汗情况,注意保暖等。鼓励患者多饮水,每天至少摄入 2 000 mL 液体,口服不足者应加强静脉补液、补钠,纠正体液失衡,防止患者因大量出汗引起虚脱。

2.用药护理

(1)遵医嘱早期使用大剂量抗菌药物以控制炎症,促使脓肿吸收自愈。注意把握用药间隔时间与药物配伍禁忌。

(2)阿米巴性肝脓肿使用抗阿米巴药物,如甲硝唑、氯喹等。甲硝唑为首选药物,一般用药2天后见效,6~9天体温可降至正常。如"临床治愈"后脓腔仍存在者,可继续服用1个疗程的甲硝唑。氯喹多用于对甲硝唑无效的病例,但对心血管有不良反应如心肌受损等,应特别注意。

(3)长期使用抗菌药物者,应警惕假膜性肠炎和继发双重感染。糖尿病患者免疫功能低下,长期应用抗菌药物,可能发生口腔、泌尿系统、皮肤黏膜、肠道的各种感染。

3.营养支持

肝脓肿是一种消耗性疾病,应鼓励患者多食高蛋白、高热量、富含维生素及膳食纤维的食物;进食困难、食欲缺乏、贫血、低蛋白血症、营养不良者应适当给予清蛋白、血浆、氨基酸等营养支持。

4.病情观察

加强对生命体征和腹部、胸部症状、体征的观察。观察患者体温变化;及早发现有无脓肿破溃引起的腹膜炎、膈下脓肿、胸腔感染等并发症。肝脓肿患者如继发脓毒血症、急性化脓性胆管炎或出现中毒性休克征象时,应立即通知医师并协助抢救。

(二)经皮肝穿刺抽脓或脓肿置管引流的护理

1.术前护理

(1)解释:向患者和家属解释经皮肝穿刺抽脓或脓肿置管引流的方法、效果及配合要求;嘱患者术中配合做好双手上举、平卧位或侧卧位,以利于穿刺操作。

(2)协助做好穿刺药物和物品准备。

2.术后护理

(1)穿刺后护理:每小时测量血压、脉搏、呼吸,平稳后可停止,如有异常及时汇报医师。观察穿刺点局部有无渗血、脓液渗出、血肿等。

(2)引流管护理:如脓液较稠、抽吸后脓腔不能消失、脓液难以抽净者,留置管道引流。要点:①妥善固定,防止滑脱。②取半卧位,以利引流和呼吸。③保持引流管通畅,勿压迫、折叠管道。必要时协助医师每天用生理盐水或含抗菌药物盐水或持续冲洗脓腔,冲洗时严格无菌原则,注意出入量,观察和记录脓腔引流液的颜色、性状及量。④预防感染,适时换药,直至脓腔愈合。⑤拔管,B超复查脓腔基本消失或脓腔引流量少于 10 mL/d,可拔除引流管。

(3)病情观察:观察患者有无发热、肝区疼痛等,观察肝脓肿症状和改善情况,适时复查B超,了解脓肿好转情况。位置较高的肝脓肿,穿刺后应注意呼吸、胸痛及胸部体征,以及时发现气胸、脓胸等并发症。

(三)手术治疗的护理

手术方式有切开引流和肝叶切除两种。

1.术前准备

协助做好术前检查,术前常规准备等。

2.术后护理

(1)疼痛护理。①评估疼痛的诱发因素、伴随症状,观察并记录疼痛程度、部位、性质及持续时间等。②遵医嘱给予镇痛药物,并观察药物效果和不良反应。③指导患者采取放松和分散注意力的方法应对疼痛。

(2)病情观察:行脓肿切开引流者观察患者生命体征、腹部体征,注意有无脓液流入患者腹腔而并发腹腔感染。观察肝脓肿症状和改善情况,适时复查 B 超,了解脓肿好转情况。

(3)肝叶切除护理:术后 24 小时内应卧床休息,避免剧烈咳嗽,以防出血。给予氧气吸入,保证血氧浓度,促进肝创面愈合。

(四)术后并发症的观察和护理

出血、胆汁漏等并发症。

三、健康教育

(一)预防复发

(1)有胆道感染等疾病者应积极治疗原发病灶。

(2)多饮水,进食高热量、高蛋白、富含维生素和纤维素营养丰富易消化的食物,增强体质,提高机体免疫力。

(3)注意劳逸结合,避免过度劳累。

(4)遵医嘱按时服药,不得擅自改变药物剂量或随意停药。

(5)合并糖尿病患者,让其了解控制血糖在本病治疗中的重要性,应注意维持血糖。嘱遵医嘱按时注射胰岛素或口服降糖药物,定时监测血糖,控制空腹血糖在 5.8～7.0 mmol/L,餐后 2 小时血糖为 8～11 mmol/L。

(6)注意饮食卫生,不喝生水,不进食不卫生、未煮熟的食物。

(二)自我观察与复查

遵医嘱定期复查。若出现发热、腹部疼痛等症状,警惕有复发的可能,应及时就诊。

(丁　燕)

第二节　肝　　癌

肝癌是全球第五大常见癌症,位居癌症死亡原因的第二位,以 40～50 岁男性多见,可分为原发性和转移性两类。原发性肝癌的发病与病毒性肝炎、肝硬化、乙醇、黄曲霉素等致癌物质密切相关。肝癌有 3 种病理组织学类型,包括肝细胞、胆管细胞及混合型,以肝细胞型多见。转移性肝癌是肝外器官的原发癌或肉瘤转移到肝所致。早期肝癌表现隐匿,一旦出现症状和体征多为中晚期,表现为肝区疼痛、肝大、食欲缺乏、乏力、消瘦、贫血、黄疸等。若转移至远处器官则可产生相应症状。对有肝脏病史的中年人,若出现相应症状,结合影像学(B 超是肝癌定位、筛查的首选方法)、血清甲胎蛋白、肝穿刺活组织病理学检查等有助于早期诊断。肝癌的治疗包括手术切除、射频消融、介入治疗、靶向治疗等,以手术为主的综合治疗是延长患者生存期的关键。

一、护理评估

(一)术前评估

1.健康史

(1)个人情况:患者的年龄、性别、居住地、烟酒史,饮食、饮水、生活习惯(如长期进食含黄曲霉菌、亚硝胺类的食物,接触其他致癌物质等)等。

(2)既往史:有无病毒性肝炎、肝硬化等肝病史;有无癌肿和手术史;过敏史等。

(3)其他:家族中有无肝癌或其他癌症患者。

2.身体状况

(1)肝区疼痛的性质和程度。

(2)是否有肝病面容、贫血、黄疸、脾大、水肿等体征。

(3)是否有消瘦、乏力、食欲减退及恶病质表现。

(4)是否有肝性脑病、上消化道出血及各种感染。

(5)患者肝功能有无受损,甲胎蛋白水平是否升高,B超、CT等影像学检查有无异常。

3.心理-社会状况

(1)患者和家属对肝癌及治疗方案、预后的认知程度。

(2)患者和家属是否担心手术疗效、术后并发症及肝癌预后。

(3)亲属对患者的关心、支持程度,家庭对患者疾病治疗的经济承受能力,社会和医疗保障系统支持程度。

(二)术后评估

(1)手术、麻醉方式,术中出血、补液、输血及引流管等情况。

(2)严密监测患者意识状态、生命体征、血氧饱和度、尿量、肝功能等;观察腹部体征与切口情况、腹腔引流管是否通畅,引流液的颜色、量及性状等。

(3)肝功能恢复情况。

(4)有无腹腔内出血、肝性脑病、膈下积液或脓肿、肺部感染等并发症发生。

二、常见护理诊断/问题

(一)疼痛

与肿瘤迅速生长导致肝包膜张力增加或手术创伤、介入、射频消融治疗不适有关。

(二)营养失调——低于机体需要量

与消化功能紊乱、放疗及化疗引起的胃肠道不良反应、肿瘤消耗等有关。

(三)焦虑、恐惧

与担忧手术效果、疾病预后及生存期限有关。

(四)潜在并发症

腹腔内出血、肝性脑病、膈下积液或脓肿、胆汁漏、肺部感染。

三、护理目标

(1)患者自述疼痛减轻或无痛。

(2)患者营养需求基本得到满足,体重未见明显减轻。

（3）患者能正确面对疾病、手术和预后，积极配合治疗。

（4）患者未发生并发症或并发症被及时发现和处理。

四、护理措施

（一）手术治疗的护理

1.术前护理

（1）心理护理：积极主动关心患者，鼓励患者说出内心感受，疏导、安慰患者，根据患者个体情况提供信息，说明手术的意义、重要性及手术方案，讲解手术成功案例，帮助患者树立战胜疾病的信心，减轻患者焦虑和恐惧。

（2）疼痛护理：①评估疼痛发生的时间、部位、性质、诱因、程度及伴随症状。②遵医嘱给予镇痛药物，并观察药物效果和不良反应。③指导患者采取放松和分散注意力的方法应对疼痛。

（3）改善营养状况：给予高蛋白、高热量、高维生素、易消化的食物；合并肝硬化有肝功能损害者，应适当限制蛋白质摄入。必要时可给予肠内外营养支持，输血浆或清蛋白，以改善贫血、纠正低蛋白血症，提高手术耐受力。

（4）用药护理：遵医嘱给予护肝药物，如甘草酸二胺、还原性谷胱甘肽、多烯磷脂酰胆碱、熊去氧胆酸等；避免使用巴比妥类、红霉素、盐酸氯丙嗪等有损肝脏的药物。

（5）维持体液平衡：肝功能不良伴腹水者，需严格控制水和钠盐的摄入，摄水量不应超过 2 000 mL/d，摄钠量少于 0.5 g/d（折合成氯化钠，应少于 1.5 g）；若伴有水肿及血钠降低者，则摄水量严格控制在 1 000～1 500 mL/d；同时遵医嘱合理补液和利尿，注意纠正低钾血症等水、电解质失衡；准确记录 24 小时出入量；每天观察、记录体重及腹围变化。

（6）预防出血：①改善凝血功能，大多数肝癌合并肝硬化，术前 3 天开始给予维生素 K_1，适当补充血浆和凝血因子，以改善凝血功能，预防术中、术后出血。②告知患者避免致癌肿破裂出血或食管下段胃底静脉曲张破裂出血的诱因，如剧烈咳嗽、用力排便等使腹内压骤升的动作和外伤等。③癌肿直径＞10 cm 时，嘱患者卧床休息，避免活动幅度过大导致癌肿破裂。④若患者突发腹痛伴腹膜刺激征，应高度怀疑肝癌破裂出血，立即通知医师，做好急症手术的各项准备。

（7）术前准备：协助做好术前检查；术前常规准备。

2.术后护理

（1）病情观察：密切观察生命体征、神志、面色、尿量、中心静脉压、切口渗血渗液及腹腔引流液的量和颜色等的变化，并做好记录。

（2）休息与活动：术后患者麻醉清醒、生命体征平稳后取半卧位。根据患者术式及机体恢复情况逐步由半坐卧位、坐位过渡到下床活动。随着加速康复外科技术的推广和应用，肝脏手术患者术后下床活动时间已逐渐提前。

（3）疼痛护理。①评估疼痛发生的时间、部位、性质、程度。②遵医嘱给予镇痛药物。③密切观察镇痛泵的泵入速度、剂量、输注管路是否通畅、镇痛泵的效果及不良反应。④指导患者减轻疼痛及转移注意力的方式，如听音乐、松弛疗法、加强护患沟通等。

（4）饮食指导：术后早期禁食，禁食期间予肠外营养支持，术后 24～48 小时可进食流质，逐步改为半流质和软食。随着加速康复外科技术的推广和应用，肝脏手术患者术后麻醉完全清醒即可少量饮水，自术后第一天开始，饮食可逐渐由流质过渡到半流质、软食。

(5)腹腔引流管的护理:引流腹腔积聚的液体,防止腹腔继发感染。要点:①妥善固定,防止滑脱。②保持引流通畅,防止引流管受压和扭曲;如引流管被凝血块、组织碎屑等堵塞,应反复挤压促其排出,必要时协助医师用生理盐水冲洗。③观察引流液的颜色、量及性质,并记录。④严格无菌操作,定时更换引流袋,防止感染。⑤拔管:置管 3~5 天,如引流液颜色较淡,24 小时少于 20 mL,腹部无阳性体征者可考虑拔管。

3.术后并发症的观察及护理

(1)腹腔出血:是肝切除术后常见的并发症之一,术后 24 小时易发生。

观察:术后 48 小时内应严密观察生命体征变化,严密观察引流液的量、性质及颜色。短时间内引流管引出大量鲜红色血液,1 小时内引流出 200 mL 以上或每小时 100 mL 持续 3 小时以上的鲜红色血性液体,应考虑活动性腹腔出血,立即通知医师及时处理。

护理。①体位与活动,术后 24 小时内卧床休息,避免剧烈咳嗽和打喷嚏等,以防止术后肝断面出血;②输液、输血,若短期内或持续引流较大量的鲜红色血性液体,经输血、输液,患者血压、脉搏仍不稳定时,应做好再次手术的准备;③若明确为凝血机制障碍性出血,可遵医嘱给予凝血酶原复合物、纤维蛋白原、输新鲜血等。

(2)肝性脑病:见门静脉高压症患者的护理。

(3)膈下积液及脓肿的观察与护理内容如下。

观察:发生在术后 1 周。患者术后体温下降后再度升高,或术后发热持续不退,同时伴右上腹胀痛、呃逆、脉速、白细胞计数升高,中性粒细胞百分比达 90% 以上,应疑有膈下积液或膈下脓肿。B 超检查可明确诊断。

护理:①协助医师行 B 超定位引导穿刺抽脓或置管引流,后者应加强冲洗和吸引护理。②患者取半坐位,以利于呼吸和引流。③严密观察体温变化,鼓励患者多饮水。④遵医嘱加强营养支持和抗菌药物的应用护理。

(4)胸腔积液的观察与护理内容如下。

观察:患者胸闷、气促、发热情况。

护理:①协助医师行穿刺抽胸腔积液,行胸腔闭式引流者,做好胸腔闭式引流护理。②遵医嘱加强保肝治疗,给予高蛋白饮食,必要时遵医嘱给予清蛋白、血浆及利尿剂应用。

(5)胆汁漏的观察与护理内容如下。

观察:腹痛、发热和腹膜刺激征,切口有无胆汁渗出和/或腹腔引流液有无含胆汁。

护理:①胆汁渗出者,注意保护局部皮肤。②协助医师调整引流管,保持引流通畅,并注意观察引流液的颜色、量与性状。③如发生局部积液,应尽早行 B 超定位穿刺置管引流。④如发生胆汁性腹膜炎,应尽早手术。

(二)介入治疗的护理

1.介入治疗前准备

(1)解释:向患者及家属解释介入治疗的目的、方法及治疗的重要性和优点。嘱患者术中配合体位。

(2)饮食:术前禁食水 4 小时。

(3)穿刺处皮肤准备,备好所需物品及化疗、止吐药品等。

2.介入治疗后的护理

(1)预防出血:术后取平卧位休息 24 小时,穿刺处沙袋加压 1 小时,肢体制动 6 小时,弹力绷带加压包扎防止局部出血。

（2）鼓励患者多饮水：每天饮水 2 000 mL 以上，减轻化疗药物对肾的毒性反应，同时观察排尿及肾功能情况。

（3）栓塞后综合征的护理：肝动脉栓塞化疗后多数患者可出现发热、肝区疼痛、恶心、呕吐、心悸、白细胞计数下降等临床表现，称为栓塞后综合征。要点：①肝区疼痛，由肝动脉栓塞后，肝脏水肿，肝被膜张力增大所致。轻度可不处理或给予少量对肝脏无害的镇静剂，一般 48 小时后腹痛可减轻或消失。重度持续疼痛，考虑是否合并其他并发症，如胆囊动脉栓塞致胆囊坏死等。必要时可适当给予止痛剂。②发热，机体对坏死组织重吸收的不良反应，轻度发热可不必处理。若体温高于 38.5 ℃，可予物理、药物降温。③恶心、呕吐，为化疗药物的反应，嘱患者深呼吸，以及时擦去呕吐物并漱口，遵医嘱对症治疗。④白细胞计数低于 $4×10^9/L$ 时，应暂停化疗并应用升白细胞药。

3.并发症的观察及护理

（1）穿刺部位血肿。①观察，定时观察穿刺处有无肿胀或渗血。②护理，一旦发现渗血，立即指压穿刺处直至出血停止，并报告医师给予更换绷带，重新加压包扎。

（2）上消化道出血。①观察，呕吐液和大便的颜色、性状及量。②护理，遵医嘱应用制酸药和保护胃黏膜药物，发生呕血者头偏向一侧，防止误吸；暂禁食，以及时通知医师并协助处理。

（3）股动脉栓塞。①观察，术后密切观察穿刺侧肢体皮肤颜色、温度、感觉、足趾运动及足背动脉搏动情况，并与对侧对比。若出现足背动脉搏动减弱或消失，下肢皮肤苍白、变凉且伴有麻木感，应警惕为股动脉栓塞。②护理，一旦发现，立即抬高患肢，热敷，遵医嘱应用扩张血管及解痉药物。注意禁忌按摩，以防栓子脱落。

（三）射频、微波治疗的护理

有开腹射频、微波治疗和经皮射频、微波治疗。开腹射频、微波治疗护理同肝癌的围术期护理。

1.经皮射频、微波治疗前准备

（1）解释：向患者及家属解释射频、微波治疗的目的、方法及治疗的重要性和优点。嘱患者术前进行屏气锻炼、术中配合体位。

（2）饮食：术前禁食禁水 4～6 小时。

2.经皮射频、微波治疗后的护理

（1）穿刺点护理：术后按压穿刺点 30 分钟，观察穿刺点有无出血。

（2）病情观察：术后 6 小时密切观察患者病情，给予心电监护，注意心率和血压的变化，以及时发现出血征象，如血压突然下降、腹痛、大汗淋漓、腹部移动性浊音等。

（3）发热、恶心、呕吐：是术后常见的反应。如果出现高热或发热持续不退，应考虑感染可能。对食管静脉曲张者，如有严重呕吐，应及时控制，避免诱发曲张静脉破裂出血。

（4）疼痛护理：评估疼痛程度、部位、性质、持续时间等，指导患者采取放松和分散注意力的方法应对疼痛，必要时遵医嘱给予镇痛药物。

3.并发症的观察及护理

出血、胆汁漏、胸腔积液等并发症。

五、健康教育

(一)疾病指导

注意防治肝炎,不吃霉变食物、饮用安全水。有肝炎、肝硬化病史者和肝癌高发地区人群,应定期做甲胎蛋白检测或 B 超检查,以期早期发现,早期诊断及治疗。

(二)休息与活动

术后 3 个月内保证充分休息,避免重体力活动或过度劳累,注意劳逸结合,进行适当锻炼,如散步、慢跑;保持情绪稳定和心情愉快,避免精神紧张和情绪激动。

(三)饮食指导

进食高热量、优质蛋白质、富含维生素和纤维素的食物。食物以清淡、易消化为宜。若有腹水、水肿,应控制水和食盐的摄入量,如有肝性脑病征象或血氨升高,应限制蛋白质摄入。

(四)用药指导

指导患者按医嘱服用抗病毒及保肝药物,服用抗病毒药必须按时坚持服用,不能随便中断。避免使用损害肝功能的药物。

(五)自我观察与复查

定期复诊,第 1 年每 1～2 个月复查甲胎蛋白、胸部 X 线片和 B 超检查 1 次,必要时行 CT 检查。若患者出现发热、水肿、体重减轻、出血倾向,黄疸和乏力等症状及时就诊,以便早期发现临床复发或转移。

六、护理评价

(1)患者是否疼痛减轻或无痛。

(2)患者营养状况是否改善,体重得以维持或增加。

(3)患者情绪是否稳定,积极配合治疗。

(4)患者有无发生并发症或并发症是否被及时发现与处理。

(丁 燕)

第三节 胆 囊 炎

一、疾病概述

(一)概念

胆囊炎是指发生在胆囊的细菌性和/或化学性炎症。根据发病的缓急和病程的长短分为急性胆囊炎、慢性胆囊炎和慢性胆囊炎急性发作三类。约 95% 的急性胆囊炎患者合并胆囊结石,称为急性胆石性胆囊炎;未合并胆囊结石者,称为急性非结石性胆囊炎。胆囊炎的发病率很高,仅次于阑尾炎。年龄多见于 35 岁以后,以 40～60 岁为高峰。女性发病率约为男性的 4 倍,肥胖者多于其他体型者。

(二)病因

1.急性胆囊炎

急性胆囊炎是外科常见急腹症,其发病率居于炎性急腹症的第二位,仅次于急性阑尾炎,女性居多。急性胆囊炎的病因复杂,胆囊结石和细菌感染是引发急性胆囊炎的两大重要因素,主要病因包括以下几点。

(1)胆道阻塞:由于结石阻塞或嵌顿于胆囊管或胆囊颈,导致胆汁排出受阻,胆汁潴留,其中水分吸收而胆汁浓缩,胆汁中的胆汁酸刺激胆囊黏膜而引起水肿、炎症,甚至坏死。90%~95%的急性胆囊炎与胆石有关,在少数情况下,胰液从胰管和胆总管共同的腔道中反流,也可进入胆囊产生化学性刺激。结石亦可直接损伤受压部位的胆囊黏膜引起炎症。此外,胆囊颈或胆囊管腔的狭窄,或受到管外肿块的压迫也可以导致阻塞。胆管和胆囊颈结石嵌塞是引起急性胆囊炎重要的诱因。

(2)细菌入侵:急性胆囊炎时胆囊胆汁的细菌培养阳性率可高达80%~90%,包括需氧菌与厌氧菌感染,其中大肠埃希菌最为常见。细菌多来源于胃肠道,致病菌通过胆道逆行、直接蔓延或经血液循环和淋巴途径入侵胆囊。结石压迫局部囊壁的静脉,使静脉回流受阻而淤血、出血,以至坏死而引起炎症。

(3)化学性刺激:胆汁酸、逆流的胰液和溶血卵磷脂,对细胞膜有毒性作用和损伤作用。

(4)病毒感染:乙肝病毒可以侵犯许多组织和器官,可以在胆管上皮中复制,对胆道系统有直接的侵害作用。

(5)胆囊的血流灌注量不足:如休克和动脉硬化等,可引起胆囊黏膜的局灶性坏死。

(6)其他:严重创伤、烧伤后、严重过敏、长期禁食或与胆囊无关的大手术等导致的内脏神经功能紊乱时发生急性胆囊炎。

2.慢性胆囊炎

大多继发于急性胆囊炎,是急性胆囊炎反复发作的结果。有较多的病例直接由化学刺激引起。胆囊结石或有阻塞常伴有慢性胆囊炎,这些原因不去除,浓缩胆汁长期刺激可造成慢性炎症。结石和慢性胆囊炎的关系尤为密切,约95%的慢性胆囊炎有胆石存在和反复急性发作的病史。

(三)病理生理

1.急性胆囊炎

(1)急性结石性胆囊炎:当结石致胆囊管梗阻时,胆汁淤积,胆囊内压力升高,胆囊肿大、黏膜充血、水肿,渗出增多;镜下可见血管扩张和炎性细胞浸润,称为急性单纯性胆囊炎。若梗阻未解除或炎症未控制,病情继续发展,病变可累及胆囊壁的全层,胆囊壁充血、水肿加重,出现瘀斑或脓苔,部分黏膜坏死脱落,甚至浆膜液有纤维素和脓性渗出物;镜下可见组织中有广泛的中性粒细胞浸润,黏膜上皮脱落,即为急性化脓性胆囊炎;还可引起胆囊积脓。若梗阻仍未解除,胆囊内压力继续升高,胆囊壁张力增高,导致血液循环障碍时,胆囊组织除上述炎性改变外,整个胆囊呈片状缺血坏死;镜下见胆囊黏膜结构消失,血管内外充满红细胞,即为急性坏疽性胆囊炎。若胆囊炎症继续加重,积脓增多,胆囊内压力增高,在胆囊壁的缺血、坏死或溃疡处极易造成穿孔,会引起胆汁性腹膜炎,穿孔部位常在颈部和底部,如胆囊坏疽穿孔发生过程较慢,周围粘连包裹,则形成胆囊周围脓肿。

(2)急性非结石性胆囊炎:病理过程与急性结石性胆囊炎基本相同,但急性非结石性胆囊炎更容易发生胆囊坏疽和穿孔,约75%的患者发生胆囊坏疽,15%的患者出现胆囊穿孔。

2.慢性胆囊炎

慢性胆囊炎是胆囊炎症和结石的反复刺激,胆囊壁炎性细胞浸润和纤维组织增生,胆囊壁增厚,可与周围组织粘连,甚至出现胆囊萎缩,失去收缩和浓缩胆汁的功能。可分为慢性结石性胆囊炎和慢性非结石性胆囊炎两大类,前者占本病的70%～80%,后者占20%～30%。

(四)临床表现

1.急性胆囊炎

(1)症状:①腹痛,多数患者有上腹部疼痛史,表现为右上腹阵发性绞痛,常在饱餐、进食油腻食物后或夜间发作,疼痛可放射至右肩及右肩胛下。②消化道症状,患者腹痛发作时常伴恶心、呕吐、厌食等消化道症状。③发热或中毒症状,根据胆囊炎症反应程度的不同,患者可出现不同程度的体温升高和脉搏加速。

(2)体征:①腹部压痛,早期可有右上腹压痛或叩痛。胆囊化脓坏疽时可扪及肿大的胆囊,可有不同程度和不同范围的右上腹压痛,或右季肋部叩痛,墨菲征常为阳性,伴有不同程度的肌紧张,如胆囊张力大时更加明显。腹式呼吸可因疼痛而减弱,常显吸气性抑制。②黄疸,10%～25%的患者可出现轻度黄疸,多见于胆囊炎症反复发作合并Mirizzi综合征的患者。

2.慢性胆囊炎

临床症状常不典型,主要表现为上腹部饱胀不适、厌食油腻和嗳气等消化不良的症状,以及右上腹和肩背部隐痛。多数患者曾有典型的胆绞痛病史。体检可发现右上腹胆囊区压痛或不适感,墨菲征可呈弱阳性,如胆囊肿大,右上腹肋下可及光滑圆形肿块。在并发胆道急性感染时可有寒战、发热等。

(五)辅助检查

1.急性胆囊炎

(1)实验室检查:血常规检查可见血白细胞计数和中性粒细胞比例升高;部分患者可有血清胆红素、转氨酶、碱性磷酸酶和淀粉酶升高。

(2)影像学检查:B超检查可显示胆囊肿大,胆囊壁增厚,大部分患者可见胆囊内有结石光团。^{99m}Tc-EHIDA检查,急性胆囊炎时胆囊常不显影,但不作为常规检查。

2.慢性胆囊炎

B超检查是慢性胆囊炎首选的辅助检查方法,可显示胆囊增大,胆囊壁增厚,胆囊腔缩小或萎缩,排空功能减退或消失,并可探知有无结石。此外,CT、MRI、口服胆囊造影、腹部X线平片等也是重要的检查手段。

(六)主要处理原则

主要为手术治疗,手术时机和手术方式取决于患者的病情。

1.非手术治疗

(1)适应证:诊断明确、病情较轻的急性胆囊炎患者;老年人或伴有严重心血管疾病不能耐受手术的患者。在非手术治疗的基础上积极治疗各种并发症,待患者一般情况好转后再考虑择期手术治疗。作为手术前准备的一部分。

(2)常用的非手术治疗措施:主要包括禁饮食和/或胃肠减压,纠正水、电解质和酸碱平衡紊乱,控制感染,使用消炎利胆及解痉止痛药物,全身支持、对症处理,还可以使用中药、针刺疗法等。在非手术治疗期间,若病情加重或出现胆囊坏疽、穿孔等并发症应及时进行手术治疗。

2.手术治疗

(1)急诊手术适应证：①发病在 48～72 小时者。②经非手术治疗无效且病情加重者。③合并胆囊穿孔、弥漫性腹膜炎、急性梗阻性化脓性胆管炎、急性坏死性胰腺炎等严重并发症者。④其余患者可根据具体情况择期手术。

(2)手术方式。①胆囊切除术，根据病情选择开腹或腹腔镜行胆囊切除术。手术过程中遇到下列情况应同时做胆总管切开探查加 T 管引流术。患者有黄疸史；胆总管内扪及结石或术前 B 超提示肝总管、胆总管结石；胆总管扩张，直径大于 1 cm 者；胆总管内抽出脓性胆汁或有胆色素沉淀者；患者合并有慢性复发性胰腺炎者。②胆囊造口术，目的是减压和引流胆汁。主要用于年老体弱，合并严重心、肺、肾等内脏器官功能障碍不能耐受手术的患者，或局部炎症水肿、粘连严重导致局部解剖不清者。待病情稳定、局部炎症消退后再根据患者情况决定是否行择期手术治疗。

二、护理评估

(一)术前评估

1.健康史及相关因素

(1)一般情况：患者的年龄、性别、职业、居住地及饮食习惯等。

(2)发病的病因和诱因：腹痛的病因和诱因，腹痛发生的时间，是否与饱餐、进食油腻食物及夜间睡眠改变体位有关。

(3)腹痛的性质：是否为突发性腹痛，疼痛的性质是绞痛、隐痛、阵发性或持续性疼痛，有无放射至右肩背部或右肩胛下等。

(4)既往史：有无胆石症、胆囊炎、胆道蛔虫病史；有无胆道手术史；有无消化性溃疡及类似疼痛发作史；有无用药史、过敏史及腹部手术史。

2.身体评估

(1)全身：患者有无寒战、发热、恶心、呕吐；有无面色苍白等贫血现象；有无黏膜和皮肤黄染等；有无体重减轻；有无意识及神经系统的其他改变等。

(2)局部：腹痛的部位是位于右上腹还是剑突下，有无全腹疼痛；有无压痛、肌紧张及反跳痛；能否触及胆囊及胆囊肿大的程度，墨菲征是否阳性等。

(3)辅助检查：血常规检查中白细胞计数及中性粒细胞比例是否升高；血清胆红素、转氨酶、碱性磷酸酶及淀粉酶有无升高；B 超是否观察到胆囊增大或结石影；^{99m}Tc-EHIDA 检查胆囊是否显影；心、肺、肾等器官功能有无异常。

3.心理-社会评估

了解患者及其家属在疾病治疗过程中的心理反应与需求，家庭及社会支持情况，心理承受程度及对治疗的期望等，引导患者正确配合疾病的治疗与护理。

(二)术后评估

1.手术中情况

了解手术的方式和手术范围，如是胆囊切除还是胆囊造口术，是开腹还是腹腔镜；术中有无行胆总管探查，术中出血量及输血、补液情况；有无留置引流管及其位置和目的。

2.术后病情

术后生命体征及手术切口愈合情况；T 管及其他引流管引流情况，包括引流液的量、颜色、性质等;对老年患者尤其要评估其呼吸及循环功能等状况。

3.心理-社会评估

患者及其家属对术后和术后康复的认知和期望。

三、主要护理诊断/问题

(一)疼痛

与胆囊结石突然嵌顿、胆汁排空受阻致胆囊强烈收缩或继发胆囊感染、术后伤口疼痛有关。

(二)有体液不足的危险

与恶心、呕吐、不能进食和手术前后需要禁食有关。

(三)潜在并发症

胆囊穿孔、感染等。

四、主要护理措施

(一)减轻或控制疼痛

根据疼痛的程度,采取非药物或药物方法止痛。

1.卧床休息

协助患者采取舒适体位,指导其有节律的深呼吸,达到放松和减轻疼痛的效果。

2.合理饮食

病情较轻且决定采取非手术治疗的急性胆囊炎患者,指导其清淡饮食,忌食油腻食物;病情严重需急诊手术的患者予以禁食和胃肠减压,以减轻腹胀和腹痛。

3.药物止痛

对诊断明确的剧烈疼痛者,可遵医嘱通过口服、注射等方式给予消炎利胆、解痉或止痛药,以缓解疼痛。

4.控制感染

遵医嘱及时合理应用抗生素。通过控制胆囊炎症,减轻胆囊肿胀和胆囊压力达到减轻疼痛的效果。

(二)维持体液平衡

对于禁食患者,根据医嘱经静脉补充足够的热量、氨基酸、维生素、水、电解质等,以维持水、电解质及酸碱平衡。对能进食、进食量不足者,指导和鼓励其进食高蛋白、高碳水化合物、高维生素和低脂的食物,以保持良好的营养状态。

(三)并发症的预防和护理

1.加强观察

严密观察患者的生命体征变化,了解腹痛的程度、性质、发作的时间、诱因及缓解的相关因素和腹部体征的变化。若腹痛进行性加重,且范围扩大,出现压痛、反跳痛、肌紧张等,同时伴有寒战、高热的症状,提示胆囊穿孔或病情加重。

2.减轻胆囊内压力

遵医嘱应用敏感抗菌药,以有效控制感染,减轻炎性渗出,达到减少胆囊内压力、预防胆囊穿孔的目的。

3.及时处理胆囊穿孔

一旦发生胆囊穿孔,应及时报告医师,并配合做好紧急手术的准备。

五、护理效果评估

(1)患者腹痛得到缓解,能叙述自我缓解疼痛的方法。

(2)患者在禁食期间得到相应的体液补充。

(3)患者没有发生胆囊穿孔或能及时发现和处理已发生的胆囊穿孔。

(4)疾病愈合良好,无并发症发生。

(5)患者对疾病的心理压力得到及时的调适与干预。依从性较好,并对疾病的治疗和预防有一定的了解。

(丁　燕)

第四节　急性梗阻性化脓性胆管炎

一、疾病概述

(一)概念

急性梗阻性化脓性胆管炎又称急性重症胆管炎,是在胆道梗阻基础上并发的急性化脓性细菌感染,急性胆管炎和急性梗阻性化脓性胆管炎是同一疾病的不同发展阶段。

(二)病因

1.胆道梗阻

最常见的原因为胆道结石性梗阻。此外,胆道蛔虫、胆管狭窄、吻合口狭窄、胆管及壶腹部肿瘤等亦可引起胆道梗阻而导致急性化脓性炎症。胆道发生梗阻时,胆盐不能进入肠道,易造成细菌移位。

2.细菌感染

胆道内细菌多来源于胃肠道,其感染途径可经十二指肠逆行进入胆道,或小肠炎症时,细菌经门静脉系统入肝到达胆道引起感染。可以是单一菌种感染,也可是两种以上的菌种感染。以大肠埃希菌、变形杆菌、克雷伯菌、绿脓杆菌等革兰氏阴性杆菌多见。近年来,厌氧菌及革兰氏阳性球菌在胆道感染中的比例有增高的趋势。

(三)病理生理

急性梗阻性化脓性胆管炎的基本病理改变是胆管梗阻、肝实质及胆道系统胆汁淤滞和胆管内化脓性感染。胆管梗阻及随之而来的胆道感染造成梗阻以上胆管扩张、胆管壁黏膜肿胀,使梗阻进一步加重并趋向完全性;胆管内压力升高,胆管壁充血、水肿、炎性细胞浸润及溃疡形成,管腔内逐渐充满脓性胆汁或脓液,使胆管内压力继续升高,当胆管内压力超过 3.92 kPa 时,肝细胞停止分泌胆汁,胆管内脓性胆汁及细菌逆流,引起肝内胆管及肝细胞化脓性感染;若感染进一步加重,可使肝细胞发生大片坏死;胆小管破溃后形成胆小管与肝动脉或门静脉瘘,可在肝内形成多发性脓肿及胆道出血;大量细菌和毒素还可经肝静脉进入人体循环引起全身化脓性感染和多器官功能损害,甚至引起全身脓毒血症或感染性休克,严重者可导致多器官功能障碍综合征或多器官功能衰竭。

(四)临床表现

多数患者有胆道疾病史,部分患者有胆道手术史。本病发病急骤,病情进展迅速,除了具有急性胆管炎的夏科氏三联症(腹痛、寒战高热、黄疸)外,还有休克及中枢神经系统受抑制的表现,即雷诺五联征。

1.症状

(1)腹痛:患者常表现为突发的剑突下或右上腹持续性疼痛,可阵发性加重,并向右肩胛下及腰背部放射。腹痛及其程度可因梗阻的部位不同而有差异。肝内梗阻者疼痛较轻,肝外梗阻时症状明显。

(2)寒战、高热:体温持续升高达 39~40 ℃或更高,呈弛张热热型。

(3)胃肠道症状:多数患者伴恶心、呕吐,黄疸。

2.体征

(1)腹部压痛或腹膜刺激征:剑突下或右上腹部可有不同程度和不同范围的压痛或腹膜刺激征,可有肝大及肝区叩痛,可扪及肿大的胆囊。

(2)黄疸:多数患者可出现不同程度的黄疸,若仅为一侧胆管梗阻可不出现黄疸。

(3)神志改变:主要表现为神志淡漠、烦躁、谵妄或嗜睡、神志不清,甚至昏迷,病情严重者可在短期内出现感染性休克表现。

(4)休克表现:呼吸急促、出冷汗、脉搏细速,可达 120 次/分以上,血压在短时间内迅速下降,可出现全身发绀或皮下瘀斑。

(五)辅助检查

1.实验室检查

血常规检查可见白细胞计数升高,可超过 $20×10^9/L$;中性粒细胞比例明显升高;细胞质内可出现中毒颗粒;凝血酶原时间延长;血生化检查可见肝功能损害、电解质紊乱和 BUN 增高等;血气分析检查可提示血氧分压降低和代谢性酸中毒的表现。尿常规检查可发现蛋白及颗粒管型。寒战时做血培养,多有细菌生长。

2.影像学检查

B 超是主要的辅助检查方法。B 超检查可显示肝和胆囊肿大,胆囊壁增厚。肝、内外胆管扩张及胆管内结石光团伴声影。必要时可行 CT、经内镜逆行胆胰管成像(ERCP)、磁共振胆胰管成像(MRCP)、经皮穿刺肝胆道成像(PTC)等检查,以了解梗阻部位、程度、结石大小和数量等。

(六)主要处理原则

紧急手术解除胆道梗阻并引流,尽早而有效降低胆管内压力,积极控制感染和抢救患者生命。

1.非手术治疗

既是治疗手段又是手术前准备。在严密观察下进行,若非手术治疗期间症状不能缓解或病情进一步加重,则应紧急手术治疗。主要措施如下。

(1)禁食、持续胃肠减压及解痉止痛。

(2)抗休克治疗:建立通畅的静脉输液通道,加快补液扩容,恢复有效循环血量;及时应用肾上腺皮质激素,必要时使用血管活性药物;纠正水、电解质、酸碱平衡紊乱。

（3）抗感染治疗:联合应用足量、有效、广谱并对肝肾毒性小的抗菌药物。

（4）其他:包括吸氧、降温、支持治疗等,以保护重要内脏器官功能。

（5）引流:非手术方法进行胆管减压引流,如经皮肝穿刺胆道引流术、经内镜鼻胆管引流术等。

2.手术治疗

主要目的是解除梗阻、胆道减压,挽救患者生命。手术力求简单而有效。多采用胆总管切开减压加 T 管引流术。术中注意肝内胆管是否引流通畅,以防形成多发性肝脓肿。若病情无改善,应及时手术治疗。

二、护理评估

（一）术前评估

1.健康史及相关因素

（1）发病情况:是否为突然发病,有无表现为起病急、症状重、进展快的特点。

（2）发病的病因和诱因:此次发病与饮食、活动的关系,有无肝内、外胆管结石或胆囊炎反复发作史,有无类似疼痛史等。

（3）病情及其程度:是否表现为急性病容,有无神经精神症状,是否为短期内即出现感染性休克的表现。

（4）既往史:有无胆道手术史;有无用药史、过敏史及腹部手术史。

2.身体状况

（1）全身。①生命体征:患者是否在发病初期即出现畏寒发热,体温持续升高至 $39\sim40$ ℃或更高。有无伴呼吸急促、出冷汗、脉搏细速及血压在短时间内迅速下降等。②黄疸:患者有无巩膜及皮肤黄染及黄染的程度。③神志:有无神志改变的表现,如神志淡漠、谵妄或嗜睡、神志不清甚至昏迷等。④感染:有无感染、中毒的表现,如全身皮肤湿冷、发绀和皮下瘀斑等。

（2）局部:腹痛的部位、性质、程度及有无放射痛等;肝区有无压痛、叩击痛;腹膜刺激征是否为阳性;腹部有无不对称性肿大等。

（3）辅助检查:血常规检查白细胞计数升高及中性粒细胞比例是否明显升高;细胞质内是否出现中毒颗粒;尿常规检查有无异常;凝血酶原时间有无延长;血生化检查是否提示肝功能损害、电解质紊乱、代谢性酸中毒及 BUN 增高等;血气分析检查是否提示血氧分压降低。B 超及其他影像学检查是否提示肝和胆囊肿大,肝内外胆管扩张和结石。心、肺、肾等器官功能有无异常。

3.心理和社会支持状况

了解患者和家属对疾病的认知、家庭经济状况、心理承受程度及对治疗的期望。

（二）术后评估

1.手术中情况

了解术中胆总管探查及解除梗阻、胆道减压、胆汁引流情况;术中患者生命体征是否平稳;肝内、外胆管结石清除及引流情况;有无多发性肝脓肿及处理情况;各种引流管放置位置和目的等。

2.术后病情

术后生命体征及手术切口愈合情况;T 管及其他引流管引流情况等。

3.心理-社会评估

患者及其家属对术后康复的认知和期望程度。

三、主要护理诊断/问题

(一)疼痛

与胆道梗阻、胆管扩张及手术后伤口疼痛有关。

(二)体液不足

与呕吐、禁食、胃肠减压及感染性休克有关。

(三)体温过高

与胆道梗阻并继发感染有关。

(四)低效性呼吸困难

与感染中毒有关。

(五)潜在并发症

胆道出血、胆瘘、多器官功能障碍或衰竭。

四、主要护理措施

(一)减轻或控制疼痛

根据疼痛的程度,采取非药物或药物方法止痛。

1.卧床休息

协助患者采取舒适体位,指导其有节律的深呼吸,达到放松和减轻疼痛的效果。

2.合理饮食

病情较轻且决定采取非手术治疗的急性胆囊炎患者,指导其清淡饮食,忌食油腻食物;病情严重需急诊手术的患者予以禁食和胃肠减压,以减轻腹胀和腹痛。

3.解痉镇痛

对诊断明确的剧烈疼痛者,可遵医嘱通过口服、注射等方式给予消炎利胆、解痉或止痛药,以缓解疼痛。

4.控制感染

遵医嘱及时合理应用抗生素。通过控制胆囊炎症,减轻胆囊肿胀和胆囊压力达到减轻疼痛的效果。

(二)维持体液平衡

1.加强观察

严密观察患者的生命体征和循环功能,如脉搏、血压、中心静脉压和每小时尿量等,以及时准确记录出入水量,为补液提供可靠依据。

2.补液扩容

对于休克患者应迅速建立静脉输液通路,补液扩容,尽快恢复血容量。遵医嘱及时给予肾上腺皮质激素,必要时应用血管活性药物,以改善和保证组织器官的血流灌注及供氧。

3.纠正水、电解质、酸碱平衡紊乱

根据病情、中心静脉压、胃肠减压及每小时尿量等情况,确定补液的种类和输液量,合理安排输液的顺序和速度,维持水、电解质及酸碱平衡。

(三)降低体温

1.物理降温

温水擦浴、冰敷等物理方法。

2.药物降温

在物理降温的基础上,根据病情遵医嘱通过口服、注射或其他途径给予药物降温。

3.控制感染

遵医嘱联合应用足量有效的广谱抗生素,以有效控制感染,使体温恢复正常。

(四)维持有效呼吸

1.加强观察

密切观察患者的呼吸频率、节律和深浅度;动态监测血氧饱和度的变化,定期进行动脉血气分析检查,以了解患者的呼吸功能状况。若患者呼吸急促、血氧饱和度下降、氧分压降低,提示患者呼吸功能受损。

2.采取合适体位

协助患者卧床休息,减少耗氧量。非休克患者取半卧位,使腹肌放松、膈肌下降,有助于改善呼吸和减轻疼痛。半卧位还可促使腹腔内炎性渗出物局限于盆腔,减轻中毒症状。休克患者应取头低足高位。

3.禁食和胃肠减压

禁食可减少消化液的分泌,减轻腹部胀痛。通过胃肠减压,可吸出胃内容物,减少胃内积气和积液,从而达到减轻腹胀、避免膈肌抬高和改善呼吸功能的效果。

4.解痉镇痛

对诊断明确的剧烈疼痛患者,可遵医嘱给予消炎利胆、解痉或止痛药,以缓解疼痛,利于平稳呼吸,尤其是腹式呼吸。

5.吸入氧气

根据患者呼吸的频率、节律、深浅度及血气分析情况选择给氧的方式和确定氧气流量和浓度,如可通过鼻导管、面罩、呼吸机辅助等方法给氧,以维持患者正常的血氧饱和度及动脉血氧分压,改善缺氧症状,保证组织器官的氧气供给。

(五)营养支持

1.术前

不能进食或禁食及胃肠减压的患者,可从静脉补充能量、氨基酸、维生素、水、电解质等,以维持和改善营养状况。对凝血机制障碍的患者,遵医嘱给予维生素 K_1 肌内注射。

2.术后

在患者恢复进食前或进食量不足时,仍需从胃肠外途径补充营养素;当患者恢复进食后,应鼓励患者从清淡饮食逐步转为高蛋白、高碳水化合物、高维生素和低脂饮食。

(六)并发症的预防和护理

(1)加强观察:包括神志、生命体征、每小时尿量、腹部体征及引流液的量、颜色、性质,同时注意血常规、电解质、血气分析和心电图等检查结果的变化。若 T 管引流液呈血性,伴腹痛、发热等症状,应考虑胆道出血;若腹腔引流液呈黄绿色胆汁样,应警惕胆瘘的可能;若患者出现神志淡漠、黄疸加深、每小时尿量减少或无尿、肝肾功能异常、血氧分压降低或代谢性酸中毒,以及凝血酶原时间延长等,提示多器官功能障碍或衰竭,应及时报告医师,并协助处理。

（2）加强腹壁切口、引流管和 T 管护理。

（3）加强支持治疗：患者发生胆瘘时，在观察并准确记录引流液的量、颜色的基础上，遵医嘱补充水、电解质及维生素，以维持水、电解质平衡；鼓励患者进食高蛋白、高碳水化合物、高维生素和低脂、易消化的食物，防止因胆汁丢失影响消化吸收而造成营养障碍。

（4）维护器官功能：一旦出现多器官功能障碍或衰竭的征象，应立即与医师联系，并配合医师采取相应的急救措施。

五、护理效果评估

（1）患者及时得到补液，体液代谢维持平衡。

（2）患者感染得到有效控制，体温恢复正常。

（3）患者能维持有效呼吸，没有发生低氧血症或发生后得到及时发现和纠正。

（4）患者的营养状况得到改善或维持。

（5）患者没有发生胆道出血、胆瘘及多器官功能障碍或衰竭等并发症，或发生后得到及时发现和处理。

（丁　燕）

第五节　胆　石　症

一、疾病概述

（一）概念

胆石症是指胆道系统任何部位发生的结石，包括发生在胆囊和胆管内的结石，是胆道系统的最普遍疾病。其发病率随年龄增长而增高。在我国，胆石症已由以胆管的胆色素结石为主转变为胆囊的胆固醇结石为主，胆石症的患病率为 0.9%～10.1%，平均为 5.6%；男女比例为1.00：2.57。近二十余年来，随着影像学（B 超、CT 及 MRI 等）检查的普及，在自然人群中，胆石症的发病率达 10% 左右，国内尸检结果报告，胆石症的发生率为 7%。随着生活水平的提高及饮食习惯的改变，胆石症的发生率有逐年增高的趋势，我国的胆结石以胆管的胆色素结石为主逐渐转变为以胆囊的胆固醇结石为主。

（二）相关病理生理

多年来的研究已证明，胆石是在多种因素影响下，经过一系列病理生理过程而形成的。这些因素包括胆汁成分的改变、过饱和胆汁或胆固醇呈过饱和状态、胆汁囊泡及胆固醇单水晶体的沉淀、促成核因子与抗成核因子的失调、胆囊功能异常、氧自由基的参与及胆道细菌、寄生虫感染等。部分胆道结石并不引起后果。一般胆石引起胆囊炎、结石嵌顿或阻塞胆道是重要和常见的后果。小的胆囊结石可移动到胆囊管、胆总管而使其发生堵塞，还可到达十二指肠内胆总管的末端。

（三）胆石的成因

胆石的成因非常复杂，迄今仍未完全明确，可能是多种因素综合作用的结果。有大量的研究探讨并从不同的侧面阐述了胆石的成因,提出了诸如胆固醇过饱和学说、β-葡萄糖醛酸苷酶学说、胆红素钙沉淀-溶解平衡学说等。随着生物医学的不断发展,人们对胆石形成诱因的认识也在不断深入。主要归纳为以下几个方面。

1.胆道感染

各种原因所致胆汁滞留,细菌或寄生虫侵入胆道而致感染。细菌产生的 β-葡萄糖醛酸酶和磷脂酶能水解胆汁中的脂质,使可溶性的结合胆红素水解为游离胆红素,后者与钙结合形成胆红素钙,促使胆色素结石形成。

2.胆道异物

胆汁中的脱落上皮、炎症细胞、寄生虫残体和虫卵可构成胆红素钙结石的核心。胆道手术后的手术线结或奥迪括约肌功能紊乱时,食物残渣随肠内容物反流入胆道成为结石形成的核心。

3.胆道梗阻

胆道梗阻引起胆汁淤滞,胆汁排出受阻,为胆红素钙的析出、沉淀、成核、聚积成石做了时间上的准备。其中的胆色素在细菌的作用下分解为非结合性胆红素,形成胆色素结石。

4.代谢因素

胆汁内的主要成分为胆盐、磷脂酰胆碱和胆固醇。正常情况下,保持相对高的浓度而又成溶解状态,3种成分按一定比例组成。胆固醇一旦代谢失调,如回肠切除术后,胆盐的肝肠循环被破坏,3种成分聚合点落在 ABC 曲线范围外,即可使胆固醇呈过饱和状态并析出、沉淀、结晶,从而形成胆固醇结石。此外,胆汁中的某些成核因子(如糖蛋白、黏蛋白和钙离子等)有明显的促成核作用,缩短了成核时间,促进结石的生长。

5.胆囊功能异常

胆囊排空障碍,淤胆是胆囊结石形成的动力学机制,为结石生长提供了充足的时间和空间。

6.其他

雌激素会影响肝内葡萄糖醛酸胆红素的形成,使非结合胆红素增高,而雌激素又影响胆囊排空,引起胆汁淤滞,促发结石形成。绝经后用雌激素者,胆结石发病率明显增高;遗传因素与胆结石的成因有关。

(四)胆石的分类

从胆石含有的化学成分的种类来看,所有的胆石都大致相同:有胆固醇、胆红素、糖蛋白、脂肪酸、胆汁酸、磷脂等有机物,碳酸盐、磷酸盐等无机盐,以及钙、镁、铜、铁等十余种金属元素。但不同的结石中,各种化学成分的含量却差别甚大。

1.根据结石的主要成分分类

根据结石的主要成分将常见的结石分为三大类:胆固醇结石、胆色素结石和混合性结石。其中以胆固醇结石最为多见。其他少见的结石有以脂肪酸盐为主要成分的脂肪酸盐结石,以蛋白质为主要成分的蛋白结石。①胆固醇结石:主要成分是胆固醇。成石诱因为脂类代谢紊乱。结石质坚,色白或浅黄。80%胆固醇结石位于胆囊内。小结石可通过胆囊管降入胆总管成为继发性胆总管结石;肝内胆管结石中虽然也有胆固醇结石,但极罕见。②胆色素结石:分为棕色胆色素结石和黑色胆色素结石两个亚类,主要成分都是胆红素的化合物,包括胆红素酸与钙等金属离子形成的盐和螯合型高分子聚合物。③混合型结石。

2.根据胆石在胆道中的位置分类

(1)胆囊结石,指位于胆囊内的结石。其中 70%以上是胆固醇结石。

(2)肝外胆管结石。

(3)肝内胆管结石。

其中胆囊结石约占结石总数的50%。

二、胆囊结石

(一)概念

胆囊结石是指发生在胆囊内的结石,常与急性胆囊炎并存,是胆道系统的常见病、多发病。在我国,其患病率为7%～10%,其中70%～80%的胆囊结石为胆固醇结石,约25%为胆色素结石。多见于女性,男女比例为1:(2～3)。40岁以后发病率随着年龄增长呈增高的趋势,随着年龄增长性别差异逐渐缩小,老年男女发病比例基本相等。

(二)病因

对胆囊结石,尤其是胆固醇结石成因的研究一度成为胆道外科的热点。研究表明,胆囊结石的形成不仅有多种生物学因素的影响,遗传因素和环境因素也是不可忽视的条件。胆囊结石是综合性因素作用的结果,主要与胆汁中胆固醇过饱和、胆固醇成核过程异常及胆囊功能异常有关。这些因素引起胆汁的成分和理化性质发生变化,使胆汁中的胆固醇呈过饱和状态,沉淀析出、结晶而形成结石。胆囊结石有明显的"4F征",即女性(female)、40岁(forty)、肥胖(fat)、多产次(fertile)。此外,相关疾病也与胆石症的发生有关,如肝硬化患者的胆石症患病率高于非肝硬化患者;糖尿病患者的胆石症患病率也明显增高;多数胆囊结石含有胆固醇部分,而胆固醇饱和指数与血脂有关,故胆囊结石与血清总胆固醇水平呈正相关;胃切除术后,患者容易并发胆石症。

(三)病理生理

饱餐、进食油腻食物后胆囊收缩,或睡眠时体位改变致结石移位并嵌顿于胆囊颈部,导致胆汁排出受阻,胆囊强烈收缩而发生胆绞痛。结石长时间持续嵌顿和压迫胆囊颈部,或排入并嵌顿于胆总管,临床可出现胆囊炎、胆管炎或梗阻性黄疸,称为Mirizzi综合征。较小的结石可经过胆囊管排入胆总管,形成继发性胆管结石。进入胆总管的结石在通过胆总管下端时可损伤奥迪括约肌或嵌顿于壶腹部引起胆源性胰腺炎;较大结石可经胆囊十二指肠瘘进入小肠引起个别患者发生胆石性肠梗阻。此外,结石及炎症反复刺激胆囊黏膜可诱发胆囊癌。若胆囊结石长期嵌顿而未合并感染时,积聚于胆囊胆汁中的胆色素被胆囊膜吸收,加上胆囊分泌的黏性物质而形成胆囊积液,积液呈无色透明,称为白色胆汁。

(四)临床表现

部分单发或多发的胆囊结石,在胆囊内自由存在,不易发生嵌顿,很少产生症状,被称为无症状胆囊结石。约30%的胆囊结石患者可终身无临床症状。仅于体检或手术时发现的结石称为静止性结石。单纯性胆囊结石,未合并梗阻或感染时,在早期常无临床症状,大多数是在常规体检、手术或尸体解剖中偶然发现,或仅有轻微的消化系统症状被误认为是胃病而没有及时就诊。当结石嵌顿时,则可出现明显症状和体征。

1.症状

(1)胆绞痛:为典型的首发症状,表现为突发的右上腹、阵发性剧烈绞痛。临床症状也可在几小时后自行缓解。常发生于饱餐、进食油腻食物后或睡眠时,是由于油腻饮食后胆囊素大量分泌,胆囊平滑肌痉挛,收缩功能增强,引起胆囊内压力增高;加之胆汁酸刺激胆囊黏膜,胆囊壁充血、水肿、炎性物质渗出,导致急性胆囊炎发生;或由于睡眠时体位改变,导致结石移位并嵌顿于胆囊颈部,胆汁不能通过胆囊颈和胆囊管排出,导致胆囊内压力增高,胆囊强烈收缩所致。有部分患者可以在几小时后临床症状自行缓解。如果胆囊结石嵌顿持续不缓解,胆囊继续增大、积液,甚至合并感染,从而进展为急性胆囊炎。如果治疗不及时,少部分患者可以进展为急性化脓性胆囊炎或胆囊坏疽,严重时可发生胆囊穿孔,临床后果严重。多数患者有右肩部、肩胛部或背部放射性疼痛,常伴有恶心、呕吐、厌油、腹胀等消化不良症状。

(2)消化道症状:主要表现为上腹部或右上腹部闷胀不适、饱胀、嗳气、恶心、呕吐、厌食、呃逆等非特异性的消化道症状。大多数患者仅在进食后,特别是进食油腻食物后,胃肠道症状更明显,服用治"胃病"药物多可缓解,易被误诊。

2.体征

(1)腹部体征:有时可在右上腹部触及肿大的胆囊。可有右上腹胆囊区压痛,若继发感染,右上腹部可有明显压痛、肌紧张或反跳痛。检查者将左手平放于患者右肋部,拇指置于右腹直肌外缘于肋弓交界处,嘱患者缓慢深吸气,使肝脏下移,若患者因拇指触及肿大的胆囊引起疼痛而突然屏气,称为墨菲征阳性。

(2)黄疸:胆囊结石形成 Mirizzi 综合征时黄疸明显。黄疸时常有尿色变深、粪色变浅。

(五)辅助检查

1.腹部超声

腹部超声是胆囊结石病首选的诊断方法,特异性高、诊断准确率高达 96% 以上。

2.口服胆囊造影

胆囊显影率很高,可达 80% 以上,故可发现胆囊内,甚至肝外胆管内有无结石存在。但由于显影受到较多因素的影响,故诊断胆囊结石的准确率仅为 50%~60%。

3.CT 或 MRI 检查

经 B 型超声波检查未能发现病变时,可进一步做 CT 或 MRI 检查。CT 对含钙的结石敏感性很高,常可显示直径为 2 mm 的小结石,CT 诊断胆石的准确率可达 80%~90%。平扫即可显示肝内胆管总肝管、胆总管及胆囊内的含钙量高的结石;经口服或静脉注射造影剂后,CT 可显示胆色素性结石和混合性结石,亦能显示胆囊内的泥沙样结石。CT 对单纯胆固醇性结石有时易发生漏诊。近年来,MRI 诊断技术已逐渐应用于临床,其对胆石的诊断正确率也很高。由于 CT 或 MRI 检查的费用较高,所以一般不作为首选的检查方法。

(六)主要处理原则

胆囊结石治疗的历史较长、方法较多,但仍以外科手术治疗为主。胆石症的治疗目的在于缓解症状、消除结石、减少复发、避免并发症的发生。急性发作期宜先行非手术治疗,待症状控制后,进一步检查,明确诊断;如病情严重,非手术治疗无效,应在初步诊断的基础上及时进行手术治疗。

1.非手术治疗

(1)适应证:初次发作的青年患者;经非手术治疗症状迅速缓解者;临床症状不典型者;发病已逾 3 天,无紧急手术指征且在非手术治疗下症状有消退者。合并严重心血管疾病不能耐受手术的老年患者。

(2)常用的非手术疗法:主要包括卧床休息,禁饮食或胃肠减压,输液,纠正水、电解质和酸碱平衡紊乱,合理使用抗生素,解痉止痛和支持对症处理。有休克应加强抗休克的治疗,如吸氧、维持血容量、及时使用升压药物等。还可采用溶石疗法、排石疗法、体外冲击波碎石治疗等。

2.手术治疗

(1)适应证:胆囊造影时胆囊不显影;结石直径超过 2 cm;胆囊萎缩或瓷样胆囊;B 超提示胆囊局限性增厚;病程超过 5 年,年龄在 50 岁以上的女性患者;结石嵌顿于颈部或胆囊管;慢性胆囊炎,结石反复发作引起临床症状;无症状,但结石已充满整个胆囊。

(2)手术方式:胆囊切除术是胆囊结石治疗的首选方法。但对无症状的胆囊结石,一般无须立即手术切除胆囊,只需观察和随诊。根据病情选择经腹或腹腔镜做胆囊切除术。继发胆道感染的患者,最好是待控制急性感染发作和缓解症状后再择期手术治疗。

三、胆管结石

(一)概念

胆管结石为发生在肝内、外胆管的结石。又分为原发性和继发性胆管结石。原发于胆囊的结石迁徙到肝外胆管,称继发性胆管结石;不是来自胆囊,而是直接在肝外胆管生成的结石,称原发性胆管结石。因此,凡是不伴有胆囊结石者可确认为原发性胆管结石。但伴有胆囊结石的胆管结石是原发性还是继发性,要具体分析。肝内胆管结石无论是否合并胆囊结石,均为原发性胆管结石。

(二)病因

胆管结石的主要原因包括胆汁淤滞、细菌感染和脂类代谢异常。肝外胆管结石的形成除上述原因外,胆道内异物,如虫卵和蛔虫的尸体亦可成为结石的核心;胆囊内结石或肝内胆管结石在某些因素作用下进入肝外胆管(左右肝管汇合部以下)引起肝外胆管结石。

(三)病理生理

胆管结石所致的病理生理改变与结石的部位、大小及病史的长短有关。胆管结石可引起胆道不同程度的梗阻,梗阻可使近端胆管呈现不同程度的扩张、管壁增厚、胆汁滞留在胆管内;胆管壁的充血、水肿进一步加重梗阻,使之从不完全梗阻变为完全性梗阻而出现梗阻性黄疸。胆管的完全性梗阻可激发化脓性感染,引起急性梗阻性化脓性胆管炎;脓液在胆管内积聚,使胆管内压力继续升高,当胆管内压力超过 1.96 kPa(20 cmH$_2$O)时,细菌和毒素可随胆汁逆流入血,引起脓毒血症;当感染致胆管壁坏死、破溃,甚至形成胆管与肝动脉或门静脉瘘时,可并发胆道大出血。胆管的梗阻和化脓性感染可造成肝细胞损害,甚至肝细胞坏死或形成肝源性肝脓肿;长期梗阻和/或反复发作可引起胆汁性肝硬化和门脉高压症。当结石嵌顿于胆总管壶腹部时,可造成胰液排出受阻甚至发生逆流而引起胆源性急、慢性胰腺炎。

肝内胆管结石可局限于一叶或一段肝内,也可弥漫分布于所有肝内胆管,临床以左叶及右叶肝内胆管结石多见。其基本病理生理改变为结石导致的肝内胆管狭窄或扩张、胆管炎及肝纤维组织增生、肝硬化、萎缩,甚至癌变。

(四)分类

根据胆管结石发病的病因,胆管结石可分为原发性胆管结石和继发性胆管结石。在胆管内形成的结石称为原发性胆管结石,以胆色素结石和混合性结石多见。胆管内结石来自胆囊结石者,称为继发性胆管结石,以胆固醇结石多见。根据结石所在的部位,胆管结石可分为肝外胆管结石和肝内胆管结石。肝管分叉部以下的胆管结石为肝外胆管结石,肝管分叉部以上的胆管结石为肝内胆管结石。

(五)临床表现

取决于胆道有无梗阻、感染及其程度。当结石阻塞胆道并继发感染时,典型的表现是反复发作的腹痛、寒战高热和黄疸,称为夏科三联征。

1.肝外胆管结石

(1)腹痛:多为剑突下或右上腹部阵发性绞痛,或持续性疼痛、阵发性加剧,呈阵发性刀割样,疼痛常向右肩背部放射。这是由于结石下移嵌顿于胆总管下端或壶腹部,刺激胆管平滑肌,引起奥迪括约肌痉挛收缩和胆道高压所致。

(2)寒战、高热:是结石阻塞胆管并继发感染后引起的全身性中毒症状。由于胆道梗阻,胆管内压升高,感染随胆管逆行扩散,细菌和毒素通过肝窦入肝静脉进入体循环,引起菌血症或毒血症。多发生于剧烈腹痛后,体温可高达 $39\sim40\ ^\circ\text{C}$,呈弛张热热型,伴有寒战。

(3)黄疸:是胆管梗阻后胆红素逆流入血所致。胆管结石嵌于 Vater 壶腹部不缓解,1~2 天后即可出现黄疸。患者首先表现为尿黄,接着出现巩膜黄染,然后出现皮肤黄染伴瘙痒。黄疸的程度取决于梗阻的程度及是否继发感染,若梗阻不完全或结石有松动,则黄疸程度轻,且呈波动性;若为完全性梗阻,则黄疸呈进行性加深。若梗阻性黄疸长期未得到解决,将会导致严重的肝功能损害。部分患者结石嵌顿不重,阻塞的胆管近端扩张,胆石可漂移上浮,或小结石通过壶腹部排入十二指肠,使上述症状缓解。间歇性黄疸是肝外胆管结石的特点。

(4)消化道症状:多数患者有恶心、腹胀、嗳气、厌食油腻食物等。

2.肝内胆管结石

肝内胆管结石常与肝外胆管结石并存,其临床表现与肝外胆管结石相似。一般没有肝外胆管结石那样典型和严重。位于周围胆管的小结石平时可无症状。当胆管梗阻和感染仅发生在部分肝叶、段胆管时,患者可无症状或仅有轻微的肝区和患侧背部胀痛。位于Ⅱ、Ⅲ级胆管的结石平时只有肝区不适或轻微疼痛。结石位于Ⅰ、Ⅱ级胆管或整个肝内胆管充满结石,患者会有肝区胀痛,常无胆绞痛,一般无黄疸。若一侧肝内胆管结石合并感染而未能及时治疗,并发展为叶、段胆管积脓或肝脓肿时,则出现寒战、高热、轻度黄疸,甚至休克,称为急性梗阻性化脓性胆管炎。1983 年,我国胆道外科学组建议将原"急性梗阻性化脓性胆管炎"改称为"急性重症胆管炎",因为胆管梗阻引起的急性化脓性胆管炎并非全部表现为急性梗阻性化脓性胆管炎,还有一部分表现为没有休克的轻型急性化脓性胆管炎,而且后者为多数。因此,目前在我国,急性梗阻性化脓性胆管炎一词已逐渐被废弃,被更能反映实际病因、病例特点的急性重症胆管炎替代。患者可由于长时间发热、消耗而出现消瘦、体弱等表现。部分患者可有肝大、肝区压痛和叩痛等体征。

(六)辅助检查

1.实验室检查

血常规检查可见血白细胞计数和中性粒细胞比例明显升高;血清胆红素、转氨酶和碱性磷酸酶升高。尿液检查示尿胆红素升高,尿胆原降低甚至消失,粪便检查示粪中尿胆原减少。高热时血细菌培养阳性,以大肠埃希菌最多见,厌氧菌感染也属常见。

2.影像学检查

B超诊断肝内胆管结石的准确率可达 100%。检查可显示胆管内结石影,提示胆石存在的部位、胆管有无扩张、有无肝萎缩。同时可提供是否合并肝硬化、脾大、门脉高压及肝外胆管结石等信息。PTC、ERCP 或 MRCP 等检查可显示梗阻部位、程度、结石大小和数量等。

(七)处理原则

以手术治疗为主。原则为解除胆道梗阻或狭窄,取净结石,去除感染灶。肝内胆管结石的治疗难度明显高于肝外胆管结石。胆道术后常放置 T 引流管,主要目的:①引流胆汁和减压,防止因胆汁排出受阻导致胆总管内压力增高、胆汁外漏而引起胆汁性腹膜炎。②引流残余结石,使胆道内残余结石,尤其是泥沙样结石通过 T 管排出体外。③支撑胆道,防止胆总管切口瘢痕狭窄、管腔变小、粘连狭窄等。④经 T 管溶石或造影等。

此外,术后注意调整水、电解质及酸碱失衡,合理应用抗生素,注意保护肝功能。

四、护理评估

(一)一般评估

1.生命体征

胆石症患者如与细菌感染并存,可出现体温偏高,疼痛刺激可能会导致心率加快、呼吸频率加快、血压上升,应监测生命体征的变化。还要注意评估患者的神志、皮肤色泽、肢端循环、尿量等,以判断有无休克的发生。

2.患者主诉

腹痛、腹胀、恶心等不适症状,发病及诊治经过等。

3.相关记录

体重、体位、饮食、面容与表情、皮肤、出入量等。

(二)身体评估

1.视诊

面部表情、皮肤黏膜颜色(黄疸、贫血)、体态、体位、腹部外形等。

2.触诊

(1)腹部触诊:腹壁紧张度、压痛与反跳痛、腹腔内包块。

(2)胆囊触诊:胆囊肿大、墨菲征等。

3.叩诊

胆囊叩击痛(胆囊炎的重要体征)。

4.听诊

一般无特殊。

(三)心理-社会评估

患者在疾病治疗过程中的心理反应与需求,家庭及社会支持情况,引导患者正确配合疾病的治疗与护理。

(四)辅助检查阳性结果评估

1.实验室检查

胆管结石血常规检查可见血白细胞计数和中性粒细胞比例明显升高;血清胆红素、转氨酶和碱性磷酸酶升高,凝血酶原时间延长。尿液检查示尿胆红素升高,尿胆原降低甚至消失,粪便检查示粪中尿胆原减少。

2.影像学检查

胆囊结石 B 超检查可显示胆囊内结石影;胆管结石可显示胆管内结石影,近端胆管扩张。PTC、ERCP 或 MRCP 等检查可显示梗阻部位、程度、结石大小和数量等。

（五）治疗效果的评估

1.非手术治疗评估要点

生命体征平稳、疼痛缓解。

2.手术治疗评估要点

（1）患者自觉症状：有无腹痛、恶心、呕吐的情况。

（2）生命体征稳定，无腹部疼痛（术后伤口疼痛除外）。

（3）腹部及全身体征：腹部无阳性体征、肠鸣音恢复正常、皮肤无黄染及瘙痒等不适。

（4）伤口愈合情况：一期愈合。

（5）T管引流的评估：引流液色泽正常、引流量逐渐减少。

（6）结合辅助检查：如胆道造影无结石残留或结合B超检查判断。

五、主要护理诊断/问题

（一）疼痛

与胆囊结石突然嵌顿、胆汁排空受阻致胆囊强烈收缩及手术后伤口疼痛有关。

（二）体温过高

与细菌感染致急性胆囊炎或胆管结石梗阻导致急性胆管炎有关。

（三）知识缺乏

与缺乏胆石症和腹腔镜手术相关知识、引流管及饮食保健知识有关。

（四）有体液不足的危险

与恶心、呕吐及感染性休克有关。

（五）营养失调——低于机体需要量

与胆汁流动途径受阻有关。

（六）焦虑

与手术及不适有关。

（七）潜在并发症

（1）术后出血：与术中结扎血管线脱落、肝断面渗血及凝血功能障碍有关。

（2）胆瘘：与胆管损伤、胆总管下端梗阻、T管引流不畅等有关。

（3）胆道感染：与腹部切口及多种置管（引流管、尿管、输液管）有关。

（4）胆道梗阻：与手术及引流不畅有关。

（5）水、电解质平衡紊乱：与患者恶心、呕吐、体液补充不足有关。

（6）皮肤受损：与胆管梗阻、胆盐沉积致皮肤黄疸、瘙痒及术后胆汁渗漏有关。

六、主要护理措施

（一）减轻或控制疼痛

根据疼痛的程度，采取非药物或药物方法止痛。

1.加强观察

观察疼痛的程度、性质；发作的时间、诱因及缓解的相关因素；与饮食、体位、睡眠的关系；腹膜刺激征及墨菲征是否阳性等，为进一步治疗和护理提供依据。

2.卧床休息

协助患者采取舒适体位,指导其有节律的深呼吸,达到放松和减轻疼痛的效果。

3.合理饮食

根据病情指导患者清淡饮食,忌食油腻食物;病情严重者予以禁食、胃肠减压,以减轻腹胀和腹痛。

4.药物止痛

对诊断明确的剧烈疼痛者,可遵医嘱通过口服、注射等方式给予消炎利胆、解痉或止痛药,以缓解疼痛。

(二)降低体温

根据患者的体温情况,采取物理降温和/或药物降温的方法尽快降低患者的体温。遵医嘱应用足量有效的抗菌药,以有效控制感染,恢复患者正常体温。

(三)营养支持

对于梗阻未解除的禁食患者,通过胃肠外途径补充足够的热量、氨基酸、维生素、水、电解质等,以维持良好的营养状态。对梗阻已解除、进食量不足者,指导和鼓励患者进高蛋白、高碳水化合物、高维生素和低脂的食物。

(四)皮肤护理

1.提供相关知识

胆道结石患者常因胆道梗阻致胆汁淤滞、胆盐沉积而引起皮肤瘙痒等,应告知患者相关知识,不可用手抓挠,防止抓破皮肤。

2.保持皮肤清洁

可用温水擦洗皮肤,减轻瘙痒。瘙痒剧烈者,遵医嘱使用外用药物和/或其他药物治疗。

3.注意引流管周围皮肤的护理

若术后放置引流管,应注意其周围皮肤的护理。若引流管周围见胆汁样渗出物,应及时更换被胆汁浸湿的敷料,局部皮肤涂氧化锌软膏,防止胆汁刺激和损伤皮肤。

(五)心理护理

关心体贴患者,使患者保持良好情绪,减轻焦虑,安心接受治疗与护理。

(六)并发症的预防与护理

1.出血的预防和护理

术后早期出血的原因多由于术中结扎血管线脱落、肝断面渗血及凝血功能障碍所致,应加强预防和观察。

(1)卧床休息:对于肝部分切除术后的患者,术后应卧床3~5天,以防过早活动致肝断面出血。

(2)改善和纠正凝血功能:遵医嘱予以维生素 K 110 mg 肌内注射,每天 2 次,以纠正凝血机制障碍。

(3)加强观察:术后早期若患者腹腔引流管内引流出血性液增多,每小时 100 mL,持续 3 小时以上,或患者出现腹胀、腹围增大,伴面色苍白、脉搏细速、血压下降等表现时,提示患者可能有腹腔内出血,应立即报告医师,并配合医师进行相应的急救和护理。治疗上如经积极的保守治疗效果不佳,则应及时采用介入治疗或手术探查止血。

2.胆瘘的预防和护理

胆管损伤、胆总管下端梗阻、T管引流不畅等均可引起胆瘘。

(1)加强观察:术后患者若出现发热、腹胀、腹痛等腹膜炎的表现,或患者腹腔引流液呈黄绿色胆汁样,常提示患者发生胆瘘。应及时与医师联系,并配合进行相应处理。

(2)妥善固定引流管:无论是腹腔引流管还是 T 管,均应用缝线或胶布将其妥善固定于腹壁,避免将管道固定在床上,以防患者在翻身或活动时被牵拉而脱出,T 管引流袋挂于床旁应低于引流口平面。对躁动及不合作的患者,应采取相应的防护措施,防止脱出。

(3)保持引流通畅:避免腹腔引流管或 T 管扭曲、折叠及受压,定期从引流管的近端向远端挤捏,以保持引流通畅,术后 5～7 天内,禁止加压冲洗引流管。

(4)观察引流情况:定期观察并记录引流管引出胆汁的量、颜色及性质。正常成人每天分泌胆汁的量为 800～1 200 mL,呈黄绿色、清亮、无沉渣、有一定黏性。术后 24 小时内引流量为 300～500 mL,恢复进食后,每天可有 600～700 mL,以后逐渐减少至每天 200 mL 左右。术后 1～2 天胆汁的颜色可呈淡黄色、混浊状,以后逐渐加深、清亮。若胆汁突然减少甚至无胆汁引出,提示引流管阻塞、受压、扭曲、折叠或脱出,应及时查找原因和处理;若引出胆汁量较多,常提示胆管下端梗阻,应进一步检查,并采取相应的处理措施。

3.感染的预防和护理

(1)采取合适体位:病情允许时应采取半坐或斜坡卧位,以利于引流和防止腹腔内渗液积聚于膈下而发生感染;平卧时引流管的远端不可高于腋中线,坐位、站立或行走时不可高于腹部手术切口,以防止引流液和/或胆汁逆流而引起感染。

(2)加强皮肤护理:每天清洁、消毒腹壁引流管口周围皮肤,并覆盖无菌纱布,保持局部干燥,防止胆汁浸润皮肤而引起炎症反应。

(3)加强引流管护理:定期更换引流袋,并严格执行无菌技术操作。

(4)保持引流通畅:避免腹腔引流管或 T 管扭曲、折叠和滑脱,以免胆汁引流不畅、胆管内压力升高而致胆汁渗漏和腹腔内感染。

(七)T 管拔管的护理

若 T 管引流出的胆汁色泽正常,且引流量逐渐减少,可在术后 10 天左右,试行夹管 1～2 天,夹管期间应注意观察病情,患者若无发热、腹痛、黄疸等症状,可经 T 管做胆道造影,如造影无异常发现,在持续开放 T 管 24 小时充分引流造影剂后,再次夹管 2～3 天,患者仍无不适时即可拔管。拔管后残留窦道可用凡士林纱布填塞,1～2 天可自行闭合。若胆道造影发现有结石残留,则需保留 T 管 6 周以上,再做取石或其他处理。

(丁　燕)

第九章

手足外科护理

第一节 肌 腱 损 伤

一、损伤类型

(一)锐器伤

致伤物为玻璃切割、刀刺伤等。以Ⅱ、Ⅲ区屈指肌腱断裂多见。

(二)复合性肌腱损伤

肌腱断裂合并有神经、血管及骨与关节损伤。致伤物多为机器伤,如电锯等。其特点是多指、多部位损伤,部分病例肌腱有缺损或皮肤缺损。

(三)非开放性损伤

常为突发性暴力所致,肌腱自止点处撕裂。常为不完全断裂。

二、肌腱分区

(一)屈肌腱

根据解剖位置可分为指深屈肌腱和指浅屈肌腱

Ⅰ区:腱末端区,由指浅屈肌腱止点至指深屈肌腱止点,仅有指深屈肌腱1条。

Ⅱ区:鞘管区,指浅、深屈肌腱互相交叉换位。

Ⅲ区:手掌区,包括指浅、深屈肌腱,小指屈肌腱位于滑膜鞘内。

Ⅳ区:腕管区,位于腕管内的屈肌腱。共有9条肌腱和正中神经通过。

Ⅴ区:前臂区,腕管近侧缘至肌肉-肌腱交界处的一段肌腱。

(二)伸肌腱

Ⅰ区:由中央束在中节指骨基底背侧抵止处至两侧束、中央束延续的终腱止点。

Ⅱ区:近节指骨近端至中节指骨基底背侧的伸指肌腱。

Ⅲ区:腕背横韧带远端至掌指关节背侧伸肌腱帽处。

Ⅳ区:位于腕背纤维鞘管内。

Ⅴ区:从腕背鞘管近端至前臂肌肉-肌腱交界处。

三、临床表现

(一)屈肌腱损伤

(1)当一个手指的指浅、深屈肌腱断裂时,该屈侧肌腱张力消失,手指于伸直位,不能主动屈曲近远指间关节。

(2)只有指深屈肌腱断裂时,受伤指远侧指间关节不能主动屈曲,可通过控制近侧指间关节检查远侧指间关节有无主动屈曲功能。

(3)只有指浅屈肌腱断裂,指深屈肌腱正常时,手指主动屈曲一般无明显异常,但可用固定相邻指于完全伸直位,健指深屈肌处于拉伸的紧张状态,再主动屈曲伤指,此时伤指则不能主动屈曲近侧指关节。

(4)拇长肌腱断裂时,在控制拇指掌指关节的情况下,不能主动屈曲指间关节。

(5)腕部掌侧肌腱损伤,当某一条断裂或部分肌腱断裂,由于此部分各屈指肌腱间有联系,仍可屈曲手指,但张力下降,屈曲无力和不完全。

(二)伸肌腱损伤

(1)止点处至近侧指间关节断裂时,则不能主动伸直远侧指间关节,出现锤状指畸形。非开放性损伤,止点处有少许纤维与关节囊及软组织相连,锤状指现象不明显。

(2)断裂在掌指关节至近侧指间关节,表现为主动伸直近侧指间关节动作消失,掌指关节仍可主动伸直。

(3)发生在掌指关节伸肌腱帽或伸腱扩张部的断裂,该关节主动伸直受限或消失。

(4)拇长伸肌腱在掌指关节近侧断裂,可让患者手掌平放在桌面上,此时消除了拇短伸肌对伸拇的影响,如果拇长伸肌腱断裂则不能伸直拇指关节。

四、处理原则

(一)早期肌腱修复术

(1)新鲜肌腱损伤,如果没有特殊原因都应该进行早期修复。

(2)指在受伤后6~12小时,必须是新鲜的外伤病例,创面清洁整齐。

(二)延期肌腱修复术

指受伤后24小时至3周以内的肌腱修复。有以下情况选择延期修复:

(1)肌腱损伤时伤口污染严重。

(2)患者有其他损伤,危及生命时。

(3)早期因技术原因或在屈肌腱腱鞘内,不能保证效果。

(三)二期肌腱修复术

指伤后3周以后根据条件选择适当时期进行肌腱断裂的修复术。有以下情况。

(1)创面缺损较大,不能直接缝合,需行皮肤移植或皮瓣覆盖。

(2)严重的挤压伤,合并骨与关节粉碎性骨折。

(3)伤口严重感染。

(4)肌腱有缺损,直接缝合有困难。

五、术后并发症

(一)水肿

(1)急性水肿一般发生在术后 48 小时内,敷料包扎过紧容易导致急性水肿发生。

(2)慢性水肿一般在术后 3 天出现,因静脉回流不畅引起,属于体位性水肿。

(二)肌腱粘连

常见的肌腱修复术后并发症。粘连产生是由于参与肌腱愈合的细胞和腱周组织来源的外源细胞生长连接成一整体的现象。术后早期功能锻炼是防止肌腱粘连十分重要而有效的手段。屈肌腱Ⅱ区管道狭窄,极易发生粘连。

(三)肌腱断裂

主要原因:①功能锻炼不当,如活动时间过早或活动幅度过大等;②术后过早负重;③术后过早去除保护装置;④其他因素,与受伤部位、感染及肌腱吻合方法不当有关。

(四)关节僵硬

术后患者因疼痛,或担心肌腱断裂等不敢活动,胶原纤维长期缺乏外力牵伸,致使纤维间互相粘连。

六、常见肌腱的手术

(一)游离肌腱移植术

该术式多用于手指纤维鞘管内屈指肌腱损伤的晚期处理。

(二)肌腱移位术

肌腱缺损过多,或肌腱的肌腹已丧失功能,可采用肌腱移位。

(三)肌腱松解术

肌腱松解术是对手部肌腱修复后产生的粘连进行补救的手术。

适应证:①手部肌腱损伤修复后,功能恢复不佳,有明显手指活动受限,但被动活动良好。②肌腱损伤的初始修复后 3 个月者。③手指皮肤及其他软组织覆盖良好,局部血运良好者。

七、护理要点

(一)术前护理要点

(1)原因:由于手部末梢神经分布丰富,所以手部外伤常伴有明显疼痛。

(2)主要措施:①抬高患肢,协助患者更换舒适体位。经常检查防止压迫患肢。②为患者做护理操作时,动作应轻柔,尽量减少患者因其他原因导致的疼痛。③耐心倾听患者对于疼痛部位,性质,程度等主诉,以及时了解患者疼痛的情况。

(二)术后护理要点

1.疼痛的护理

(1)原因:体位不当导致手部肿胀,手术器械机械性刺激牵拉,血肿及敷料的压迫术后感染,术后功能锻炼及患者心理因素影响,都会导致疼痛加重。

(2)主要措施:①营造舒适的病房环境,禁止吸烟,保持病室整洁,光线适宜。②集中护理操作,做到走路轻、说话轻、开关门轻、操作动作轻。③倾听患者主诉,鼓励其表达,使其自我放松,分散注意力,以减轻疼痛。④评估患者疼痛的程度,部位,性质、频率、是否会有诱发因素加重疼痛,并及时给予处理。⑤对于使用PCA止痛的患者,按PCA的护理常规进行护理。⑥对于口服止疼药的患者,定时评估止疼效果。

2.抬高患肢,观察血运

(1)原因:肌腱损伤术后通常会有石膏外固定,患者的血运良好与否也影响着术后的效果。

(2)主要措施:术后抬高患肢,指导患者平躺时患肢抬高15°,坐位或站位时可用三角巾或吊带将患肢抬至略高于心脏,保持舒适位,促进静脉回流,防止肢端肿胀及减轻疼痛。观察患肢指端皮肤颜色、皮肤温度、毛细血管反应等,如患指皮肤颜色发白或发紫、温度低于其他手指、毛细血管反应缓慢,应通知医师进行相应处理。如果局部皮肤血液循环不良,松解的肌腱将会再发生广泛的粘连。

3.术后有效固定

(1)原因:无论是做肌腱移植或肌腱直接吻合,都应当使缝合的肌腱放松而不可有张力,以利于肌腱愈合,防止肌腱断裂。

(2)具体措施:屈肌腱修复术,术后需用背侧石膏托,从前臂到指端将腕和指制动在屈曲位。伸肌腱修复术,术后用掌侧石膏托,将腕及指制动在背伸位。敷料包扎完整,松紧度适宜,以可伸进一手指为宜。过紧影响肢端血液循环、加重疼痛。过松则容易松脱或丧失应有的固定作用。

(刘　静)

第二节　拇指及手指功能重建

一、概述

手的各指功能分成3个部分。

(1)拇指由于有对掌活动,可以完成手的大部分功能。

(2)示指和中指与拇指共同完成精细的捏的动作。示、中指有侧方夹持功能,但力弱,精细性差。

(3)环指和小指,可以加强手握物的力量及稳定。

二、拇指功能重建的适应证

拇指通过外展、对指、屈和伸等动作使手能完成捏、夹、握、抓等重要的功能。因此,各种原因造成的拇指缺损,常需要再造新的拇指,以重建其功能。拇指再造的方法包括指移位术和游离第二足趾移植再造拇指术、拇甲皮瓣游离再造拇指术、指残端提升术、掌骨拇化术及皮管植骨术等。

(一)示指移位术

示指移位术又称示指拇化术,适用于拇指全指缺损或经掌骨缺损(Ⅰ度或Ⅱ度缺损)。术后新的拇指感觉正常,屈、伸及对指功能良好,患者一般不需要改变其原来的工种。缺点是手部仍然是4个手指。

(二)示指残端移位术

适用于拇指全指缺损或经掌骨缺损(Ⅰ度或Ⅱ度缺损)。同时伴有示指部分缺损者。这种新的拇指不但具有良好的感觉和一定范围的活动,而且长度和外形也比较好。

(三)环指移位术

适用于拇指全指缺损或经掌骨缺损(Ⅰ度或Ⅱ度缺损),由于某些特殊原因不宜采用示指移位,或患者不接受实施由足趾移植再造拇指者。

(四)中指或环指残端移位术

适用于拇指全指缺损或经掌骨缺损,同时伴有中指的部分缺损者。

(五)游离第二足趾移植再造拇指术

1.单纯第二足趾游离移植再造拇指

适用于拇指全指缺损,或经掌骨缺损(Ⅱ度或Ⅲ度缺损)。

2.带趾蹼的第二趾游离移植

适用于伴虎口指蹼挛缩的拇指全指缺损,经掌骨缺损(Ⅱ度或Ⅲ度缺损)。

3.带足背皮瓣的第二趾游离移植

适用于经掌骨的拇指缺损或经腕掌关节的拇指缺损。

4.吻合趾与指动、静脉的第二趾游离移植

适用于经拇指近节指骨的拇指缺损的再造。

5.拇甲皮瓣游离移植再造拇指术

适用于姆拇指经近节指骨或经掌指关节缺损的再造。

6.姆趾甲皮瓣术及改良姆趾甲皮瓣术

适用于患者在拇指撕脱的同时,伴有手背皮肤的大面积缺损,常规拇指再造不能实施。

7.指残端提升术

适用于拇指经近节指骨近、中段水平缺损,残端皮肤条件好,松软无贴骨瘢痕者,患者不愿意接受,或无条件进行足趾移植或拇甲皮瓣移植再造者。

(六)其他

1.掌骨拇化术

适用于 5 个手指经掌指关节缺损,或拇指和示指经掌指关节缺损、其他手指经掌骨缺损。虎口指蹼皮肤松软,质地良好者。

2.皮管植骨术

适用于拇指全缺损,经掌骨缺损(Ⅱ度或Ⅲ度缺损)。

3.骨延长法

适用于经近节指骨的拇指缺损(Ⅱ度)或拇指先天发育不良。

三、手指缺损功能重建的适应证

再造手指目的主要是恢复手的捏、握、夹持功能,其次才考虑外形。因手指缺损程度不一,在生活及工作中要求也不相同,所以,要根据患者手指缺损情况、年龄、职业和工作实际需要,以选择相应的再造方法。

(1)单一手指或单一手指的部分缺损。如其他手指健全,一般功能障碍不大,只有从美观及特殊工作要求考虑,才有重建的需要。

(2)多个手指从中节以远缺损,手的功能虽有明显影响,但基本还能完成捏握功能,是否需要重建仍需从功能及美观角度上考虑。

(3)第2～5指在掌指关节水平缺损或残留手指长度难与拇指对指,有再造手指的必要。

(4)拇指和手指完全缺损,必须再造手指。

四、护理要点

(一)术前护理要点

1.皮肤护理

原因:供、受区皮肤准备充分,以保证手术的成功性与手术质量。

2.具体措施

(1)检查供、受区皮肤有无炎症、皮癣和瘢痕。对有炎症、皮癣的患者,一定要治愈后方可手术。

(2)供区:注意动脉搏动及静脉充盈情况,超声多普勒测听动脉为术前常规检查,以便准确了解足背动脉、第一跖背动脉类型。

(3)禁止在供区血管穿刺、输液,以防血管损伤。

(4)术前3天指导患者每天早晚用温水泡洗供、受区皮肤2次,特别是趾甲缝、手指残端污垢要彻底清洗。泡洗后行局部皮肤按摩,使皮肤松弛、柔软,浅静脉扩张,可改善皮肤及血管条件,提高抗感染能力。

3.便器等使用的训练

(1)原因:术后需绝对卧床休息10～14天。

(2)具体措施:①术前应训练患者在床上大小便。②鼓励患者多在床上做力所能及的事,特别是上肢的主动活动。

(二)术后护理要点

1.血运观察

(1)原因:及时有效的观察,以保证手术的成功率。

(2)具体措施:正常情况下再造指体甲床颜色红润,毛细血管反应迅速,指腹饱满,按之有弹性。一般通过观察再造指体的皮肤或甲床颜色及毛细血管充盈时间了解血液循环情况。再造术后护士要严密观察肢体的颜色、指腹弹性、毛细血管充盈时间和肿胀情况,每0.5～1.0小时观察1次,血管痉挛与栓塞多发生在术后48～96小时,48小时内多为栓塞,48小时后多为痉挛。浅动脉搏动应可以触及,术后24小时内患肢的温度高于健侧,24小时后可与健肢相同或低1～2℃。如果发现肢体的温度直线下降与健肢皮温差距逐渐增大,而皮温与室温逐渐接近,皮肤颜色发紫,或变灰白,表明肢体血液循环中断,应及时报告医师。

2.体位

(1)原因:术后特殊体位的固定可确保手术效果。

(2)具体措施:术后患者需绝对卧床休息7～10天,患肢石膏制动,肢体有效固定,避免不当体位使皮瓣受压、牵拉、扭转。患肢制动,应注意患者入睡后不自觉地活动肢体,移动体位,影响局部血液循环。

患肢取功能位、抬高,略高于心脏的水平,促进静脉血液回流,减轻肿胀。过高,影响血液供应;过低,影响静脉回流,加重肿胀。

防止患者长时间侧卧,使肢体受压,造成静脉回流不畅。

(三)用药护理

1.原因

低分子右旋糖酐是游离拇甲瓣再造术患者经常使用的一种药物,但在应用低分子右旋糖酐过程中,可能会出现腹痛、腹胀、皮肤斑丘疹、恶心、呕吐、鼻出血等不良反应。

2.具体措施

(1)使用低分子右旋糖酐时出现不良反应的处理。

停用低分子右旋糖酐或减少用量:持续的疼痛不适,易导致血管收缩,也可引起患者的心理波动,从而影响患肢末梢血运。所以,对于低分子右旋糖酐引起的腹痛、腹胀等,应及时控制症状,以免造成动、静脉危象。低分子右旋糖酐常规用量:500 mL 静脉滴注 2 次/天。根据患者症状先改为 500 mL 静脉滴注 1 次/天,若症状不能缓解,即给予停药。

(2)对症护理:对停药后仍有持续腹痛、腹胀的患者,针对性地应用山莨菪碱肌内注射。另外,还可给予热敷或腹部按摩,同时进易消化、少油脂的流质、半流质饮食 1～2 天,待症状得到缓解后恢复正常饮食。皮肤过敏者给予保持皮肤清洁,以及时更换内衣和被褥,避免搔抓,必要时给予氯苯那敏等抗过敏药物口服。

3.预防性护理措施

(1)控制滴速:药物不良反应有一过性特点,当药物治疗作用消失时,不良反应也会消失。所以当静脉滴注低分子右旋糖酐时,尤其是第一次,要控制滴速在 40 滴/分以下,以便早期发现不良反应,以及时停药,有效地减少药物不良反应。

(2)注意观察:因患者存在个体差异,不良反应的出现没有规律性。因此,在应用低分子右旋糖酐期间,护士要积极巡视病房,密切观察用药后反应,注意倾听患者主诉,避免因一时疏忽造成严重后果。

关于低分子右旋糖酐的不良反应,各种药学手册上均没有列举腹痛、腹胀,近年的医学杂志也鲜见相关的报道。最主要的原因是这种不良反应存在一定的个体差异,而且皮试阴性者发生腹痛、腹胀也有相当的比例。因此,临床护理观察是很重要的,以及早发现用药不良反应,以及时处理,才能有效减轻患者痛苦,预防并发症的发生。

五、健康教育

(1)教育患者提高自我保护意识,不能饮用含有咖啡因的液体,如咖啡、茶水、可乐等,以免引起血管收缩。

(2)不能直接或间接吸烟,因为烟中的尼古丁会使血管痉挛,危及游离肌皮瓣的血液供应。

(3)告知患者及家属保持情绪稳定,防止患者激动、愤怒、忧虑,以免导致血管痉挛。

(4)给予高蛋白、高营养、易消化的食物,多食水果和蔬菜,保持大小便通畅,不憋尿。

(5)教会患者预防便秘的方法,必要时使用开塞露。

(6)防止冷空气直接吹到患者身上,以防血管痉挛的发生。

(7)术后 14 天拆线,应鼓励患者练习肩关节的旋转、抬高等活动及肘关节屈伸,前臂旋前、旋后活动,防止长时间的关节不活动引起关节的僵硬。

(8)患者可以下床活动时,要循序渐进,防止直立性低血压的发生。先把床摇起半坐位,感觉不头晕后改为床上坐位,再床边坐位,床边站立活动,最后恢复正常活动。

(刘　静)

第三节 手 部 骨 折

一、概述

(一)解剖学

(1)手骨:包括腕骨、掌骨和指骨。

(2)腕骨:8块,排成近、远两列。近侧列由桡侧向尺侧为手舟骨、月骨、三角骨和豌豆骨;远侧列为大多角骨、小多角骨、头状骨和钩骨。8块腕骨连接形成一掌面凹陷的腕骨沟。各骨相邻的关节面形成腕骨间关节。

(3)掌骨:5块。由桡侧向尺侧,依次为1~5掌骨。掌骨近端为底,借腕骨;远端为头,借指骨,中间部为体。

(4)指骨:属长骨,共14块。拇指有2节,分别为近节和远节指骨,其余各指为3节,分别为近节指骨、中节指骨和远节指骨。

(二)病因

现实生活中,手是最常见的容易发生骨折的部位,给人们生活和工作带来了诸多不便。跌倒常是手外伤直接暴力的结果,开放性骨折比例较高,且常伴有肌腱和神经血管等的合并损伤,临床治疗方案需视具体情况而定,即使经过内固定手术,亦常需石膏外固定辅助,外固定范围一般需超过腕部。

(三)分类

常见的手部骨折如下。

1.手舟骨骨折

手舟骨骨折多为间接暴力所致。手舟骨骨折容易漏诊,为明确诊断,应及时行X线片。手舟骨骨折可分为3种类型。

(1)手舟骨结节骨折:手舟骨结节骨折属手舟骨远端骨折,一般愈合良好。

(2)手舟骨腰部骨折:因局部血运不良,一般愈合缓慢。

(3)手舟骨近端骨折:近端骨折块受血运影响,易发生不愈合及缺血性坏死。

2.掌骨骨折

触摸骨折局部有明显压痛,纵压或叩击掌骨头时疼痛加剧。若有重叠移位,则该骨缩短,骨折的症状可见掌骨头凹陷,握掌时尤为明显。掌骨颈、掌骨干骨折的症状可常有骨擦音。

3.指骨骨折

骨折有横断、斜行、螺旋、粉碎或波及关节面等。

二、治疗

(一)不同类型骨折治疗

1.手舟骨骨折

骨折症状表现为腕背侧疼痛、肿胀,尤以隐窝处明显,腕关节活动功能障碍。屈曲拇指和食指而叩击其掌侧关节时可引起腕部疼痛加剧。

2.掌骨骨折

骨折后局部肿胀、疼痛和掌指关节屈伸功能障碍。

3.指骨骨折

骨折后局部疼痛、肿胀,手指伸屈功能受限。有明显移位时,近节、中节指骨骨折可有成角畸形,末节指骨基底部背侧撕脱骨折有锤状指畸形,手指不能主动伸直,同时可扣及骨擦音,有异常活动,这些都是常见的手部骨折的症状。

手部骨折的治疗方法很多,主要有石膏固定、复位、内固定、骨块移植等治疗方法。骨科医师大多会借助 X 线片来判断是否有骨折,并决定如何治疗。而依据患者的职业、惯用手或非惯用手、年纪、骨折的位置及类型,医师会选择一个最适当的治疗方式。

(二)治疗方式

(1)简单及未移位的骨折,通常只需石膏固定就可。

(2)移位骨折经过复位后,利用钢针固定即可,无须开刀,此种方法称为闭锁性复位及固定。

(3)有些骨折,则需手术开刀以重建骨骼。这些骨块经过开刀复位后,亦可用钢针、钢板或螺丝钉来固定骨块。

(4)若有些骨碎片太过粉碎或受创时遗失而造成骨缺损情形,此时需要骨块移植术才可重建骨折骨骼,而骨移植的骨块往往由身体其他部位取得。

(5)有时因骨折过于粉碎及复杂,医师会使用外固定来治疗骨折,此时可在皮肤外骨折上下处建立裸露的金属杆,坚持外固定直到骨折愈合后,才给予移除。

(三)固定方式

手部骨折常用的固定方式有克氏针、铁针头固定,钢丝固定,螺丝固定,钢板固定,骨貓固定等。

1.克氏针固定

克氏针固定几乎用于所有手部骨折。克氏针固定操作简单、易掌握;体积小;异物反应小;损伤小;复位不需广泛剥离;经济实惠。但是克氏针也有局限性:它不能防止旋转,分离,稳定性较差,常需加外固定,不能早起功能锻炼;穿刺时过关节面,破坏关节面光滑,影响功能;针尾刺激、穿戴不便,不敢洗手等,均影响手部功能锻炼;长时间固定针易松脱、感染。

2.钢板螺钉固定

钢板螺钉固定适用于撕脱骨折、指骨髁骨折及螺旋骨干骨折。钢板适用于短斜行和横行骨干骨折。它们在表面固定的稳定性强;固定牢固,可不加外固定,可早起功能锻炼;缩短骨折的愈合时间。但是钢板螺钉固定操作复杂;术野暴露范围过大、周围组织损伤大,不适合小骨折块固定;价格较昂贵;需要术后取出钢板;容易出现钢板外露、钢板和螺钉松动、断裂等并发症。

三、康复

手部骨折可分为腕骨骨折、掌指关节骨折、指指骨骨折,而指骨骨折又分为近节指骨骨折、中节指骨骨折、远节指骨骨折。

(一)康复评定

1.一般检查

(1)望诊:望皮肤的营养情况、色泽,有无伤口、瘢痕,皮肤有无红肿、窦道,手的姿势有无畸形等。

（2）触诊：可以感觉皮肤的温度、弹性、软组织质地，以及检查皮肤毛细血管反应，判断手指的血液循环情况。

（3）动诊：对关节活动度的检查，分为主动活动度和被动活动度。

（4）量诊：关节活动度、患肢周径的测定。

2.手指肌力评定

（1）徒手肌力检查法。0级：无手指运动；1级～2级：有轻微的手指运动或扪及肌腱活动；3级：无阻力时能做手指运动；4级～5级：手指可做抗阻力运动，手部做抗阻力运动时固定近端关节，阻力加在远端关节，如拇指内收时，阻力加在拇指尺侧，阻力方向向桡侧。

（2）握力计：检查手部屈肌的力量，测定2～3次，取最大值，一般为体重的50%。

（3）捏力计：拇指分别与示、中、无名、小指的捏力；拇指与示、中指同时的捏力；拇指与示指桡侧的侧捏力。

3.手指肌腱功能评定

评定肌腱损伤时，一定要评定关节主、被动活动受限情况。若主动活动受限可能是关节僵硬、肌力减弱或瘢痕粘连；若被动活动大于主动活动。应考虑肌腱与瘢痕组织粘连。Eaton（1975）首先提出测量关节总活动度ATM作为一种肌腱评定的方法。ATM260°评定标准为优，活动范围正常；良，ATM＞健侧75%；尚可，ATM＞健侧50%；差，ATM＜健侧50%。

4.关节活动度

（1）腕关节：掌屈60°，背伸30°，桡侧偏25%，尺侧偏35°。

（2）拇指：桡侧外展0°～60°，尺侧内收0°，掌侧外展0°～90°，掌侧内收0°。

（3）指：屈曲（掌指关节）0°～90°，伸展（指间关节）0°～45°。

5.手感觉功能评定

骨折处疼痛（为运动后疼痛还是静止状态时疼痛），伴有神经损伤时会造成肩关节及肩以下部位感觉减退或消失（包括浅感觉、深感觉、复合感觉等），评定移动触觉，恒定触觉、振动觉、两点分辨觉、触觉识别等。

6.手的灵巧性和协调性评定

（1）Jebsen手功能评定。

（2）明尼苏达操作等级测试。

（3）purdue钉板测试。

7.局部肌肉是否有萎缩

受伤早期肌肉萎缩不明显，后期可能会出现失用性肌萎缩，关节周围软组织挛缩等。

8.骨质疏松

老年人常伴有骨质疏松，X线片或骨密度检测可确诊。

9.是否伴有心理障碍

评判患者是否伴有孤独、抑郁等心理障碍。

（二）康复计划

（1）预防和减轻肿胀。

（2）促进骨折愈合，减轻疼痛感。

（3）预防肌肉的误用、废用和过度使用。

（4）避免关节损害或损伤。

(5)使高敏感区域脱敏,再发展运动与感觉功能。

(6)改善局部血液循环,促进血肿吸收和炎性渗出物吸收。

(7)若伴有神经损伤,给予神经康复治疗(如肌皮电神经刺激、中频治疗等)。

(8)促进骨折愈合,防止骨质疏松。

(三)康复治疗

手部骨折的患者可能出现肿胀、疼痛、骨折愈合缓慢或者不愈合、血液循环障碍等症状,在恢复期间,可全程应用物理因子疗法辅助患手康复。

1.第一阶段(伤后或术后1周内)

手部骨折早期康复的重点是制动促进早期愈合、控制肿胀、减轻疼痛。对于固定良好的骨折,一般肿胀和疼痛减轻(一般伤后5~7天)就可开始主动活动,以减轻肿胀和失用性肌肉萎缩。

(1)运用手夹板:主要是维持腕部和手的功能位,促进骨折愈合,防止出现畸形,缓解疼痛。

(2)消除肿胀的常用方法:抬高患肢、固定伤肢、主动活动、加压包扎(弹力套适用于单个手指肿胀)、局部按摩、冰疗等。

(3)减轻疼痛的方法:剧烈的疼痛主要依靠药物的缓解,但是物理因子疗法和支具在缓解疼痛方面也起到非常好的效果。冷热交替浴,通常热水温在43.7 ℃,冷水温在18.3 ℃。超声波、蜡疗等热疗能够减轻疼痛,促进按摩前的放松。许多情况下热疗会加重肿胀,需要谨慎。主动运动前或进行中,经皮神经电刺激治疗能够缓解疼痛,这对感觉过敏或失交感神经支配导致的疼痛有非常明显的效果。

2.第二阶段(伤后或术后2周~3周)

此期的康复重点是消除残余的肿胀,软化松解瘢痕组织,增加关节活动度,恢复正常的肌力和耐力,恢复手功能灵活性和协调性。

(1)待肿胀基本消除后,对于掌指关节开始以被动活动为主,进行指间关节的屈伸活动。待局部疼痛消失后以主动活动为主,每次活动的时间以局部无疲劳感为宜,同时给予局部按摩,对患手组织进行揉搓挤捏,每次以局部有明显热感为宜;对于指骨骨折,重点是指间关节屈伸练习,若骨折愈合不良,活动时将手指固定,保护好骨折部位,然后进行指间关节的被动活动,待指间关节的挛缩粘连松动后,以主动活动为主,助动活动为辅,直至各个关节活动范围恢复到最大范围,由于远端指间关节指端常合并过敏,需要脱敏治疗,可用不同质地的物质进行摩擦、敲打、按摩指尖。

(2)肌力和耐力训练:在开始肌力训练时,患者患手必须有接近全范围和相对无痛的关节活动。在肌力训练时可以用健手提供助力,即进行等张练习、等长练习、等速练习。训练可使用手辅助器、手练习器、各种弹簧和负重物。治疗用滑轮等有助于帮助进行渐进性抗阻训练,逐渐增加重量练习能帮助恢复耐力,同时提高肌力。

(3)作业疗法:弹力带锻炼、娱乐治疗等。

3.第三阶段(伤后或术后4周)

增加抗阻练习,骨折愈合后进行系统的练习。

(四)康复评价

(1)优:骨折正常愈合,达到或接近解剖复位,无局部畸形,X线片示对位良好,手部各关节活动功能正常。

(2)良:骨折正常愈合,术后骨折略有移位,对线良好,手部各关节活动功能正常。

(3)差:骨折明显畸形愈合或有骨不连和再次骨折,手部各关节活动功能受限。

四、护理

(一)护理评估

1.一般情况评估

评估患者血压、体温、心率、血糖等情况。

2.风险因素评估

患者的日常生活活动能力评估,Braden 评估,患者跌倒、坠床风险评估。

3.评估患者对疾病的心理反应

骨折患者的应激性心理反应包括疼痛、焦虑或恐惧、陌生感、自我形象紊乱、疾病预后的担忧和失落感。

4.评估患者受伤史

青壮年和儿童是否有撞伤、跌倒时手部着地史,新生儿是否有难产、上肢和肩部过度牵拉史,从而估计伤情。

5.评估锁骨、上肢及手部情况

(1)手及相关部位。望诊:手部骨折区是否明显肿胀或有无皮下瘀斑,手部是否有隆起畸形,患侧手部是否有关节活动受限及手活动功能障碍,是否有上肢重量牵拉所引起的疼痛。触诊:在患处是否可摸到移位的骨折端,患肢的外展和上举是否受限。

(2)手部血液循环:观察甲床的颜色、毛细血管回流时间是否迟缓以判断是否有手部血管受压、损伤等并发症。

(3)上肢感觉:是否正常,以判断是否伴有锁骨下的臂丛神经损伤。

6.评估 X 线片及 CT 检查结果

检查明确骨折的部位、类型和移动情况。

7.评估患者既往健康状况

评估患者是否存在影响活动和康复的慢性疾病。

8.评估患者生活能力和心理状况

评估患者生活自理能力和心理-社会状况。

(二)护理诊断

1.自理能力缺陷

自理能力缺陷与骨折肢体固定后活动或功能受限有关。

2.疼痛

疼痛与创伤有关。

3.知识缺乏

缺乏骨折后预防并发症和康复锻炼的相关知识。

4.焦虑

焦虑与疼痛、疾病预后因素有关。

5.肢体肿胀

肢体肿胀与肿胀骨折有关。

6.潜在并发症

有周围血管神经功能障碍的危险。

7.潜在并发症

有感染的危险。

(三)护理措施

1.术前护理及非手术治疗

(1)心理护理:骨折后患者多有焦虑、烦躁状态,因此患者入院后一定要做好心理疏导,让其放松心情。

(2)饮食护理:给予高蛋白饮食,提高机体抵抗力。

(3)休息与体位:抬高患肢,以利于血液回流,防止压迫伤口。

(4)功能锻炼:早起制动,防止移动过程中造成再损伤,手术后可尽早进行功能锻炼。

2.术后护理

(1)休息与体位:平卧,患肢抬高于心脏水平,术后24小时~48小时可卧床休息。3天后可下床活动,下床时上肢用三角巾悬吊可减轻肿胀,有利于静脉回流。

(2)症状护理:①疼痛,抬高患肢,减轻肿胀,减轻疼痛。②伤口,观察有无渗出或渗血及感染的情况。

(3)一般护理:协助洗漱、进食,并指导患者做些力所能及的自理活动。

(4)功能锻炼:手术后尽早进行手指的活动(手指的屈伸及握拳动作);提肩练习;指导患者做固定外、上、下关节的活动,每小时1次,拆除石膏夹板,练习肘关节的伸屈、旋前、旋后动作;健侧肢体每天做关节全范围运动。

3.出院指导

(1)心理指导:讲述疾病相关知识及介绍成功病例,帮助患者树立战胜病魔的信心。

(2)休息与体位:尽早进行关节活动,适当休息。

(3)用药出院带药时,应将药物的名称、剂量、用法、注意事项告诉患者,按时用药。

(4)饮食:鼓励患者多食高蛋白、高热量、高维生素、含钙丰富、刺激性小的易消化食物,多食蔬菜、水果预防便秘,避免辛辣刺激食物,促进骨折愈合。

(5)固定:保持患侧肩部及上肢有效固定位,并维持3周。有效维持手的功能位和解剖位。

(6)功能锻炼:出院后指导患者患肢保持功能位,不宜过早提携重物,防止骨间隙增大,引起骨不连。注意休息,以免过度运动,造成再次损伤。

(7)复查时间及指征:定期到医院复查,术后1个月、3个月、6个月需行X线片复查,了解骨折愈合情况。手法复位外固定者如出现骨折处疼痛加剧患肢麻木、手指颜色改变,温度低于或高于正常等情况需随时复查。

(四)护理评价

(1)疼痛能耐受。

(2)心理状态良好,配合治疗。

(3)肢体肿胀减轻。

(4)切口无感染。

(5)无周围神经损伤,无并发症发生。

(6)X线片显示骨折端对位、对线佳。

(7)患者及家属掌握功能锻炼知识,并按计划进行,肘、腕、指关节无僵直。

(卢会真)

第四节 踝部骨折

一、概述

(一)解剖学

踝部是小腿的胫骨与腓骨最下端与脚部结合的骨骼点,在生活中行走经常会扭到脚,轻则疼痛,重则拉伤韧带甚至骨膜受损。

(二)病因

踝骨一般不会出现骨折情况,多半是在扭到脚后出现骨裂。踝骨骨折是由于外伤或病理等原因使骨质部分或完全断裂的一种疾病。

(三)分类

1.内翻(内收)骨折

该型骨折可分Ⅲ度。

(1)Ⅰ度:单纯内踝骨折,骨折缘由胫骨下关节面斜上内上,接近垂直方向。

(2)Ⅱ度:暴力较大,内踝发生撞击骨折的同时,外踝发生撕脱骨折,称双踝骨折。

(3)Ⅲ度:暴力较大,在内外踝骨折同时距骨向后撞击胫骨后缘,发生后踝骨折(三踝骨折)。

2.外翻(外展)骨折

此型骨折按骨折程度可分为Ⅲ度。

(1)Ⅰ度:单纯内踝撕脱骨折,骨折线呈横行或短斜行,骨折面呈冠状,多不移位。

(2)Ⅱ度:暴力继续作用,距骨体向外踝撞击,发生外踝斜行骨折,即双踝骨折。如果内踝骨折的同时胫腓下韧带断裂,可以发生胫腓骨下端分离,此时距骨向外移位,可在腓骨下端联合韧带上方,形成扭转外力,造成腓骨下 1/3 或中 1/3 骨折,称为 Dupuytren 骨折。

(3)Ⅲ度:暴力过大,距骨撞击胫骨下关节面后缘,发生后踝骨折,即三踝骨折。

3.外旋骨折

外旋骨折发生在小腿不动足部强力外旋或足不动小腿强力内转时,距骨体的前外侧挤压外踝前内侧,造成腓骨下端斜行或螺旋形骨折,亦可分成Ⅲ度。

(1)Ⅰ度:骨折移位较少,如有移位,其远骨折端为向外、向后旋转。

(2)Ⅱ度:暴力较大,发生内侧副韧带断裂或发生内踝撕脱骨折,即双踝骨折。

(3)Ⅲ度:强大暴力,距骨向外侧移位,并向外旋转,撞击后踝,发生三踝骨折。

4.纵向挤压骨折

高处坠落,足跟垂直落地时,可致胫骨前缘骨折,伴踝关节向前脱位。如果暴力过大,可造成胫骨下关节面粉碎骨折。凡严重外伤,发生三踝骨折时,踝关节完全失去稳定性并发生显著脱位,称为 Pott 骨折。

(四)临床表现

踝骨骨折主要表现为脚踝局部肿胀、疼痛、青紫、功能障碍、畸形及骨擦音等。

二、治疗

踝关节面比髋、膝关节面积小,但其承受的体重却大于髋膝关节,而踝关节接近地面,作用于踝关节的承重应力无法得到缓冲,因此对踝关节骨折的治疗较其他部位要求更高,踝关节骨折解剖复位的重要性越来越被人们所认识,骨折后如果关节面稍有不平或关节间隙稍有增宽,均可发生创伤性关节炎。无论哪种类型骨折的治疗,均要求胫骨下端即踝关节与距骨体的鞍状关节面吻合一致,而且要求内、外踝恢复其正常生理斜度,以适应距骨后上窄、前下宽形态。

(一)无移位骨折

用石膏固定踝关节,背伸 90°中立位,1～2 周待肿胀消退石膏松动后,可更换 1 次,石膏固定时间一般为 6～8 周。

(二)有移位骨折

1.手法复位外固定

手法复位的原则是采取与受伤机制相反的方向,手法推压移位的骨块使之复位。如为外翻骨折则采取内翻的姿势,足部保持在 90°背伸位,同时用两手挤压两踝使之复位。骨折复位后,石膏固定 6～8 周。

2.手术复位内固定

踝关节骨折的治疗,应要求解剖复位,对手法复位不能达到治疗要求者,仍多主张手术治疗。

三、康复

(一)术后 0～2 周

根据损伤和手术特点,为使踝关节可以愈合牢固,有一些患者需要石膏托或支具固定 2～4 周。固定期间未经医师许可只能进行下述练习,盲目活动很可能造成损伤。

1.术后 1～3 天

(1)活动足趾:用力、缓慢、尽可能大范围地活动足趾,但绝对不可引起踝关节的活动。5 分钟/组,1 组/小时。

(2)开始直抬腿练习:包括侧抬腿和后抬腿,避免肌肉过度萎缩无力。30 次/组,组间休息30 秒,每次 4～6 组/次,2～3 次/天。

练习时有可能因石膏过重无法完成。

2.术后 1 周

(1)膝关节的弯曲和伸直练习:因组织制动,可能影响膝关节活动,要重视。15～20 分钟/次,1 天1 次即可。

(2)大腿肌肉练习:抗阻伸膝、抗阻屈膝。练习大腿的绝对力量,选中等负荷(完成20 次动作即感疲劳的负重量),20 次/组,组间休息 60 秒,2～4 组/天。

(二)术后 2 周

如果患者踝关节没有石膏固定,即可以开始下述练习,如果佩戴石膏,要经医师检查,去石膏或支具后练习踝关节的活动,练习后继续佩戴石膏或支具。

1.主动活动踝关节

活动包括屈伸和内外翻。缓慢用力,最大限度。但必须无痛或略痛,防止过度牵拉造成不良后果。10～15 分钟/次,2 次/天,训练前热水泡脚 20～30 分钟以提高组织的延展性,利于练习。

2.开始被动踝关节屈伸练习

逐渐加力,时间同上。2～3月内和好脚踝一致即可。

3.内外翻练习

必须在无痛或微痛的范围内,增加活动度和活动力度。因组织愈合尚未完全愈合,不可过度牵拉。时间同上。训练前热水泡脚20～30分钟以提高组织的延展性,利于练习。

(三)术后4～8周

根据X线片检查结果,由专业医师决定是否开始与下肢负重有关的练习。此期可以拆除石膏或支具固定。

1.开始踝关节及下肢负重练习

前跨步、后跨步、侧跨步,要求动作缓慢、有控制、上体不晃动。力量增加后,可双手提重物,增加负荷。20次/组,组间休息30秒,2～4组/次,2～3次/天。

2.强化踝关节周围肌肉力量

抗阻勾脚、抗阻绷脚、抗阻内外翻。30次/组,组间休息30秒,4～6组,2～3次/天。

(四)术后8周

1.强化踝关节和下肢的各项肌力

静蹲:2分钟/次,休息5秒,共10分钟,2～3次/天。捉踵:训练量同上,从双腿过渡到单腿。抬脚向前向下练习;要求缓慢有控制,上体不晃动。20次/组,组间休息30秒,2～3次/天。

2.强化踝关节的活动度

保护下全蹲,双腿平均分配力量,尽可能使臀部接触足跟。3～5分钟/次,1～2次/天。

3.注意

此期骨折愈合尚在生长改建,故练习及训练要循序渐进,不可勉强或盲目冒进。且应强化肌力以保证踝关节在运动中的稳定,并应注意安全,绝对避免再次摔倒。

(五)术后12周

(1)3个月后可以开始由慢走过渡到快走练习。

(2)6个月后开始恢复体力劳动和运动。

四、护理

(一)护理评估

1.一般情况评估

评估患者血压、体温、呼吸、心率等。

2.风险因素评估

患者的日常生活活动能力评估,Braden评估和患者跌倒、坠床风险评估。

3.评估患者心理反应

评估患者面对踝部骨折的心理反应。

4.评估病情

(1)评估患者是否有外伤史。

(2)评估患者是否有骨折专有的体征。

(3)评估患者有无软组织损伤等。

5.X 线片及 CT 检查结果

评估检查以明确骨折的部位、类型和移动情况。

6.评估既往健康状况

评估患者是否存在影响活动和康复的慢性疾病。

7.评估生活自理能力和心理状况

评估患者生活自理能力,有无抑郁、孤独等心理。

(二)护理诊断

1.疼痛

疼痛与骨折有关。

2.恐惧

恐惧与担心疾病的预后有关

3.知识缺乏

与缺乏疾病相关的知识有关。

4.感染危险

有感染的危险与手术和长期卧床有关。

5.潜在并发症

关节僵硬、感染、畸形愈合、创伤性关节炎等。

(三)护理措施

1.术前护理

包括跟骨牵引、石膏护理。

2.术后护理

(1)休息与体位:抬高患肢,高于心脏水平 15~20 cm,促进血液循环,以利消肿,可持续数月,适当使用消肿药物。

(2)渗血情况:渗血较多,以及时更换敷料,保持干燥,防止伤口感染。若有活动性出血,以及时通知医师进行处理。

(3)密切观察肢体远端搏动及感觉、活动,注意有无血管神经损伤。

3.出院指导

(1)将后期功能锻炼方法教给患者,指导其有计划地功能锻炼,循序渐进,以不疲劳为度,避免再次损伤。

(2)关节如有僵硬及疼痛,在锻炼的基础上继续配中药外洗,展筋酊按摩;继续服用接骨药物。定期到医院复查,根据骨折愈合情况,确定解除内外固定的时间。

(3)嘱患者进行高热量、高维生素、高钙、高锌饮食,以利骨折修复和补充机体消耗。

(4)鼓励患者每天到户外晒太阳 1 小时,对不能到户外晒太阳的伤员要补充鱼肝油滴剂或含维生素 D 的牛奶、酸奶等。

(5)保持心情舒畅,以利于骨折愈合。

(四)护理评价

(1)疼痛能耐受。

(2)心理状态良好,配合治疗。

（3）肢体肿胀减轻。

（4）切口无感染。

（5）无周围神经损伤，无并发症发生。

（6）X线片显示：骨折端对位、对线佳。

（7）患者及家属掌握功能锻炼知识，并按计划进行。

（卢会真）

第五节 距骨骨折

一、概述

距骨骨折是以局部肿胀、疼痛、皮下瘀斑、不能站立行走等为主要表现的距骨部骨折。距骨骨折较少见，多由直接暴力压伤或距骨由高处坠落间接挤压所伤，后者常合并跟骨骨折。距骨骨折预后并不十分理想，易引起不愈合或缺血性坏死，应及早诊治。

（一）病因

距骨体骨折多为高处跌下，暴力直接冲击所致。距骨体可在横的平面发生骨折，也可形成纵的劈裂骨折。骨折可呈线状、星状或粉碎性。距骨体骨折往往波及踝关节及距下关节，虽然移位很轻，但可导致上述关节的阶梯状畸形，最终产生创伤性关节炎，因此距骨体骨折预后比距骨颈骨折更差。

1.距骨颈部及体部骨折

距骨颈部及体部骨折多由高处坠地，足跟着地，暴力沿胫骨向下，反作用力从足跟向上，足前部强力背屈，使胫骨下端前缘插入距骨的颈、体之间，造成距骨体或距骨颈骨折，后者较多。如足强力内翻或外翻，可使距骨发生骨折脱位。距骨颈骨折后，距骨体因循环障碍，可发生缺血性坏死。

2.距骨后突骨折

足强力跖屈被胫骨后缘或跟骨结节上缘冲击所致。

（二）临床表现

伤后踝关节下部肿胀、疼痛、不能站立和负重行走。功能障碍都十分显著，易与单纯踝关节扭伤混淆。距骨颈Ⅱ度骨折，踝关节前下部有压痛和足的纵轴冲挤痛。距骨体脱出踝穴者，踝关节后部肿胀严重，局部有明显突起，拇趾多有屈曲挛缩，足外翻外展。可在内踝后部触到骨性突起，局部皮色可出现苍白缺血或发绀。

若为距骨后突骨折，除踝关节后部压痛外，足呈跖屈状，踝关节背伸跖屈均可使疼痛加重；若为纵形劈裂骨折，踝关节肿胀严重或有大片淤血瘀斑，呈内翻状畸形；可在踝关节内侧或外下侧触到移位的骨块突起。

二、治疗

距骨除颈部有较多的韧带附着，血循环稍好外，上、下、前几个方向都是与邻骨相接的关节面,缺乏充分的血循环供给,故应注意准确复位和严格固定,否则骨无菌性坏死和不连接发生率较高。根据骨折的类型及具体情况不同,采取相应的治疗措施。

(一)无移位的骨折

应以石膏靴固定 6～8 周,在骨折未坚实愈合前,尽量不要强迫支持体重。

(二)有移位的骨折

距骨头骨折多向背侧移位,可用手法复位,注意固定姿势于足跖屈位使远断端对近断端,石膏靴固定 6～8 周。待骨折基本连接后再逐渐矫正至踝关节 90°功能位,再固定 4～6 周,可能达到更坚实的愈合。尽量不要强迫过早支重。距骨体的骨折如有较大的分离,手法复位虽能成功,但要求严格固定 10～12 周。如手法复位失败,可以采用跟骨牵引 3～4 周,再手法复位。然后改用石膏靴严格固定 10～12 周。但因距骨体粉碎或劈裂骨折时,上下关节软骨面在损伤愈合后发生创伤性关节炎的比例较高,恢复常不十分满意。

距骨后突骨折如移位,骨折片不大者可以切除,骨折片较大影响关节面较多时,可用克氏针固定,石膏靴固定 8 周。

(三)闭合复位失败

闭合复位失败多需手术切开整复和用螺丝钉内固定,距骨颈骨折约占距骨骨折的 30%。自高处坠落时,足与踝同时背屈,距骨颈撞在胫骨远端的前缘,发生垂直方向的骨折。可分为 3 型。

1.Ⅰ型

距骨颈垂直骨折,很少或无移位。

2.Ⅱ型

距骨颈骨折合并距下关节脱位。距骨颈发生骨折后足继续背屈,距骨体被固定在踝穴内,足的其余部分过度背屈导致距下关节脱位。

3.Ⅲ型

距骨颈骨折合并距骨体脱位。距骨颈骨折后,背屈外力继续作用,距骨体向内后方旋转而脱位,并交锁于载距突的后方,常同时合并内踝骨折。常为开放性损伤。

三、护理

(一)护理评估

1.一般情况评估

评估患者血压、体温、呼吸、心率等。

2.风险因素评估

患者的日常生活活动能力评估,Braden 评估和患者跌倒、坠床风险评估。

3.评估心理反应

评估患者对疾病的心理反应。

4.评估病情

(1)评估患者是否有外伤史。

(2)评估患者有骨折专有的体征。

(3)评估患者有无软组织损伤。

5.评估 X 线片及 CT 检查结果

评估检查结果以明确骨折的部位、类型和移动情况。

6.评估既往健康状况

患者是否存在影响活动和康复的慢性疾病。

(二)护理诊断

1.自理能力缺陷

自理能力缺陷与骨折肢体固定后活动或功能受限有关。

2.疼痛

疼痛与创伤有关。

3.焦虑

焦虑与疼痛、疾病预后等因素有关。

4.知识缺乏

缺乏骨折后预防并发症和康复锻炼的相关知识。

5.肢体肿胀

肿胀与骨折有关。

6.潜在并发症

有周围血管神经功能障碍的危险。

7.潜在并发症

有感染的危险。

(三)护理措施

1.非手术治疗及术前护理

(1)心理护理:由于担心疾病预后,害怕患肢残废,患者会产生焦虑、担心等心理问题。针对患者的心态采取不同的措施,讲解有关疾病的知识、治疗过程及可能出现的情况,介绍成功病例,缓解患者心理担忧,稳定情绪。允许家人陪伴,增强患者战胜疾病的信心。

(2)饮食护理:给患者宣教加强营养的重要性,术前给予高热量、高蛋白、高维生素饮食,适当食肉类、鱼类及新鲜水果蔬菜。

(3)体位:抬高患肢,促进静脉血液回流,减轻肢体肿胀,减少疼痛和不适。观察患者患肢的末梢血运循环及运动、感觉、皮肤温度等。

(4)完善术前的各种化验和检查。

2.术后护理

(1)休息与体位:患者平卧时去枕,在两肩胛间垫窄枕,使两肩后伸外展,同时抬高患肢,促进血液回流,减轻肿胀。

(2)术后观察:①与麻醉医师交接班,予以心电监护、吸氧,监测 T、P、R、BP、SpO_2变化,每小时记录 1 次。②查看伤口敷料包扎情况,观察有无渗血、渗液。③注意伤口引流管是否通畅,防止扭曲、折叠、脱落,记录引流液的量、性质。④密切观察肢体远端动脉搏动及足部的血供感觉、活动、肤色、皮温,注意有无压迫神经和血管的现象,如出现皮肤发冷、发紫、静脉回流差,感觉麻木的症状,立即报告医师查找原因,以及时对症处理。

(3)引流管的护理:告知患者保持引流管通畅的重要性,嘱其在翻身、活动、功能锻炼时避免引流管折叠、扭曲、脱落,引流袋放置应低于切口 30～50 cm,如为负压引流器,指导家属保持引流器负压状态,确保引流效能。有异常时应及时向医护人员反映,以便及时处理。

(4)症状护理:①疼痛,向患者解释手术后疼痛的规律,指导缓解疼痛的方法,如听音乐、看报纸、与家属聊天等分散对疼痛的注意力;按摩伤口周围,缓解肌紧张;正确评估患者疼痛的程度,对疼痛明显者可适当给予止痛剂;采用止痛泵止痛法,利用止痛泵缓慢从静脉内给药,减轻疼痛。②肿胀,伤口局部肿胀可轻度抬高患肢,冰敷;如患有血液循环障碍,患肢肢体肿胀时应检查外固定物是否过紧。

(5)一般护理:协助洗漱、进食,并鼓励、指导患者做些力所能及的自理活动。

(6)饮食护理:早期以清淡饮食为主,后进食高蛋白、高热量、高维生素的食物,在补充蛋白质的同时应补给足够的糖类。还要鼓励患者多吃新鲜蔬菜、水果,多饮水,保持大便通畅。

(7)并发症的护理:①切口感染,术前应严格备皮;加强营养;进行全身检查并积极治疗糖尿病等感染灶;遵医嘱预防性使用抗生素。术中应严格遵守无菌操作原则。术后保持引流通畅,保持伤口清洁干燥,防止局部血液淤滞,引起感染。②出血,了解术中情况,尤其出血量。术后24小时内患肢局部制动,以免加重出血。严密观察伤口出血量,注意伤口敷料有无渗血及引流液的颜色、性状、量。观察患者瞳孔、神智、血压、脉搏、呼吸、尿量,警惕失血性休克。

(8)功能锻炼:①在术后固定的早中期,骨折急性损伤处理后2～3天,损伤反应开始消退,肿胀和疼痛开始消退,即可开始功能锻炼。②晚期,骨折基本愈合,锻炼目的为恢复踝关节活动。

3.出院指导

(1)心理指导:讲述疾病相关知识及介绍成功病例,帮助患者树立战胜病魔的信心。保持心情愉快,加强营养,促使骨折愈合。

(2)休息与体位:保持活动与休息时的体位要求。半年内不要剧烈活动,避免再次骨折。

(3)用药:出院带药时,应将药物的名称、剂量、用法、注意事项告诉患者,按时用药。

(4)饮食:鼓励患者多食高蛋白、高热量、高维生素、含钙丰富、刺激性小的易消化食物,多食蔬菜、水果,避免辛辣刺激食物,预防便秘。

(5)复查时间及指征:定期到医院复查,术后1个月、3个月、6个月需行X线片复查,了解骨折愈合情况。手法复位外固定者如出现骨折处疼痛加剧、患肢麻木、足部颜色改变,温度低于或高于正常等情况需随时复查。

(卢会真)

第十章

妇产科护理

第一节　外阴炎及阴道炎

一、外阴炎

外阴炎是妇科常见病,是外阴部的皮肤与黏膜的炎症,可发生于任何年龄,以生育期及绝经后妇女多见。

(一)护理评估

1.健康史

(1)病因评估:外阴炎主要指外阴部的皮肤与黏膜的炎症,以大、小阴唇为多见。由于外阴与尿道、肛门、阴道邻近且暴露,同时,阴道分泌物、月经血、产后的恶露、尿液、粪便的刺激、糖尿病患者的糖尿的长期浸渍,均可引起外阴不同程度的炎症,此外,穿化纤内裤、紧身内裤、使用卫生巾使局部透气性差等,均可诱发外阴部的炎症。

(2)病史评估:评估有无外阴炎的因素存在,有无糖尿病、阴道炎病史。

2.身心状况

(1)症状:外阴瘙痒、疼痛、红、肿、灼热,性交及排尿时加重。

(2)体征:局部充血、肿胀、糜烂,常有抓痕,严重者形成溃疡或湿疹。慢性炎症者,外阴局部皮肤或黏膜增厚、粗糙、皲裂等。

(3)心理-社会状况:了解病程,了解患者对症状的反应,有无烦躁、不安等心理。

(二)护理诊断及合作性问题

(1)皮肤或黏膜完整性受损:与皮肤黏膜炎症有关。

(2)舒适改变:与外阴瘙痒、疼痛、分泌物增多有关。

(3)焦虑:与性交障碍、行动不便有关。

(三)护理目标

(1)患者皮肤与黏膜完整。

(2)患者病情缓解或好转,舒适感增加。

(3)患者情绪稳定,积极配合治疗与护理。

(四)护理措施

1.一般护理

炎症期间宜进食清淡且富含营养的食物,禁食辛辣、刺激性食物。

2.心理护理

患者常出现烦躁不安、焦虑紧张,应帮助患者树立信心,减轻心理负担,坚持治疗,讲究患者常出现烦躁不安、焦虑紧张,应帮助患者树立信心,减轻心理负担,坚持治疗,讲究卫生。

3.病情监护

积极寻找病因,消除刺激原。

4.治疗护理

(1)治疗原则:去除病因,积极治疗原发病,如阴道炎、尿瘘、粪瘘、糖尿病等。

(2)治疗配合:保持外阴清洁干燥,局部使用约 40 ℃的 1∶5 000 高锰酸钾溶液坐浴,每天2 次,每次15～30分钟,5～10 次为 1 个疗程。如有破溃,可涂抗生素软膏或紫草油,急性期可用物理治疗。

(五)健康指导

(1)卫生宣教,指导妇女穿棉质内裤,减少分泌物刺激,对公共场所,如游泳池、公共浴室等谨慎出入,注意经期、孕期、产期及流产后的生殖道清洁,防止感染。

(2)定期妇科检查,积极参与普查与普治。

(3)指导用药方法及注意事项。

(4)加强性道德教育,纠正不良性行为。

(六)护理评价

(1)患者诉说外阴瘙痒症状减轻,舒适感增加。

(2)患者焦虑缓解或消失,掌握了卫生保健常识,能养成良好卫生习惯。

二、前庭大腺炎

细菌侵入前庭大腺腺管内致腺管充血、水肿称为前庭大腺炎。

(一)护理评估

1.健康史

(1)病因评估:前庭大腺腺管开口位于小阴唇与处女膜之间,在性交、流产、分娩或其他情况污染外阴部时,病原体易侵入引起炎症,因此,以育龄妇女多见,主要病原体为葡萄球菌、链球菌、大肠埃希菌、淋病奈瑟菌及沙眼衣原体等。急性炎症发作时,细菌先侵犯腺管,腺管口因炎症肿胀阻塞,渗出物不能排出,积存而形成脓肿,称为前庭大腺脓肿(又称巴氏腺脓肿),多发于一侧。如急性炎症消退,腺管口粘连阻塞,分泌物不能外流,脓液转清,则形成前庭大腺囊肿,多为单侧,大小不等,可持续数年不增大。患者往往无自觉症状。

(2)病史评估:了解患者有无反复的外阴感染史及卫生习惯。

2.身心状况

(1)症状:初起时局部肿胀、疼痛、烧灼感,行走不便,可伴有大小便困难等。有时可出现发热等全身症状(表 10-1)。

(2)体征:外阴部皮肤红肿、压痛明显。当脓肿形成时,疼痛加剧,并可触及波动感,脓肿直径可达5～6 cm。

表 10-1 前庭大腺炎临床类型及身体状况

临床类型	身体状况
急性期	(1)大阴唇下1/3处疼痛、肿胀,严重时行走受限。检查局部可见皮肤红、肿、热、压痛。 (2)脓肿形成时,可触及波动感,脓肿直径可达5~6 cm,可自行破溃。如破口大,引流通畅,脓液流出后炎症消退;如破口小,引流欠佳,炎症持续不退或反复发作。 (3)可出现全身不适、发热等全身症状
慢性期	慢性期囊肿形成,患者感到外阴部有坠胀感或性交不适。检查时局部可触及囊性肿物,大小不一,有时可反复急性发作

(3)心理-社会状况:了解病程,了解患者对症状的反应,有无烦躁、不安等心理,患者常有因害羞或怕痛而未及时诊治的心理障碍。

(二)辅助检查

取前庭大腺开口处分泌物做细菌培养,确定病原体。

(三)护理诊断及合作性问题

(1)皮肤完整性受损:与脓肿自行破溃或手术切开引流有关。

(2)疼痛:与局部炎症刺激有关。

(四)护理目标

(1)患者皮肤保持完整。

(2)疼痛缓解或好转。

(五)护理措施

1.一般护理

急性期患者应卧床休息,饮食易消化、富含营养。

2.心理护理

患者常常烦躁不安、焦虑紧张,应尊重患者,为患者保密,以解除其忧虑,使其积极治疗,帮助其建立治愈疾病的信心和生活的勇气。

3.病情监护

观察患者的生命体征,重点观察体温变化,观察伤口愈合情况。

4.治病护理

(1)治疗原则:急性期局部热敷或坐浴,抗生素消炎治疗;脓肿形成或囊肿较大时,切开引流或行囊肿造口术,保持腺体功能,防止复发。

(2)治疗配合:急性炎症发作时,取前庭大腺开口处分泌物做细菌培养,确定病原体。根据细菌培养结果和药物敏感试验选用抗生素口服或肌内注射。脓肿形成或囊肿较大时,切开引流或行囊肿造口术,并放置引流条。术后保持局部清洁,引流条每天更换一次,外阴用1:5 000氯已定棉球擦拭,每天擦洗外阴2次,也可用清热解毒中药热敷或坐浴,每天2次。

(六)健康指导

(1)向患者及家属讲解此病的病因及预防措施,指导患者注意外阴清洁卫生。

(2)告知患者及家属月经期、产褥期禁止性交;月经期应使用消毒卫生巾预防感染;术后注意事项及正确用药。告知患者相关卫生保健常识,养成良好卫生习惯。

(七)护理评价

(1)患者诉说外阴不适症状减轻,舒适感增加。

(2)患者接受医护人员指导,焦虑缓解或消失。

阴道炎是阴道黏膜及黏膜下结缔组织的炎症,是妇科常见病。正常健康妇女由于解剖结构、组织特点,阴道对病原体的侵入有自然防御功能。当各种因素导致自然防御功能降低,阴道内生态平衡遭到破坏时,病原体侵入导致阴道炎症。幼女及绝经后妇女由于雌激素缺乏,阴道上皮薄,阴道抵抗力低,比青春期及育龄期妇女更易受感染。

三、滴虫性阴道炎

滴虫性阴道炎是由阴道毛滴虫引起的最常见的阴道炎。阴道毛滴虫主要寄生于女性阴道,也可存在于尿道、尿道旁腺及膀胱。男性可存在于包皮皱襞、尿道及前列腺内。滴虫适宜生长在温度为25~40 ℃,pH为5.2~6.6的潮湿环境。月经前后,阴道内酸性减弱,接近中性,隐藏在腺体及阴道皱襞中的滴虫常得以繁殖,而发生滴虫性阴道炎。此病的传播途径有经性交的直接传播及经游泳池、浴盆、厕所、衣物、器械等途径的间接传播。

(一)护理评估

1.健康史

(1)病因评估:阴道毛滴虫呈梨形,体积为多核白细胞的2~3倍。滴虫顶端有4根鞭毛,体部有波动膜,后端尖并有轴柱凸出。活的滴虫透明无色,如水滴,鞭毛随波动膜的波动而活动(图10-1)。阴道毛滴虫极易传播,pH在4.5以下时便受到抑制甚至致死。pH上升至7.5时,其繁殖可完全被抑制。在妊娠期和月经来潮前后,阴道pH升高,可使阴道毛滴虫的感染率和发病率升高。

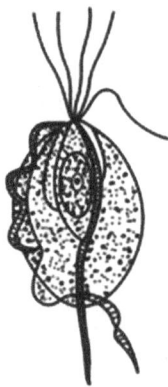

图10-1 滴虫模式图

(2)病史评估:评估发作与月经周期的关系,既往阴道炎病史,个人卫生情况;分析感染经过;了解治疗经过。

2.身心状况

(1)症状:主要症状为白带呈稀薄泡沫状,量多及伴有外阴、阴道口瘙痒。如有其他细菌混合感染,白带可呈黄绿色、血性、脓性且有臭味。局部可有灼热、疼痛、性交痛。合并尿路感染,可有尿频、尿痛、血尿。阴道毛滴虫能吞噬精子,阻碍乳酸生成,影响精子在阴道内存活,可致不孕。

（2）体征：妇科检查时可见阴道黏膜充血，严重时有散在的出血点。有时可见阴道后穹隆处有液性或脓性泡沫状分泌物。

（3）心理-社会状况：患者常因炎症反复发作而烦恼，出现无助感。

（二）辅助检查

（1）悬滴法：在玻片上加1滴温生理盐水，自阴道后穹隆处取少许分泌物混于生理盐水中，用低倍镜检查，如有滴虫，可见其活动。阳性率可达80％～90％。取分泌物检查前24～48小时，避免性交、阴道灌洗及阴道上药。

（2）培养法：适于症状典型而悬滴法未见滴虫者，可用培养基培养，其准确率可达98％。

（三）护理诊断及合作性问题

（1）知识缺乏：缺乏对疾病传染途径的认识及缺乏阴道炎治疗的知识。

（2）舒适改变：与外阴瘙痒、分泌物增多有关。

（3）组织完整性受损：与分泌物增多、外阴瘙痒、搔抓有关。

（四）护理目标

（1）患者能说出疾病传染的途径、阴道炎的治疗与日常防护知识。

（2）患者分泌物减少，舒适度提高。保持组织完整性，无破损。

（五）护理措施

1.一般护理

注意个人卫生，保持外阴部清洁、干燥，避免搔抓外阴导致皮肤破损。

2.心理护理

解除患者因疾病带来的烦恼，减轻其对确诊后的心理压力，增强治疗疾病的信心。告知患者夫妇滴虫性阴道炎的传播途径、临床表现、治疗方法和注意事项，减轻他们的焦虑心理，同时鼓励他们积极配合治疗。

3.病情观察

观察患者的外阴瘙痒症状、阴道分泌物的量及颜色等。

4.治疗护理

（1）治疗原则：杀灭阴道毛滴虫，保持阴道的自净作用，防止复发，夫妻双方要同时治疗，切断直接传染途径。

（2）治疗配合：①局部治疗：增强阴道酸性环境，用1％乳酸溶液、0.5％醋酸溶液或1∶5 000高锰酸钾溶液冲洗阴道后，每晚睡前用甲硝唑200 mg，置于阴道后穹隆，每天一次，10天为1个疗程。②全身治疗：甲硝唑（灭滴灵）每次200～400 mg，每天3次，口服，10天为1个疗程。③指导患者正确用药，按疗程坚持用药，注意冲洗液的浓度、温度。④观察用药后反应：甲硝唑口服后偶见胃肠道反应，如食欲缺乏、恶心、呕吐、白细胞减少、皮疹等，一旦发现，应报告医师并停药。妊娠期、哺乳期妇女应慎用，因为药能通过胎盘进入胎儿体内，并可由乳汁排泄。

（六）健康指导

（1）做好卫生宣教，积极开展普查普治，消灭传染源，严格禁止滴虫阴道炎或带虫者进入游泳池。医疗单位做好消毒隔离，防止交叉感染。治疗期间勤换内裤，内裤、坐浴及洗涤用物应煮沸消毒5～10分钟以消灭病原体，禁止性生活，避免交叉或重复感染的机会。哺乳期妇女在用药期间或用药后24小时内不宜哺乳。经期暂停坐浴、阴道冲洗及阴道用药。

（2）夫妻应双双检查，男方若查出毛滴虫，夫妻应同治，有助于提高疗效，治疗期间应禁止性生活。

(3)治愈标准:治疗后应在每次月经干净后复查 1 次,连续 3 次均为阴性,方为治愈。

(七)护理评价

(1)患者自诉外阴不适症状减轻,舒适感增加,悬滴法试验连续 3 个周期复查为阴性。

(2)患者正确复述预防及治疗此疾病的相关知识。

四、外阴阴道假丝酵母菌病

外阴阴道假丝酵母菌病(vulvovaginal candidiasis,VVC)也称外阴阴道念珠菌病,是一种常见的外阴、阴道炎,80%~90%的病原体为白假丝酵母菌,其发病率仅次于滴虫阴道炎。白假丝酵母菌是真菌,不耐热,加热至 60 ℃,持续 1 小时,即可死亡;但对干燥、日光、紫外线及化学制剂的抵抗力较强。

(一)护理评估

1.健康史

(1)病因评估:念珠菌为条件致病菌,可存在口腔、肠道和阴道而不引起症状。当阴道内糖原增多、酸度增加、局部细胞免疫力下降时,念珠菌可繁殖并引起炎症,故外阴阴道假丝酵母菌病多见于孕妇、糖尿病患者及接受大量雌激素治疗者。此外,长期应用抗生素、服用皮质类固醇激或免疫缺陷综合征等,可以改变阴道内微生物之间的相互制约关系,易发此症;紧身化纤内裤、肥胖可使会阴局部的温度及湿度增加,也易使念珠菌得以繁殖而引起感染。

(2)传播途径评估:①内源性感染为主要感染,假丝酵母菌除寄生阴道外,还可寄生于人的口腔、肠道,这些部位的假丝酵母菌可互相传染。②通过性交直接传染。③通过接触感染的衣物等间接传染。

(3)病史评估:了解有无糖尿病及长期使用抗生素、雌激素、类固醇皮质激素病史,了解个人卫生习惯及有无不洁性生活史。

2.身心状况

(1)症状:外阴、阴道奇痒,坐卧不安,痛苦异常,可伴有尿痛、尿频、性交痛。阴道分泌物为干酪样或豆渣样。

(2)体征:妇科检查见小阴唇内侧、阴道黏膜红肿并附着白色块状薄膜,容易剥离,下面为糜烂及溃疡。

(3)心理-社会状况:患者常因外阴瘙痒痛苦不堪,由于影响休息与睡眠,产生忧虑与烦躁,评估患者心理障碍及影响疾病治疗的原因。

3.辅助检查

(1)悬滴法:在玻片上加 1 滴温生理盐水,自阴道后穹隆处取少许分泌物混于生理盐水中,用低倍镜检查,若找到白假丝酵母菌的芽孢和假菌丝即可确诊。

(2)培养法:适于症状典型而悬滴法未见白假丝酵母菌者,可用培养基培养。

(二)护理诊断及合作性问题

1.焦虑

焦虑与易复发,影响休息与睡眠有关。

2.组织完整性受损

组织完整性受损与分泌物增多、外阴瘙痒、搔抓有关。

(三)护理目标

(1)患者情绪稳定,积极配合治疗与护理。

(2)患者病情改善,舒适度提高。

(3)保持组织完整性,组织无破损。

(四)护理措施

1.一般护理

注意个人卫生,保持外阴部清洁、干燥,避免搔抓外阴以免皮肤破损。

2.心理护理

向患者讲解外阴阴道假丝酵母菌病的病因、治疗方法和注意事项等,消除患者的顾虑和焦虑心理,使其积极配合治疗。

3.病情观察

观察患者的外阴瘙痒症状、阴道分泌物的量及颜色等。

4.治疗护理

(1)治疗原则:消除诱因,改变阴道酸碱度,根据患者情况选择局部或全身应用抗真菌药杀灭致病菌。

(2)用药护理:①局部治疗,用2‰~4‰碳酸氢钠溶液冲洗阴道或坐浴,再选用制霉菌素栓剂、克霉唑栓剂、咪康唑栓剂等置于阴道内,一般7~10天为1个疗程。②全身用药,若局部用药效果较差或病情顽固者,可选用伊曲康唑、氟康唑、酮康唑等口服。③用药注意,孕妇要积极治疗,否则阴道分娩时新生儿易感染发生鹅口疮。妊娠期坚持局部治疗,禁用口服唑类药物。勤换内裤,内裤、坐浴及洗涤用物应煮沸消毒5~10分钟以消灭病原体,避免交叉和重复感染的机会。④用药护理,嘱阴道灌洗或坐浴应注意药液浓度和治疗时间,灌洗药物要充分溶化,温度一般为40 ℃,切忌过烫,以免烫伤皮肤。

(五)健康指导

(1)做好卫生宣教,养成良好的卫生习惯,每天洗外阴、换内裤。切忌搔抓。

(2)约15‰的男性与女性患者接触后患有龟头炎,对有症状男性也应进行检查与治疗。

(3)鼓励患者坚持用药,不随意中断疗程。

(4)嘱积极治疗糖尿病等疾病,正确使用抗生素、雌激素,以免诱发外阴阴道假丝酵母菌病。

(六)护理评价

(1)患者分泌物减少,性状转为正常,舒适感增加。

(2)患者正确复述预防及治疗此疾病的相关知识,做到积极配合并坚持治疗。

五、萎缩性阴道炎

萎缩性阴道炎属非特异性阴道炎,常见于绝经后及卵巢切除后或盆腔放疗者。绝经后的萎缩性阴道炎又称老年性阴道炎。

(一)护理评估

1.健康史

(1)病因评估:①妇女绝经后;②手术切除卵巢;③产后闭经;④药物假绝经治疗;⑤盆腔放疗后等。由于雌激素水平降低,阴道上皮萎缩变薄,上皮细胞内糖原减少,阴道内 pH 增高,阴道自净作用减弱,局部抵抗力降低,致病菌入侵后易繁殖引起炎症。

（2）病史评估：了解有无糖尿病及长期使用抗生素、雌激素、类固醇皮质激素病史；了解个人卫生习惯及有无不洁性生活史；了解有无进行盆腔放疗等。

2.身心状况

（1）症状：白带增多，多为黄水状，严重感染时可呈脓性，有臭味。黏膜有浅表溃疡时，分泌物可为血性，有的患者可有点滴出血，可伴有外阴瘙痒、灼热、尿频、尿痛、尿失禁等症状。

（2）体征：妇科检查可见阴道皱襞消失，上皮菲薄，黏膜出血，表面可有小出血点或片状出血点；严重时可形成浅表溃疡，阴道弹性消失、狭窄，慢性炎症、溃疡还可引起阴道粘连，导致阴道闭锁。

（3）心理-社会状况：老年人常因思想比较保守，不愿就医而出现无助感。其他患者常因知识缺乏而病急乱投医，因此，应注意评估影响患者不愿就医的因素及家庭支持系统。

3.辅助检查

取分泌物检查，悬滴法排除滴虫性阴道炎和外阴阴道假丝酵母菌病；有血性分泌物时，常需做宫颈刮片或分段诊刮排除宫颈癌和子宫内膜癌。

（二）护理诊断及合作性问题

（1）舒适改变：与外阴瘙痒、疼痛、分泌物增多有关。

（2）知识缺乏：与缺乏绝经后妇女预防保健知识有关。

（3）有感染的危险：与局部分泌物增多、破溃有关。

（三）护理目标

（1）患者分泌物减少，性状转为正常，舒适感增加。

（2）患者正确复述预防及治疗此疾病的相关知识，做到积极配合并坚持治疗。

（3）患者无感染发生或感染被及时发现和控制，体温、血常规正常。

（四）护理措施

1.一般护理

嘱患者保持外阴清洁，勤换内裤。穿棉织内裤，减少刺激等。

2.心理护理

使患者了解老年性阴道炎的病因和治疗方法，减轻其焦虑；对卵巢切除、放疗者给予心理安慰与相关医学知识解释，增强其治疗疾病的信心；解释雌激素替代疗法可缓解症状，帮助其建立治愈疾病的信心。

3.病情观察

观察白带性状、量、气味，有无外阴瘙痒、灼热及膀胱刺激症状等。

4.治疗护理

（1）治疗原则：增强阴道黏膜的抵抗力，抑制细菌生长繁殖。

（2）治疗配合：①增加阴道酸度，用 0.5％醋酸或 1％乳酸溶液冲洗阴道，每天 1 次。阴道冲洗后，将甲硝唑 200 mg 或氧氟沙星 200 mg，放入阴道深部，每天 1 次，7～10 天为 1 个疗程。②增加阴道抵抗力，针对病因给予雌激素制剂，可局部用药，也可全身用药。将己烯雌酚 0.125～0.25 mg，每晚放入阴道深部，4 天为 1 个疗程。③全身用药，可口服尼尔雌醇，首次 4 mg，以后每 2～4 周 1 次，每晚 2 mg，维持 2～3 个月。

（五）健康指导

（1）对围绝经期、老年妇女进行健康教育，使其掌握预防老年性阴道炎的措施及技巧。

（2）指导患者及其家属阴道灌洗、上药的方法和注意事项。用药前洗净双手及会阴,减少感染的机会。自己用药有困难者,指导其家属协助用药或由医务人员帮助使用。

（3）告知使用雌激素治疗可出现的症状,嘱乳癌或子宫内膜癌患者慎用雌激素制剂。

（六）护理评价

（1）患者分泌物减少,性状转为正常,舒适感增加。

（2）患者正确复述预防及治疗此疾病的相关知识,做到积极配合并坚持治疗。

（解晓玉）

第二节 子宫颈炎

子宫颈炎是指子宫颈发生的急性/慢性炎症。子宫颈炎是妇科常见疾病之一,包括宫颈阴道部炎症及宫颈管黏膜炎症。临床上分为急性子宫颈炎和慢性子宫颈炎。临床多见的子宫颈炎是急性子宫颈管黏膜炎,若急性子宫颈炎未经及时诊治或病原体持续存在,可导致慢性子宫颈炎症。

由于宫颈管黏膜上皮为单层柱状上皮,抗感染能力较差,当遇到多种病原体侵袭、物理化学因素刺激、机械性子宫颈损伤、子宫颈异物等,引起子宫颈局部充血、水肿,上皮变性、坏死,黏膜、黏膜下组织、腺体周围大量中性粒细胞浸润,或子宫颈间质内有大量淋巴细胞、浆细胞等慢性炎细胞浸润,可伴有子宫颈腺上皮及间质增生和鳞状上皮化生。因子宫颈阴道部鳞状上皮与阴道鳞状上皮相延续,亦可由阴道炎症引起宫颈阴道部炎症。

病原体种类:①性传播疾病的病原体主要是淋病奈瑟菌及沙眼衣原体。②内源性病原体,与细菌性阴道病病原体、生殖道支原体感染有关。

一、护理评估

（一）健康史

1.一般资料

年龄、月经史、婚育史,是否处在妊娠期。

2.既往疾病史

详细了解有无阴道炎、性传播疾病及子宫颈炎症的病史,包括发病时间、病程经过、治疗方法及效果。

3.既往手术史

详细询问分娩手术史,了解阴道分娩时有无宫颈裂伤;是否做过妇科阴道手术操作及有无宫颈损伤、感染史。

4.个人生活史

了解个人卫生习惯,分析可能的感染途径。

（二）生理状况

1.症状

（1）急性子宫颈炎:阴道分泌物增多,呈黏液脓性,阴道分泌物的刺激可引起外阴瘙痒及灼热感;可出现月经间期出血、性交后出血等症状;常伴有尿道症状,如尿急、尿频、尿痛。

(2)慢性子宫颈炎:患者多无症状,少数患者可有阴道分泌物增多,呈淡黄色或脓性,偶有接触性出血、月经间期出血,偶有分泌物刺激引起外阴瘙痒或不适。

2.体征

(1)急性子宫颈炎:检查见脓性或黏液性分泌物从子宫颈管流出;用棉拭子擦拭子宫颈管时,容易诱发子宫颈管内出血。

(2)慢性子宫颈炎:检查可见宫颈呈糜烂样改变,或有黄色分泌物覆盖子宫颈口或从宫颈管流出,也可见子宫颈息肉或子宫颈肥大。

3.辅助检查

(1)实验室检查:分泌物涂片做革兰氏染色,中性粒细胞＞30/高倍视野;阴道分泌物湿片检查白细胞＞10/高倍视野;做淋菌奈瑟菌及沙眼衣原体检测,以明确病原体。

(2)宫腔镜检查:镜下可见血管充血,宫颈黏膜及黏膜下组织、腺体周围大量中性粒细胞浸润,腺腔内可见脓性分泌物。

(3)宫颈细胞学检查:宫颈刮片、宫颈管吸片,与宫颈上皮瘤样病变或早期宫颈癌相鉴别。

(4)阴道镜及活组织检查:必要时进行,以明确诊断。

(三)高危因素

(1)性传播疾病,年龄＜25岁,多位性伴侣或新性伴侣且为无保护性交。

(2)细菌性阴道病。

(3)分娩、流产或手术致子宫颈损伤。

(4)卫生不良或雌激素缺乏,局部抗感染能力差。

(四)心理-社会因素

1.对健康问题的感受

是否存在因无明显症状,而不重视或延误治疗。

2.对疾病的反应

是否因病变在宫颈,又涉及生殖器官与性,而不愿及时就诊;或因阴道分泌物增多引起不适;或治疗效果不明显而烦躁不安;或遇有白带带血或接触性出血时,担心疾病的严重程度,疑有癌变而恐惧、焦虑。

3.家庭、社会及经济状况

家人对患者是否关心;家庭经济状况及是否有医疗保险。

二、护理诊断

(一)皮肤完整性受损

其与宫颈上皮糜烂及炎性刺激有关。

(二)舒适的改变

其与白带增多有关。

(三)焦虑

其与害怕宫颈癌有关。

三、护理措施

(一)症状护理

1.阴道分泌物增多

观察阴道分泌物颜色、性状、气味及量,选择合适的药液进行阴道冲洗。在不清楚种类时,不可滥用冲洗液,指导患者勤换会阴垫及内裤,保持外阴清洁干燥。

2.外阴瘙痒与灼痛

嘱患者尽量避免搔抓,防止外阴部皮肤破损,减少活动,避免摩擦外阴。

(二)用药护理

药物治疗主要用于急性子宫颈炎。

1.遵医嘱用药

(1)经验性抗生素治疗:在未获得病原体检测结果前,采用针对衣原体的经验性抗生素治疗,阿奇霉素 1 g,单次顿服,或多西环素 100 mg,每天 2 次,连服 7 天。

(2)针对病原体的抗生素治疗:临床上除选用抗淋病奈瑟菌的药物外,同时应用抗衣原体感染的药物。对于单纯急性淋病奈瑟菌性子宫颈炎,常用药物有头孢菌素,如头孢曲松钠 250 mg,单次肌内注射,或头孢克肟 400 mg,单次口服等;对沙眼衣原体所致子宫颈炎,治疗药物有四环素类,如多西环素 100 mg,每天 2 次,连服 7 天。

2.用药观察

注意观察药物的不良反应,若出现不良反应,立即停药并通知医师。

3.用药注意事项

注意药物的半衰期及有效作用时间;注意药物的配伍禁忌;抗生素应现配现用。

4.用药指导

若病原体为沙眼衣原体及淋病奈瑟菌,应对性伴侣进行相应的检查和治疗。

(三)物理治疗及手术治疗的护理

1.宫颈糜烂样改变

若为无症状的生理性柱状上皮异位,无须处理;对伴有分泌物增多、乳头状增生或接触性出血,可给予局部物理治疗,包括激光、冷冻、微波等,也可以给予中药作为物理治疗前后的辅助治疗。

2.慢性子宫颈黏膜炎

针对病因给予治疗,若病原体不清可试用物理治疗,方法同上。

3.子宫颈息肉

配合医师行息肉摘除术。

4.子宫颈肥大

一般无须治疗。

(四)心理护理

(1)加强疾病知识宣传,引导患者正确认识疾病,以及时就诊,接受规范治疗。

(2)向患者解释疾病与健康的问题,鼓励患者表达自己的想法。对病程长、迁延不愈的患者,给予关心和耐心解说,告知疾病的过程及防治措施;对病理检查发现宫颈上皮有异常增生的病例,告知通过密切监测,坚持治疗,可阻断癌变途径,以缓解焦虑心理,增加治疗的信心。

（3）与家属沟通，让其多关心患者，支持患者，坚持治疗，促进康复。

四、健康指导

（一）讲解疾病知识

向患者讲解子宫颈炎的疾病知识，告知及时就诊和规范治疗的重要性。

（二）个人卫生指导

嘱患者保持外阴清洁，每天清洗外阴 2 次，养成良好的卫生习惯，尤其是经期、孕产期及产褥期卫生，避免感染发生。

（三）随访指导

告知患者，物理治疗后有分泌物增多，甚至有多量水样排液，在术后 1～2 周脱痂时可有少量出血，是创面愈合的过程，不必应诊；如出血量多于月经量则需到医院就诊处理；在物理治疗后 2 个月内禁止性生活、盆浴和阴道冲洗；治疗后经过 2 个月经周期，于月经干净后 3～7 天来院复查，评价治疗效果，效果欠佳者可进行第二次治疗。

（四）体检指导

坚持每 1～2 年做 1 次体检，以及早发现异常，以及早治疗。

五、注意事项

（1）治疗前，应常规做宫颈刮片行细胞学检查。

（2）在急性生殖器炎症期不做物理治疗。

（3）治疗时间应选在月经干净后 3～7 天内进行。

（4）物理治疗后可出现阴道分泌物增多，甚至有大量水样排液，在术后 1～2 周脱痂时可有少许出血。

（5）应告知患者，创面完全愈合时间为 4～8 周，期间禁盆浴、性交和阴道冲洗。

（6）物理治疗有引起术后出血、宫颈管狭窄、感染的可能，应定期复查，观察创面愈合情况直到痊愈，同时检查有无宫颈管狭窄。

（解晓玉）

第三节　盆腔炎性疾病

盆腔炎性疾病（PID）是指女性上生殖道的一组炎性疾病，主要包括子宫内膜炎、输卵管炎、输卵管卵巢脓肿、盆腔腹膜炎。最常见的是输卵管炎及输卵管卵巢脓肿。

女性生殖系统具有比较完善的自然防御功能，当自然防御功能遭到破坏，或机体免疫力降低、内分泌发生变化或外源性病原体入侵而导致子宫内膜、输卵管、卵巢、盆腔腹膜、盆腔结缔组织发生炎症。感染严重时，可累及周围器官和组织，当病原体毒性强、数量多、患者抵抗力低时，常发生败血症及脓毒血症，若未得到及时治疗可能发生盆腔炎性疾病后遗症。

一、护理评估

(一)健康史

(1)了解既往疾病史、用药史、月经史及药物过敏史。

(2)了解流产、分娩的时间、经过及处理。

(3)了解本次患病的起病时间、症状、疼痛性质、部位、有无全身症状。

(二)生理状况

1.症状

(1)轻者无症状或症状轻微不易被发现,常表现为持续性下腹痛,活动或性交后加重;发热、阴道分泌物增多等。

(2)重者可表现为寒战、高热、头痛、食欲减退;月经期发病者可表现为经量增多、经期延长;腹膜炎者出现消化道症状,如恶心、呕吐、腹胀等;若脓肿形成,可有下腹包块及局部刺激症状。

2.体征

(1)急性面容、体温升高、心率加快。

(2)下腹部压痛、反跳痛及肌紧张。

(3)检查见阴道充血;大量脓性臭味分泌物从宫颈口外流;穹隆有明显触痛;宫颈充血、水肿、举痛明显;子宫体增大有压痛且活动受限;一侧或双侧附件增厚,有包块,压痛。

3.辅助检查

(1)实验室检查:宫颈黏液脓性分泌物,或阴道分泌物0.9%氯化钠溶液湿片中见到大量白细胞;红细胞沉降率升高;血C反应蛋白升高;宫颈分泌物培养或革兰氏染色涂片淋病奈瑟菌阳性或沙眼衣原体阳性。

(2)阴道超声检查:显示输卵管增粗,输卵管积液,伴或不伴有盆腔积液、输卵管卵巢肿块。

(3)腹腔镜检查:输卵管表面明显充血;输卵管壁水肿;输卵管伞端或浆膜面有脓性渗透物。

(4)子宫内膜活组织检查证实子宫内膜炎。

(三)高危因素

1.年龄

盆腔炎性疾病高发年龄为15~25岁。

2.性活动及性卫生

初次性交年龄小、有多个性伴侣、性交过频及性伴侣有性传播疾病;有使用不洁的月经垫、经期性交等。

3.下生殖道感染

性传播疾病,如淋病奈瑟菌性宫颈炎、衣原体性宫颈炎及细菌性阴道病。

4.子宫腔内手术操作后感染

刮宫术、输卵管通液术、子宫输卵管造影术、宫腔镜检查、人工流产、放置宫内节育器等手术时,消毒不严格或术前适应证选择不当,导致感染。

5.邻近器官炎症直接蔓延

如阑尾炎、腹膜炎等蔓延至盆腔。

6.复发

盆腔炎性疾病再次发作。

(四)心理-社会因素

1.对健康问题的感受

是否存在因无明显症状或症状轻,而不重视致延误治疗。

2.对疾病的反应

是否由于慢性疾病过程长,患者思想压力大而产生焦虑、烦躁情绪;若病情严重,则担心预后,患者往往有恐惧、无助感。

3.家庭、社会及经济状况

是否存在因炎症反复发作,严重影响妇女生殖健康甚至导致不孕,且增加家庭与社会经济负担。

二、护理诊断

(一)疼痛

其与感染症状有关。

(二)体温过高

其与盆腔急性炎症有关。

(三)睡眠形态紊乱

其与疼痛或心理障碍有关。

(四)焦虑

其与病程长治疗效果不明显或不孕有关。

(五)知识缺乏

其与缺乏经期卫生知识有关。

三、护理措施

(一)症状护理

1.密切观察

分泌物增多,观察阴道分泌物颜色、性状、气味及量,选择合适的药液进行阴道冲洗。在不清楚阴道炎的种类时,不可滥用冲洗液,指导患者勤换会阴垫及内裤,保持外阴清洁干燥。

2.支持疗法

卧床休息,取半卧位,有利于脓液积聚于直肠子宫陷凹,使炎症局限;给高热量、高蛋白、高维生素饮食或半流质饮食,以及时补充丢失的液体;对出现高热的患者,采取物理降温,出汗时及时更衣,保持身体清洁舒服;若患者腹胀严重,应行胃肠减压。

3.症状观察

密切监测生命体征,测体温、脉搏、呼吸、血压,每4小时1次;物理降温后30分钟测体温,以观察降温效果。若患者突然出现腹痛加剧、寒战、高热、恶心、呕吐、腹胀,应立即报告医师,同时做好剖腹探查的准备。

(二)用药护理

1.门诊治疗

指导患者遵医嘱用药,了解用药方案并告知注意事项。常用方案:头孢西丁钠2 g,单次肌内注射,同时口服丙磺舒1 g,然后改为多西环素100 mg,每天2次,连服14天,可同时加服甲硝唑

400 mg,每天 2~3 次,连服 14 天;或选用其他第三代头孢菌素与多西环素、甲硝唑合用。

2.住院治疗

严格遵医嘱用药,了解用药方案并密切观察用药反应。

(1)头霉素类或头孢菌素类药物:头孢西丁钠 2 g,静脉滴注,每 6 小时 1 次。头孢替坦二钠 2 g,静脉滴注,每 12 小时 1 次。加多西环素 100 mg,每 12 小时 1 次,静脉输注或口服。对不能耐受多西环素者,可用阿奇霉素替代,每次 500 mg,每天 1 次,连用 3 天。对输卵管卵巢脓肿患者,可加用克林霉素或甲硝唑。

(2)克林霉素与氨基糖苷类药物联合方案:克林霉素 900 mg,每 8 小时 1 次,静脉滴注;庆大霉素先给予负荷量(2 mg/kg),然后予维持量(1.5 mg/kg),每 8 小时 1 次,静脉滴注;临床症状、体征改善后继续静脉应用 24~48 小时,克林霉素改口服,每次 450 mg,1 天4 次,连用 14 天;或多西环素 100 mg,每 12 小时1 次,连续用药 14 天。

3.观察药物疗效

若用药后 48~72 小时,体温持续不降,患者症状加重,应及时报告医师处理。

4.中药治疗

主要为活血化瘀、清热解毒药物。可遵医嘱指导服中药或用中药外敷腹部,若需进行中药保留灌肠,按保留灌肠操作规程完成。

(三)手术护理

1.药物治疗无效

经药物治疗 48~72 小时,体温持续不降,患者中毒症状加重或包块增大者。

2.脓肿持续存在

经药物治疗病情好转,继续控制炎症数天(2~3 周),包块仍未消失但已局限化。

3.脓肿破裂

突然腹痛加剧、寒战、高热、恶心、呕吐、腹胀,检查腹部拒按或有中毒性休克表现。

(四)心理护理

(1)关心患者,倾听患者诉说,鼓励患者表达内心感受,通过与患者进行交流,建立良好的护患关系,尽可能满足患者的合理需求。

(2)加强疾病知识宣传,解除患者思想顾虑,增加其对治疗的信心。

(3)与家属沟通,指导家属关心患者,与患者及家属共同探讨适合个人的治疗方案,取得家人的理解和帮助,减轻患者心理压力。

四、健康指导

(一)讲解疾病知识

向患者讲解盆腔炎性疾病的疾病知识,告知及时就诊和规范治疗的重要性。

(二)个人卫生指导

保持会阴清洁做好经期、孕期及产褥期的卫生宣传。

(三)性生活指导及性伴侣治疗

注意性生活卫生,月经期禁止性交。

(四)饮食生活指导

给予高热量、高蛋白、高维生素饮食,增加营养,积极锻炼身体,注意劳逸结合,不断提高机体抵抗力。

(五)随访指导

对于抗生素治疗的患者,应在72小时内随诊,明确有无体温下降、反跳痛减轻等临床症状改善。若无改善,需做进一步检查。对沙眼衣原体及淋病奈瑟菌感染者,可在治疗后4~6周复查病原体。

五、注意事项

(一)倾听患者主诉

应仔细倾听患者主诉,全面了解患者疾病史,认真阅读治疗方案,制订相应的护理计划,配合完成相应治疗和处理。

(二)预防宣传

(1)注意性生活卫生,减少性传播疾病。

(2)及时治疗下生殖道感染。

(3)进行公共卫生教育,提高公民对生殖道感染的认识,明白预防感染的重要性。

(4)严格掌握妇科手术指征,做好术前准备,严格无菌操作,预防感染。

(5)及时治疗盆腔炎性疾病,防止后遗症发生。

(解晓玉)

第四节　子宫内膜异位症

子宫内膜异位症是指具有生长功能的子宫内膜生长在子宫腔内壁以外引起的症状和体征。异位的子宫内膜绝大多数局限在盆腔内的生殖器官和邻近器官的腹膜面,故临床上称为盆腔子宫内膜异位症。当子宫内膜生长在子宫肌层内称子宫腺肌病,部分患者两者可合并存在。

子宫内膜异位症的发病率近年来明显增高,是目前常见的妇科病之一。多见于30~40岁的妇女。本病为良性病变,但有远距离转移和种植能力。初潮前无发病者,绝经后异位的子宫内膜组织可逐渐萎缩吸收,妊娠或使用性激素抑制卵巢功能可暂时阻止本病的发展,因此,子宫内膜的发病与卵巢的周期性变化有关。也发生周期性出血,引起周围组织纤维化、粘连,病变局部形成紫蓝色硬结或包块。卵巢的子宫内膜异位症最为常见,卵巢内的异位内膜因反复出血而形成多个囊肿,但以单个多见,故又称为卵巢子宫内膜异位囊肿。囊肿内含暗褐色黏稠的陈旧血,状似巧克力液体,故又称为卵巢巧克力囊肿。

一、护理评估

(一)病史

1.月经史

初潮年龄,月经周期、经期、经量是否正常,有无痛经或其他伴随症状。痛经的性质,是否为进行性加重。

2.婚育史

结婚年龄,婚次,夫妻性生活情况,有无经期性交,生育情况,足月产、早产、流产次数,现有子女数等。

3.既往病史

有无先天性生殖道畸形、子宫手术或经期盆腔检查等情况。

(二)身心状态

1.身体状态

(1)痛经:痛经是子宫内膜异位症的典型症状,其特点为继发性和进行性加重。疼痛多位于下腹部和腰骶部,可放射至阴道、会阴、肛门或大腿,常于月经来潮前1~2天开始,经期第一天最为剧烈,以后逐渐减轻,至月经干净时消失。

(2)月经失调:部分患者有经量增多和经期延长,少数出现经前期点滴出血。月经失调可能与卵巢无排卵、黄体功能不足等有关。

(3)性交痛:由于异位的内膜出现在子宫直肠陷凹或病变导致子宫后倾固定,性交时子宫颈受到碰撞及子宫收缩和向上提升,可引起疼痛。

(4)不孕:占40%左右,其不孕的原因可能与盆腔内器官和组织广泛粘连和输卵管的蠕动减弱,影响卵子的排出、摄取和受精卵的运行有关。

2.心理状态

由于疼痛、不孕造成患者顾虑重重,心理压力大,需要手术的患者会有紧张、恐惧等心理问题。

(三)诊断性检查

1.妇科检查

典型者子宫后倾固定,盆腔检查可扪及盆腔内有触痛性结节或子宫旁有不活动的囊性包块。

2.辅助检查

(1)B超检查:可确定卵巢子宫内膜异位囊肿的位置、大小和形状。

(2)腹腔镜检查:可发现盆腔内器官或子宫直肠陷凹、子宫骶骨韧带等处有紫蓝色结节。

二、护理诊断

(一)焦虑

其与不孕和需要手术有关。

(二)知识缺乏

其与缺乏自我照顾及与手术相关的知识有关。

(三)舒适改变

其与痛经及手术后伤口有关。

三、护理目标

(1)患者能正确认识疾病的性质及发生原因,解除紧张、恐惧的心理,坚定治疗信心。

(2)患者自觉疼痛症状缓解。

四、护理措施

(1)心理护理:许多年轻患者因顽固的痛经、不孕等情况而焦虑。护理人员应多关心和理解患者,说明该病只要坚持用药或采取必要的手术便可改善症状,鼓励患者树立信心,积极配合治疗,对尚未生育的患者应给予指导和帮助,促使其尽早受孕。

(2)做好卫生宣传教育工作,防止经血逆流,如有先天性生殖道畸形或后天性炎性阴道狭窄、宫颈粘连等应及时手术。凡进入宫腔内的经腹手术,应保护腹壁切口和子宫切口,防止子宫内膜种植到腹壁切口或子宫切口。经期应避免盆腔检查和性交。

(3)使用激素治疗患者,应介绍服药的注意事项及用后可能出现的反应(恶心、食欲缺乏、闭经、乏力或体重增加等),使其解除思想顾虑,提高治疗效果。

(4)用药期间注意有无卵巢子宫内膜异位囊肿破裂的征象,如出现急性腹痛应及时通知医师,并做好剖腹探查的各项准备。

(5)对需要手术者应按腹部手术做好术前准备和术后护理。

(6)出院健康教育,加强患者对病程及治疗的认识,指导伤口处理和康复教育,术后6周避免盆浴和性生活,6周后来院复查。

五、评价

(1)患者无焦虑的表现并对治疗充满信心。

(2)患者能按时服药并了解药物的反应。

(3)自觉症状缓解和消失。

(解晓玉)

第五节 子宫腺肌病

子宫腺肌病是指当子宫内膜腺体和间质侵入子宫肌层时,形成弥漫或局限性的病变,是妇科常见病。多发生于30~50岁的经产妇;约15%的患者同时合并子宫内膜异位症;约50%的患者合并子宫肌瘤;临床病理切片检查,发现10%~47%子宫肌层中有子宫内膜组织,但35%的患者无临床症状。

多次妊娠及分娩、人工流产、慢性子宫内膜炎等造成子宫内膜基底层损伤,子宫内膜自基底层侵入子宫肌层内生长,可能是主要原因。此外,由于内膜基底层缺乏黏膜下层的保护,在解剖机构上子宫内膜易于侵入肌层。腺肌病常合并子宫肌瘤和子宫内膜增生,提示高水平雌孕激素刺激,也可能是促进内膜向肌层生长的原因之一。

应视患者症状、年龄、生育要求而定。药物治疗,适用于症状较轻,有生育要求和接近绝经期的患者;年轻或希望生育的子宫腺肌瘤患者,可试行病灶挖除术;症状严重、无生育要求或药物治疗无效者,应行全子宫切除术。

一、护理评估

(一)健康史

了解患者年龄、婚姻、月经史、婚育史、生育史、出现典型症状的情况及对患者身心的影响,了解患者既往患病史。子宫腺肌病多发生于生育年龄的经产妇,常合并内异症和子宫肌瘤,有多次妊娠及分娩或过度刮宫史。生殖道阻塞,如单角子宫、宫颈阴道不通畅患者等常同时合并腺肌病。

(二)生理状况

1.症状

询问患者是否有经量过多、经期延长和逐渐加重的进行性痛经。

2.体征

妇科检查时子宫均匀性增大或局限性隆起、质硬且有压痛。

3.辅助检查

阴道 B 超提示子宫增大,肌层中不规则回声增强;盆腔 MRI 可协助诊断;宫腔镜下取子宫肌肉活检,可确诊。

(三)高危因素

1.年龄

40 岁以上的经产妇。

2.子宫损伤

多次妊娠、人工流产、慢性子宫内膜炎等造成子宫内膜基底层损伤。

3.先天不足

生殖道阻塞,如单角子宫、宫颈阴道不通、有子宫无阴道的先天畸形等。

4.卵巢功能失调

高水平雌孕激素刺激者,如子宫肌瘤、子宫内膜增生患者。

(四)心理-社会因素

了解患者对疾病的认知,是否存在焦虑、恐惧等表现;了解患者家庭关系,是否因不孕或继发不孕影响夫妻、家庭关系;了解患者的经济水平等。

二、护理诊断

(一)焦虑

其与月经改变和痛经有关。

(二)知识缺乏

其与缺乏自我照顾及与手术相关的知识有关。

(三)舒适改变

其与痛经有关。

三、护理目标

(1)患者能正确认识疾病的性质及发生原因,解除紧张、恐惧的心理,坚定治疗信心。

(2)患者自觉疼痛症状缓解。

四、护理措施

(一)症状护理

1.月经改变

经量增多者,指导患者使用透气棉质卫生巾,保留卫生巾称重,以评估月经量;经期延长者,早晚用温开水清洗外阴各 1 次,以防逆行感染。若合并贫血,需指导患者遵医嘱服用药物,观察贫血的改善情况。

2.痛经

询问患者疼痛部位、性质、疼痛开始时间及持续时间。疼痛轻者,指导患者腹部热敷、卧床休息;疼痛重者,遵医嘱给予前列腺素合成酶抑制剂。

(二)用药护理

1.口服避孕药

其适用于轻度内异症患者,常用低剂量高效孕激素和炔雌醇复合制剂,用法为每天 1 片,连续用 6～9 个月,护士需观察药物疗效,观察有无恶心、呕吐等不良反应。

2.促性腺激素释放激素激动剂

常用药物:亮丙瑞林 3.75 mg,月经第 1 天皮下注射后,每隔28 天注射 1 次,共 3～6 次。需观察有无潮热、阴道干燥、性欲减退和骨质丢失等不良反应,停药后可消失。连续用药 3 个月以上者,需添加小剂量雌激素和孕激素,以防止骨质丢失。

3.左炔诺孕酮宫内节育器(LNG-ZUS)

治疗初期部分患者会出现淋漓出血、下移甚至脱落等,需加强随访。

(三)手术护理

1.保守手术

如小病灶挖除术或子宫肌壁楔形切除术,可明显减轻症状并增加妊娠概率。指导其术后 6 个月受孕。

2.子宫切除术

年轻或未绝经的患者可保留卵巢;绝经后或合并严重子宫内膜异位症者,可行双卵巢切除术。

(四)心理护理

(1)痛经、月经改变及贫血者影响生活质量,患者焦虑烦躁,向患者说明月经时轻度疼痛不适是生理反应,给予舒缓的音乐、舒适的环境,保证足够的休息和睡眠,患者及家属、护士共同制订规律而适度的锻炼计划,家属督促患者适度锻炼,可缓解患者的心理压力。

(2)手术患者担心预后和性生活,说明子宫切除术后症状可基本消失,生活质量会得到改善。此外,子宫是月经来潮和孕育胎儿的器官,切除子宫不会男性化,增加对治疗的信心。

(五)健康指导

(1)指导患者随访:手术患者出院后 3 个月到门诊复查,了解术后康复情况。

(2)保守手术和子宫切除患者,术后休息 1～3 个月,3 个月之内避免性生活及阴道冲洗,避免提举重物,防止正在愈合的腹部肌肉用力,并应逐渐加强腹部肌肉的力量。未经医护人员许可避免从事可增加盆腔充血的活动,如跳舞、久站等。

(3)有生殖道阻塞疾病时,嘱患者积极治疗,实施整形手术。

(4)对实施保守手术治疗的患者,指导其术后 6 个月受孕。

(5)注意高危因素与妇科疾病的相关性,定期做好妇科病普查。

五、评估

(1)医务人员避免过度刮宫,减少内膜碎片进入肌层的机会。

（2）药物治疗过程中如出现严重的绝经期症状,可酌情反向添加治疗提高雌激素水平,降低相关血管症状和骨质疏松的发生,也可提高患者的顺应性。

（解晓玉）

第六节 子宫脱垂

子宫脱垂是指子宫从正常位置沿阴道下降,子宫颈外口达到坐骨棘水平以下,甚至子宫部分或全部脱出阴道口外,常伴有阴道前后壁膨出。

一、护理评估

（一）健康史

1.病因与发病机制

（1）分娩损伤:分娩损伤是最主要的原因。在分娩过程中,产妇过早屏气,第二产程延长或经阴道手术助产,盆底肌肉、筋膜及子宫韧带过度伸展,甚至撕裂,分娩后未及时修补或修补不佳。产褥期产妇过早体力劳动,过高的腹压会压迫子宫向下移位发生脱垂。

（2）长期腹压增加:如长期慢性咳嗽、习惯性便秘、久站、久蹲等使腹内压增高,迫使子宫向下移位,导致脱出,产褥期腹压增加更容易导致子宫脱垂。

（3）盆底组织发育不良或退行性变:子宫脱垂偶见于未产妇女,主要为先天性盆底组织发育不良所致。老年妇女盆底组织萎缩退化或支持组织削弱,也可发生子宫脱垂。

2.病史评估

了解患者分娩史,评估其有无第二产程延长、阴道助产等难产史,产后恢复情况;了解患者有无慢性病病史,如长期慢性咳嗽等;是否存在先天性盆底组织发育不良。

（二）身心状况

1.症状

子宫脱垂轻度时（Ⅰ度）可无自觉症状,加重后（Ⅱ、Ⅲ度）出现以下症状。

（1）下坠感及腰背酸痛:常在久站、走路与重体力劳动时加重,卧床休息后症状减轻。

（2）肿物自阴道脱出:走路、蹲或排便等腹压增加时,阴道口有一肿物脱出。轻者平卧休息后可自行恢复,重者不能自行恢复,需用手还纳,甚至用手也难以还纳,行走不便。

（3）阴道分泌物增多:脱出的子宫及阴道壁由于反复摩擦而发生感染,有脓血性分泌物渗出。

（4）大小便异常:由于膀胱、尿道膨出,患者常伴有尿频、尿急甚至尿潴留或压力性尿失禁。直肠膨出的患者可伴有便秘和排便困难等。

2.体征

患者取膀胱截石位,根据患者向下用力屏气时子宫下降的程度,将子宫脱垂分为三度。

（1）Ⅰ度:轻型为子宫颈外口距处女膜处小于 4 cm,但未达处女膜缘;重型为宫颈外口已达处女膜缘,检查时在阴道口可见子宫颈。

（2）Ⅱ度:轻型为宫颈已脱出阴道口,但宫体仍在阴道内;重型为宫颈或部分宫体脱出阴道口外。

（3）Ⅲ度：子宫颈及宫体全部脱出至阴道口外。脱出的子宫及阴道壁由于长期暴露摩擦，导致宫颈及阴道壁可见溃疡，有少量阴道出血或脓性分泌物。

3.心理-社会状况

由于长期的子宫脱垂使患者行动不便，不能从事体力劳动，使工作和生活受到影响，患者感到烦恼、痛苦；严重会影响性生活，患者常出现烦躁、焦虑、情绪低落等。

二、辅助检查

注意检查血常规，注意张力性尿失禁及妇科检查情况。

三、护理诊断及合作性问题

（1）焦虑：与长期的子宫脱出影响日常生活和工作有关。

（2）舒适的改变：与子宫脱出影响行动有关。

（3）组织完整性受损：与外露子宫、阴道前后壁长期摩擦有关。

四、护理目标

（1）患者情绪稳定，能配合治疗、护理活动。

（2）患者病情缓解，舒适感增加。

（3）患者组织完整，无受损。

五、护理措施

（一）一般护理

（1）指导患者保持外阴干燥、清洁，每天用流水冲洗外阴，禁止使用刺激性强的药液。有溃疡者每天用0.02％高锰酸钾液坐浴1～2次，每次20～30分钟，勤换内衣裤。

（2）有肿块脱出者及早就医，以及时回纳脱出物并教会患者正确的回纳手法，病情重不能回纳者，应卧床休息，减少下地活动次数和时间。

（3）教给患者做盆底肌肉锻炼，如做提肛运动；指导患者避免增加腹压的因素，如咳嗽、久站及久蹲等；保持大便通畅，每天进食蔬菜应保持500 g。

（4）每天为患者提供酸性果汁，可保持尿液呈酸性，不利于细菌生长；指导患者练习卧床排尿；若有肿块脱出影响排尿，指导患者排尿前先将脱出物还纳；尿潴留留置尿管者，应间歇放尿以训练膀胱功能。排尿功能恢复正常后，鼓励患者每天饮水2 000 mL以上。

（5）嘱患者加强营养，进食高蛋白、高维生素食物，增强体质。

（二）心理护理

帮助患者树立战胜疾病的信心，耐心讲解子宫脱垂的知识和预后，鼓励病友间交流沟通，促进积极因素。

（三）病情监护

观察患者有无外阴异物感，子宫脱垂的程度；注意阴道分泌物的颜色、气味、性状。

（四）治疗护理

1.治疗原则

治疗以安全、简单、有效为原则。

(1)非手术治疗:用于Ⅰ度轻型子宫脱垂,年老不能耐受手术或需要生育者。①支持疗法:注意休息,增加营养,保持大便通畅,避免重体力劳动,治疗增加腹压的疾病,加强盆底肌的锻炼。②子宫托:子宫托是一种支持子宫和阴道壁使其维持在阴道内不脱出的工具,适用于各度子宫脱垂及阴道前后壁膨出的患者。重度子宫脱垂伴盆底肌明显萎缩及宫颈或阴道壁有炎症或有溃疡者均不宜使用,经期和妊娠期停用。

(2)手术治疗:适用于非手术治疗无效或Ⅱ度、Ⅲ度子宫脱垂者。手术方式主要包括:阴道前后壁修补术;阴道前后壁修补加主韧带缩短及宫颈部分切除术,也叫曼彻斯特(Manchester)手术;经阴道子宫全切除及阴道前后壁修补术;阴道纵隔成形术等。

2.治疗配合及特殊专科护理

(1)支持治疗的护理:教会患者做盆底肌肉锻炼增强盆底肌肉张力。做缩肛运动,用力收缩3～10秒,放松5～10秒,每次连续5～10分钟,每天3～4次,持续3个月。

(2)教会患者使用子宫托(图10-2)。①放托:患者排空直肠、膀胱,洗净双手,取半卧位或蹲位,双腿分开,一手持子宫托盘呈倾斜位进入阴道内,将托柄向内、向上旋转,直至托盘达子宫颈,向下屏气,使托盘吸附于宫颈,托柄弯曲度朝前,对正耻骨弓后面。②取托:手指捏住托柄轻轻摇晃,待负压消失后向后外方牵拉取出。③注意事项:放置子宫托之前阴道应有一定水平的雌激素作用,绝经后的妇女可用阴道雌激素霜剂,4～6周后再使用子宫托;经期和妊娠期停用;选择大小合适的子宫托,以放置后不脱出又无不适为宜;每晚取出洗净,次晨放入,切忌久置不取,以免过久压迫导致生殖道糜烂、溃疡甚至瘘;放托后,分别于第1、3、6个月时到医院检查1次,以后每3～6个月到医院复查。

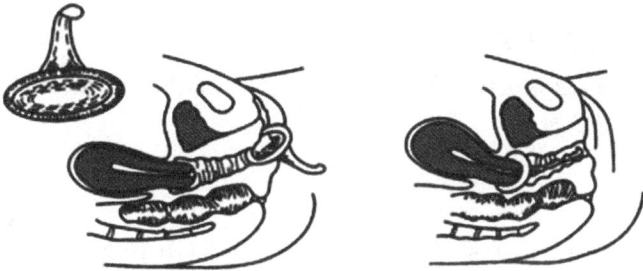

图 10-2　喇叭形子宫托及放置

(3)做好术前、术后护理。术前护理同外阴、阴道手术护理。术后除按外阴、阴道手术患者的护理外,应卧床休息7～10天,留尿管10～14天。避免增加腹压,坚持肛提肌锻炼。

六、健康指导

休息3个月,3个月内禁止性生活、盆浴,半年内避免重体力劳动;术后2个月、3个月分别门诊复查;宣传产后护理保健知识,进行产后体操锻炼和盆底肌锻炼,增强体质;积极治疗便秘、慢性咳嗽等长期性疾病;实行计划生育。

七、护理评价

评价护理目标是否达到,护理措施的实施情况,健康指导是否落实到位,有无新的护理问题出现。

(解晓玉)

第七节 前置胎盘

妊娠 28 周后,胎盘附着于子宫下段,甚至胎盘下缘达到或覆盖宫颈内口,其位置低于胎先露部,称为前置胎盘。前置胎盘是妊娠晚期严重并发症,也是妊娠晚期阴道流血最常见的原因。其发病率国外报道 0.5%,国内报道 0.24%～1.57%。

一、病因

目前尚不清楚,高龄初产妇(年龄＞35 岁)、经产妇及多产妇、吸烟或吸毒妇女为高危人群。其病因可能与下述因素有关。

(一)子宫内膜病变或损伤

多次刮宫、分娩、子宫手术史等是前置胎盘的高危因素。上述情况可损伤子宫内膜,引起子宫内膜炎或萎缩性病变,再次受孕时子宫蜕膜血管形成不良、胎盘血供不足,刺激胎盘面积增大延伸到子宫下段。前次剖宫产手术瘢痕可妨碍胎盘在妊娠晚期向上迁移。增加前置胎盘的可能性。据统计发生前置胎盘的孕妇,85%～95% 为经产妇。

(二)胎盘异常

双胎妊娠时胎盘面积过大,前置胎盘发生率较单胎妊娠高 1 倍;胎盘位置正常而副胎盘位于子宫下段接近宫颈内口;膜状胎盘大而薄,扩展到子宫下段,均可发生前置胎盘。

(三)受精卵滋养层发育迟缓

受精卵到达子宫腔后,滋养层尚未发育到可以着床的阶段,继续向下游走到达子宫下段,并在该处着床而发育成前置胎盘。

二、分类

根据胎盘下缘与宫颈内口的关系,将前置胎盘分为 3 类(图 10-3)。

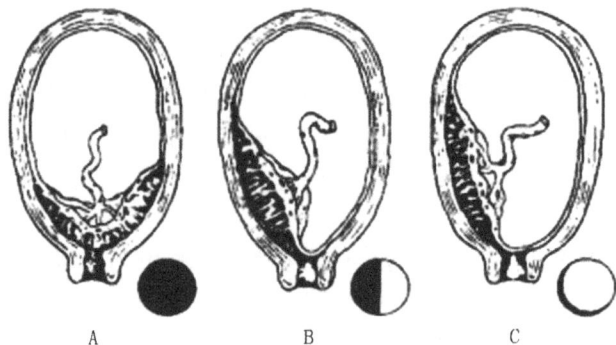

图 10-3 前置胎盘的类型

A.完全性前置胎盘;B.部分性前置胎盘;C.边缘性前置胎盘

(1)完全性前置胎盘又称中央性前置胎盘,胎盘组织完全覆盖宫颈内口。

(2)部分性前置胎盘宫颈内口部分为胎盘组织所覆盖。

（3）边缘性前置胎盘胎盘附着于子宫下段，胎盘边缘到达宫颈内口，未覆盖宫颈内口。

胎盘位于子宫下段，与胎盘边缘极为接近，但未达到宫颈内口，称为低置胎盘。胎盘下缘与宫颈内口的关系可因宫颈管消失、宫口扩张而改变。前置胎盘类型可因诊断时期不同而改变，如临产前为完全性前置胎盘，临产后因口扩张而成为部分性前置胎盘。目前临床上均依据处理前最后一次检查结果来决定其分类。

三、临床表现

（一）症状

前置胎盘的典型症状是妊娠晚期或临产时，发生无诱因、无痛性反复阴道流血。妊娠晚期子宫下段逐渐伸展，牵拉宫颈内口，宫颈管缩短；临产后规律宫缩使宫颈管消失成为软产道的一部分。宫颈外口扩张，附着于子宫下段及宫颈内口的胎盘前置部分不能相应伸展而与其附着处分离，血窦破裂出血。前置胎盘出血前无明显诱因，初次出血量一般不多，剥离处血液凝固后，出血自然停止；也有初次即发生致命性大出血而导致休克的。由于子宫下段不断伸展，前置胎盘出血常反复发生，出血量也越来越多。阴道流血发生的迟早、反复发生次数、出血量多少与前置胎盘类型有关。完全性前置胎盘初次出血时间早，多在妊娠28周左右，称为"警戒性出血"。边缘性前置胎盘出血多发生于妊娠晚期或临产后，出血量较少。部分性前置胎盘的初次出血时间、出血量及反复出血次数，介于两者之间。

（二）体征

患者一般情况与出血量有关，大量出血呈现面色苍白、脉搏增快微弱、血压下降等休克表现。腹部检查：子宫软，无压痛，大小与妊娠周数相符。由于子宫下段有胎盘占据，影响胎先露部入盆，故胎先露高浮，易并发胎位异常。反复出血或一次出血量过多，使胎儿宫内缺氧，严重者胎死宫内。当前置胎盘附着于子宫前壁时，可在耻骨联合上方听到胎盘杂音。临产时检查见宫缩为阵发性，间歇期子宫完全松弛。

四、处理原则

处理原则是抑制宫缩、止血、纠正贫血和预防感染。根据阴道流血量、有无休克、妊娠周数、胎位、胎儿是否存活、是否临产及前置胎盘类型等综合作出决定。

（一）期待疗法

应在保证孕妇安全的前提下尽可能延长孕周，以提高围生儿存活率。适用于妊娠<34周、胎儿体重<2 000 g、胎儿存活、阴道流血量不多、一般情况良好的孕妇。

尽管国外有资料证明，前置胎盘孕妇的妊娠结局住院与门诊治疗并无明显差异，但我国仍应强调住院治疗。住院期间密切观察病情变化，为孕妇提供全面优质护理是期待疗法的关键措施。

（二）终止妊娠

1.终止妊娠指征

（1）孕妇反复发生多量出血甚至休克者，无论胎儿成熟与否，为了母亲安全应终止妊娠。

（2）期待疗法中发生大出血或出血量虽少，但胎龄达孕36周以上，胎儿成熟度检查提示胎儿肺成熟者。

（3）胎龄未达孕36周，出现胎儿窘迫征象，或胎儿电子监护发现胎心异常者。

（4）出血量多，危及胎儿。

（5）胎儿已死亡或出现难以存活的畸形,如无脑儿。

2.剖宫产

剖宫产可在短时间内娩出胎儿,迅速结束分娩,对母儿相对安全,是处理前置胎盘的主要手段。剖宫产指征应包括完全性前置胎盘,持续大量阴道流血;部分性和边缘性前置胎盘出血量较多,先露高浮,短时间内不能结束分娩;胎心异常。术前应积极纠正贫血、预防感染等,备血,做好处理产后出血和抢救新生的准备。

3.阴道分娩

边缘性前置胎盘、枕先露、阴道流血不多、无头盆不称和胎位异常,估计在短时间内能结束分娩者,可予以试产。

五、护理

（一）护理评估

1.病史

除个人健康史外,在孕产史中尤其注意识别有无剖宫产术、人工流产术及子宫内膜炎等前置胎盘的易发因素。此外妊娠中特别是孕 28 周后,是否出现无痛性、无诱因、反复阴道流血症状,并详细记录具体经过及医疗处理情况。

2.身心状况

患者的一般情况与出血量的多少密切相关。大量出血时可见面色苍白、脉搏细速、血压下降等休克症状。孕妇及其家属可因突然阴道流血而感到恐惧或焦虑,既担心孕妇的健康,更担心胎儿的安危,可能显得恐慌、紧张、手足无措。

3.诊断检查

（1）产科检查:子宫大小与停经月份一致,胎儿方位清楚,先露高浮,胎心可以正常,也可因孕妇失血过多致胎心异常或消失。前置胎盘位于子宫下段前壁时,可于耻骨联合上方听见胎盘血管杂音。临产后检查,宫缩为阵发性,间歇期子宫肌肉可以完全放松。

（2）超声波检查:B 超断层相可清楚看到子宫壁、胎头、宫颈和胎盘的位置,胎盘定位准确率达 95％以上,可反复检查,是目前最安全、有效的首选检查方法。

（3）阴道检查:目前一般不主张应用。只有在近临产期出血不多时,终止妊娠前为除外其他出血原因或明确诊断决定分娩方式前考虑采用。要求阴道检查操作必须在输血、输液和做好手术准备的情况下方可进行。怀疑前置胎盘的个案,切忌肛查。

（4）术后检查胎盘及胎膜:胎盘的前置部分可见陈旧血块附着呈黑紫色或暗红色,如这些改变位于胎盘的边缘,而且胎膜破口处距胎盘边缘＜7 cm,则为部分性前置胎盘。如行剖宫产术,术中可直接了解胎盘附着的部分并确立诊断。

（二）护理诊断

1.潜在并发症

出血性休克。

2.有感染的危险

有感染的危险与前置胎盘剥离面靠近子宫颈口、细菌易经阴道上行感染有关。

（三）预期目标

（1）接受期待疗法的孕妇血红蛋白不再继续下降,胎龄可达或更接近足月。

（2）产妇产后未发生产后出血或产后感染。

（四）护理措施

根据病情须立即接受终止妊娠的孕妇,立即安排孕妇去枕侧卧位,开放静脉,配血,做好输血准备。在抢救休克的同时,按腹部手术患者的护理进行术前准备,并做好母儿生命体征监护及抢救准备工作。接受期待疗法的孕妇的护理措施如下。

1.保证休息

减少刺激孕妇需住院观察,绝对卧床休息,尤以左侧卧位为佳,并定时间断吸氧,每天3次,每次1小时,以提高胎儿血氧供应。此外,还需避免各种刺激,以减少出血可能。医护人员进行腹部检查时动作要轻柔,禁做阴道检查和肛查。

2.纠正贫血

除采取口服硫酸亚铁、输血等措施外,还应加强饮食营养指导,建议孕妇多食高蛋白及含铁丰富的食物,如动物肝脏、绿叶蔬菜和豆类等,一方面有助于纠正贫血,另一方面还可以增强机体抵抗力,同时也促进胎儿发育。

3.监测生命体征

及时发现病情变化严密观察并记录孕妇生命体征,阴道流血的量、色,流血事件及一般状况,检测胎儿宫内状态。按医嘱及时完成实验室检查项目,并交叉配血备用。发现异常及时报告医师并配合处理。

4.预防产后出血和感染

（1）产妇回病房休息时严密观察产妇的生命体征及阴道流血情况,发现异常及时报告医师处理,以防止或减少产后出血。

（2）及时更换会阴垫,以保持会阴部清洁、干燥。

（3）胎儿分娩后,以及早使用宫缩剂,以预防产后大出血;对新生儿严格按照高危儿处理。

5.健康教育

护士应加强对孕妇的管理和宣教。指导围孕期妇女避免吸烟、酗酒等不良行为,避免多次刮宫、引产或宫内感染,防止多产,减少子宫内膜损伤或子宫内膜炎。对妊娠期出血,无论量多少均应就医,做到及时诊断、正确处理。

（五）护理评价

（1）接受期待疗法的孕妇胎龄接近（或达到）足月时终止妊娠。

（2）产妇产后未出现产后出血和感染。

（解晓玉）

第八节　胎儿窘迫

胎儿窘迫是指孕妇、胎儿、胎盘等各种原因引起的胎儿宫内缺氧,影响胎儿健康甚至危及生命。胎儿窘迫是一种综合征,主要发生在临产过程。也可发生在妊娠后期。发生在临产过程者,可以是妊娠后期的延续和加重。

一、病因

胎儿窘迫的病因涉及多方面,可归纳为三大类。

(一)母体因素

妊娠妇女患有高血压疾病、慢性肾炎、妊娠高血压综合征、重度贫血、心脏病、肺源性心脏病、高热、吸烟、产前出血性疾病和创伤、急产或子宫不协调性收缩、缩宫素使用不当、产程延长、子宫过度膨胀、胎膜早破等;或者产妇长期仰卧位,镇静药、麻醉药使用不当等。

(二)胎儿因素

胎儿心血管系统功能障碍、胎儿畸形,如严重的先天性心血管疾病、母婴血型不合引起的胎儿溶血、胎儿贫血、胎儿宫内感染等。

(三)脐带、胎盘因素

脐带因素有长度异常、缠绕、打结、扭转、狭窄、血肿、帆状附着;胎盘因素有植入异常、形状异常、发育障碍、循环障碍等。

二、病理生理

胎儿窘迫的基本病理生理变化是缺血、缺氧引起的一系列变化。缺氧早期或者一过性缺氧时。机体主要通过减少胎盘和自身耗氧量代偿,胎儿则通过减少对肾与下肢血供等方式来保证心脑血流量,不产生严重的代偿障碍及器官损害。缺氧严重则可引起严重的并发症。缺氧初期通过自主神经反射兴奋交感神经,使肾上腺儿茶酚胺及皮质醇分泌增多,引起血压上升及心率加快。此时胎儿的大脑、肾上腺、心脏及胎盘血流增加,而肾、肺、消化系统等血流减少,出现羊水减少、胎儿发育迟缓等。若缺氧继续加重,则转为兴奋迷走神经,血管扩张,有效循环血量减少,主要器官的功能由于血流不能保证而受损,于是胎心率减慢。缺氧继续发展下去可引起严重的器官功能损害,尤其可以引起缺血缺氧性脑病甚至胎死宫内。此过程基本是低氧血症至缺氧,然后至代谢性酸中毒,主要表现为胎动减少、羊水少、胎心监护基线变异差、出现晚期减速甚至呼吸抑制。由于缺氧时肠蠕动加快,肛门括约肌松弛引起胎粪排出。此过程可以形成恶性循环,更加重母体及胎儿的危险。不同原因引起的胎儿窘迫表现过程可以不完全一致,所以应加强监护、积极评价、及时发现高危征象并积极处理。

三、临床表现

胎儿窘迫的主要表现为胎心音改变、胎动异常及羊水胎粪污染或羊水过少,严重者胎动消失。根据其临床表现,胎儿窘迫可以分为急性胎儿窘迫和慢性胎儿窘迫。急性胎儿窘迫多发生在分娩期,主要表现为胎心率加快或减慢;CST 或者 OCT 等出现频繁的晚期减速或变异减速;羊水胎粪污染和胎儿头皮血 pH 下降,出现酸中毒。羊水胎粪污染可以分为三度:Ⅰ度羊水呈浅绿色;Ⅱ度羊水呈黄绿色,浑浊;Ⅲ度羊水呈棕黄色,稠厚。慢性胎儿窘迫发生在妊娠末期,常延续至临产并加重,主要表现为胎动减少或消失、NST 基线平直、胎儿发育受限、胎盘功能减退、羊水胎粪污染等。

四、处理原则

急性胎儿窘迫者,应积极寻找原因并给予及时纠正。若宫颈未完全扩张、胎儿窘迫情况不严重者,给予吸氧,嘱产妇左侧卧位,若胎心率变为正常,可继续观察;若宫口开全、胎先露部已达坐骨棘平面以下 3 cm 者,应尽快助产经阴道娩出胎儿;若因缩宫素使宫缩过强造成胎心率减慢者。应立即停止使用,继续观察,病情紧迫或经上述处理无效者立即剖宫产结束分娩。慢性胎儿窘迫者,应根据妊娠周数、胎儿成熟度和窘迫程度决定处理方案。首先应指导妊娠妇女采取左侧卧位,间断吸氧,积极治疗各种并发症或并发症,密切监护病情变化。若无法改善,则应在促使胎儿成熟后迅速终止妊娠。

五、护理评估

(一)健康史

了解妊娠妇女的年龄、生育史、内科疾病史如高血压疾病、慢性肾炎、心脏病等;本次妊娠经过,如妊娠高血压综合征、胎膜早破、子宫过度膨胀(如羊水过多和多胎妊娠);分娩经过,如产程延长(特别是第二产程延长)、缩宫素使用不当。了解有无胎儿畸形、胎盘功能的情况。

(二)身心状况

胎儿窘迫时,妊娠妇女自感胎动增加或停止。在窘迫的早期可表现为胎动过频(每 24 小时大于20 次);若缺氧未纠正或加重,则胎动转弱且次数减少,进而消失。胎儿轻微或慢性缺氧时,胎心率加快(>160 次/分);若长时间或严重缺氧。则会使胎心率减慢。若胎心率<100 次/分则提示胎儿危险。胎儿窘迫时主要评估羊水量和性状。

孕产妇夫妇因为胎儿的生命遭遇危险而产生焦虑,对需要手术结束分娩产生犹豫、无助感。对于胎儿不幸死亡的孕产妇夫妇,其感情上受到强烈的创伤,通常会经历否认、愤怒、抑郁、接受的过程。

(三)辅助检查

1.胎盘功能检查

出现胎儿窘迫的妊娠妇女一般 24 小时尿 E_3 值急骤减少 30%～40%,或于妊娠末期连续多次测定在每 24 小时 10 mg 以下。

2.胎心监测

胎动时胎心率加速不明显,基线变异率<3 次/分,出现晚期减速、变异减速等。

3.胎儿头皮血血气分析

pH<7.20。

六、护理诊断/诊断问题

(一)气体交换受损(胎儿)

气体交换受损(胎儿)与胎盘子宫的血流改变、血流中断(脐带受压)或血流速度减慢(子宫-胎盘功能不良)有关。

(二)焦虑

焦虑与胎儿宫内窘迫有关。

(三)预期性悲哀

预期性悲哀与胎儿可能死亡有关。

七、预期目标

(1)胎儿情况改善,胎心率在 120～160 次/分。

（2）妊娠妇女能运用有效的应对机制控制焦虑。

（3）产妇能够接受胎儿死亡的现实。

八、护理措施

（1）妊娠妇女左侧卧位,间断吸氧。严密监测胎心变化,一般每15分钟听1次胎心或进行胎心监护,注意胎心变化。

（2）为手术者做好术前准备,如宫口开全、胎先露部已达坐骨棘平面以下3 cm者,应尽快阴道助产娩出胎儿。

（3）做好新生儿抢救和复苏的准备。

（4）心理护理:①向孕产妇提供相关信息,包括医疗措施的目的、操作过程、预期结果及孕产妇需做的配合;将真实情况告知孕产妇,有助于其减轻焦虑,也可帮助产妇面对现实。必要时陪伴产妇,对产妇的疑虑给予适当的解释。②对于胎儿不幸死亡的父母亲,护理人员可安排一个远离其他婴儿和产妇的单人房间,陪伴他们或安排家人陪伴他们,勿让其独处;鼓励其诉说悲伤,接纳其哭泣及抑郁的情绪,陪伴在旁提供支持及关怀;若他们愿意,护理人员可让他们看看死婴并同意他们为死产婴儿做一些事情,包括沐浴、更衣、命名、拍照或举行丧礼,但事先应向他们描述死婴的情况,使之有心理准备。解除"否认"的态度而进入下一个阶段,提供足印卡、床头卡等作为纪念,帮助他们使用适合自己的压力应对技巧和方法。

九、结果评价

（1）胎儿情况改善,胎心率在120～160次/分。

（2）妊娠妇女能运用有效的应对机制来控制焦虑,叙述心理和生理上的感受。

（3）产妇能够接受胎儿死亡的现实。

（解晓玉）

第九节　羊水栓塞

羊水栓塞(amniotic fluid embolism,AFE)是指在分娩过程中,羊水突然进入母体血循环而引起的急性肺栓塞、休克和弥散性血管内凝血(DIC)、肾衰竭和猝死的严重分娩并发症。其起病急、病情凶险,是造成孕产妇死亡的重要原因之一,发生于足月分娩者死亡率高达70%～80%。也可发生在妊娠早、中期的流产,但病情较轻,死亡率较低。

一、病因

羊水栓塞是由污染羊水中的有形物质(胎儿毳毛、角化上皮、胎脂、胎粪)进入母体血循环引起。通常有以下几个原因。

（1）羊膜腔内压力增高(子宫收缩过强),胎膜与宫颈壁分离或宫颈口扩张引起宫颈黏膜损伤时,静脉血窦开放,羊水进入母体血循环。

（2）宫颈裂伤、子宫破裂、前置胎盘、胎盘早剥或剖宫产术中羊水通过病理性开放的子宫血窦进入母体血循环。

（3）羊膜腔穿刺或钳刮术时子宫壁损伤处静脉窦也可以成为羊水进入母体通道。

二、病理生理

近年来研究认为,羊水栓塞主要是变态反应。羊水进入母体循环后,通过阻塞肺小血管,引起变态反应而导致凝血机制异常,使机体发生一系列的病理生理变化。

(一)肺动脉高压

羊水内的有形物质如胎儿毳毛、胎脂、胎粪、角化上皮细胞等直接形成栓子。一方面,羊水的有形物质激活凝血系统,使小血管内形成广泛的血栓而阻塞肺小血管,反射性引起迷走神经兴奋,使肺小血管痉挛加重。另一方面,羊水内有形物质经肺动脉进入肺循环,阻塞小血管,引起肺内小支气管痉挛,支气管内分泌物增加,使肺通气、换气量减少,反射性地引起肺小血管痉挛,肺小管阻塞而引起肺动脉压增高,导致急性右心衰竭,继而发生呼吸和循环功能衰竭、休克,甚至死亡。

(二)过敏性休克

羊水中有形物质成为致敏原,作用于母体,引起变态反应所导致的过敏性休克,多在羊水栓塞后立即出现血压骤降甚至消失,甚至心、肺功能衰竭的表现。

(三)弥散性血管内凝血(DIC)

妊娠时母体血液呈高凝状态。羊水中含有大量促凝物质可激活母体凝血系统,进入母血循环后,在血管内产生大量的微血栓,消耗大量的凝血因子和纤维蛋白原,从而导致 DIC。同时纤维蛋白原下降时,可激活纤溶系统,由于大量凝血物质的消耗和纤溶系统的激活,产妇血液系统由高凝状态转变为纤溶亢进,血液不凝固,极易发生严重的产后出血及失血性休克。

(四)急性肾衰竭

由于休克和 DIC,导致肾脏急剧缺血,进一步发生肾衰竭。

三、临床表现

(一)症状

羊水栓塞起病急骤、来势凶险,多发生于分娩过程中,尤其发生在胎儿娩出前后的短时间内。临床经过可分为以下 3 个阶段。

1.急性休克期

在分娩过程中。尤其是刚破膜不久,产妇突感寒战、烦躁不安、气急、恶心、呕吐等先兆症状,继而出现呛咳、呼吸困难、发绀、抽搐、昏迷,迅速出现循环衰竭,进入休克或昏迷状态。病情严重者仅在数分钟内死亡。

2.出血期

患者渡过呼吸、循环衰竭和休克而进入凝血功能障碍阶段,表现为难以控制的大量出血,血液不凝,身体其他部位出血如切口渗血、全身皮肤黏膜出血、血尿、消化道大出血或肾脏出血,产妇可死于出血性休克。

3.急性肾衰竭

后期存活的患者出现少尿、无尿和尿毒症的症状。主要为循环功能衰竭引起的肾脏缺血,DIC 早期形成的血栓堵塞肾内小血管,引起肾脏缺血、缺氧,导致肾脏器质性损害。

（二）体征

心率增快,血压骤降,肺部听诊可闻及湿啰音。全身皮肤黏膜有出血点及瘀斑,阴道流血不止,切口渗血不凝。

四、处理原则

及时处理,立即抢救,抗过敏,纠正呼吸、循环系统衰竭和改善低氧血症,抗休克,防止 DIC 和肾衰竭的发生。

五、护理

（一）护理评估

1.病史

评估发生羊水栓塞临床表现的各种诱因,有无胎膜早破或人工破膜,前置胎盘或胎盘早剥,宫缩过强或强直性宫缩,中期妊娠引产或钳刮术,羊膜腔穿刺术等病史。

2.身心状况

胎膜破裂后,胎儿娩出后或手术中产妇突然出现寒战、呛咳、气急、烦躁不安、尖叫、呼吸困难、发绀、抽搐、出血不凝、不明原因休克等症状和体征,血压下降或消失,应考虑为羊水栓塞,立即进行抢救。

3.辅助检查

（1）血涂片查找羊水有形物质:采集下腔静脉血,镜检见到羊水有形成分可确诊。

（2）床旁胸部 X 线摄片:可见肺部双侧弥漫性点状、片状浸润影,沿肺门分布,伴轻度肺不张和右心扩大。

（3）床旁心电图或心脏彩色多普勒超声检查:提示有心房、有心室扩大,ST 段下降。

（4）若患者死亡,行尸检时,可见肺水肿、肺泡出血。心内血液查到有羊水有形物质,肺小动脉或毛细血管有羊水有形成分栓塞,子宫或阔韧带血管内查到羊水有形物质。

（二）护理诊断

（1）气体交换受损:与肺血管阻力增加、肺动脉高压、肺水肿有关。

（2）组织灌注无效:与弥散性血管内凝血及失血有关。

（3）有胎儿窘迫的危险:与羊水栓塞、母体血循环受阻有关。

（三）护理目标

（1）实施抢救后,患者胸闷、气急、呼吸困难等症状有所改善。

（2）患者心率、血压恢复正常,出血量减少,肾功能恢复正常。

（3）新生儿无生命危险。

（四）护理措施

1.羊水栓塞的预防

加强产前检查,以及时注意有无诱发因素,以及时发现前置胎盘、胎盘早剥等并发症并予以积极处理。严密观察产程进展情况,正确掌握缩宫素的使用方法,防止宫缩过强。严格掌握人工破膜的指征和时间,宜在宫缩间歇期行人工破膜术,破口要小,并注意控制羊水流出的速度。

2.配合医师,并积极抢救患者

（1）吸氧:最初阶段是纠正缺氧。给予患者半卧位,加压给氧,必要时给予气管插管或者气管切开,减轻肺水肿,改善脑缺氧。

(2)抗过敏:根据医嘱,尽快给予大剂量肾上腺糖皮质激素抗过敏、解除痉挛,保护细胞。可予地塞米松 20～40 mg 静脉推注,以后根据病情可静脉滴注维持。氢化可的松 100～200 mg 加入 5％～10％葡萄糖注射液 50～100 mL 快速静脉滴注,后予 300～800 mg 加入 5％葡萄糖注射液 250～500 mL 静脉滴注,日用上限可达 500～1 000 mg。

(3)缓解肺动脉高压:解痉药物能改善肺血流灌注,预防有心衰竭所致的呼吸循环衰竭。首选盐酸罂粟碱,30～90 mg 加入 25％葡萄糖注射液 20 mL 缓慢推注,能松弛平滑肌,扩张冠状动脉、肺和脑动脉,降低小血管阻力。与阿托品合用扩张小动脉效果更佳。其次使用阿托品,阿托品能阻断迷走神经反射所导致的肺血管和支气管痉挛。1 mg 阿托品加入 10％～25％葡萄糖注射液 10 mL,每 15～30 分钟静脉推注 1 次。直至症状缓解,微循环改善为止。第三,使用氨茶碱。氨茶碱具有松弛支气管平滑肌、解除肺血管痉挛的作用,250 mg 氨茶碱加入 25％葡萄糖注射液 20 mL 缓慢推注。第四,酚妥拉明为 α 肾上腺素能抑制剂,能解除肺血管痉挛,降低肺动脉阻力,消除肺动脉高压。可用 5～10 mg 加入 10％葡萄糖注射液 100 mL 静脉滴注。

(4)抗休克:①补充血容量、使用升压药物,扩容常使用低分子右旋糖酐静脉滴注,并且补充新鲜的血液和血浆。在抢救过程中,监测中心静脉压,了解心脏负荷情况,并据此调节输液量和输液速度。升压药物可用多巴胺 20 mg 加入 5％葡萄糖溶液 250 mL 静脉滴注,随时根据血压调节滴速。②纠正酸中毒,根据血氧分析和血清电解质结果,判断是否存在酸中毒。一旦发现,5％碳酸氢钠 250 mL 静脉滴注。及时应用可纠正休克和代谢失调,并根据血清电解质,以及时纠正电解质紊乱。③纠正心衰消除肺水肿,使用毛花苷 C 或毒毛花苷 K 静脉滴注。同时使用呋塞米静脉推注,有利于消除肺水肿,防止急性肾衰竭。

(5)防治 DIC:DIC 阶段应早期抗凝,补充凝血因子,以及时输注新鲜血液和血浆、纤维蛋白原等;应用肝素,尤其在羊水栓塞时其血液呈高凝状态时短期内使用。用药过程中监测出凝血时间,如使用肝素过量(凝血时间＞30 分钟),则出现出血倾向,如伤口渗血、血肿、阴道流血不止等,可用鱼精蛋白对抗。

DIC 晚期纤溶时期,抗纤溶可使用氨基己酸、氨甲苯酸、氨甲环酸抑制纤溶激活酶,使纤溶酶原不被激活,从而抑制纤维蛋白溶解。抗纤溶的同时补充纤维蛋白原和凝血因子,防止大出血。

(6)预防肾衰竭:抢救的同时注意尿量,如补足血容量后仍然少尿或无尿,需要及时使用呋塞米等利尿剂,预防与治疗肾衰竭。

(7)预防感染:使用肾毒性较小的抗生素防止感染。

(8)产科处理:第一产程发病的产妇应立即考虑行剖宫产终止妊娠,去除病因。第二产程发病者,以及时行阴道助产结束分娩,并且密切观察出血量、出凝血时间等,如果发生产后出血不止,应及时配合医师,做好子宫切除术的准备。

3.提供心理支持

如果在发病抢救过程中,产妇神志清醒,应给予产妇鼓励,安抚其紧张和恐惧的心理,使其配合医师抢救;对于家属要表示理解和抚慰,向家属解释产妇的病情,争取家属的支持和配合。在产妇病情稳定的情况下,可允许家属探视并且陪伴产妇,同时,病情稳定的康复期,可与产妇和家属一起制定康复计划,适时地给予相应的健康教育。

(张　宏)

第十节 子宫破裂

子宫破裂是指在分娩期或妊娠晚期子宫体部或子宫下段发生破裂,是产科严重的并发症,若不及时诊治,可随时威胁母儿生命。

根据子宫破裂发生的时间可分为妊娠期破裂和分娩期破裂;根据子宫破裂发生的部位可分为子宫体部破裂和子宫下段破裂;根据子宫破裂发生的程度可分为完全性破裂和不完全性破裂。完全破裂是指子宫壁的全层破裂,导致宫腔内容物进入腹腔,破裂常发生于子宫下段。不完全破裂是指子宫内膜、肌层部分或全部破裂,而浆膜层完整,常发生于子宫下段,宫腔与腹腔不相通,而往往在破裂侧进入阔韧带之间,形成阔韧带血肿。

一、病因

(一)梗阻性难产

它是引起子宫破裂最常见的原因。骨盆狭窄、头盆不称、软产道阻塞(发育畸形、瘢痕或肿瘤等),胎位异常(肩先露、额先露),胎儿异常(巨大胎儿、胎儿畸形)等,均可以导致胎先露部下降受阻,子宫上段为克服产道阻力而强烈收缩,使子宫下段过分伸展变薄超过最大限度,而发生子宫破裂。

(二)瘢痕子宫

剖宫产、子宫修补术、子宫肌瘤剔除术等都会使术后子宫肌壁留有瘢痕,于妊娠晚期或者临产后因子宫收缩牵拉及宫腔内压力增高而致子宫瘢痕破裂。宫体部瘢痕多于妊娠晚期发生自发破裂,多为完全破裂;子宫下段瘢痕破裂多发生于临产后,为不完全破裂。前次手术后伴感染或愈合不良者,发生子宫破裂概率更大。

(三)宫缩剂使用不当

分娩前肌内注射缩宫素或过量静脉滴注缩宫素,使用前列腺素栓剂及其他子宫收缩药物使用不当,均可导致子宫收缩过强,造成子宫破裂。多产、高龄、子宫畸形或发育不良、多次刮宫史、宫腔感染等都会增加子宫破裂的概率。

(四)手术创伤

手术创伤多发生于不适当或粗暴的阴道助产手术,如宫颈口未开全时行产钳或臀牵引术,强行剥离植入性胎盘或严重粘连胎盘,行毁胎术、穿颅术时器械、胎儿骨片伤及子宫等情况均可导致子宫破裂。

二、临床表现

子宫破裂多发生于分娩期,通常是个逐渐发展的过程,可分为先兆子宫破裂和子宫破裂两个阶段。其症状与破裂发生的时间、部位、范围、出血量、胎儿及子宫肌肉收缩情况有关。

(一)先兆子宫破裂

子宫病理性缩复环形成、下腹部压痛、胎心率异常、血尿,是先兆子宫破裂的四大主要表现。

1.症状

常见于产程长、有梗阻性难产因素的产妇。产妇通常在临产过程中,当宫缩愈强。但胎儿下降受阻,产妇表现为烦躁不安、疼痛难忍、下腹部拒按、呼吸急促、脉搏加快,同时膀胱受压充血,出现排尿困难及血尿。

2.体征

因胎先露部下降受阻,子宫收缩过强,子宫体部肌肉增厚变短,子宫下段肌肉变薄拉长,在两者间形成环状凹陷,称为病理性缩复环(图10-4)。可见该环逐渐上升至脐平或脐上,压痛明显。因子宫收缩过强过频,胎儿可能触不清,胎心率先加快后减慢或听不清,胎动频繁。

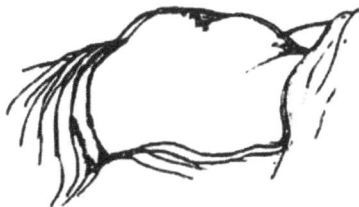

图 10-4　病理性缩复环

(二)子宫破裂

1.症状

产妇突感下腹部撕裂样剧痛,子宫收缩停止,腹部稍感舒适。后因血液、羊水进入腹腔,出现全腹持续性疼痛,伴有面色苍白、冷汗淋漓、脉搏细速、呼吸急促等现象。

2.体征

产妇全腹压痛、反跳痛,腹壁下可扪及胎体,子宫位于侧方,胎心胎动消失。阴道出血可见鲜血流出,下降中的胎儿先露部消失,扩张的宫颈口回缩,部分产妇可扪及子宫下段裂口及宫颈。若为子宫不完全破裂者,上述体征不明显,仅在不全破裂处有压痛、腹痛,若破裂口累及两侧子宫血管,可致急性大出血或形成阔韧带内血肿,查体时可在子宫一侧扪及逐渐增大且有压痛的包块。

三、处理原则

(一)先兆子宫破裂

立即抑制宫缩,使用麻醉药物或者肌内注射哌替啶,即刻行剖宫产终止妊娠。

(二)子宫破裂

在输血、输液、吸氧等抢救休克的同时,无论胎儿是否存活,都尽快做好剖宫产的准备,进行手术治疗。根据产妇全身状况、破裂的部位和程度、破裂的时间、有无感染征象等决定手术方法。

四、护理

(一)护理评估

1.病史

收集产妇既往有无与子宫破裂相关的病史,如子宫手术瘢痕、剖宫产史;此次妊娠有无出现高危因素,如胎位不正、头盆不称等;临产期间有无滥用缩宫素。

2.身心状况

评估产妇目前的临床表现和生命体征、情绪变化。如宫缩的强度、间隔时间、腹部疼痛的性质,有无排尿困难、有无血尿、有无出现病理性缩复环,同时监测胎儿宫内情况,了解有无出现胎儿窘迫征象。产妇精神状态有无烦躁不安、恐惧、焦虑、衰竭等现象。

3.辅助检查

(1)腹部检查:可了解产妇腹部疼痛的部位和体征,从而判断子宫破裂的阶段。

(2)实验室检查:血常规检查可了解有无白细胞计数升高、血红蛋白下降等感染、出血征象;同时尿常规检查可了解有无肉眼血尿。

(3)超声检查:可协助发现子宫破裂的部位和胎儿的位置。

(二)护理诊断

1.疼痛

疼痛与产妇出现强直行宫缩、子宫破裂有关。

2.组织灌注无效

组织灌注无效与子宫破裂后出血量多有关。

3.预感性悲哀

预感性悲哀与担心自身预后和胎儿可能死亡有关。

(三)护理目标

(1)及时补充血容量,产妇低血容量予以纠正。

(2)能够抑制强直性子宫收缩,产妇疼痛略有缓解。

(3)产妇情绪能够得到安抚和平稳。

(四)护理措施

1.预防子宫破裂

向孕产妇宣教,做好计划生育工作,避免多次人工流产,减少多产。认真做好产前检查,如有瘢痕子宫、产道异常者提前入院待产。正确处理产程,严密观察产程进展,尽早发现先兆子宫破裂的征象并进行及时处理。严格掌握使用缩宫素的指征和禁忌证,避免滥用,滴注缩宫素时应有专人看护并记录,从小剂量起,逐渐增加,严防发生过强宫缩。

2.先兆子宫破裂的护理

密切观察产程进展,注意胎儿心率变化。待产时,如果宫缩过强过频,下腹部压痛明显,或出现病理性缩复环时,以及时报告医师,停止缩宫素等一切操作,严密监测产妇生命体征,根据医嘱使用抑制宫缩药物。

3.子宫破裂的护理

迅速开放静脉通路,短时间内补充液体、输血,补足血容量,同时吸氧、保暖,纠正酸中毒,进行抗休克处理,根据医嘱做好手术前各项准备,严密监测产妇生命体征、24小时出入量,各种实验室检查结果,评估出血量,根据医嘱使用抗生素防止感染。

4.心理支持

协助医师根据产妇的情况,向产妇及家属解释病情治疗计划,取得家属的支持和产妇的配合。如果出现胎儿死亡的产妇,要努力开解其悲伤的心情,鼓励其说出内心感受,为其提供安静的环境,同时给予关心和生活上的护理,努力帮助其接受现实,调整情绪,为产妇提供相应的产褥期休养计划,做好关于其康复的各种宣教。

（张　宏）

第十一章

儿 科 护 理

第一节 小儿急性支气管炎

急性支气管炎是小儿常见的一种呼吸道疾病。本病常继发于上呼吸道感染之后,常为肺炎的早期表现,也有的是小儿急性传染病如麻疹、百日咳、伤寒、猩红热等疾病的早期症状或并发症。

急性支气管炎由各种病毒和细菌或二者混合感染所引起。另外,小儿年龄小,体格弱,气温变化冷热不均,公共场所或居室空气污浊,都可诱发本病。

疾病开始时表现为上呼吸道感染症状,发热、流鼻涕、咳嗽,咳嗽逐渐加重并且有痰,起初是白色黏痰,几天后变为黄色脓痰。有的小儿嗓子呼噜呼噜作响,早晚咳嗽较重,经常因咳嗽将食物吐出。还常伴有头痛、食欲缺乏、疲乏无力、睡眠不安、腹泻等症状。

另外,有一种特殊型的支气管炎,称为急性毛细支气管炎也叫哮喘性支气管炎。主要表现为下呼吸道梗阻症状,似支气管哮喘样发作,患儿鼻翼翕动。呈喘憋状呼吸,很快出现呼吸困难,缺氧发绀。这种类型多见于2岁以内虚胖小儿,往往有湿疹或其他过敏史。

一、护理要点

(1)发热时要注意卧床休息,选用物理降温或药物降温。

(2)室内保持空气新鲜,适当通风换气,但避免对流风,以免患儿再次受凉。

(3)须经常协助患儿变换体位,轻轻拍打背部,使痰液易于排出。

二、注意事项

(1)急性支气管炎一般1周左右可治愈。有部分患儿咳嗽的时间要长些,逐渐会减轻、消失,适当的服些止咳剂即可。不过在患病的早期,对于痰多的患儿,不主张用止咳剂,以免影响排痰。痰稠咳重者可服用祛痰药。

(2)也有部分患儿发展为肺炎,就按护理肺炎患儿的方法精心护理。如果急性支气管炎发作时缺氧、发绀,必须住院治疗,若缺氧得不到及时纠正,会发生脑缺氧等并发症。其他最常见的并发症就是心力衰竭。

(3)对于哮喘重的患儿,请参考支气管哮喘的护理方法。在使用氨茶碱等缓解支气管痉挛的药物时,应在医师指导下用药,家长不可乱用。中药麻杏石甘汤或小青龙汤加减治疗急性支气管炎有一定效果,也可采取中西医结合治疗。

(齐丽丽)

第二节 小 儿 肺 炎

肺炎指不同病原体或其他因素所致的肺部炎症。以发热、咳嗽、气促、呼吸困难和肺部固定湿啰音为共同临床表现。该病是儿科常见疾病中能威胁生命的疾病之一。据联合国儿童基金会统计,全世界每年有 350 万左右 5 岁以下儿童死于肺炎,占 5 岁以下儿童总死亡率的 28%;我国每年 5 岁以下儿童因肺炎死亡者约 35 万,占全世界儿童肺炎死亡数的 10%。因此积极采取措施,降低小儿肺炎的死亡率,是21 世纪世界儿童生存、保护和发展纲要规定的重要任务。

目前,小儿肺炎的分类尚未统一,常用方法有四种,各肺炎可单独存在,也可两种同时存在。①病理分类:可分为支气管肺炎、大叶性肺炎、间质性肺炎等。②病因分类:感染性肺炎如病毒性肺炎、细菌性肺炎、支原体肺炎、衣原体肺炎、真菌性肺炎、原虫性肺炎;非感染性肺炎如吸入性肺炎、坠积性肺炎等。③病程分类:急性肺炎(病程<1 个月)、迁延性肺炎(病程 1~3 个月)、慢性肺炎(病程>3 个月)。④病情分类:轻症肺炎(主要为呼吸系统表现)、重症肺炎(除呼吸系统受累外,其他系统也受累,且全身中毒症状明显)。

临床上若病因明确,则按病因分类,否则按病理分类。

一、病因与发病机制

引起肺炎的主要病原体为病毒和细菌,病毒中最常见的为呼吸道合胞病毒,其次为腺病毒、流感病毒等;细菌中以肺炎链球菌多见,其他有葡萄球菌、链球菌、革兰氏阴性杆菌等。低出生体重、营养不良、维生素 D 缺乏性佝偻病、先天性心脏病等患儿易患本病,且病情严重,容易迁延不愈,病死率也较高。

病原体多由呼吸道入侵,也可经血行入肺,引起支气管、肺泡、肺间质炎症,支气管因黏膜水肿而管腔变窄,肺泡壁因充血水肿而增厚,肺泡腔内充满炎症渗出物,影响了通气和气体交换;同时由于小儿呼吸系统的特点,当炎症进一步加重时,可使支气管管腔更加狭窄、甚至阻塞,造成通气和换气功能障碍,导致低氧血症及高碳酸血症。为代偿缺氧,患儿呼吸与心率加快,出现鼻翼翕动和三凹征,严重时可产生呼吸衰竭。由于病原体作用,重症常伴有毒血症,引起不同程度的感染中毒症状。缺氧、二氧化碳潴留及毒血症可导致循环系统、消化系统、神经系统的一系列症状,以及水、电解质和酸碱平衡紊乱。

(一)循环系统

缺氧使肺小动脉反射性收缩,肺循环压力增高,形成肺动脉高压;同时病原体和毒素侵袭心肌,引起中毒性心肌炎。肺动脉高压和中毒性心肌炎均可诱发心力衰竭。重症患儿常出现微循环障碍、休克甚至弥散性血管内凝血。

(二)中枢神经系统

缺氧和高碳酸血症使脑血管扩张、血流减慢,血管通透性增加,致使颅内压增高。严重缺氧和脑供氧不足使脑细胞无氧代谢增加,造成乳酸堆积、ATP 生成减少和 Na-K 离子泵转运功能障碍,引起脑细胞内水钠潴留,形成脑水肿。病原体毒素作用亦可引起脑水肿。

(三)消化系统

低氧血症和毒血症可引起胃黏膜糜烂、出血、上皮细胞坏死脱落等应激性反应,导致黏膜屏障功能破坏,使肠功能紊乱,严重者可引起中毒性肠麻痹和消化道出血。

(四)水、电解质和酸碱平衡紊乱

重症肺炎可出现混合性酸中毒,因为严重缺氧时体内需氧代谢障碍、酸性代谢产物增加,常可引起代谢性酸中毒;而二氧化碳潴留、H_2CO_3 增加又可导致呼吸性酸中毒。缺氧和二氧化碳潴留还可导致。肾小动脉痉挛而引起水钠潴留,重症者可造成稀释性低钠血症。

二、临床表现

(一)支气管肺炎

支气管肺炎为小儿最常见的肺炎。多见于 3 岁以下婴幼儿。

1.轻症

轻症以呼吸系统症状为主,大多起病较急。主要表现为发热、咳嗽和气促。

(1)发热:热型不定,多为不规则热,新生儿或重度营养不良儿可不发热,甚至体温不升。

(2)咳嗽:较频,早期为刺激性干咳,以后有痰,新生儿则表现为口吐白沫。

(3)气促:多发生在发热、咳嗽之后,呼吸频率加快,每分钟可达 40~80 次,可有鼻翼翕动、点头呼吸、三凹征、唇周发绀。肺部可听到较固定的中、细湿啰音,病灶较大者可出现肺实变体征。

2.重症

重症肺炎常有全身中毒症状及循环、神经、消化系统受累的临床表现。

(1)循环系统:常见心肌炎、心力衰竭及微循环障碍。心肌炎表现为面色苍白、心动过速、心音低钝、心律不齐、心电图显示 ST 段下移和 T 波低平、倒置;心力衰竭表现为呼吸突然加快,心率>160 次/分;极度烦躁不安,明显发绀,面色发灰;心率增快,>180 次/分,心音低钝有奔马率;颈静脉怒张,肝脏迅速增大,尿少或无尿,颜面或下肢水肿等。

(2)神经系统:表现为烦躁或嗜睡,脑水肿时出现意识障碍、反复惊厥、前囟膨隆、脑膜刺激征等。

(3)消化系统:常有食欲缺乏、腹胀、呕吐、腹泻等;重症可引起中毒性肠麻痹和消化道出血,表现为严重腹胀、肠鸣音消失、便血等。

若延误诊断或病原体致病力强,可引起脓胸、脓气胸、肺大泡等并发症,多表现为体温持续不退,或退而复升,中毒症状或呼吸困难突然加重。

(二)几种不同病原体所致肺炎的特点

1.呼吸道合胞病毒性肺炎

由呼吸道合胞病毒感染所致,多见于 2 岁以内婴幼儿,尤以 2~6 个月婴儿多见。常于上呼吸道感染后 2~3 天出现干咳、低~中度发热,喘憋为突出表现,2~3 天后病情逐渐加重,出现呼吸困难和缺氧症状。肺部听诊可闻及多量哮鸣音、呼气性喘鸣,肺基底部可听到细湿啰音。喘憋严重时可合并心力衰竭、呼吸衰竭。

临床上有两种类型。

(1)毛细支气管炎:有上述临床表现,但中毒症状不严重,当毛细支气管接近完全阻塞时,呼吸音可明显减低,胸部 X 线常显示不同程度的梗阻性肺气肿和支气管周围炎,有时可见小点片状阴影或肺不张。

(2)间质性肺炎:全身中毒症状较重,呼吸困难明显,肺部体征出现较早,胸部 X 线呈线条状或单条状阴影增深,或互相交叉成网状阴影,多伴有小点状致密阴影。

2.腺病毒性肺炎

腺病毒性肺炎为腺病毒引起,在我国以 3、7 两型为主,11、12 型次之。本病多见于 6 个月至 2 岁的婴幼儿。起病急骤,呈稽留高热,全身中毒症状明显,咳嗽较剧,可出现喘憋、呼吸困难、发绀等。肺部体征出现较晚,常在发热 4~5 天后出现湿啰音,以后病变融合而呈现肺实变体征。少数患儿可并发渗出性胸膜炎。胸部 X 线改变的出现较肺部体征为早,可见大小不等的片状阴影或融合成大病灶,并多见肺气肿,病灶吸收较缓慢,需数周至数月。

3.葡萄球菌肺炎

葡萄球菌肺炎包括金黄色葡萄球菌及白色葡萄球菌所致的肺炎。多见于新生儿及婴幼儿。临床起病急,病情重,进展迅速;多呈弛张高热,婴儿可呈稽留热;中毒症状明显,面色苍白、咳嗽、呻吟、呼吸困难,皮肤常见一过性猩红热样或荨麻疹样皮疹,有时可找到化脓灶,如疖肿等。肺部体征出现较早,双肺可闻及中、细湿啰音,易并发脓胸、脓气胸等,可合并循环、神经及胃肠功能障碍。胸部 X 线常见浸润阴影,易变性是其特征。

4.流感嗜血杆菌肺炎

流感嗜血杆菌肺炎由流感嗜血杆菌引起。近年来,由于广泛使用广谱抗生素和免疫抑制剂,加上院内感染等因素,流感嗜血杆菌感染有上升趋势,多见于 4 岁以下的小儿,常并发于流感病毒或葡萄球菌感染者。临床起病较缓,病情较重,全身中毒症状明显,有发热、痉挛性咳嗽、呼吸困难、鼻翼翕动、三凹征、发绀等,体检肺部有湿啰音或肺实变体征。易并发脓胸、脑膜炎、败血症、心包炎、中耳炎等。胸部 X 线表现多种多样。

5.肺炎支原体肺炎

肺炎支原体肺炎由肺炎支原体引起,多见于年长儿,婴幼儿发病率也较高。以刺激性咳嗽为突出表现,有的酷似百日咳样咳嗽,咳出黏稠痰,甚至带血丝;常有发热,热程 1~3 周。年长儿可伴有咽痛、胸闷、胸痛等症状,肺部体征不明显,常仅有呼吸音粗糙,少数闻及干湿啰音。婴幼儿起病急,呼吸困难、喘憋和双肺哮鸣音较突出。部分患儿出现全身多系统的临床表现,如心肌炎、心包炎、溶血性贫血、脑膜炎等。胸部 X 线检查可分为 4 种改变:①肺门阴影增浓。②支气管肺炎改变。③间质性肺炎改变。④均一的实变影。

6.衣原体肺炎

沙眼衣原体肺炎多见于 6 个月以下的婴儿,可于产时或产后感染,起病缓,先有鼻塞、流涕,后出现气促、频繁咳嗽,有的酷似百日咳样阵咳,但无回声,偶有呼吸暂停或呼气喘鸣,一般无发热。可同时患有咽结膜热或有咽结膜热病史。胸部 X 线呈弥漫性间质性改变和过度充气。肺炎衣原体肺炎多见于 5 岁以上小儿,发病隐匿,体温不高,咳嗽逐渐加重,两肺可闻及干湿啰音。X 线显示单侧肺下叶浸润,少数呈广泛单侧或双侧浸润。

三、治疗要点

采取综合措施,积极控制感染,改善肺的通气功能,防止并发症。

(一)控制感染

根据不同病原体选用敏感抗生素积极控制感染,使用原则为:早期、联合、足量、足疗程,重症宜静脉给药。

WHO 推荐的 4 种第 1 线抗生素为:复方磺胺甲基异恶唑、青霉素、氨苄西林、阿莫西林,其中青霉素为首选药,复方磺胺甲基异恶唑不能用于新生儿。怀疑有金葡菌肺炎者,推荐用氨苄西林、氯霉素、苯唑西林或氯唑西林和庆大霉素。我国卫健委对轻症肺炎推荐使用头孢氨苄(头孢菌素Ⅳ)。大环内酯类抗生素如红霉素、交沙霉素、罗红霉素、阿奇霉素等对支原体肺炎、衣原体肺炎等均有效。除阿奇霉素外,用药时间应持续至体温正常后 5～7 天,临床症状基本消失后 3 天。支原体肺炎至少用药 2～3 周。应用阿奇霉素 3～5 天 1 个疗程,根据病情可再重复 1 个疗程,以免复发。葡萄球菌肺炎比较顽固。疗程宜长,一般于体温正常后继续用药 2 周,总疗程 6 周。

病毒感染尚无特效药物,可用利巴韦林、干扰素、聚肌胞、乳清液等,中药治疗有一定疗效。

(二)对症治疗

止咳、止喘、保持呼吸道通畅;纠正低氧血症、水及电解质、酸碱平衡紊乱;对于中毒性肠麻痹者,应禁食、胃肠减压,皮下注射新斯的明。对有心力衰竭、感染性休克、脑水肿、呼吸衰竭者,采取相应的治疗措施。

(三)肾上腺皮质激素的应用

若中毒症状明显,或严重喘憋,或伴有脑水肿、中毒性脑病、感染性休克、呼吸衰竭等,以及胸膜有渗出者,可应用肾上腺皮质激素,常用地塞米松,每天 2～3 次,每次 2～5 mg,疗程 3～5 天。

(四)防治并发症

对并发脓胸、脓气胸者及时抽脓、抽气;对年龄小、中毒症状明显、脓液黏稠经反复穿刺抽脓不畅者,以及有张力气胸者进行胸腔闭式引流。

四、护理措施

(一)改善呼吸功能

(1)保持病室环境舒适,空气流通,温湿度适宜,尽量使患儿安静,以减少氧的消耗。不同病原体肺炎患儿应分室居住,以防交叉感染。

(2)置患儿于有利于肺扩张的体位并经常更换,或抱起患儿,以减少肺部淤血和防止肺不张。

(3)给氧。凡有低氧血症,有呼吸困难、喘憋、口唇发绀、面色灰白等情况立即给氧。婴幼儿可用面罩法给氧,年长儿可用鼻导管法。若出现呼吸衰竭,则使用人工呼吸器。

(4)正确留取标本,以指导临床用药;遵医嘱使用抗生素治疗,以消除肺部炎症,促进气体交换;注意观察治疗效果。

(二)保持呼吸道通畅

(1)及时清除患儿口鼻分泌物,经常协助患儿转换体位,同时轻拍背部,边拍边鼓励患儿咳嗽,以促使肺泡及呼吸道的分泌物借助重力和震动易于排出;病情许可的情况下可进行体位引流。

(2)给予超声雾化吸入,以稀释痰液,利于咳出;必要时予以吸痰。

(3)遵医嘱给予祛痰剂如复方甘草合剂等;对严重喘憋者遵医嘱给予支气管解痉剂。

(4)给予易消化、营养丰富的流质、半流质食物,少食多餐,避免过饱影响呼吸;哺喂时应耐心,防止呛咳引起窒息;重症不能进食者,给予静脉营养。保证液体的摄入量,以湿润呼吸道黏膜,防止分泌物干结,利于痰液排出;同时可以防止发热导致的脱水。

(三)加强体温监测

观察体温变化并警惕高热惊厥的发生。对高热者给予降温措施。保持口腔及皮肤清洁。

(四)密切观察病情

(1)如患儿出现烦躁不安、面色苍白、气喘加剧、心率加速(>160 次/分)、肝脏在短时间内急剧增大等心力衰竭的表现,以及时报告医师,给予氧气吸入并减慢输液速度,遵医嘱给予强心、利尿药物,以增强心肌收缩力,减慢心率,增加心搏出量,减轻体内水钠潴留,从而减轻心脏负荷。

(2)若患儿出现烦躁或嗜睡、惊厥、昏迷、呼吸不规则等,提示颅内压增高,立即报告医师并共同抢救。

(3)患儿腹胀明显伴低钾血症时,以及时补钾;若有中毒性肠麻痹,应禁食、予以胃肠减压,遵医嘱皮下注射新斯的明,以促进肠蠕动,消除腹胀,缓解呼吸困难。

(4)如患儿病情突然加重,出现剧烈咳嗽、烦躁不安、呼吸困难、胸痛、面色发绀、患侧呼吸运动受限等,提示并发了脓胸或脓气胸,应及时配合进行胸穿或胸腔闭式引流。

(五)健康教育

向患儿家长讲解疾病的有关知识和护理要点,指导家长合理喂养,加强体格锻炼,以改善小儿呼吸功能;对易患呼吸道感染的患儿,在寒冷季节或气候骤变外出时,应注意保暖,避免着凉;定期健康检查,按时预防接种。对年长儿说明住院和注射等对疾病痊愈的重要性,鼓励患儿克服暂时的痛苦,与医护人员合作;教育患儿咳嗽时用手帕或纸捂嘴,不随地吐痰,防止病原菌污染空气而传染给他人。

(齐丽丽)

第三节 小儿惊厥

惊厥的病理生理基础是脑神经元的异常放电和过度兴奋,是由多种原因所致的大脑神经元,暂时性功能紊乱的一种表现。发作时全身或局部肌群突然发生阵挛或强直性收缩,多伴有不同程度的意识障碍。惊厥是小儿最常见的急症,有 5%~6% 的小儿曾发生过高热惊厥。

一、病因

小儿惊厥可由众多因素引起,凡能造成脑神经元兴奋性功能紊乱的因素,如脑缺氧、缺血、低血糖、脑炎症、水肿、中毒变性、坏死等,均可导致惊厥的发生。将其病因归纳为以下几类。

(一)感染性疾病

1.颅内感染性疾病

(1)细菌性脑膜炎、脑血管炎、颅内静脉窦炎。

(2)病毒性脑炎、脑膜脑炎。

(3)脑寄生虫病,如脑型肺吸虫病、脑型血吸虫病、脑囊虫病、脑棘球蚴病、脑型疟疾等。

(4)各种真菌性脑膜炎。

2.颅外感染性疾病

(1)呼吸系统感染性疾病。

(2)消化系统感染性疾病。

(3)泌尿系统感染性疾病。

(4)全身性感染性疾病及某些传染病。

(5)感染性病毒性脑病,脑病合并内脏脂肪变性综合征。

(二)非感染性疾病

1.颅内非感染性疾病

(1)癫痫。

(2)颅内创伤、出血。

(3)颅内占位性病变。

(4)中枢神经系统畸形。

(5)脑血管病。

(6)神经皮肤综合征。

(7)中枢神经系统脱髓鞘病和变性疾病。

2.颅外非感染性疾病

(1)中毒:如有毒动植物,氰化钠、铅、汞中毒,急性乙醇中毒及各种药物中毒等。

(2)缺氧:如新生儿窒息、溺水、麻醉意外、一氧化碳中毒、心源性脑缺血综合征等。

(3)先天性代谢异常疾病:如苯酮尿症、黏多糖病、半乳糖血症、肝豆状核变性、尼曼-匹克病等。

(4)水、电解质紊乱及酸碱失衡:如低血钙、低血钠、高血钠及严重代谢性酸中毒等。

(5)全身及其他系统疾病并发症:如系统性红斑狼疮、风湿病、肾性高血压脑病、尿毒症、肝昏迷、糖尿病、低血糖、胆红素脑病等。

(6)维生素缺乏症:如维生素 B_6 缺乏症、维生素 B_6 依赖症、维生素 B_1 缺乏性脑型脚气病等。

二、临床表现

(一)惊厥发作形式

1.强直-阵挛发作

发作时突然意识丧失,摔倒,全身强直,呼吸暂停,角弓反张,牙关紧闭,面色青紫,持续10~20秒,转入阵挛期;不同肌群交替收缩,致肢体及躯干有节律地抽动,口吐白沫(若咬破舌头可吐血沫)。呼吸恢复,但不规则,数分钟后肌肉松弛而缓解,可有尿失禁,然后入睡,醒后可有头痛、疲乏,对发作不能回忆。

2.肌阵挛发作

肌阵挛发作是由肢体或躯干的某些肌群突然收缩(或称电击样抽动),表现为头、颈、躯干或某个肢体快速抽搐。

3.强直发作

强直发作表现为肌肉突然强直性收缩,肢体可固定在某种不自然的位置持续数秒钟,躯干四肢姿势可不对称,面部强直表情,眼及头偏向一侧,睁眼或闭眼,瞳孔散大,可伴呼吸暂停,意识丧失,发作后意识较快恢复,不出现发作后嗜睡。

4.阵挛性发作

发作时全身性肌肉抽动,左右可不对称,肌张力可增高或减低,有短暂意识丧失。

5.限局性运动性发作

发作时无意识丧失,常表现为下列形式。

(1)某个肢体或面部抽搐:由于口、眼、手指在脑皮质运动区所代表的面积最大,因而这些部位最易受累。

(2)杰克逊(Jackson)癫痫发作:发作时大脑皮质运动区异常放电灶逐渐扩展到相邻的皮质区。抽搐也按皮质运动区对躯干支配的顺序扩展,如从面部抽搐开始→手→前臂→上肢→躯干→下肢。若进一步发展,可成为全身性抽搐,此时可有意识丧失。常提示颅内有器质性病变。

(3)旋转性发作:发作时头和眼转向一侧,躯干也随之强直性旋转,或一侧上肢上举,另一侧上肢伸直,躯干扭转等。

6.新生儿轻微惊厥

新生儿轻微惊厥是新生儿期常见的一种惊厥形式,发作时呼吸暂停,两眼斜视,眼睑抽搐,频频的眨眼动作,伴流涎,吸吮或咀嚼样动作,有时还出现上下肢类似游泳或蹬自行车样的动作。

(二)惊厥的伴随症状及体征

1.发热

发热为小儿惊厥最常见的伴随症状,如系单纯性或复杂性高热惊厥患儿,于惊厥发作前均有38.5 ℃,甚至 40 ℃以上高热。由上呼吸道感染引起者,还可有咳嗽、流涕、咽痛、咽部出血、扁桃体肿大等表现。如为其他器官或系统感染所致惊厥,绝大多数均有发热及其相关的症状和体征。

2.头痛及呕吐

头痛及呕吐为小儿惊厥常见的伴随症状之一,年长儿能正确叙述头痛的部位、性质和程度,婴儿常表现为烦躁、哭闹、摇头、抓耳或拍打头部。多伴有频繁喷射状呕吐,常见于颅内疾病及全身性疾病,如各种脑膜炎、脑炎、中毒性脑病、瑞氏综合征,颅内占位性病变等。同时还可出现程度不等的意识障碍,颈项抵抗,前囟饱满,脑神经麻痹,肌张力增高或减弱,克尼格征、布鲁津斯基征及巴宾斯基征阳性等体征。

3.腹泻

腹泻如遇重度腹泻病,可致水、电解质紊乱及酸碱失衡,出现严重低钠或高钠血症,低钙、低镁血症,以及由于补液不当,造成水中毒也可出现惊厥。

4.黄疸

新生儿溶血症,当出现胆红素脑病时,不仅皮肤巩膜高度黄染,还可有频繁性惊厥;重症肝炎患儿,当肝功能衰竭,出现惊厥前即可见到明显黄疸;在瑞氏综合征、肝豆状核变性等病程中,均可出现不等的黄疸,此类疾病初期或中末期均能出现惊厥。

5.水肿、少尿

各类肾炎或肾病为儿童时期常见多发病。水肿、少尿为该类疾病的首起表现,当其中部分患儿出现急、慢性肾衰,或肾性高血压脑病时,均可有惊厥。

6.智力低下

常见于新生儿窒息所致缺氧、缺血性脑病,颅内出血患儿,病初即有频繁惊厥,其后有不同程度的智力低下。智力低下亦见于先天性代谢异常疾病,如苯丙酮尿症、糖尿症等氨基酸代谢异常病。

三、诊断依据

(一)病史

了解惊厥的发作形式,持续时间,有无意识丧失,伴随症状,诱发因素及有关的家族史。

(二)体检

全面的体格检查,尤其神经系统的检查,如神志、头颅、头围、囟门、颅缝、脑神经、瞳孔、眼底、颈抵抗、病理反射、肌力、肌张力、四肢活动等。

(三)实验室及其他检查

1.血、尿、粪常规

血白细胞显著增高,通常提示细菌感染。红细胞血色素很低,网织红细胞增高,提示急性溶血。尿蛋白及细胞数增高,提示肾炎或肾盂肾炎。粪镜检,排除痢疾。

2.血生化等检验

除常规查肝功能、肾功能、电解质外,应根据病情选择有关检验。

3.脑脊液检查

凡疑有颅内病变惊厥患儿,尤其是颅内感染时,均应做脑脊液常规、生化、培养或有关的特殊化验。

4.脑电图

阳性率可达80%～90%。小儿惊厥,尤其无热惊厥,其中不少系小儿癫痫。脑电图上可表现为阵发性棘波、尖波、棘慢波、多棘慢波等多种波型。

5.CT检查

疑有颅内器质性病变惊厥患儿,应做脑CT扫描,高密度影见于钙化、出血、血肿及某些肿瘤;低密度影常见于水肿,脑软化,脑脓肿,脱髓鞘病变及某些肿瘤。

6.MRI检查

MRI对脑、脊髓结构异常反映较CT更敏捷,能更准确反映脑内病灶。

7.单光子反射计算机体层成像SPECT

单光子反射计算机体层成像SPECT可显示脑内不同断面的核素分布图像,对癫痫病灶、肿瘤定位及脑血管疾病提供诊断依据。

四、治疗

(一)止惊治疗

1.地西泮

每次0.25～0.50 mg/kg,最大剂量不大于10 mg,缓慢静脉注射,1分钟不大于1 mg。必要时可在15～30分钟后重复静脉注射一次。以后可口服维持。

2.苯巴比妥钠

新生儿首次剂量15～20 mg静脉注射。维持量3～5 mg/(kg·d)。婴儿、儿童首次剂量为5～10 mg/kg,静脉注射或肌内注射,维持量5～8 mg/(kg·d)。

3.水合氯醛

每次50 mg/kg,加水稀释成5%～10%溶液,保留灌肠。惊厥停止后改用其他镇静剂止惊药维持。

4.氯丙嗪

剂量为每次1～2 mg/kg,静脉注射或肌内注射,2～3小时后可重复1次。

5.苯妥英钠

每次5～10 mg/kg,肌内注射或静脉注射。遇有"癫痫持续状态"时可给予15～20 mg/kg,速度不超过1 mg/(kg·min)。

6.硫苯妥钠

催眠,大剂量有麻醉作用。每次10～20 mg/kg,稀释成2.5%溶液肌内注射。也可缓慢静脉注射,边注射边观察,惊止即停止注射。

(二)降温处理

1.物理降温

可用30%～50%乙醇擦浴。头部、颈、腋下、腹股沟等处可放置冰袋。亦可用冷盐水灌肠。或用低于体温3～4℃的温水擦浴。

2.药物降温

一般用布洛芬混悬液,每次0.1 mL/kg,口服。亦可用其滴鼻,3岁以上患儿,每次2～4滴。

(三)降低颅内压

惊厥持续发作时,引起脑缺氧、缺血,易致脑水肿;如惊厥系颅内感染炎症引起,疾病本身即有脑组织充血水肿,颅内压增高,因而及时应用脱水降颅内压治疗。常用20%甘露醇溶液每次5～10 mL/kg,静脉注射或快速静脉滴注(10 mL/min),6～8小时重复使用。

(四)纠正酸中毒

惊厥频繁,或持续发作过久,可致代谢性酸中毒,如血气分析发现血pH<7.2,BE为15 mmol/L时,可用5%碳酸氢钠3～5 mL/kg,稀释成1.4%的等张液静脉滴注。

(五)病因治疗

对惊厥患儿应通过病史了解,全面体检及必要的化验检查,争取尽快地明确病因,给予相应的治疗。对可能反复发作的病例,还应制订预防复发的防治措施。

五、护理

(一)护理诊断

(1)有窒息的危险。

(2)有受伤的危险。

(3)潜在并发症:脑水肿。

(4)潜在并发症:酸中毒。

(5)潜在并发症:呼吸系统、循环系统衰竭。

(6)知识缺乏。

(二)护理目标

(1)不发生误吸或窒息,适当加以保护防止受伤。

(2)保护呼吸功能,预防并发症。

(3)患儿家长情绪稳定,能掌握止痉、降温等应急措施。

（三）护理措施

1.一般护理

（1）将患儿平放于床上，取头侧位。保持安静，治疗操作应尽量集中进行，动作轻柔敏捷，禁止一切不必要的刺激。

（2）保持呼吸道通畅：头侧向一边，以及时清除呼吸道分泌物。有发绀者供给氧气，窒息时施行人工呼吸。

（3）控制高热：物理降温可用温水或冷水毛巾湿敷额头部，每5～10分钟更换1次，必要时用冰袋放在额部或枕部。

（4）注意安全，预防损伤，清理好周围物品，防止坠床和碰伤。

（5）协助做好各项检查，以及时明确病因。根据病情需要，于惊厥停止后，配合医师做血糖、血钙或腰椎穿刺、血气分析及血电解质等针对性检查。

（6）加强皮肤护理：保持皮肤清洁干燥，衣、被、床单清洁、干燥、平整，以防皮肤感染及压疮的发生。

（7）心理护理：关心体贴患儿，处置操作熟练、准确，以取得患儿信任，消除其恐惧心理。说服患儿及家长主动配合各项检查及治疗，使诊疗工作顺利进行。

2.临床观察内容

（1）惊厥发作时，观察惊厥患儿抽搐的时间和部位，有无其他伴随症状。

（2）观察病情变化，尤其随时观察呼吸、面色、脉搏、血压、心音、心率、瞳孔大小、对光反射等重要的生命体征，发现异常及时通报医师，以便采取紧急抢救措施。

（3）观察体温变化，如有高热，以及时做好物理降温及药物降温.如体温正常，应注意保暖。

3.药物观察内容

（1）观察止惊药物的疗效。

（2）使用地西泮、苯巴比妥钠等止惊药物时，注意观察患儿呼吸及血压的变化。

4.预见性观察

若惊厥持续时间长、频繁发作，应警惕有无脑水肿，颅内压增高的表现，如收缩压升高、脉率减慢，呼吸节律慢而不规则，则提示颅内压增高。如未及时处理.可进一步发生脑疝，表现为瞳孔不等大、对光反射消失、昏迷加重、呼吸节律不整甚至骤停。

六、康复与健康指导

（1）做好患儿的病情观察准备好急救物品，教会家属正确的退热方法，提高家长的急救知识和技能。

（2）加强患儿营养与体育锻炼，做好基础护理等。

（3）向家长详细交代患儿的病情、惊厥的病因和诱因，指导家长掌握预防惊厥的措施。

（邓素丹）

第四节　小儿急性阑尾炎

急性阑尾炎是儿童常见的急腹症,可发生于任何年龄,新生儿及婴幼儿阑尾炎也有报道。临床表现多变易被误诊,若能正确处理,绝大多数患儿可以治愈,但如延误诊断治疗,可引起严重并发症,甚至造成死亡。

一、临床特点

(1)腹痛:多起于脐周或上腹部,呈阵发性加剧,数小时后腹痛转移至右下腹,右下腹压痛是急性阑尾炎最重要的体征,压痛点常在脐与右髂前上棘连线中、外 1/3 交界处,也称麦氏点,需反复三次测得阳性体征才能确诊。盆腔阑尾炎、腹膜后阑尾炎及肥胖小儿压痛不明显。穿孔时腹痛突然加剧。

(2)呕吐:早期常伴有呕吐,吐出胃内容物。

(3)发热:早期体温正常,数小时后渐发热,一般在 38 ℃左右,阑尾穿孔后呈弛张型高热。

(4)局部肌紧张及反跳痛:肌紧张和反跳痛是壁腹膜受到炎性刺激的一种防御反应,提示阑尾炎已到化脓、坏疽阶段。右下腹甚至全腹肌紧张及反跳痛,提示伴有腹膜炎。阑尾坏疽或穿孔引起腹膜炎时,患儿行走时喜弯腰,卧床时爱双腿卷曲。阑尾脓肿时除高热外,炎症刺激直肠可引起里急后重、腹泻等直肠刺激症状。并发弥散性腹膜炎时可出现腹胀。

(5)腹部肿块:腹壁薄的消瘦患儿可在右下腹触及索条状的炎性肥厚的阑尾。阑尾脓肿时可在右下腹触及一包块。

(6)直肠指检:阑尾脓肿时直肠前壁触及一痛性肿块,右侧尤为明显。

(7)辅助检查:①血常规,多数有白细胞总数及中性粒细胞比例升高。②末梢血 C 反应蛋白(CRP)测定>8 mg/L。③腹部 B 超,有时可见水肿的阑尾、腹腔渗出液、阑尾脓肿包块。

二、护理评估

(一)健康史
了解患儿有无慢性阑尾炎史及胃肠道疾病史,询问腹痛出现的时间、部位,有无呕吐、发热等。

(二)症状、体征
评估腹部疼痛的部位、性质、程度及伴随症状,有无反跳痛及阵发性加剧,麦氏点有无压痛,有无恶心、呕吐及发热。

(三)心理-社会
评估患儿及家长对突然患病并需立即进行急诊手术的认知程度及心理反应。

(四)辅助检查
根据血常规、C 反应蛋白、腹部 B 超结果评估疾病的严重程度。

三、常见护理问题

(1)疼痛:与阑尾的炎性刺激及手术创伤有关。

(2)体温过高:与阑尾的急性炎症有关。

(3)体液不足:与禁食、呕吐、高热及术中失血、失液有关。

(4)合作性问题:感染、粘连性肠梗阻。

四、护理措施

(一)术前

(1)监测体温、心率、血压,评估疼痛的部位、程度、性质、持续时间及伴随症状。

(2)患儿取半卧位,在诊断未明确前禁用止痛剂,以免掩盖病情。

(3)开放静脉通路,遵医嘱及时补液、应用抗生素,并做好各项术前准备。

(4)与患儿及家长进行交谈,消除或减轻对疾病和手术恐惧、紧张、焦虑的心情。

(二)术后

(1)术后麻醉清醒、血压稳定后取半卧位,以促进腹部肌肉放松,有助于减轻疼痛,同时使腹膜炎性渗出物流至盆腔,使炎症局限。

(2)咳嗽、深呼吸时用手轻按压伤口。遵医嘱准确使用止痛剂后需观察止痛药物的效果。

(3)指导家长多安抚患儿,讲故事、唱儿歌,以分散患儿注意力。

(4)监测体温,体温>39 ℃时给物理降温或药物降温,并观察降温的效果。

(5)监测血压、心率、尿量,评估黏膜和皮肤弹性,观察有无口渴。

(6)肠蠕动恢复后,开始进少量水,若无呕吐,再进流质饮食,并逐渐过渡到普通饮食。

(7)保持伤口敷料清洁、干燥,观察伤口有无红肿、渗出,疼痛有无加重。

(8)观察肠蠕动恢复情况及腹部体征有无变化,鼓励并协助患儿床上活动,术后24小时后视病情鼓励早期下床活动,以防止肠粘连。若患儿术后体温升高或体温一度下降后又趋上升,并伴有腹痛、里急后重、大便伴脓液或黏液,应考虑为盆腔脓肿的可能。

(三)健康教育

(1)患儿及家长对手术易产生恐惧、忧虑,并担心手术预后,护理人员应热情接待患儿,耐心讲解疾病的发生、发展过程及主要治疗手段等,以减轻患儿及家长的顾虑,积极配合医护人员。

(2)在术前准备阶段,认真向患儿及家长讲解术前各项准备的内容如备皮、皮试、禁食、禁水、术前用药的目的、注意事项,以取得患儿及家长配合。

(3)术后康复过程中,护理人员应始终将各项术后护理的目的、方法向患儿及家长说明,共同实施护理措施,以取得良好的康复效果。

五、出院指导

(1)饮食应适当增加营养,指导家长注意饮食卫生,给易消化的食物,如稀饭、面条、肉末、鱼、蛋、新鲜蔬菜、水果等,饮食要定时定量,避免过饱。

(2)伤口护理保持伤口的清洁干燥,勤换内衣,伤口发痒时忌用手抓,以防破损、发炎。

(3)鼓励适度的活动,以促进伤口愈合,预防肠粘连,但应避免剧烈活动,以防止伤口裂开。

(4)注意个人卫生,保持室内通风、清洁,防止感冒、腹泻等疾病的发生。

(5)如患儿出现腹痛、腹胀、发热、呕吐或伤口红、肿、痛等情况需及时去医院就诊。

(邓素丹)

第五节　小儿肠套叠

肠套叠是指肠管的一部分及其相邻的肠系膜套入邻近肠腔内的一种肠梗阻。以4月龄至2岁以内小儿多见,冬春季发病率较高。

一、临床特点

(1)腹痛:表现为阵发性哭闹,20~30分钟发作一次,发作时脸色发白、拒奶、手足乱动、呈异常痛苦的表情。

(2)呕吐:在阵发性哭闹开始不久,即出现呕吐,开始时呕吐物为奶汁或其他食物,呕吐次数增多后可含有胆汁。

(3)血便:血便是肠套叠的重要症状,一般多在套叠后8~12小时排血便,多为果酱色黏液血便。

(4)腹部肿块:在右侧腹或右上腹季肋下可触及一腊肠样肿块,但腹胀明显时肿块不明显。

(5)右下腹空虚感:右下腹空虚感是因回盲部套叠使结肠上移,故右下腹较左侧空虚,不饱满。

(6)肛门指诊:指套上染有果酱样血便,若套叠在直肠,可触到子宫颈样套叠头部。

(7)其他:晚期患儿一般情况差,精神萎靡,反应迟钝,嗜睡甚至休克。若伴有肠穿孔则情况更差,腹胀明显,有压痛、肠鸣音减弱,腹壁水肿,发红。

(8)辅助检查。①空气灌肠:对高度怀疑肠套者,可选此检查,确诊后,可直接行空气灌肠整复。②腹部B超:套叠肠管肿块的横切面似靶心样同心圆。③腹部立位片:腹部见多个液平面的肠梗阻征象。

二、护理评估

(一)健康史
了解患儿发病前有无感冒、突然饮食改变及腹泻、高热等症状。询问以前有无肠套史。

(二)症状、体征
询问腹痛性质、程度、时间、发作规律和伴随症状及诱发因素,有无腹部肿块及血便。评估呕吐情况,有无发热及脱水症状。

(三)心理-社会
评估家长对小儿喂养的认知水平和对疾病的了解程度,以及对预后是否担心。

(四)辅助检查
分析辅助检查结果,了解腹部B超、腹部X线立位片等结果。

三、常见护理问题

(1)体温过高:与肠道内毒素吸收有关。

(2)体液不足:与呕吐、禁食、胃肠减压、高热、术中失血失液有关。

(3)舒适的改变:与腹痛、腹胀有关。

(4)合作性问题:肠坏死、切口感染、粘连性肠梗阻。

四、护理措施

(一)术前

(1)监测生命体征,严密观察患儿精神、意识状态、有无脱水症状及腹痛性质、部位、程度,观察呕吐次数、量及性质。呕吐时头侧向一边,防止窒息,以及时清除呕吐物。

(2)开放静脉通路,遵医嘱使用抗生素,纠正水、电解质紊乱。

(3)术前做好禁食、备皮、皮试等准备,禁用止痛剂,以免掩盖病情。

(二)术后

(1)术后患儿回病房,去枕平卧 4~6 小时,头侧向一边,保持呼吸道通畅,麻醉清醒后可取平卧位或半卧位。

(2)监测血压、心率、尿量,评估皮肤弹性和黏膜湿润情况。

(3)监测体温变化,由于肠套整复后毒素的吸收,应特别注意高热的发生,观察热型及伴随症状,以及早控制体温,防止高热惊厥。出汗过多时,以及时更换衣服,以免受凉。发热患儿每 4 小时一次监测体温,给予物理降温或药物降温,并观察降温效果,保持室内通风。

(4)观察肠套整复术后有无阵发性哭闹、呕吐、便血,以防再次肠套。

(5)禁食期间,做好口腔护理,根据医嘱补充水分和电解质溶液。

(6)密切观察腹部症状,有无呕吐、腹胀、肛门排气,观察排便情况并记录、保持胃肠减压引流通畅,观察引流液量、颜色、性质。

(7)肠蠕动恢复后,饮食以少量多餐为宜,逐步过渡,避免进食产气、胀气的食物,并观察进食后有无恶心、呕吐、腹胀情况。

(8)观察伤口有无渗血、渗液、红肿,保持伤口敷料清洁、干燥,防止大小便污染伤口。

(9)指导家长多安抚患儿,分散其注意力,避免哭闹。

(三)健康教育

(1)陌生的环境,对疾病相关知识的缺乏及担心手术预后,患儿及家长易产生恐惧、焦虑,护理人员应热情、耐心介绍疾病的发生、发展过程及主要的治疗方法、手术目的及必要性,排除顾虑,给予心理支持,使其积极配合治疗。

(2)认真做好各项术前准备,向患儿及家长讲解备皮、禁食、皮试、术前用药的目的及注意事项,取得家长的理解和配合。

(3)术后康复过程中,指导家长加强饮食管理,防止再次发生肠套叠。

(四)出院指导

(1)饮食:合理喂养,添加辅食应由稀到稠,从少量到多量,从一种到多种,循序渐进。注意饮食卫生,预防腹泻,以免再次发生肠套叠。

(2)伤口护理:保持伤口清洁、干燥,勤换内衣,伤口未愈合前禁止沐浴,忌用手抓伤口。

(3)适当活动,避免上下举逗孩子。

(4)如患儿出现阵发性哭闹、呕吐、便血或腹痛、腹胀,伤口红肿等情况及时去医院就诊。

(邓素丹)

第六节 小儿腹泻

一、护理评估

(一)健康史

应详细询问喂养史,是母乳喂养还是人工喂养,喂何种乳品,冲调浓度、喂哺次数及量,添加辅食及断奶情况。并了解当地有无类似疾病的流行。并注意患儿有无不洁饮食史、肠道内外感染、食物过敏史、外出旅游和气候变化史等。询问患儿腹泻开始时间,次数、颜色、性质、量、气味。并是否伴随发热、呕吐、腹胀、腹痛及里急后重等症状。既往有无腹泻史、其他疾病史和长期服用广谱抗生素史等。

(二)身体状况

观察患儿生命体征,有无腹痛、里急后重、大便性状为松散或水样,密切观察患儿生命体征、体重、出入量、尿量、神志状态、营养状态,皮肤弹性、眼窝凹陷、口舌黏膜干燥、神经反射等脱水表现。并评估脱水的程度和性质,检查肛周皮肤有无发红、破损;了解大便常规、大便致病菌培养等实验室检查结果。

(三)心理-社会状况

腹泻是小儿的常见病、多发病,年龄越小、发病率越高,特别是在贫困和卫生条件较差的地区,家长缺乏喂养及卫生知识是导致小儿易患腹泻的重要原因。故应了解患儿家长的心理状况及对疾病的病因、护理知识的认识程度,注意评估患儿家庭的经济状况、聚居条件、卫生习惯、家长的文化程度及家长对病因、护理知识的了解程度,认识疾病流行趋势。

(四)实验室检查

了解大便常规及致病菌培养等化验结果。分析血常规、红细胞计数、电解质、尿素氮、二氧化碳结合力(CO_2CP)等可了解体内酸碱平衡紊乱性质和程度。

二、护理诊断

(一)体液不足
与腹泻、呕吐丢失过多和摄入量不足有关。

(二)体温过高
与肠道感染有关。

(三)有皮肤黏膜完整性受损的危险
与腹泻大便次数增多刺激臀部皮肤及尿布使用不当有关。

(四)知识缺乏(家长)
与喂养知识、卫生知识及腹泻患儿护理知识缺乏有关。

(五)营养失调
营养低于机体需要量,与呕吐、腹泻等消化功能障碍所致。

(六)排便异常腹泻

与喂养不当,肠道感染或功能紊乱。

(七)腹泻

与喂养不当、感染导致胃肠道功能紊乱有关。

(八)有交叉感染的可能

与免疫力低下有关。

(九)潜在并发症

1.酸中毒

与腹泻丢失碱性物质及热能摄入不足有关。

2.低血钾

与腹泻、呕吐丢失过多和摄入不足有关。

三、护理目标

(1)患儿腹泻、呕吐、排便次数逐渐减少至正常,大便次数性状颜色恢复正常。

(2)患儿脱水、电解质紊乱纠正,体重恢复正常,尿量正常,获得足够的液体和电解质。

(3)体温逐渐恢复正常。

(4)住院期间患儿能保持皮肤的完整性,不再有红臀发生。

(5)家长能说出婴儿腹泻的病因、预防措施和喂养知识,能协助医护人员护理患儿。

(6)患儿不发生酸中毒,低血钾等并发症。

(7)避免交叉感染的发生。

(8)保证患儿营养的补充将患儿体重保持不减或有增加。

四、护理措施

新入院的患儿首先要测量体重,便于了解患儿脱水情况和计液量。以后每周测一次,了解患儿恢复和体重增长情况。

(一)体液不足的护理

1.口服补液疗法的护理

口服补液疗法的护理适用于无脱水、轻中脱水或呕吐不严重的患儿,可采用口服方法,它能补充身体丢失的水分和盐,执行医嘱给口服补液盐时应在4～6小时之内少量多次喂,同时可以随意喂水,口服液盐一定用冷开水或温开水溶解。

(1)一般轻度脱水需50～80 mL/kg,中度脱水需80～100 mL/kg,于8～12小时内将累积损失量补足;脱水纠正后,将余量用等量水稀释按病情需要随时口服。对无脱水患儿,可在家进行口服补液的护理,可将ORS溶液加等量水稀释,每天50～100 mL/kg,少量频服,以预防脱水(新生儿慎用),有明显腹胀、休克、心功能不全或其他严重并发者及新生儿不宜口服补液。在口服补液过程中,如呕吐频繁或腹泻、脱水加重,应改为静脉补液。服用ORS溶液期间,应适当增加水分,以防高钠血症。

(2)护理中的注意事项:①向家长说明和示范口服液的配制方法。②向家长示范喂服方法:2岁以下的患儿每1～2分钟喂1小勺约5 mL,大一点的患儿可用杯子直接喝,如有呕吐,停10分钟后再慢慢喂服(每2～3分钟喂一勺)。③对于在家进行口服补液的患儿,应指导家长病情观察方法。口服补液可直到腹泻停止,并继续喂养。如病情不见好转或加重,应及时到医院就诊。④密切观察病情,如患儿出现眼睑水肿应停止服用 ORS 液,改用白开水或母乳,水肿消退后再按无脱水的方案服用。4 小时后应重新估计患儿脱水状况,然后选择上述适当的方案继续治疗护理。

2.禁食、静脉补液

禁食、静脉补液适用于中度以上脱水,吐、泻重或腹胀的患儿。在静脉输液前协助医师取静脉血做钾、钠、氯、二氧化碳结合力等项目检查。

(1)第一天补液:①输液总量,按医嘱要求安排 24 小时的液体总量(包括累积损失量、继续损失量和生理需要量)。并本着"急需先补、先快后慢、见尿补钾"的原则分批输入。如患儿烦躁不安,应检查原因,必要时可遵医嘱给予适量的镇静剂,如复方冬眠灵,10% 水合氯醛,以防患儿因烦躁不安而影响静脉输液。一般轻度脱水 90~120 mL/kg,中度脱水 120~150 mL/kg 重度脱水 150~180 mL/kg。②溶液种类根据脱水性质而定,若临床判断脱水困难,可先按等渗脱水处理。对于治疗前 6 小时内无尿的患儿首先要在30 分钟内给输入 2∶1 液,一定要记录输液后首次排尿时间,见尿后给含钾液体。③输液速度主要取决于脱水程度和继续损失的量与速度,遵循先快后慢原则。明确每小时的输入量,一般茂菲氏滴管 14~15 滴为 1 mL,严格执行补液计划,保证输液量的准确,掌握好输液速度和补液原则。注意防止输液速度过速或过缓。注意输液是否通畅,保护好输液肢体,随时观察针头有无滑脱,局部有无红肿、渗液及寒战、发绀等全身输液反应。对重度脱水有明显周围循环障碍者应先快速扩容;累积损失量(扣除扩容液量)一般在前 8~12 小时内补完,每小时 8~10 mL/kg;后 12~16 小时补充生理需要量和异常的损失量,每小时约5 mL/kg;若吐泻缓解,可酌情减少补液量或改为口服补液。④对于少数营养不良、新生儿及伴心、肺疾病的患儿应根据病情计算,每批液量一般减少 20%,输液速度应在原有基础减慢 2~4 小时,把累积丢失的液量由 8 小时延长到 10~12 小时输完。如有条件最好用输液泵,以便更精确地控制输液速度。

(2)第 2 天及以后的补液:脱水和电解质紊乱已基本纠正,主要补充生理需要量和继续损失量,可改为口服补液,一般生理需要量为每天 60~80 mL/kg,用 1/5 张含钠液;继续损失量是丢多少补多少,用1/3~1/2张含钠液,将这两部分相加于 12~24 小时内均匀静脉滴注。

3.准确记录出入量

准确记录出入量是医师调整患儿输液质和量的重要依据。

(1)大便次数,量(估计)及性质、大便的气味、颜色、有无黏液、脓血等。留大便常规并做培养。

(2)呕吐次数、量、颜色、气味,以及呕吐与其他症状的关系,体现了患儿病情发展情况。比如呕吐加重但无腹泻;补液后脱水纠正由于呕吐次数增多而效果不满意,这时要及时报告医师,以及早发现肠道外感染或急腹症。

4.严密观察病情,细心做好护理

(1)注意观察生命体征:包括体温、脉搏、血压、呼吸、精神状况。若出现烦躁不安、脉率加快、呼吸加快等,应警惕是否输液速度过快,是否发生心力衰竭和肺水肿等情况。

(2)观察脱水情况:注意患儿的神志、精神、皮肤弹性、有无口渴,皮肤、黏膜干燥程度,眼窝及前囟凹陷程度,机体温度及尿量等临床表现,估计患儿脱水程度,同时要动态观察经过补充液体后脱水症状是否得到改善。如补液合理,一般于补液后 3~4 小时应该排尿,此时说明血容量恢复,所以应注意观察和记录输液后首次排尿的时间、尿量。补液后 24 小时皮肤弹性恢复,眼窝凹陷消失,则表明脱水已被纠正。补液后眼睑出现水肿,可能是钠盐过多;补液后尿多而脱水未能纠正,则可能是葡萄糖液补入过多,宜调整溶液中电解质比例。

(3)密切观察代谢性酸中毒的表现:中、重度脱水患多有不同程度的酸中毒,当 pH 下降、二氧化碳结合力在 25％容积以下时,酸中毒表现明显。当患儿出现呼吸深长、精神萎靡、嗜睡,严重者意识不清、口唇樱红、呼吸有丙酮味。应准备碱性液,以及时使用碱性药物纠正,应补充碳酸氢钠或乳酸钠。注意碱性液体有无漏出血管外,以免引起局部组织坏死。

(4)密切观察低血钾表现:常发现于输液后脱水纠正时,当发现患儿尿量异常增多,精神萎靡、全身乏力、不哭或哭声低下、吃奶无力、肌张力低下、反应迟钝、恶心、呕吐、腹胀及听诊肠鸣音减弱或消失,呼吸频不规整,心电图显示 T 波平坦或倒置、U 波明显、S-T 段下移(或心律失常,提示有低血钾存在,应及时补充钾盐)等临床表现,以及时报告医师,做血生化检查。如是低血钾症,应遵医调整液体中钾的浓度。补充钾时应按照见尿补钾的原则,严格掌握补钾的速度,绝不可做静脉推入,以免发生高血钾引起心搏骤停。一般按每天 3～4 mmol/kg(相当于氯化钾 200～300 mg/kg)补给,缺钾明显者可增至 4～6 mmol/kg,轻度脱水时可分次口服,中、重度脱水予以静脉滴入。并观察记录好治疗效果。

(5)密切观察有无低钙、低镁、低磷血症:当脱水和酸中毒被纠正时,大多表现有钙、磷缺乏,少数可有镁缺乏。低血钙或低血镁时表现为手足搐搦、惊厥;重症低血磷时出现嗜睡、精神错乱或昏迷,肌肉、心肌收缩无力。(营养不良或佝偻病活动期患儿更甚),这时要及时报告医师。静脉缓慢注射 10％葡萄糖酸钙或深部肌内注射 25％硫酸镁。

(6)低钠血症:多见于静脉输液停止后的患儿。这是以为患儿进食后水样便次数再次增多。主要表现为患儿前囟及眼窝凹陷、肢端凉、精神弱、尿少等。要及时报告医师要继续补充丢失液体。

(7)高钠血症:出现在按医嘱禁食补液或口服补液后,患儿出现烦躁不安、口渴、尿少、皮肤弹性差,甚至惊厥。这时应报告医师,必要时取血查生化,待结果回报后根据具体情况调整液体的质和量。

(8)泌尿系统感染:患儿腹泻渐好,但仍发热,阵阵哭闹不安,此时要报告医师,根据医嘱留尿常规,并寻找感染病灶。并发泌尿系统感染的患儿多见于女婴,在护理和换尿布时一定要注意女婴儿会阴部的清洁,防止上行性尿路感染。

5.计算液体出入量

24 小时液体入量包括口服液体和胃肠道外补液量。液体出量包括尿、大便和不显性失水。呼吸增快时,不显性失水增加 4～5 倍,体温每升高 1 ℃,不显性失水每小时增加 0.5 mL/kg;环境湿度大小可分别减少或增加不显性失水;体力活动增多时,不显性失水增加 30％。补液过程中,计算并记录 24 小时液体出入量,是液体疗法护理工作的重要内容。婴幼儿大小便不易收集,可用"秤尿布法"计算液体排出量。

(二)腹泻的护理

控制腹泻,防止继续失水。

1.调整饮食

根据世界卫生组织的要求对于轻中度脱水的患儿不必禁食,腹泻期间和恢复期适宜的营养对促进恢复、减少体重下降和生长停滞的程度、缩短腹泻后康复时间、预防营养不良非常重要。

故腹泻脱水患儿除严重呕吐者暂禁食4～6小时(不禁水)外,均应继续喂养进食是必要的治疗与护理措施。但因同时存在着消化功能紊乱,故应根据患儿病情适当调整饮食,达到减轻胃肠道负担、恢复消化功能之目的。继续哺母乳喂养;人工喂养出生6个月以内的小儿,牛奶(或羊奶)应加米汤或水稀释,或用发酵奶(酸奶),也可用奶-谷类混合物,每天6次,以保证足够的热量。腹泻次数减少后,出生6个月以上的婴儿可用平常已经习惯的饮食,选用稀粥、面条、并加些熟的植物油、蔬菜、肉末等,但需由少到多,随着病情稳定和好转,并逐渐过渡到正常饮食。幼儿应给一些新鲜、味美、碎烂、营养丰富的食物。病毒性肠炎多有双糖酶缺乏,应限制糖量,并暂停乳类喂养,改为豆制代用品或发酵奶,对牛奶和大豆过敏者应该食用其他食物,以减轻腹泻,缩短病程。腹泻停止后,继续给予营养丰富的食物,并每天加餐1次,共2周,以赶上正常生长。双糖酶缺乏者,不宜用蔗糖,并暂停乳类。对少数严重病例口服营养物质不能耐受者,应加强支持疗法,必要时全静脉营养。

2.控制感染

感染是引起腹泻的重要原因,细菌性肠炎需用抗生素治疗。病毒性肠炎用饮食疗法和支持疗法常可痊愈。严格消毒隔离,防止感染传播,按肠道传染病隔离,护理患儿前后要认真洗手,防止感染,遵医嘱给予抗生素治疗。

3.观察排便情况

注意大便的变化,观察记录大便次数、颜色、性状、气味、量、及时送检,并注意采集黏液脓血部分,做好动态比较,根据大便常规检验结果,调整治疗和输液方案,为输液方案和治疗提供可靠依据。

(三)发热的护理

(1)保持室内安静、空气新鲜、通风良好,保持室温在18～22 ℃,相对湿度55％～65％,衣被适度,以免影响机体散热。

(2)让患儿卧床休息限制活动量,利于机体康复和减少并发症的发生。多饮温开水或选择喜欢的饮料,以加快毒素排泄带走热量和降低体温。

(3)密切观察患儿体温变化每4小时测体温1次,体温骤升或骤降时要随时测量并记录降温效果。体温超过38.5 ℃时给予物理降温:温水擦浴;用30％～50％的乙醇擦浴;冰枕、冷毛巾敷患儿前额,或冷敷腹股沟、腋下等大血管处;冷盐水灌肠。物理降温后30分钟测体温,并记录于体温单上。

(4)按医嘱给予抗感染药及解热药,并观察记录用药效果,药物降温后,密切观察,防止虚脱。

(5)患儿的衣服,出汗后及时擦干汗液,更换衣服,并注意保暖,在严重情况下给予吸氧,以免惊厥抽搐发生。

(6)加强口腔护理,鼓励多漱口,口唇干燥时可涂护唇油。

(四)维持皮肤完整

由于腹泻频繁,大便呈酸性或碱性,含有大量肠液及消化酶,臀部皮肤常处于被大便腐蚀的状态,容易发生肛门周围皮肤糜烂,严重者引起溃疡及感染,要注意每次换尿布大便后须用温水清洗臀部及肛周并吸干,局部皮肤发红处涂以5％鞣酸软膏或40％氧化锌油并按摩片刻,促进血液循环。应选用消毒软棉尿布并及时更换。避免使用不透气塑料布或橡皮布,防止尿布皮炎发生。局部有糜烂者可在便后用温水洗净后用灯泡照烤,待烤干局部渗液后,再涂紫草油或1％龙胆紫效果更好。

（五）做好床边隔离

护理患儿前后均要认真洗手防止交叉感染。

（六）减轻患儿的恐惧

医护人员的检查、治疗应相对集中进行以减少患儿的哭闹，可根据患儿年龄给予不同玩具，减少其恐惧心理，若患儿哭闹不安影响静脉输液的顺利进行，必要时可根据医嘱适当应用镇静药物。

（七）对症治疗

腹胀明显者用肛管排气或肌内注射新斯的明。呕吐严重者针刺足三里、内关或肌内注射氯丙嗪等。

（八）注意口腔清洁

禁食患儿每天做口腔护理两次。由于长时间应用抗生素可发生鹅口疮。如口腔黏膜有乳白色分泌物附着即为鹅口疮，可涂制霉菌素；若发生溃疡性口炎时可用3％双氧水洗净口腔后，涂复方龙胆紫、金霉素鱼肝油。

（九）恢复期患儿护理

(1)新入院患儿分室居住，预防交叉感染。

(2)患儿消化功能恢复时，逐渐增加奶的质和量，细心添加辅食，避免小儿腹泻再次复发。

（十）健康教育

(1)宣传母乳喂养的优点，鼓励母乳喂养，尤其是出生后最初数月及出生后每个夏天更为重要，避免在夏季断奶。按时逐步加辅食，防止过食、偏食及饮食结构突然变动。如乳制品的调剂方法，辅食加法，断奶时间选择方法，人工喂养儿根据具体情况。选用合适的代乳品。

(2)指导患儿家长配置和使用ORS溶液。

(3)注意饮食卫生，培养良好的卫生习惯；注意食物新鲜、清洁和奶具、食具应定时煮沸消毒，避免肠道内感染。教育儿童养成饭前便后洗手，勤剪指甲的良好习惯。

(4)及时治疗营养不良、维生素D缺乏性佝偻病等，加强体格锻炼，适当进行户外活动。防止受凉或过热，营养不良，预防感冒，肺炎及中耳炎等并发症的发生，避免长期滥用广谱抗生素。

(5)气候变化时及时增减衣物，防止受凉或过热，冬天注意保暖，夏天多喝水。尤其应做好腹部的保暖。集体机构中如有腹泻的流行，应积极治疗患儿，做好消毒隔离工作，防止交叉感染。

（邓素丹）

第七节　先天性巨结肠

先天性巨结肠又称赫希施普龙病（Hirschsprung's disease，HD），是一种较为多见的肠道发育畸形。主要是因结肠的肌层、黏膜下层神经丛内神经节细胞缺如，引起该肠段平滑肌持续收缩，呈痉挛状态，形成功能性肠梗阻。而近端正常肠段因粪便滞积，剧烈蠕动而逐渐代偿性扩张、肥厚形成巨大的扩张段。

一、临床特点

(1)新生儿首次排胎粪时间延迟，一般于生后48～72小时才开始排便，或需扩肛、开塞露通便后才能排便。

(2)顽固性便秘:大便几天一次,甚至每次都需开塞露塞肛或灌肠后才能排便。

(3)呕吐、腹胀:由于是低位性、不全性、功能性肠梗阻,故呕吐、腹胀出现较迟,腹部逐渐膨隆呈蛙腹状,一般为中度腹胀,可见肠型、肠鸣音亢进,儿童巨结肠左下腹有时可触及粪石块。

(4)全身营养状况:病程长者可见消瘦、贫血貌。

(5)直肠指检:直肠壶腹部空虚感,在新生儿期,拔出手指后有暴发性肛门排气、排便。

(6)辅助检查:①钡剂灌肠造影,显示狭窄的直肠、乙状结肠、扩张的近段结肠、若肠腔内呈鱼刺或边缘呈锯齿状,表明伴有小肠结肠炎。②腹部 X 线立位平片,结肠低位肠梗阻征象,近段结肠扩张。③直肠黏膜活检,切取一小块直肠黏膜及肌层做活检,先天性巨结肠者神经节细胞缺如,异常增生的胆碱能神经纤维增多、增粗。④肛管直肠测压法或下消化道动力测定,当直肠壶腹内括约肌处受压后正常小儿和功能性便秘小儿,其内括约肌会立即出现松弛反应。但巨结肠患儿未见松弛反应,甚至可见压力增高,但对两周内的新生儿此法可出现假阴性结果。

二、护理评估

(一)健康史

了解患儿出现便秘腹胀的时间、进展情况及家长对患儿排便异常的应对措施。评估患儿生长发育有无落后,询问家族中有无类似疾病发生。

(二)症状、体征

询问有无胎便延迟排出,顽固性便秘时间;有无呕吐及呕吐的时间、性质、量;腹胀程度,有无消瘦、贫血貌。

(三)心理-社会

评估较大患儿是否有自卑心理、有无因住院和手术而感到恐惧,了解家长对疾病知识的认识程度和经济支持能力,了解家长对患儿的关爱程度和对手术效果的认知水平。

(四)辅助检查

直肠黏膜活检神经节细胞缺如支持本病诊断。了解钡剂灌肠造影、腹部立位 X 线平片、肛管直肠测压、下消化道动力测定结果。

三、常见护理问题

(1)舒适的改变:与腹胀、便秘有关。

(2)营养失调——低于机体需要量:与食欲缺乏、肠道吸收功能障碍有关。

(3)有感染的危险:与手术切口、机体抵抗力下降有关。

(4)体液不足:与术中失血失液、禁食、胃肠减压有关。

(5)合作性问题:巨结肠危象。

四、护理措施

(一)术前

(1)给予高热量、高蛋白质、高维生素和易消化的无渣食物,禁食有渣的水果及食物,以利于灌肠。

(2)巨结肠灌肠的护理彻底灌净肠道积聚的粪便,为手术做好准备。在灌肠过程中,操作应轻柔、肛管应插过痉挛段,同时注意观察患儿的反应,洗出液的颜色,保持出入液量平衡,灌流量每次 100 mL/kg 左右。

(3)肠道准备手术晨灌肠排出液必须无粪渣。手术前日、手术日晨予甲硝唑口服或保留灌肠。

(4)做好术前禁食、备皮、皮试、用药等术前准备。

(二)术后

(1)患儿回病房后,去枕平卧 4～6 小时,头侧向一边,保持呼吸道通畅,防止术后呕吐或舌后坠引起窒息。

(2)监测心率、血压、尿量,评估黏膜和皮肤弹性,根据医嘱补充水分和电解质溶液。

(3)让患儿取仰卧位,两大腿分开略外展,向家长讲明肛门夹钳固定的重要性,必要时用约束带约束四肢,使之基本制动,防止肛门夹钳戳伤肠管或过早脱落。

(4)术后需禁食 3～5 天和胃肠减压,禁食期间,做好口腔护理,每天 2 次,并保持胃肠减压引流通畅,观察引流液的量、颜色和性质,待肠蠕动恢复后可进食流质食物,并逐步过渡为半流质饮食,限制粗糙食物,饮食宜少量多餐。

(5)观察腹部体征变化,注意有无腹胀、呕吐、伤口有无渗出,肛周有无渗血、渗液,随时用无菌生理盐水棉球或 PVP 碘棉球清洁肛周及肛门夹钳,动作应轻柔。清洁用具需每天更换。

(6)指导家长如何保持患儿肛门夹钳的正确位置,使夹钳位置悬空、平衡。更换尿布时要轻抬臀部,避免牵拉夹钳。

(7)肛门夹钳常在术后 7～10 天自然脱落,脱落时观察钳子上夹带的坏死组织是否完整,局部有无出血。

(8)对留置肛管者,以及时清除从肛管内流出的粪便,保护好臀部皮肤,防止破损。

(9)观察患儿排便情况,肛门狭窄时指导家长定时扩肛。

(10)观察有无夹钳提早或延迟脱落、有无结肠小肠炎,闸门综合征等并发症的发生。

(三)健康教育

(1)耐心介绍疾病的发生、发展过程,手术的必要性及预后等,以排除患儿及家长的顾虑。

(2)向患儿及家长讲解各项术前准备(备皮、禁食、皮试、术前用药)的目的和注意事项,以取得患儿及家长的配合。

(3)向患儿及家长讲解巨结肠灌肠的目的,灌肠时间及注意事项,以及无渣饮食的目的。

(4)解释术后注意保持肛管和肛门夹钳位置固定的重要性,随时清除粪便,保持肛门区清洁及各引流管引流通畅,以促使患儿早日康复。

(四)出院指导

(1)饮食应适当增加营养,3～6 个月内给予高蛋白、高热量、低脂、低纤维、易消化的食物,以促进患儿的康复。限制粗糙食物。

(2)伤口护理保持伤口清洁,敷料干燥。小婴儿忌用手抓伤口。如发现伤口红肿及时就诊。

(3)出院后密切观察排便情况,若出现果酱样伴恶臭大便,则提示可能发生小肠结肠炎,应及时去医院诊治。

(4)肛门狭窄者要定时扩肛,教会家长正确的扩肛方法,并定期到医院复查。

(徐文进)

第八节　先天性肥厚性幽门狭窄

先天性肥厚性幽门狭窄是由于幽门环肌增生肥厚使幽门管腔狭窄引起的不全梗阻,一般生后 2～4 周发病。

一、临床特点

(一)呕吐

呕吐是该病早期的主要症状,每次喂奶后数分钟即有喷射性呕吐,呈进行性加重。呕吐物常有奶凝块,不含有胆汁,少数患儿因呕吐频繁致胃黏膜渗血而使呕吐物呈咖啡色。呕吐后即有饥饿感。

(二)进行性消瘦

因呕吐、摄入量少和脱水,患儿消瘦,出现老人貌、皮肤松弛、体重下降。

(三)上腹部膨隆

偶可见上腹部膨隆,有自左向右移动的胃蠕动波,右上腹可触及橄榄样肿块,是幽门狭窄的特有体征。

(四)辅助检查

(1)X 线钡餐检查:透视下可见胃扩张,胃蠕动波亢进,钡剂经过幽门排出时间延长,胃排空时间也延长,幽门前区呈鸟嘴状。

(2)B 超:其典型声源图改变为幽门环肌增厚,大于 4 mm。

(3)血气分析及电解质测定:可表现为低氯、低钾性碱中毒。晚期脱水加重,可表现代谢性酸中毒。

二、护理评估

(一)健康史

了解患儿呕吐出现时间、呕吐的程度及进展情况。评估患儿的营养状况及生长发育情况,了解家族中有无类似疾病发生。

(二)症状、体征

了解呕吐的次数、性质、量,大小便次数、量。评估营养状况,有无脱水及其程度。

(三)心理-社会

了解家长对患儿手术的认识水平及对治疗护理的需求。

(四)辅助检查

了解 X 线钡餐检查及 B 超检查结果,了解血气分析及电解质测定结果。

三、常见的护理问题

(1)有窒息的危险:与呕吐有关。

(2)营养失调——低于机体需要量:与频繁呕吐,摄入量少有关。

(3)体液不足:与呕吐、禁食、术中失血失液、胃肠减压有关。

(4)组织完整性受损:与手术切口、营养状态差有关。

(5)合作性问题:切口感染、裂开或延期愈合。

四、护理措施

(一)术前

(1)监测生命体征变化,观察呕吐的情况,了解呕吐方式、呕吐物性质和量,并及时清除呕吐物。

(2)喂奶应少量多餐,喂奶后应竖抱并轻拍婴儿背部,促使胃内的空气排出,待打嗝后再平抱,以预防和减少呕吐的发生。睡眠时应尽量右侧卧,防止呕吐物误吸引起窒息。

(3)做好禁食、备皮、皮试等术前准备。

(二)术后

(1)术后应去枕平卧位,头偏向一侧,保持呼吸道通畅,监测血氧饱和度,清醒后可取侧卧位。

(2)监测体温变化,如体温不升,需采取保暖措施。

(3)监测血压、心率、尿量,评估黏膜和皮肤弹性。

(4)术后大多数患儿呕吐还可持续数天才能逐渐好转,评估呕吐的量、性质、颜色,以及时清除呕吐物,防止误吸。

(5)进腹的幽门环肌切开术一般需禁食24～48小时、胃肠减压、做好口腔护理,并保持胃管引流通畅,观察引流液的量、颜色及性质。腹腔镜下幽门环肌切开术6小时后即可进食。奶量应由少到多,耐心喂养。

(6)保持伤口敷料清洁干燥,观察伤口有无红肿、渗血、渗液,避免剧烈哭闹,防止切口裂开。

(三)健康教育

(1)应该热情接待,耐心向家长介绍疾病发生、发展过程和手术治疗的必要性等。讲解该疾病的近、远期治疗效果是良好的,不会影响孩子的生长发育。

(2)向患儿家长仔细讲解术前准备的主要内容、注意事项、用药目的,充分与其沟通,取得家长积极配合。

(3)对家长进行喂奶的技术指导,注意喂乳方法,预防和减少呕吐的发生,防止窒息。

五、出院指导

(1)饮食指导:少量多餐,合理喂养。介绍母乳喂养的优点,提倡母乳喂养。4个月后可逐渐添加辅食。

(2)伤口护理:保持伤口敷料清洁,切口未愈合时禁止浸水沐浴,小婴儿的双手要套上干净的手套,避免用手抓伤口导致发炎。如发现伤口红肿及时去医院诊治。

(3)按医嘱定期复查。

(徐文进)

第九节 小儿腹股沟斜疝

小儿腹股沟疝均是斜疝,几乎没有直疝,在腹股沟或阴囊有一可复性肿块,它与腹膜鞘状突未完全闭合或腹股沟解剖结构薄弱有关,而腹内压增高是其诱发因素,如剧烈哭闹、长期咳嗽、便秘和排尿困难。可发生在任何年龄,右侧多于左侧。

一、临床特点

(1)腹股沟部有弹性的可复性不痛肿物,哭闹或用力排便时明显,安静平卧或轻轻挤压肿块能消失,随着腹压的增大,肿块逐渐增大并渐坠入阴囊。

(2)斜疝嵌顿时,肿块变硬、疼痛,伴呕吐、哭闹不安,无肛门排气排便。晚期则有发热、肿块表皮红肿、便血及触痛加剧。

(3)局部无肿块时指检可感皮下环宽松,可触到增粗的精索,咳嗽时手指可在内环感到冲动感。

(4)辅助检查:①B超,可鉴别腹股沟肿块为肠管或液体。②骨盆部立位X线片,阴囊部肿块有气体或液平面可诊断为斜疝,在鉴别嵌顿疝时有诊断价值。

二、护理评估

(1)健康史:了解腹股沟部第一次出现肿块的时间、肿块的性状及和腹内压增高的关系,询问出现肿块的频率,有无疝嵌顿史。

(2)症状、体征:评估腹股沟部有无肿块,肿块的大小及导致肿块改变的相关因素。观察肿块表皮有无红肿、触痛。评估有否疝嵌顿的表现。

(3)心理-社会:评估较大患儿是否因手术而感到情绪紧张,评估家长对此疾病知识和治疗的了解程度和心理反应。

(4)辅助检查:了解B超和骨盆部X线立位片的检查结果。

三、常见护理问题

(1)焦虑:与环境改变、害怕手术有关。

(2)疼痛:与疝嵌顿、腹部切口有关。

(3)合作性问题:阴囊血肿或水肿。

(4)知识缺乏:缺乏与本病相关的知识。

四、护理措施

(一)术前

(1)避免哭闹和剧烈咳嗽,哭闹或剧烈咳嗽时可抬高臀部。保持大便通畅,防止斜疝嵌顿。

(2)注意冷暖及饮食卫生,防止感冒及腹泻。

(3)做好禁食、备皮、皮试等术前准备。

（二）术后

（1）术后去枕平卧 4～6 小时,头侧向一边,防止呕吐引起窒息。

（2）监测生命体征,保持呼吸道通畅。

（3）给予高蛋白、高热量、高维生素、适当纤维素、易消化的食物,保持大便通畅。

（4）观察切口有无渗血、渗液、红肿、保持切口敷料清洁干燥,防止婴儿大小便污染。注意观察腹股沟、阴囊有无血肿、水肿及其消退情况。

（5）指导家长多安抚小患儿,分散其注意力,避免哭闹。

（三）健康教育

（1）对陌生的环境,疾病相关知识的缺乏及担心,患儿及家长易产生恐惧、焦虑心理,护理人员应耐心介绍疾病的发展过程、治疗方法和手术的目的及重要性,以排除顾虑,给予心理支持,使其积极配合。

（2）认真做好各项术前准备,向患儿及家长讲解备皮、禁食、皮试、术前用药的目的及注意事项,以取得理解和配合。

（3）避免哭闹和剧烈咳嗽,保持大便通畅,避免增加腹压,防止术侧斜疝复发嵌顿。单侧斜疝术后需注意另一侧腹股沟有无斜疝发生。

五、出院指导

（1）饮食:适当增加营养,给予易消化的食物,多吃新鲜水果蔬菜。

（2）伤口护理:保持伤口的清洁、干燥,小婴儿的双手用干净的手套套住或予以约束,伤口痒时切忌用手抓伤口,以防伤口发炎,伤口未愈合前忌过早浸水洗浴。

（3）注意观察腹股沟、阴囊红肿消退情况,观察腹股沟有无肿物突出。

（徐文进）

第十节　小儿尿道下裂

尿道下裂是一种外生殖器畸形,因胚胎发育过程障碍,尿道沟不能完全融合到龟头的远端,尿道口位于冠状沟至会阴之间的任何部位,可同时伴有阴茎下曲畸形。

一、临床特点

（一）临床类型

（1）阴茎头、冠状沟型:尿道外口位于冠状沟腹侧,系带缺如,包皮位于龟头的背侧呈帽状,阴茎发育正常,龟头轻度下曲。

（2）阴茎体型:尿道外口位于阴茎体腹侧,阴茎可向腹侧弯曲。

（3）阴茎、阴囊型:尿道外口位于阴茎、阴囊交界处,阴茎严重向腹侧弯曲,不能站立排尿。

（4）会阴型:尿道外口位于会阴,阴茎海绵体发育不良,严重下曲,阴囊对裂,伴阴茎阴囊转位,外生殖器酷似女性。

(二)辅助检查

染色体检查核型为(46,XY),影像学、腹腔镜检查可见男性性器官。

二、护理评估

(一)健康史

询问有无尿道下裂的家族史。母亲孕期有无外源性雌激素接触和应用史。了解患儿对排尿方式改变的适应能力。

(二)症状、体征

评估患儿尿道开口的位置高低,阴茎发育情况及有无阴茎下弯存在。是否合并单、双侧隐睾。

(三)心理-社会

评估患儿及家长对手术的心理反应,有无担心阴茎外观及成年后的性生活和生育能力。

三、常见护理问题

(1)焦虑:与患儿年幼、幻想阴茎被切除,双亲因患儿性别不明或担心成年后无法婚育有关。

(2)有阴茎血液循环障碍的危险:与手术后阴茎肿胀、伤口出血、弹力绷带包扎过紧有关。

(3)感染的危险:与手术切口及引流管有关。

(4)疼痛:与手术损伤、术后局部水肿有关。

(5)合作性问题:伤口出血、尿瘘、尿道狭窄。

四、护理措施

(一)术前护理

(1)心理护理了解患儿及家长焦虑的程度,主动听取患儿及家长对有关疾病的述说,了解其对疾病认识程度,保护患儿及家长的隐私。利用图片、玩偶,简单地告知患儿手术后尿道开口会移向前面,避免用"切""割开"等字眼。

(2)强调术前阴茎包皮清洗的重要性,皮肤皱褶处展开清洗,防止术后感染。

(3)术前训练在床上排便。

(二)术后护理

1.卧位

麻醉清醒前去枕头侧位,防止呕吐物吸入引起窒息。密切观察生命体征变化。清醒后取平卧位或平侧卧位,四肢适当约束,尽量少翻动,避免伤口出血,使用护架,避免盖被直接压迫阴茎。

2.导尿管护理

(1)妥善固定导尿管并保持引流通畅,避免折叠、扭曲、过度牵拉,适当约束患儿四肢,防止因烦躁、哭闹而拔管。

(2)由于导尿管的放置容易刺激膀胱引起尿意,嘱患儿不要用力排尿,以免引起尿液自尿道口外溢及导尿管滑出。

(3)定时更换引流袋并观察记录引流液的性质及量。

(4)如发现尿袋内尿量较长时间未见增加,膀胱区膨隆,且孩子有哭叫、疼痛、想排尿等症状,则提示引流不畅,须及时处理,必要时给予膀胱冲洗。

（5）留置导尿管放置7～12天，拔管后第一次排尿可能会有疼痛，应鼓励患儿多饮水、增加排尿次数，保持排尿通畅。拔管后注意观察尿线粗细及有无尿瘘发生。

3.伤口护理

评估局部切口敷料渗出情况及是否被尿液污染，观察龟头色泽、阴茎血液循环，如有发紫、肿胀等情况，应立即报告医师处理。术后伤口有渗血时可用消毒干棉签轻轻擦去。阴茎外露部分涂上抗生素软膏。

4.饮食护理

鼓励多饮水，限制各种饮料的摄入，防止尿酸结晶形成阻塞导尿管。多食粗纤维及高蛋白、高维生素的食物，保持大便通畅，如有排便困难，可用开塞露通便，避免因用力排便引起伤口出血及尿液自尿道口外溢。

5.疼痛的护理

观察疼痛发生的时间、性质，倾听其对疼痛的描述，根据疼痛脸谱分级图评估患儿疼痛的程度，如疼痛较轻时鼓励家长给孩子讲故事、听音乐、用有吸引力的玩具分散其注意力，必要时给予药物止痛并观察效果，如夜间阴茎勃起引起疼痛，可每晚睡前口服己烯雌酚。

6.皮肤护理

加强背部皮肤清洁，每天用温水清洗，臀、背部可垫柔软毛巾。如术后肛周皮肤瘙痒，可用PVP-I棉签擦拭。

（三）健康教育

（1）向家长讲解疾病的相关知识及手术后可能发生的并发症，如尿瘘、尿道狭窄等。

（2）向家长解释约束患儿四肢的重要性，防止意外拔管。

五、出院指导

（1）伤口：保持阴茎伤口清洁干燥，避免搔抓。局部用PVP-I、红霉素软膏涂抹至完全愈合。

（2）饮食：加强营养，给予易消化、刺激性小的食物，多喝开水，多吃蔬菜和水果，避免吃含激素类补品。

（3）活动：避免剧烈活动及骑跨动作。

（4）复查：观察尿线粗细，有无排尿困难，如有排尿困难及时来院就诊。出院后2周可回院检查一次，如有尿道狭窄应定期扩张至术后3个月，以后可间隔1年、3年、6年分别随访检查一次。有尿瘘患儿应定期复查，如半年后仍未愈合需手术修补。

（5）阴茎发育差的患儿可遵医嘱在手术后一年酌情使用绒毛膜促性腺激素注射治疗，以刺激阴茎发育。

（徐文进）

第十一节　先天性肌性斜颈

先天性肌性斜颈是小儿斜颈最常见的原因，由于一侧胸锁乳突肌的挛缩牵拉使颈部歪斜，头部偏向患侧，下颌转向健侧，形成特殊的姿势畸形。

一、临床特点

(1)颈部肿块出生后 7～10 天左右颈部出现无痛性肿块,质硬,肿块位于胸锁乳突肌中下 1/3 处,2～3 个月后肿块逐渐缩小,6 个月后全部消失。胸锁乳突肌缩短明显,可呈条索状挛缩。

(2)颈部向患侧旋转活动有不同程度受限。头明显偏向患侧,下颌向健侧偏斜。

(3)脸部可出现不对称畸形,患侧之耳、眼、眉、嘴角低下,前额狭窄等。

(4)辅助检查颈部 B 超示患侧胸锁乳突肌纤维性肿块,弥散性纤维化,增粗。

二、护理评估

(一)健康史

了解患儿出生是否有难产及臀位产史,评估患儿有否合并其他先天畸形。了解患儿是否接受过手法矫正。

(二)症状、体征

头明显偏向患侧,下颌向健侧偏斜。胸锁乳突肌中下 1/3 处可触及质硬、呈圆形或椭圆形的肿块,无红肿,无压痛。

(三)心理-社会

评估家庭经济状况、支持系统、家长文化程度。评估患儿和家长对疾病和手术的认知和心理反应。

(四)辅助检查

了解 B 超结果。

三、常见护理问题

(一)恐惧

与手术、环境陌生有关。

(二)自我形象紊乱

与头歪向一侧有关。

(三)疼痛

与手术创伤有关。

(四)知识缺乏

缺乏疾病康复知识。

(五)合作性问题

出血、感染。

四、护理措施

(一)术前

(1)监测患儿体温,预防上呼吸道感染。

(2)完善术前检查,配合医师做好术前准备。注意剃净患儿的头发,确保手术区域干净及便于手术后头部的清洁。

(二)术后

1.体位

麻醉未清醒期间,平卧位,头侧向一边;清醒后取仰卧位,用沙袋将头固定于头偏向健侧、下颌转向患侧的位置。

2.病情观察

密切观察生命体征的变化,保持呼吸道通畅。

3.饮食

麻醉未清醒期间予禁食,清醒4～6小时后予少量饮水后无不适,给予正常饮食。

4.切口的护理

评估切口出血情况,保持伤口敷料清洁干燥,观察伤口有无红肿、分泌物,局部疼痛有无加剧。

5.疼痛的护理

评估患儿疼痛的程度,根据儿童疼痛脸谱分级;指导家长多安抚患儿,讲故事、唱儿歌以分散患儿注意力;咳嗽、深呼吸时用手轻压伤口,遵医嘱准确使用止痛药并观察止痛效果。

(三)健康教育

(1)患儿及家长对手术易产生恐惧,并担心手术预后,护理人员应热情接待患儿,耐心讲解疾病的治疗过程及术后功能锻炼的重要性,以减轻患儿及家长的顾虑。

(2)在术前准备阶段,认真向患儿及家长讲解术前准备的内容如备皮、皮试、禁食、禁水的时间,术前用药的目的、注意事项,以取得患儿和家长的配合。

(3)术后康复过程中,护理人员应始终将各项术后护理的目的、方法向患儿和家长说明,共同实施护理措施,并开始实施康复训练,以取得满意的康复效果。

五、出院指导

(一)饮食

加强营养,给予富含维生素、蛋白质的食物,注意饮食卫生、合理喂养。

(二)活动

用颈椎固定器使头部处于正常位,固定时间一般为6周,固定期间允许脱下,进行皮肤护理或功能锻炼。

(三)功能锻炼

术后2周,开始正规康复锻炼:患儿仰卧使头部置于床边,协助治疗者固定患儿双肩,治疗者双手固定患儿下颌及双乳突,将患儿头部轻轻缓慢后仰,充分拉长胸锁乳突肌,再缓慢转向健侧,保持15秒,重复15～20次,要求每天3～5次。

(四)伤口护理

保持伤口的清洁干燥,忌用手抓,以防伤口破损、发炎。

(五)复查

出院后半年来院复查。

（徐文进）

第十二节 小儿发育性髋关节脱位

发育性髋关节脱位(developmental dislocation of the hip,DDH)是小儿最常见的四肢畸形之一,是因为髋臼发育不良,髋臼很浅,髋后上缘几乎完全不发育,致使股骨头不能正常地容纳在髋臼内,造成股骨半脱位或全脱位。单侧比双侧多,单侧中左侧比右侧多。病因尚不清楚。

一、临床特点

(一)新生儿期

(1)大腿及臀部皮纹不对称,肢体不等长。

(2)患侧下肢活动较健侧差,患侧股动脉搏动减弱。

(3)Allis 征或 Galeazzi 征阳性:新生儿平卧,屈膝 85°～90°或两足平放床上,内踝靠拢可见两膝高低不等。

(4)Ortolani 征或外展试验阳性:让新生儿平卧,屈膝、屈髋各 90°,检查者面对小儿臀部,两手握住小儿双膝同时外展、外旋,正常膝外侧面可触及床面,当外展一定程度受限,而膝外侧面不能触及床面,称为外展试验阳性。当外展至一定程度突然弹跳,则外展至 90°,称为 Ortolani 征阳性。

(5)X 线检查骨盆正位片,内侧间隙增大,上方间隙减少。

(二)较大儿童

(1)步态:单侧脱位时跛行,双侧脱位呈鸭步,易疲劳,有疼痛、酸胀感。臀部明显后突。

(2)肢体短缩:臀部变宽,呈扁平,大转子显著突出,骨盆前倾,腰段脊柱明显前凸。

(3)Allis 征及外展试验阳性。

(4)套叠试验阳性:让小儿平卧,屈髋、屈膝各 90°,一手握住膝关节,另一手抵住骨盆两侧髂前上棘,将膝关节向下压可感到股骨头向后脱位;膝关节向上提可感到股骨头进入髋臼。

(5)股骨大粗隆在尼来登(Nelaton)线之上。髂前上棘至坐骨结节之连线正常通过大粗隆顶点称作尼来登线。

(6)川德伦堡(Trendelenburg)试验阳性:嘱小孩单腿站立,另一腿尽量屈髋、屈膝,使足离地。正常站立时对侧骨盆上升;脱位后股骨头不能抵住髋臼,臀中肌乏力使骨盆下垂,从背后观察尤为清楚。

(三)X 线骨盆平片检查

(1)股骨头及髋臼发育不良。

(2)股骨头位于泼金(Perkin)方格外下或外上方。泼金象限:将两侧髋臼中心连一直线称作 H 线,再从两侧髋臼外缘向 H 线做垂直线,将左右各划分成四格。股骨头骨化中心在内下格为正常。

(3)髋臼指数>25°。自髋臼外缘至髋臼中心做连线,此线与 H 线相交成锐角,称髋臼指数。正常为 20°～25°。

(4)兴登线(shenton)不连贯。正常闭孔上缘之弧线与股骨颈内侧之弧度相连在一个抛物线上称作兴登线,脱位时此线中断消失。

(5)中心边缘角(CE 角)<15°。取股骨头股骺中心为一点,髋臼外缘为另一点做连线,再做髋臼外缘垂直投线,两线相交所呈之角称 CE 角(正常约 25°)。

二、护理评估

(一)健康史

了解母亲妊娠史,是否臀位产;评估较大儿童是否有治疗史。

(二)症状、体征

体检患儿双下肢是否等长、有无跛形步态或"鸭步",是否有易疲劳、疼痛、酸胀感。臀部是否明显后突。

(三)心理-社会

评估患儿是否因步态异常影响学习、活动而情绪紧张或低落。评估家长是否因本病的治疗过程长、费用高、肢体功能恢复难以预测而有心理上高度焦虑和恐惧。

(四)辅助检查

了解 X 线检查的结果。

三、常见护理问题

(一)焦虑

与身体形象改变、环境陌生、担心预后和学习有关。

(二)皮肤完整性受损

与长期卧床、躯体不能活动有关。

(三)躯体移动障碍

与牵引约束、石膏固定有关。

(四)疼痛

与手术创伤有关。

(五)有便秘的危险

与排便体位改变、限制活动有关。

(六)知识缺乏

家长缺乏手术、康复知识。

(七)合作性问题

感染、股骨头无菌性坏死。

四、护理措施

(一)非手术治疗的护理

6 个月以下婴儿用 Pavlik 支具;6 个月~3 岁婴幼儿应用聚氨酯绷带石膏裤固定。

1.体位

保持 Von-Rosen 铅板或 Pavlik 吊带使患儿髋关节固定在外展、屈曲、外旋位。

2.皮肤护理

会阴部及大腿内侧定时清洗,保持干燥。

3.绷带裤护理

(1)皮肤护理:预防皮肤损伤,以及时将聚氨酯绷带边缘用胶布花瓣粘贴,勤翻身,局部皮肤按摩,保持绷带完整。

(2)观察趾端血液循环,如色泽、肤温、痛觉、肿胀、活动度等。予以抬高患肢,改善血液循环,绷带裤内禁用异物填塞及搔抓。

(二)手术治疗的护理

1.术前

(1)指导患儿术前注意保暖,勿着凉,以免影响手术。

(2)训练床上大小便及做被固定肢体的静态舒缩运动,以利术后康复。

(3)教会患儿及家长绷带裤护理注意事项及观察要点,防止并发症。

(4)认真做好牵引的护理。

2.术后

(1)体位:麻醉清醒前平卧位,头侧向一边,保持呼吸道通畅。髋部"人"字石膏固定时,可略为抬高患肢,改为患肢直腿牵引后,要保持肢体外展位。

(2)密切观察生命体征及血压的变化,观察伤口渗血情况,观察患侧肢体末梢血液循环状况,如发现足趾发紫、皮温高、肿胀等异常情况,应即刻与医师取得联系。

(3)饮食护理:应给富含营养、易消化的食物,鼓励患儿多饮水,多食含纤维素丰富的食物和水果,培养定时排便的习惯。

(4)维持皮肤的完整性:保持床单位干燥、平整、无渣屑。协助患儿2~4小时翻身一次,按摩受压部位,以保持皮肤的完整性。

(5)疼痛的护理:评估患儿疼痛的程度,婴幼儿可根据儿童疼痛脸谱评估;指导家长多安抚患儿,讲故事、唱儿歌以分散患儿注意力;咳嗽、深呼吸时用手轻压伤口。遵医嘱准确使用止痛剂后需观察止痛药的效果。

(6)石膏的护理:保持石膏不被排泄物污染,在搬动患儿时,注意肢体位置,防止髋关节外旋和外伸,以免股骨头脱出。协助患儿翻身时,应以健腿做轴翻转,如为双侧石膏固定,则将患儿抬起悬空翻转。

(7)功能锻炼:石膏拆除后,在保护下做肢体功能锻炼,先练习股四头肌,使患肢股四头肌紧绷,然后慢慢升起,屈髋。患儿起初怕疼痛常不敢活动,要循序渐进,逐渐增加活动量,防止关节僵硬、肌张力下降等并发症。要预防外伤以避免植骨块塌陷和股骨干骨折。术后3、6个月分别摄X线片,了解复位情况,并注意有无股骨头无菌性坏死等并发症。

(三)健康教育

(1)入院时热情接待家长和患儿,耐心讲解疾病的治疗过程。

(2)术前准备阶段,认真向家长讲解牵引的目的和意义,做到有效牵引,讲解石膏护理的要点。

(3)向家长重点说明术后各项护理的目的、方法,指导家长正确定时翻身,同时监测皮肤有无受损现象,讲解功能锻炼的目的和意义并予以指导、示范。

五、出院指导

(一)饮食

要加强营养,多食营养丰富的食物。

（二）循序渐进地做好肢体功能锻炼

防止关节僵硬和肌肉萎缩。拆除石膏复查 X 线检查后，在家长的保护下可开始功能锻炼：屈髋、内收、外展髋关节。

（三）绷带裤的护理

指导家长做好皮肤护理，防止大小便的污染。绷带裤内禁用异物填塞及搔抓。指导家长观察肢体血液循环，如肿胀、色泽改变等需及时来院检查。

（四）定期复查

蛙式绷带裤固定者需间隔 3 个月来院更换绷带 2 次，截骨矫形术后半年需来院拆除钢板。

（徐文进）

第十三节　先天性马蹄内翻足

先天性马蹄内翻足是一种常见的先天性畸形，指婴儿出生后即出现一侧或双侧足呈马蹄内翻、内收。双侧多见，单侧较少。真正病因尚不清楚，很可能由遗传因素、机械压力、神经肌肉异常等多种因素所致。

一、临床特点

(1) 出生后即发现一足或两足畸形。

(2) 踝关节跖屈，跟腱紧张，足尖低于足跟（马蹄畸形）。

(3) 足跟内翻，足内缘高于外侧缘（内翻畸形）。

(4) 前足内收，胫骨呈内旋姿势。

(5) 一般将畸形分为松软型与僵硬型两大类。①松软型：表现为畸形程度较轻，足小，皮肤及肌腱不紧，可用手法矫正。②僵硬型：表现为畸形严重，趾面可见一条深的横形皮肤皱褶，跟骨小，跟腱细而紧，呈现严重马蹄内翻，内收畸形，多为双侧，手法矫正困难。

(6) 辅助检查：X 线足正侧位片可确定内翻及马蹄畸形的程度。

二、护理评估

（一）健康史

了解有无家族史，询问母亲妊娠史，有无宫内胎位不正和压力过高；有无合并其他畸形；评估出生后畸形进展情况及有无治疗史。

（二）症状、体征

评估患儿足畸形的程度、分型，行走的步态。

（三）心理-社会

评估较大患儿是否因步行困难而情绪紧张或低落，是否有自卑心理。评估家长对疾病和治疗的认识程度，是否因多次更换石膏而有心理上的恐惧和经济上的负担。

（四）辅助检查

了解 X 线足正侧位片的结果。

三、常见护理问题

(一)疼痛

与手术创伤有关。

(二)有外周组织改变的危险

与石膏固定有关。

(三)有皮肤完整性受损的危险

与石膏固定有关。

(四)知识缺乏

缺乏手术与家庭护理知识。

四、护理措施

(一)术前

(1)监测患儿体温,指导家长及时增减衣服,预防呼吸道感染,注意饮食卫生,合理喂养,防止腹泻。

(2)皮肤准备术前晚温水泡足20分钟。泡后洗净足部及小腿并修剪指趾甲。

(二)术后

1.体位

麻醉未清醒期间,平卧位,头侧向一边,保持呼吸道通畅。

2.病情观察

观察生命体征、伤口渗血情况,渗血多时开窗换药,并注意血压变化。

3.饮食

麻醉未清醒期间予禁食,醒后4~6小时予以少量饮水后无不适,给予正常饮食。

4.疼痛的护理

评估患儿哭闹的原因及疼痛的程度。指导家长多安抚患儿,给予小婴儿安抚奶嘴,幼儿期可讲故事、唱儿歌以分散患儿注意力。

5.石膏固定护理

(1)在石膏未干固前应避免搬动,尽量减少压迫石膏,如需搬动,应有1~2人协助,用手掌托起,向着同一方向用力,用力要均匀,忌手指用力形成一个压迫点。

(2)石膏未干前,可用电烤灯烤干,应距灯一尺(30~40 cm)左右距离,避免烫伤。

(3)清醒后抬高石膏固定的肢体,促进静脉回流,预防肿胀出血。下肢可用枕垫垫起,使患肢高于心脏位。

(4)严密观察足趾的血液循环、趾端的色泽、温度、痛觉、肿胀、活动度情况;如发现感觉减退、肤色苍白、皮温降低、趾端动脉搏动减弱、趾端活动伴有疼痛等应及时报告医师并配合处理。

(5)石膏边缘要用棉质软布保护,防止压迫性溃疡发生,要注意检查石膏边缘的皮肤及石膏破损情况,如有皮肤红肿、破损应及时诊治。

(6)注意保护石膏的清洁、干燥,避免大小便污染,不要在石膏空隙塞入玩具、食物等。以避免不必要的麻烦。

(7)如上石膏部位皮肤瘙痒,可以轻敲石膏外壳。

(三)健康教育

(1)入院时热情接待家长和患儿,耐心讲解疾病的治疗过程及术后三次更换石膏的意义。

(2)在术前准备阶段,认真向患儿及家长讲解术前准备的内容,备皮的重要性,禁食、禁水、术前用药的目的及注意事项,以取得家长、患儿的配合。

(3)向家长重点说明术后各项护理的目的、方法,共同实施护理措施,以取得满意的康复效果。

五、出院指导

(一)饮食

合理喂养,以及时添加辅食,注意饮食卫生。

(二)活动

带石膏期间不能下地行走,可在床上活动。

(三)石膏的护理

(1)要观察肢体末端的颜色,经常抬高石膏固定的肢体,如发现局部肿胀、青紫、皮肤温度低、麻木、趾活动差或痛觉消失等需及时来医院就诊。要经常检查石膏边缘的皮肤及有无破损。

(2)注意保护石膏完整,发现主要关节部位的石膏断裂要及时就诊。

(3)注意保护石膏的清洁、干燥,避免大小便污染。

(四)功能锻炼

每次拆除石膏后可给予手法矫正:一手握住踝部,另一手推前半足外展以矫正内收,其次进行外翻,最后以手掌托住足底行背伸矫正马蹄,每天进行 2～3 次,每次 20 分钟。

(五)复查

6 周后来院复诊,第 3 次拆石膏后应在半年后来院复查。

(徐文进)

第十四节　小儿肱骨髁上骨折

肱骨髁上骨折是小儿最常见的骨折之一,多见于 4～10 岁的儿童。按承受暴力和骨折后移位的不同,分为伸直形和屈曲形,前者发生率为 95%。骨折后易发生血管、神经的损伤及肘内翻等后遗症。

一、临床特点

(1)骨折的症状与伤势的轻重和就诊的迟早有关。损伤早期,骨折无移位或轻度移位,肘部常无明显的肿胀。晚期或严重移位骨折常致重度肿胀,出现瘀斑或水疱,肘前窝饱满向前突出,肘上后突畸形。

(2)剧烈疼痛,肘关节功能丧失。

(3)有异常活动,可有骨擦音,上臂短缩,肘后三角消失。

(4)如出现桡动脉搏动减弱或消失,伤肢温度降低,血液循环或感觉障碍,为血管损伤的症状。

(5)辅助检查 X线肘关节正侧位检查,可明确骨折类型与移位情况。伸直形的骨折线从前下方斜向后上方,远折端向后上方移位。屈曲形的骨折线从后下斜向前上方,远折端向前上方移位。

二、护理评估

(一)健康史

评估患儿受伤时间和受伤时的情况,有否其他脏器的合并伤。

(二)症状、体征

了解患儿骨折有无移位、肿胀的程度、指端血液循环和手指活动度,评估有无血管、神经损伤。评估疼痛的程度及生命体征的变化。

(三)心理-社会

评估患儿是否因意外伤害造成疼痛、活动受限影响入学而极度的恐惧。家长是否因孩子受到伤害而有自责的心理。

(四)辅助检查

了解 X线检查结果。

三、常见护理问题

(一)疼痛

与骨折断端移位对软组织或神经的刺激、患肢出血、肿胀对软组织的压迫有关。

(二)有外周组织灌注改变的危险

与局部组织出血、肿胀、石膏固定或牵引有关。

(三)有皮肤完整性受损的危险

与石膏固定、制动、牵引有关。

(四)焦虑(家长和孩子)

与环境陌生、担心肢体伤残及外伤现场的刺激有关。

(五)知识缺乏

缺乏康复知识。

(六)合作性问题

周围神经血管功能障碍、肘内翻。

四、护理措施

(一)非手术治疗的护理

1.体位

卧床休息,抬高患肢并制动,有利静脉回流,减轻局部肿胀和疼痛。如骨折部位无伤口者,伤后 24 小时内可用湿毛巾冷敷减少渗出,伤后 24 小时后改为热敷,促进渗出液的吸收,减轻局部肿胀。

2.饮食护理

鼓励患儿多吃水果、蔬菜,多饮水及优质蛋白,保证营养均衡。

3.病情观察

(1)密切观察生命体征变化:每 2～4 小时评估骨折远端脉搏的搏动,观察肢端血液循环、感觉、活动和皮肤颜色、温度,有无缺血性疼痛,发现异常及时报告医师。

(2)观察有无神经损伤症状:如拇指对掌活动、外展、内收功能障碍为正中神经损伤所致。如有明显垂腕症状,则桡神经损伤所致。

4.疼痛的护理

评估患儿疼痛的程度,疼痛明显者可遵医嘱给予止痛药物,并观察止痛效果。指导家长给患儿讲故事、唱儿歌以分散注意力。

5.维持皮肤的完整性

对石膏托固定的患儿,要及时用胶布沿绷带边缘粘贴,并经常检查石膏托边缘处皮肤有无损伤。

6.鼓励患儿定时做上肢肌肉收缩运动

如伸指握拳活动。

(二)手术治疗的护理

1.术前

同保守治疗,密切观察生命体征,观察肢端血液循环、感觉、活动和皮肤颜色、温度,有无缺血性疼痛。观察有无神经损伤症状。术前禁食 6～8 小时。

2.术后

(1)卧位:麻醉未清醒时,取平卧位,头侧向一边,保持呼吸道通畅。清醒可取坐位,抬高患肢。

(2)病情观察:观察肢端血液循环、感觉、活动和皮肤颜色、温度,肢体肿胀程度。

(3)伤口护理:评估伤口出血情况,保持伤口清洁干燥,观察伤口有无红肿、分泌物,疼痛有无加剧。

(三)健康教育

(1)主动关心患儿和家长,鼓励他们说出内心的问题,讲解该疾病的治疗方案及预期效果,同时给予安慰和鼓励,解除因精神因素造成的恐惧、焦虑心理。

(2)讲解骨折的愈合过程及所需时间,石膏护理的注意事项。

(3)在术后康复过程中,讲解骨折恢复期功能锻炼的重要性,并进行示范、指导。

五、出院指导

(一)饮食护理

适当增加营养,指导家长注意饮食卫生。

(二)石膏托的护理

经常检查石膏托边缘处皮肤有无损伤。观察肢端血液循环、感觉、活动和皮肤颜色、温度,肢体肿胀程度。

(三)功能锻炼

鼓励患儿定时做上肢肌肉收缩运动,如伸指握拳活动。

(四)复查时间

半个月后来院复查。

(徐文进)

第十五节　小儿股骨干骨折

股骨干骨折是儿童常见的骨折,骨折多系强大暴力所致。骨折后断端移位随骨折部位、暴力方向、肌肉牵力及肢体重力作用的不同而异。根据骨折部位分为股骨上 1/3 骨折、中 1/3 骨折和下 1/3 骨折。

一、临床特点

(1)大腿局部肿胀严重,有剧烈疼痛和压痛。

(2)肢体短缩、成角畸形,髋膝关节活动障碍,有骨擦音及异常活动。

(3)X 线检查。①股骨全长正侧位片:一般间接暴力常致斜形或螺旋形骨折;直接暴力引起横形或粉碎性骨折。②上 1/3 骨折:骨折近端呈屈曲、外旋、外展移位,远端向上、向内移位。③中1/3 骨折:多数呈重叠向外成角畸形。④下 1/3 骨折:骨折近端向前向内移位,远端向后移位。

二、护理评估

(一)健康史
评估患儿受伤时间、受伤时的情况和治疗过程,检查有否其他脏器的合并伤。

(二)症状、体征
评估患儿意识状态、血压、呼吸、脉搏。评估患肢活动受限和疼痛的程度、肢端血液循环。骨折部位有无异常活动及骨擦音。

(三)心理-社会
评估患儿是否因意外伤害造成疼痛、活动受限而极度的恐惧、哭闹。家长是否因孩子受到伤害担心预后而有自责、焦虑的心理。

(四)辅助检查
了解股骨全长正侧位 X 线摄片的结果。

三、常见护理问题

(一)疼痛
与骨折断端移位对软组织或神经的刺激有关。

(二)有外周组织灌注改变的危险
与局部组织出血、肿胀、石膏固定或牵引有关。

(三)有皮肤完整性受损的危险
与局部组织出血、肿胀、石膏固定或牵引及制动有关。

(四)焦虑
与环境陌生、担心肢体伤残及外伤现场的刺激有关。

(五)知识缺乏

缺乏康复知识。

(六)合作性问题

周围神经血管功能障碍。

四、护理措施

小儿股骨干骨折临床上多采用非手术治疗的方法,常可取得良好的效果。

(一)保持正确体位

确保牵引效果。患儿平卧位、睡硬板床。

(1)2岁以下:悬吊牵引法(Bryant法),做好皮肤牵引的护理。闭合复位予石膏固定。

(2)2～6岁:托马斯架皮肤牵引,牵引重量一般开始为2～3公斤。做好皮牵引的护理。

(3)6岁以上:股骨远端骨牵引,做好骨牵引的护理。

(二)病情观察

密切观察生命体征的变化,每2～4小时评估足背动脉的搏动情况,观察末梢血循环、感觉及肢体活动和皮肤颜色、温度,有无缺血性疼痛,发现异常及时报告医师。

(三)饮食

鼓励患儿进食高蛋白、富营养食物,多食蔬菜、水果。

(四)皮肤护理

保持皮肤干燥、无刺激;婴幼儿会阴部垫一次性尿布,并定时按摩受压部位以减轻受压和增加局部血液循环。每班检查患儿皮肤有无潮红、受压征象。对于皮肤牵引的患儿还需注意观察有无胶布过敏和水疱产生,如有应及时通知医师。

(五)疼痛的护理

评估疼痛的部位、性质,根据儿童疼痛脸谱分级评估疼痛的程度,鼓励家长给孩子讲故事、听音乐分散注意力,必要时遵医嘱用止痛剂,并观察止痛的效果。

(六)功能锻炼

在病情允许情况下,指导患儿加强下肢功能锻炼,定时做足的背伸和跖屈活动。

(七)保持排便通畅

给患儿多吃蔬菜、水果,多饮水,教会患儿做腹部舒缩动作,每天3次,每次10～20分钟,饭后半小时做排便动作,至少保持每2天大便一次。

(八)健康教育

(1)护理人员应热情接待患儿,耐心讲解骨折的治疗过程及配合功能锻炼的重要性,以减轻患儿及家长的顾虑。

(2)认真地向患儿和家长讲解牵引的目的和意义,以取得家长或患儿密切的配合。

(3)在康复期护理人员要认真地讲解功能锻炼的重要性,并进行示范、指导,使功能锻炼取得最佳效果。

五、出院指导

(一)饮食指导

鼓励患儿进食高蛋白、富营养食物,多食蔬菜、水果及含钙丰富的食物。

(二)石膏固定患儿的护理

(1)经常观察肢体末端的颜色,抬高石膏固定的肢体,如发现局部肿胀、青紫、皮肤温度降低、麻木、趾活动差或痛觉消失等需及时来医院就诊。要经常检查石膏边缘的皮肤及有无破损。

(2)注意保持石膏完整,发现关节部位的石膏断裂要及时就诊。

(3)注意保护石膏的清洁、干燥,避免大小便污染。

(三)活动

带石膏固定出院的患儿需卧床休息,做好功能锻炼,防止关节僵硬和肌肉萎缩。通常4～6周即有足够的骨痂形成,宜在8周以后开始做负重活动。

(四)复查时间

出院后1个半月来院复查。

(徐文进)

第十六节　小儿寰枢椎旋转性移位

寰枢椎旋转性移位是齿突前方与寰枢前弓之间,以及第1、2颈椎两个侧块之间的滑膜关节相对旋转引起颈椎活动受限,表现为斜颈畸形。寰枢椎的稳定性有赖于环椎侧块间的横韧带和齿状突的翼状韧带,当上呼吸道感染如急性扁桃体炎、颈深部感染或颈部外伤时,可致这些韧带松弛或断裂,造成寰枢关节不稳定,发生旋转性移位,严重者可因延髓受压而危及生命。

一、临床特点

(1)颈部不适、疼痛,突发性斜颈。

(2)颈部活动受限,活动时疼痛加重,局部触诊有肌痉挛,颈部僵硬。

(3)辅助检查:①X线颈椎正侧位和张口位片,寰枢前弓与齿突间距即 A-O 间距＞3 mm,齿状突偏于一侧。②CT可显示椎管与骨结构的断面图像,可明确诊断。

二、护理评估

(一)健康史

了解颈部不适发生的时间,有无诱发原因;评估是否有上呼吸道感染或颈部的炎症、头颈部外伤史。

(二)症状、体征

评估患儿头颈部活动受限的程度,头是否偏向一侧,有无合并神经系统症状,有无肢体麻木及不全性瘫痪。

(三)心理-社会

评估患儿是否因疼痛、活动受限而有紧张、恐惧的情绪。评估家长是否担心疾病的愈后。

(四)辅助检查

了解颈椎 X 线摄片和 CT 检查结果。

三、常见护理问题

(一)恐惧

与疾病、环境陌生有关。

(二)舒适的改变

与颈部不适、牵引制动有关。

(三)知识缺乏

缺乏疾病康复知识。

(四)合作性问题

呼吸困难、四肢活动障碍。

四、护理措施

(一)体位

予平卧位去枕或肩部垫高,保持颈部伸直或稍后伸,有利于颈椎复位。颈部制动,防止颈部突然转动,枕颌牵引时予以头高脚低位。

(二)病情观察

密切观察生命体征的变化,注意呼吸的频率、节律、深度,保持呼吸道通畅;观察四肢肌力,活动能力。

(三)饮食

鼓励患儿多吃水果、蔬菜,多饮水,供给营养均衡的富含维生素、蛋白质、脂肪的高营养膳食,保证大小便通畅。

(四)枕颌牵引的护理

(1)睡较硬床铺,睡牵引床更佳。

(2)保持反牵引力,予以头高脚低位。牵引绳应与颈椎纵轴在一直线上,布托(四头带)兜住下颌和枕部,注意使吊带环分开,以免压迫气管和血管。

(3)牵引重量一般为 0.5~1.0 kg,或根据病情从轻到重逐渐加大,加大重量后,观察患儿有无感觉不适,如头痛、头晕、恶心、呕吐、腹痛、下肢麻木等,并及时通知医师。

(4)加强巡视,观察呼吸和肢体活动情况。每班检查牵引力和牵引方向是否适宜,防止过度牵引,牵引时头部保持中立位,不要将布托沿颈部下移,防止压迫气管、颈部大血管引起窒息、脑缺氧。

(5)防止下颌、耳郭、枕部皮肤损伤　要求四头带柔软、清洁、干燥;给患儿进食、饮水后擦净下颌,经常检查和按摩耳郭及后枕部受压皮肤。

(五)健康教育

(1)耐心讲解疾病的治疗过程、牵引的注意事项和重要性,以减轻患儿及家长的恐惧和顾虑。鼓励患儿定时做肢体肌肉收缩运动,如上肢伸指、握拳,下肢做足的背伸和屈趾活动。

(2)居家继续牵引或颈椎固定的患儿详细告知家长牵引的方法及注意事项及牵引不适的表现。

五、出院指导

（一）饮食

加强营养，给予富含维生素、蛋白质的食物，注意饮食卫生。

（二）活动

继续牵引或颈椎固定2～4周，注意颈部制动，防止颈部突然转动。观察患儿有无感觉不适，如头痛、头晕、恶心、呕吐、腹痛、下肢麻木等，如有异常及时来院就诊。

（三）复查

出院2～4周后来院复查。

（徐文进）

第十七节　小儿重型颅脑损伤

一、概述

颅脑损伤是因暴力直接或间接作用于头部引起颅脑组织的损伤，表现为广泛性粉碎性颅骨骨折和重度脑挫裂伤，出现急性颅内血肿、脑干伤及脑疝者，昏迷时间通常超过12小时，呈持续性昏迷或进行性昏迷加重，醒后短期出现再昏迷。神经系统体征和生命体征都有明显改变。格拉斯计分5～8分。就儿童来说，存在以下特点导致头部容易受伤：颅骨较薄，柔韧性较大，更易将所受外力传递给颅骨下的脑组织；与躯干不成比例的大的头颅及其重量加剧了加速-减速的冲力，导致其在坠落或被抛射出去时总是头部位置在前；颈部固定支持组织未发育完善，颈部力量较弱，导致儿童在遭遇加速-减速外力，头部运动幅度较大且容易导致颈部的过度弯曲或伸展。

二、小儿颅脑解剖生理特点

小儿全身血容量少，头皮细嫩，颅骨骨缝和前囟逐渐闭合，婴幼儿颅骨较薄而弹性好，颅底解剖结构相对平坦。蛛网膜下腔较成人窄，脑组织在颅腔内可活动的幅度小。大脑皮层尚未发育完善，脑组织血流量大，血-脑屏障发育不完善，通透性高，外伤后脑组织水肿明显。

三、重型颅脑损伤的临床特点

（1）颅骨损伤以线形骨折和凹陷性骨折为常见，婴幼儿骨折缝分离未适当处理易出现生长性骨折，可同时合并头皮血肿及颅内血肿，或脑损伤。

（2）小儿外伤性颅内血肿主要来自静脉系统，硬膜外血肿占一半以上。

（3）小儿脑外伤后颅内压增加和大脑皮层受刺激，易出现呕吐和抽搐。

（4）婴幼儿外伤颅内血肿，失血性贫血，前囟的隆起，是颅内压增高的重要体征。

（5）小儿颅脑损伤较少合并其他系统损伤，合并伤中以四肢伤最多。

四、治疗原则

重型颅脑损伤以紧急抢救、纠正休克、清创、抗感染、脑保护（亚低温治疗）及手术为主要治疗原则。

五、监护要点

如果怀疑有脊柱损伤,应做好固定措施。固定损伤平面以上(头部)与以下(骨盆)的关节,除非存在禁忌,在做任何操作时,头部与颈部应保持在直线中立位置。

(一)呼吸系统的护理

保持呼吸道通常,以及时清理呼吸道分泌物(如有颅底骨折,禁止经鼻操作吸痰)。重型颅脑损伤呼吸常不能维持,如出现氧饱和度持续下降不能恢复、呼吸困难、自主呼吸消失,应立即气管插管或气管切开。

(二)神经系统的护理

对于重型颅脑损伤的患儿应严密观察瞳孔、意识状态及眼部体征的变化,每30分钟一次并记录;急性颅内压增高时常出现血压升高,脉搏缓慢而洪大,呼吸深而慢的所谓"两慢一高症";密切观察肌张力,有无抽搐,两岁以下患儿的前囟张力。

(三)心血管系统的护理

重症颅脑损伤的患儿常有休克的表现,如有条件应建立有创血压监测和中心静脉置管,便于随时监测血压和抢救时大量血管活性药物的使用及维持血容量所需大量液体补充;脑灌注压=平均动脉压-颅内压,脑损伤患儿颅内压较高,所以良好的脑灌注需要有符合年龄标准的血压支持,脱水剂的使用会使血压波动很大,使用后1小时应密切观察。

(四)消化系统的护理

如患儿病情允许无消化道出血可进食,应适当补充(因病情需要须控制液体入量),以温热流质为主。

(五)基础护理

由于重型颅脑损伤患儿多数处于昏迷状态,所以要做好基础护理包括口腔护理、会阴护理、床上擦浴,洗头等。如患儿有高热、出汗多要做好皮肤护理或者进行亚低温治疗进行脑保护时应防止冻伤,1~2小时翻身,避免同一部位长时间受压引起压疮。

(六)颅内压监测

颅内压监测(ICP)是颅内损伤患儿最基本的监护指标,可用于诊断颅内血肿、判断手术时机、术中监护、指导脱水剂的应用和预后估计。就成人来讲,ICP一般不超过2.7 kPa(20 mmHg),在国外研究儿童颅脑损伤时(0~13岁),参考的ICP不超过2.0 kPa(15 mmHg)。

(七)功能恢复

颅脑损伤患儿因意识或肢体功能障碍,应保持患儿肢体处于功能位。如病情允许,每天做四肢关节被动活动及肌肉按摩3次,防止发生废用综合征和深静脉血栓形成。

(徐文进)

第十八节　小儿烫(烧)伤

一、概述

烫伤是指单纯由热水、蒸汽、火焰、强酸、强碱等的烧伤。小儿由于受好奇心强、对危险因素的认知能力不足的影响,在日常环境中存在危险因素时容易发生烫伤意外,重者可造成局部和全身严重伤害,甚至使患儿致残、致死。小儿体表面积相对较成人大,各器官发育不成熟,血容量相对少,休克发生率高;小儿皮肤角质层较薄,表皮与真皮连接不够紧密,创面发生感染后,易于加深。

二、病理生理

烫伤后主要表现为皮肤毛细血管扩张、充血,血浆渗至细胞间隙形成水肿,如渗出较多则可积聚在表皮与真皮间形成水疱,同时部分上皮细胞可发生变性、坏死,重度烫伤可直接引起蛋白质凝固,组织脱水甚至碳化,皮肤形成焦痂及深层组织的坏死。全身表现主要为有效循环血量减少、心排血量减少、血液浓缩、血黏度增加、电解质改变、代谢改变、免疫功能降低。上述病理变化可导致休克、脓毒症及身体重要器官的病变,如急性肾衰竭、肺部感染、急性呼吸衰竭、应激性溃疡甚至发生多器官功能衰竭。

三、临床表现

小儿烫伤的程度取决于烫伤的方式和烫伤面积。其病理变化与临床表现主要反映在局部组织和全身变化两方面。

(一)局部变化

皮肤受高热后(超过60 ℃),组织内蛋白即可发生凝固,以致细胞坏死。局部反应因热物的温度、接触的时间及受伤皮肤厚薄而异。一般皮肤与70 ℃热物接触1秒即发生水疱,而新生儿却常因50 ℃的热水袋烫伤。按局部组织坏死的深度小儿烫伤同样分为Ⅲ度。但由于小儿皮肤很薄,分度有困难,一般临床经验性估计容易偏低。

(二)全身变化

严重烫伤者可出现休克。烫伤后早期出现休克多由于疼痛和精神刺激引起,一般为暂时性,不严重。而继发性休克是因为毛细血管渗出增加,使组织水肿和创面大量渗液,血浆损耗,血液浓缩和循环血量减少,继而出现组织缺氧、血压下降、脉搏低弱、低血钠与酸中毒、少尿或无尿等。烫伤后6～8小时内液体渗出最快,并于36～48小时达最高峰,通常超过淋巴回流的能力,以后逐渐减慢。

(三)烫伤面积的计算

观察烫伤时应注意详细了解受伤面积、深度,尤其对特殊部位如五官、关节、面部等部位。精确计算烫伤面积和估计深度,有助于判断损伤的严重性,估计预后,有利于治疗,同时也是液体补给的依据。烫伤面积的测算如下。

1.手掌法

伤员自己五指并拢时的手掌面积,相当于全身体表面积的1%。此方法精确度稍差,常用于急诊时估计小面积的烫伤或用于估计小范围的Ⅲ度烫伤。

2.体表面积计算法

参照小儿身体各部在不同年龄时的面积百分率进行计算。此方法比较精确。但应注意小儿年龄越小头部的比例越大,下肢比例越小。随着年龄的增大、小儿头部与下肢的比例逐渐与成人相接近。

可参照下列公式校正:小儿头部面积(%)＝9＋(12－年龄);双上肢(%)＝2×9;躯干(%)＝3×9(含会阴1%);双下肢面积(%)＝46－(12－年龄)。

(四)烫伤深度的估计

临床通常采用"Ⅲ度四分"法进行评定。在烫伤早期,烫伤深度不易准确判断,尤其是深Ⅱ度烫伤与Ⅲ度烫伤之间的创面界限较易混淆。故在治疗48小时后重新核实修正;手掌、足底皮肤厚,早期易将Ⅱ度误为Ⅲ度,而婴幼儿皮肤很薄,易将三度误为Ⅱ度,应加以注意。

Ⅰ度烫伤:仅伤及表皮浅层,生发层健在,再生能力强。表面红斑状、干燥,烧灼感,3～7天脱屑痊愈,短期内有色素沉着。

浅Ⅱ度烫伤:伤及表皮的生发层、真皮乳头层。局部红肿明细,大小不一的水疱形成,内含淡黄色澄清液体,如水疱皮剥脱,创面红润、潮湿、疼痛明显。如不感染,1～2周内愈合,多数色素沉着,一般不留瘢痕。

深Ⅱ度烫伤:伤及皮肤的真皮层,介于浅Ⅱ度Ⅲ度之间,深浅不尽一致,也可有水疱,但去疱皮后,创面微湿,红白相间,痛觉较迟钝。如不感染,一般3～4周可融合修复,但常有瘢痕形成。

Ⅲ度烫伤:全皮层烫伤甚至达到皮下、肌肉或骨骼。创面无水疱,呈蜡白或焦黄色甚至碳化,痛觉消失,局部温度低,皮层凝固性坏死后形成焦痂,触之如皮革,痂下可呈现树枝样栓塞的血管。一般不能治愈。

(五)烫伤严重程度评估

主要依据面积和深度加以综合性评估。

1.轻度烫伤

总面积＜5%的Ⅱ度烫伤。

2.中度烫伤

总面积在5%～15%,Ⅲ度烫伤面积＜5%。

3.重度烫伤

总面积在5%～15%,Ⅲ烫伤面积在5%～10%;总面积＜31%但伴有全身情况严重或休克或有合并伤等复合伤,中、重度吸入性损伤者亦为重度烫伤。

4.特重烫伤

总面积＞5%,Ⅲ度烫伤面积＞10%。

四、治疗

主要包括早期处理、输液治疗、创面处理、败血症防治及特殊部位烫伤的处理。

(一)烫伤处理

1.小面积烫伤

治疗重点在创面本身,保护创面和清除外源性污染。小面积或肢体部位创面,可用生理盐水、1%苯扎溴铵、0.5%氯己定或聚维酮碘消毒后,涂以烫伤软膏,覆盖厚层纱布后包扎;包扎厚度为3~5 cm,包扎范围应超过创面边缘5 cm。Ⅱ度烫伤的水疱可保留或用空针抽出内液,破裂的水疱囊及异物应予清除,创面亦可用1%磺胺嘧啶银糊等涂抹。在处理创面同时应取渗出液送细菌培养。深度烫伤者的创面应早期切痂,以期减少瘢痕增生而造成的畸形和功能障碍。特殊部位如,头面部烫伤由于渗出多,水肿严重,创面宜采用暴露法,并加强护理,注意呼吸、进食、分泌物等变化。手部烫伤后易形成瘢痕挛缩,常造成畸形和功能障碍,因此在初次清创后以包扎为宜,并放置功能位;同时尽量抬高患肢以减少水肿。会阴部烫伤除采用暴露法外,还应加强局部护理和清洁,避免尿液、粪便污染创面。

2.大面积烫伤

对危及生命的症状、体征及时处理;镇静止痛;建立静脉输液通道,鉴定血型、交叉配血;严密监测24小时出入量,制定输液计划;选用有效抗生素及注射破伤风抗毒素;病情平稳后清创处理。

(二)休克的防治

大面积烫伤后易发生低血容量性休克。应及时给予抗休克治疗。积极补液恢复血容量。烫伤面积在10%以下时以口服补液为主,如口服盐水、盐豆浆、肉汤等。面积在10%以上时应静脉输液。现根据Ⅱ、Ⅲ度烫伤面积计算总量。即按每1%Ⅱ、Ⅲ度的面积,每公斤体重需胶体和晶体溶液量1.5 mL,算出第一个24小时输液量,加当日需水量儿童平均70 mL/(kg·d),婴儿100 mL/(kg·d)。胶体与晶体溶液的比例为1:1,胶体溶液以血浆、清蛋白、全血为主。晶体溶液如0.9%氯化钠溶液、乳酸盐林格液等,酸中毒时应输入碳酸氢钠纠正酸中毒。伤后最初8小时液体损失最快,故第一个8小时输入24小时胶、晶体溶液总量的1/2,余下1/2量在后16小时输完。水分按每8小时输入日需量的1/3。第二个24小时输入胶、晶体溶液量为第一个24小时的1/2,日需水量同第一个24小时。

(三)防治感染

严重烧伤后,在丧失体表屏障的同时,肠黏膜屏障亦发生明显的应激性损害,通透性增加,肠道微生物、内毒素移位,成为创面或全身性感染的主要原因。并发全身性感染时,患儿病情常突然恶化,临床表现:①神志改变,兴奋或淡漠,亦可谵妄,有定向力改变。②寒战、高热或体温不升;金黄色葡萄球菌感染潜伏期可达数天。而铜绿假单胞菌仅为数小时,金葡性脓毒败血症多为高热,铜绿假单胞菌性感染可体温不升。③脉搏、心率加快而血压逐渐下降,出现感染性休克。④呼吸急促。⑤创面骤然恶化,出现"烧伤创面脓毒症"。⑥血白细胞计数骤升或骤降。

(四)合理使用抗生素

小面积浅度烫伤可不用抗生素。大面积烫伤使用抗生素的原则是在烫伤后休克期内用一般抗生素如青霉素、庆大霉素等。感染期改用广谱抗生素,最好根据药敏结果选用有效抗生素,两种以上联合应用,足量静脉给药。如铜绿假单胞菌感染可选用庆大霉素、多粘菌素B、阿米卡星、头孢他啶等。金黄色葡萄球菌感染可选用林可霉素、万古霉素等。大面积Ⅲ度烫伤切痂前后抗生素计量需加大。在使用大剂量多种抗生素时,应注意继发真菌和厌氧菌感染的可能。

五、护理

（一）护理诊断

1.有窒息的危险

与吸入性烧伤有关。

2.皮肤完整性受损

与烧伤和长期卧床有关。

3.体液不足

与烧伤后体液大量丢失有关。

4.有感染的危险

与烧伤时皮肤、组织受损、创面污染、免疫力下降有关。

5.组织灌注改变

与烧伤后体液丢失、循环血容量不足有关。

6.营养失调

与烧伤后营养物大量消耗有关。

7.自我形象紊乱

与烧伤后毁容及肢体功能障碍有关。

（二）护理措施

1.创面护理

（1）包扎疗法：在清创后用烧伤药液或油纱覆盖创面，外层用干纱布包扎，全层敷料 3～5 cm 厚，以绷带稍加压包扎。包扎后避免因渗液渗透敷料引起感染，如外层敷料渗透，应及时更换。如无感染迹象，浅度烧伤可延至伤后 7～10 天更换，深度烧伤在伤后 3～4 天更换。也可以根据情况使用聚氨基甲酸乙酯、硅胶等为主要成分的抗菌泡沫敷料，这种敷料可以垂直吸收渗液，保持伤口最佳平衡湿性环境，有效减少更换敷料时的损伤和引起的疼痛。

（2）暴露疗法：根据病情准备好清洁、温暖的病室，有条件可用单间病室，减少交叉感染，便于抢救护理。将患儿置于铺有无菌治疗单的病床上，使创面暴露在烧伤远红外线治疗仪下，促使创面尽快干燥、结痂、愈合。

2.休克期护理

（1）严密观察病情，监测生命体征、神志，观察末梢循环、烦渴症状有无改善。准确及时记录病情变化及出入量情况。

（2）液体疗法：迅速建立静脉双通道，快速输入液体，补充血容量，确保输液通畅，根据 24 小时总量及病情需要，安排补液。留置导尿，准确记录每小时出入量，观察尿的色、质、量，在导尿管通畅的情况下，尿量应大于：儿童 20 mL/h，婴幼儿 mL/h 左右，或 1 mL/(kg·h)，可根据尿量及尿比重调节输液的速度和种类。

3.感染期护理

（1）严格消毒隔离制度，宜置于具有层流装置的单人病房，防止交叉感染。

（2）创面护理：定时翻身，创面交替暴露，每天更换无菌敷料，使用烧伤远红外线治疗仪促进创面干燥，避免污染创面，创面每天用 1‰复维酮碘换药处理，阿米卡星及贝复济外喷。

（3）高热及体温不升护理：体温超过 39℃时可采用物理降温或药物降温，注意水分及电解质的补充。体温不升时采取措施予以保暖,提高室温。

(4)加强口腔护理:每天行 4 次口腔护理,活性银离子喷口腔。

(5)遵医嘱使用细菌敏感的抗生素。

(6)严密观察病情:密切观察患儿的生命体征、精神状况、大小便情况、创面变化,是否有痂下感染积脓等。有异常及时报告医师进行处理。

(7)加强营养:鼓励患儿进高蛋白、高维生素、高热量的食物,增强患儿的抵抗力,促进创面修复。如昏迷或气管插管的患儿,予鼻饲管注食物,必要时予静脉高营养。

4.疼痛护理

各项操作尽量动作轻柔,集中进行;抬高受伤部位,减轻肿胀;遵医嘱使用镇静镇痛药物。

5.吸入性损伤的护理

(1)严密观察呼吸情况,保持呼吸道通畅,防止窒息,轻度烫伤者保持口鼻腔清洁,以及时清除分泌物,做好口腔护理,防止口腔溃烂及感染,鼻黏膜充血水肿时,可遵医嘱用 1%麻黄碱滴鼻;中度烫伤者予高浓度高流量给氧,严重者予机械通气。

(2)鼓励患儿咳嗽及深呼吸,帮助翻身;保持呼吸道通畅。减少耗氧量,患儿出现烦躁、躁动时遵医嘱给予适当镇静镇痛。随时评估调整药物用量。

(3)正确补液,防止肺水肿,严格掌握并观察记录出入量。

(4)全身支持疗法:呼吸道烫伤者造成吞咽困难,影响进食的,可根据情况采取鼻饲或静脉补充。

6.心理护理

患儿烫伤多为突发意外,烫伤早期患儿受惊吓,因疼痛及心理应对能力的瞬间丧失,可产生紧张恐惧心理。治疗期间,因患儿创面需反复换药,病程相对长,更易加剧恐惧及烦躁心理。恢复期间,亦会因担心瘢痕及功能的恢复存在不同程度的焦虑,因为此类患儿正处于生长发育阶段,知识欠缺,另也欠合作。因此,护士不但要将心理护理贯穿全过程。更应有针对性的鼓励,安抚患儿,给予心理支持及适当的游戏及故事,以改善患儿的焦躁情绪,做好他们的生活护理,帮助患儿顺利度过烫伤的各个时期。

7.加强功能锻炼

在患儿能忍受的基础上,帮助患儿活动各个关节,并且要鼓励患儿,建立良好的信心主动进行锻炼,尽快恢复肢体各部分的功能,早日恢复正常生活。但要注意量力而行,以免造成反作用,延缓伤口的愈合。

（徐文进）

第十二章

感染科护理

第一节 甲型 H1N1 流感

一、疾病概述

(一)概念

2009年3月,墨西哥暴发"人感染猪流感"疫情,造成人员死亡。随后,全球范围内暴发此疫情。普通猪流感是一种人畜共患传染性疾病,指发生于猪群的流感,通常人很少感染,患者大多数与病猪有直接接触史。研究发现,此次疫情是由新型猪源性甲型 H1N1 流感病毒引起的一种急性呼吸道传染病,其病原为变异后的新型甲型 H1N1 流感病毒,该毒株包含猪流感、禽流感和人流感3种流感病毒的基因片段,主要通过直接或间接接触、呼吸道等途径在人间传播。临床主要表现为流感样症状,多数患者临床表现较轻,少数患者病情重,进展迅速,可出现病毒性肺炎,合并呼吸衰竭、多脏器功能损伤,严重者可以导致死亡。由于人群普遍对该病毒没有天然免疫力,导致 2009 年甲型 H1N1 流感在全球范围内传播。2009年4月30日,中华人民共和国卫生部宣布将"甲型 H1N1 流感"纳入《中华人民共和国传染病防治法》规定的乙类传染病,依照甲类传染病采取预防、控制措施。

(二)病原学

引起流行性感冒的主要病原体是流感病毒,属于正黏病毒科,流感病毒属。流感病毒具有包膜和分节段的单股负链 RNA,自外而内分为包膜、基质蛋白及核心三部分。根据基质蛋白抗原、基因特性和病毒颗粒核蛋白的不同,分为甲(A)、乙(B)、丙(C)三型。甲型流感可导致部分地区季节性流行,甚至能引起世界性暴发性大流行。

甲型 H1N1 流感病毒属正黏病毒科甲型流感病毒属的单链 RNA 病毒,根据病毒表面的糖蛋白血凝素(hemagglutinin,HA)和神经氨酸酶(neuraminidase,NA)的不同抗原特性可将甲型流感病毒分为多个亚型。HA 的作用像一把钥匙,帮助病毒打开宿主细胞的大门;NA 的作用是破坏细胞的受体,使病毒在宿主体内自由传播。这两种酶有高度的变异性,迄今为止已确定的甲型流感病毒都是根据 16 种 HA(H1~16)和 9 种 NA(N1~9)的排列组合从而命名各种亚型,如H1N1、H1N2、H5N1 等。其中HA1~3 型能够导致人类流感的大流行。由于大多数 H1N1 病毒株普遍存在于猪这种宿主体内,因此疾病暴发前期曾一度被世界卫生组织命名为"猪流感"。

　　甲型流感病毒表面 H 抗原具有高度易变性,因此,人类无法对该流感获得持久免疫力。流感病毒抗原性变异有抗原转变、抗原漂移两种形式,前者只在甲型流感病毒中发生。不同种属动物甲型流感病毒或不同亚型甲型流感病毒的核酸序列发生基因重排,形成重排病毒,即出现新毒株。由于病毒的抗原发生转变,人群对该病毒普遍缺乏免疫力,导致流感暴发或大流行。

　　典型的甲型 H1N1 流感病毒颗粒呈球状,直径为 80～120 nm,有囊膜。脂质囊膜上有许多放射状排列的突起糖蛋白(刺突),刺突分别是红细胞血凝素(HA)、神经氨酸酶(NA)和基质蛋白 M2,长度为 10～14 nm。基质蛋白(M1)位于病毒包膜内部。病毒颗粒内为核衣壳,呈螺旋状对称,直径为 10 nm,包含 RNA 片段、聚合酶蛋白(PB1、PB2、PA),一些酶(包括糖蛋白血凝素、神经氨酸酶、离子通道蛋白 M2 及聚合酶蛋白)在病毒的整个生命周期中起着至关重要的作用。

　　甲型 H1N1 流感病毒为单股负链 RNA 病毒,基因组约为 13.6 kb,由大小不等的 8 个独立RNA 片段组成,分别编码 10 种蛋白:NA、HA、PA(RNA 聚合酶亚基 PA)、PB1(RNA 聚合酶亚基 PB1)、PB2(RNA 聚合酶亚基 PB2)、M(基质蛋白,包括 M1 和 M2,由同一 RNA 片段编码)、NS(非结构蛋白,包括 N1 和 N2,由同一 RNA 片段编码)、NP(核蛋白)。甲型 H1N1 流感病毒由猪流感、禽流感和人流感 3 种流感病毒的基因片段组成,是猪流感病毒的一种新型变异株。

　　甲型 H1N1 流感病毒对热敏感,56 ℃条件下 30 分钟可灭活。对紫外线敏感,但用紫外线灭活猪流感病毒能引起病毒的多重复活。猪流感病毒为有囊膜病毒,对乙醇、碘伏、碘酊氯仿、丙酮等有机溶剂均敏感。

(三)流行病学

1.概述

　　全球历史上曾有多次流感大流行,发病率高,人群普遍对其易感,全球人群感染率为 5%～20%,病死率 0.1%。20 世纪共发生 5 次流感大流行,分别于 1900 年、1918 年、1957 年、1968 年和 1977 年,其中以 1918 年西班牙的大流感(H1N1)最严重,全球约 5 亿人感染,病死率 2.5%。尽管在 2010 年 8 月份,世界卫生组织宣布甲型 H1N1 流感大流行期已经结束,但甲型 H1N1 流感在世界各地均存在随时卷土重来之势。

　　甲型 H1N1 流感的传播方式主要为呼吸道传播,其传播途径多,速度快,容易在人员密集、空气不流通的场所生存和传播,并随着人员的流动把流感病毒传播到四面八方而造成流行。当一种新的流感病毒在人类引起大规模流行后,感染过或注射过疫苗的人就对这种病毒有了一定的抵抗力,再次流行时传播和感染强度会大大减弱。同样,甲型 H1N1 流感已逐渐转变为季节性流感,并成为流感主导毒株。其流行特点是流行强度和流行范围较小,重症病例发生率较低。

2.传染源

　　传染源主要为甲型 H1N1 流感患者和无症状感染者。虽然猪体内已发现甲型 H1N1 流感病毒,但目前尚无证据表明动物为传染源。

　　甲型 H1N1 流感患者的传染期是出现症状前 1 天至发病后 7 天,或至症状消失后 24 小时(以两者之间较长为准)。年幼儿童、免疫力低下者或者重患者的传染期可能更长。部分人虽携带病毒而自身可不发病,但仍可传染他人。

3.传播途径

　　甲型 H1N1 流感病毒主要通过感染者打喷嚏或咳嗽等飞沫或气溶胶经呼吸道传播,也可通过口腔、鼻腔、眼睛等处黏膜直接或间接接触传播。接触患者的呼吸道分泌物、体液和被病毒污染的物品亦可能造成传播。此外,要考虑到粪口传播,因为许多患者有腹泻症状,可能存在粪便排毒。人类不会通过接触猪肉类或者食用猪肉类产品感染甲型 H1N1 流感。

4.易感人群

人群普遍易感,无特异免疫力,9～19 岁年龄发病率高,短期内学校可发生聚集性病例。以下人群为感染甲型 H1N1 流感病毒的高危患者:①妊娠期妇女。②肥胖者(体质指数≥40 危险度高,体质指数在 30～39 可能是高危因素)。③年龄＜5 岁的儿童(年龄＜2 岁更易发生严重并发症)。④年龄＞65 岁的老年人。⑤伴有以下疾病或状况者:慢性呼吸系统疾病、心血管系统疾病(高血压除外)、肾病、肝病、血液系统疾病、神经系统及神经肌肉疾病、代谢及内分泌系统疾病、免疫功能抑制(包括应用免疫抑制剂或 HIV 感染等致免疫功能低下)、19 岁以下长期服用阿司匹林者。以上人群如出现流感相关症状,较易发展为重症病例,应当给予高度重视,应尽早进行甲型 H1N1 流感病毒核酸检测及其他必要检查。

(四)发病机制与相关病理生理

甲型 H1N1 流感是一种流感病毒急性感染,发病机制既与病毒复制并直接造成细胞损伤和死亡有关,也与机体和病毒的免疫作用有关。病理发现主要来自尸体解剖,主要的病例改变为支气管和肺泡上皮细胞损伤,肺泡腔渗出、水肿,肺泡积血,中性粒细胞、淋巴细胞及单核样细胞浸润,部分肺组织形成以中性粒细胞浸润为主的脓肿灶。其他病理改变包括肺血栓形成和嗜血现象。

(五)临床特点

甲型 H1N1 流感是一种自限性的呼吸系统疾病,临床表现与季节性流感相似。大部分患者临床表现比较轻微,但具有高危因素的患者容易发展为重症甚至死亡。潜伏期一般为 1～7 天,多为 1～3 天,比普通流感、禽流感潜伏期长。

大多数病例有典型的流感样症状,表现为发热、咳嗽、咽痛和流鼻涕。8%～32% 的病例不发热。全身症状多见,如乏力、肌肉酸痛、头痛。恶心、呕吐和腹泻等消化道症状比季节性流感多见。严重症状包括气短、呼吸困难、长时间发热、神志改变、咯血、脱水症状、呼吸道症状缓解后再次加重。重症病毒性肺炎急性进展很常见,多出现起病后 4～5 天,可导致严重低氧血症、急性呼吸窘迫综合征(ARDS)、休克、急性肾衰竭。合并 ARDS 的重症患者可以出现肺栓塞。14%～15% 的甲型 H1N1 流感表现为 COPD 或哮喘急性加重,或其他基础病急性加重。少见的临床综合征包括病毒性脑炎或脑病,出现意识不清、癫痫、躁动等神经系统症状;及急性病毒性心肌炎。新生儿和婴儿典型流感样症状少见,但可表现为呼吸暂停、低热、呼吸急促、发绀、嗜睡、喂养困难和脱水。儿童病例易出现喘息,部分儿童病例出现中枢神经系统损害。妊娠中晚期妇女感染甲型 H1N1 流感后较多表现为气促,易发生肺炎、呼吸衰竭等。妊娠期妇女感染甲型 H1N1 流感后可导致流产、早产、胎儿宫内窘迫、胎死宫内等不良妊娠结局。

(六)辅助检查

1.血常规检查

白细胞总数一般正常,重症病例可表现为淋巴细胞降低。部分儿童重症病例可出现白细胞总数升高。

2.血生化检查

部分病例出现低钾血症,少数病例肌酸激酶、天门冬氨酸氨基转移酶、丙氨酸氨基转移酶、乳酸脱氢酶升高。

3.病原学检查

(1)病毒核酸检测:以 RT-PCR(最好采用 real-time RT-PCR)法检测呼吸道标本(咽拭子、鼻拭子、鼻咽或气管抽取物、痰)中的甲型 H1N1 流感病毒核酸,结果可呈阳性。

(2)病毒分离:呼吸道标本中可分离出甲型 H1N1 流感病毒。

(3)血清抗体检查:动态检测双份血清甲型 H1N1 流感病毒特异性抗体水平呈 4 倍或 4 倍以上升高。

4.胸部影像学检查

甲型 H1N1 流感肺炎在胸部 X 线片和 CT 的基本影像表现为肺内片状影,为肺实变或磨玻璃密度,可合并网、线状和小结节影。片状影为局限性或多发、弥漫性分布,病变在双侧肺较多见。可合并胸腔积液。发生急性呼吸窘迫综合征时病变进展迅速,双肺有弥漫分布的片状影像。儿童病例肺炎出现较早,病变多为多发及弥漫分布,动态变化快,合并胸腔积液较多见。

(七)诊断

甲型 H1N1 流感的临床表现与季节性流感相同,因此,除流感病毒外,多种细菌、病毒、支原体、衣原体等亦可引起类似症状,包括呼吸道合胞病毒、副流感病毒、鼻病毒、腺病毒、冠状病毒、嗜肺军团菌感染等。临床表现均为不同程度的发热、咳嗽、咳痰、胸闷、气促、乏力、头痛和肌痛等,统称为流感样疾病。甲型 H1N1 流感病毒虽然是一种新型病毒,但是患者感染这种病毒后的症状表现却与上述疾病从临床表现上无法进行区分,很难从症状上判断是否感染了甲型 H1N1 流感。因此,最终确诊需要依据特异性的实验室检查,如血清学检查、核酸检测和病原体分离。

1.疑似病例

符合下列情况之一即可诊断为疑似病例。符合下述 3 种情况,在条件允许的情况下,可安排甲型 H1N1 流感病原学检查。

(1)发病前 7 天内与传染期的甲型 H1N1 流感疑似或确诊病例有密切接触,并出现流感样临床表现。密切接触是指在无有效防护的条件下照顾感染期甲型 H1N1 流感患者;与患者共同生活,暴露于同一环境;或直接接触过患者的气道分泌物、体液等。

(2)发病前 7 天内曾去过甲型 H1N1 流感流行(出现病毒的持续人间传播和基于社区水平的流行和暴发)的国家或地区,出现流感样临床表现。

(3)出现流感样临床表现,甲型 H1N1 流感病毒检测阳性,但未进一步排除既往已存在的亚型。

2.临床诊断病例

仅限于以下情况做出临床诊断:同一起甲型 H1N1 流感暴发疫情中,未经实验室确诊的流感样症状病例,在排除其他致流感样症状疾病时,可诊断为临床诊断病例。在条件允许的情况下,临床诊断病例可安排病原学检查。

甲型 H1N1 流感暴发是指一个地区或单位短时间内出现异常增多的流感样病例,经实验室检测确认为甲型 H1N1 流感疫情。

3.确诊病例

出现流感样临床表现,同时有以下一种或几种实验室检测结果即可确诊。

(1)甲型 H1N1 流感病毒核酸检测阳性(可采用 real-time RT-PCR 和 RT-PCR 方法)。

(2)血清甲型 H1N1 流感病毒的特异性中和抗体水平呈 4 倍或 4 倍以上升高。

(3)分离到甲型 H1N1 流感病毒。

4.重症与危重病例诊断

(1)重症病例:出现以下情况之一者为重症病例。①持续高热＞3 天,伴有剧烈咳嗽,咳脓痰、血痰,或胸痛。②呼吸频率快,呼吸困难,口唇发绀。③神志改变,反应迟钝、嗜睡、躁动、惊厥等。④严重呕吐、腹泻,出现脱水表现。⑤影像学检查有肺炎征象。⑥肌酸激酶(CK)、肌酸激酶M 同工酶(CK-MB)等心肌酶水平迅速增高。⑦原有基础疾病明显加重。

(2)危重病例:出现以下情况之一者为危重病例。①呼吸衰竭。②感染中毒性休克。③多脏器功能不全。④出现其他需进行监护治疗的严重临床情况。

(八)治疗原则

1.一般治疗

休息,多饮水,密切观察病情变化;对高热病例可给予退热治疗。

2.抗病毒治疗

此种甲型 H1N1 流感病毒目前对神经氨酸酶抑制剂奥司他韦、扎那米韦敏感,对金刚烷胺和金刚乙胺耐药。

(1)奥司他韦:成人用量为 75 mg,每天 2 次,疗程为 5 天。对于危重或重症病例,奥司他韦剂量可酌情加至 150 mg,每天 2 次。对于病情迁延病例,可适当延长用药时间。1 岁及以上年龄的儿童患者应根据体重给药,体重不足 15 kg 者,予以 30 mg,每天 2 次;体重 15～23 kg 者,予以 45 mg,每天 2 次;体重 24～40 kg 者,予以 60 mg,每天 2 次;体重大于 40 kg 者,予以 75 mg,每天2 次。对于儿童危重症病例,奥司他韦剂量可酌情加量。

(2)扎那米韦:用于成人及5 岁以上儿童。成人用量为 10 mg 吸入,每天 2 次,疗程为 5 天。5 岁及以上儿童用法同成人。

(3)对于临床症状较轻且无并发症的甲型 H1N1 流感病例,无须积极应用神经氨酸酶抑制剂。感染甲型 H1N1 流感的高危人群应及时给予神经氨酸酶抑制剂进行抗病毒治疗。开始给药时间应尽可能在发病 48 小时以内(以 36 小时内为最佳),不一定等待病毒核酸检测结果,即可开始抗病毒治疗。孕妇在出现流感样症状之后,宜尽早给予神经氨酸酶抑制剂治疗。对于就诊时即病情严重、病情呈进行性加重的病例,须及时用药,即使发病已超过 48 小时,亦应使用。

3.其他治疗

(1)如出现低氧血症或呼吸衰竭,应及时给予相应的治疗措施,包括氧疗或机械通气等。

(2)合并休克时给予相应抗休克治疗。

(3)出现其他脏器功能损害时,给予相应支持治疗。

(4)出现继发感染时,给予相应抗感染治疗。

(5)妊娠期的甲型 H1N1 流感危重病例,应结合患者的病情严重程度、并发症和合并症发生情况、妊娠周数及患者和家属的意愿等因素,考虑终止妊娠的时机和分娩方式。

(6)对危重病例,也可以考虑使用甲型 H1N1 流感近期康复者恢复期血浆或疫苗接种者免疫血浆进行治疗。对发病 1 周内的危重病例,在保证医疗安全的前提下,宜早期使用。推荐用法:一般成人100～200 mL,儿童酌情减量,静脉输入。必要时可重复使用。使用过程中,注意变态反应。

(九)预防

目前,中国甲型 H1N1 流感虽处于低发期,但国外有些国家仍然处在高发状态,形势依然严峻,不能掉以轻心。控制人感染甲型 H1N1 流感病毒,其关键在于预防。

1.控制传染源

积极监测疫情变化。一旦监测发现甲型 H1N1 流感患者,立即按照有关规定对疫源地彻底消毒。对确诊病例、疑似病例进行住院观察、预防隔离治疗。对与患者有密切接触者进行登记,给予为期 7 天的医学观察和随访,并限制活动范围,做到早发现、早报告、早诊断、早治疗。

2.切断传播途径

消毒是切断传播途径控制甲型 H1N1 流感病毒感染的重要措施之一。

(1)彻底消毒感染者工作及居住环境,对病死者的废弃物应立即就地销毁或深埋。

(2)收治患者的门诊和病房按禽流感、SARS 标准做好隔离消毒:①医务人员要增强自我防护意识,进行标准防护。首先要勤洗手,养成良好的个人卫生习惯,用快速手消毒液消毒。进入污染区要穿隔离衣、戴口罩、帽子、手套,必要时戴目镜,学会正确穿脱隔离衣。②用过的体温计用 75% 乙醇浸泡 15 分钟,干燥保存;血压器、听诊器每次使用前后用 75% 乙醇擦拭消毒;隔离衣、压舌板使用一次性用品,保证不被交叉感染。③保持室内空气清新流通,对诊室、病房、教室、宿舍等公共场合进行空气消毒,采用循环紫外线空气消毒器,用乳酸 2～4 mL/100 m² 或者过氧乙酸 2～4 g/m³ 熏蒸,或用 1%～2% 漂白粉或含氯消毒液喷洒。④防止患者排泄物及血液污染院内环境、医疗用品,一旦污染需用 0.2%～0.4% 的 84 消毒液擦拭消毒,清洗干净,干燥保管。⑤所用抹布、拖布清洁区、污染区分开使用,以及时更换,经常用 0.2% 的 84 消毒液擦拭桌子表面、门把手等物体表面,感染性垃圾用黄色塑料袋分装,专人焚烧处理。

(3)患者的标本按照不明原因肺炎病例要求进行运送和处理。

3.保护健康人群

(1)保持室内空气流通,每天开窗通风 2 次,每次 30 分钟。注意家庭环境卫生,保持室内及周围环境清洁。

(2)避免接触生猪或前往有猪的场所;避免到人多拥挤或通风不良的公共场所,接触流感样症状(发热、咳嗽、流涕)或肺炎等呼吸道患者,特别是儿童、老年人、体弱者和慢性病患者。

(3)养成良好的个人卫生习惯,经常使用肥皂和清水洗手,尤其在咳嗽或打喷嚏时,应用使纸巾、手帕遮住口鼻,然后将纸巾丢进垃圾桶;打喷嚏、咳嗽和擦鼻子后要洗手,必要时应用乙醇类洗手液;接触呼吸道感染者及其呼吸道分泌物后要立即洗手,接触确诊或疑似患者时要戴口罩。

(4)保持良好的饮食习惯,注意多喝水,营养充分,不吸烟,不酗酒。保证充足睡眠,勤于锻炼,减少压力。

(5)如出现流感样症状(发热、咳嗽、流涕等),应及时到医院检查治疗,不要擅自购买和服用药物,并向当地卫生机构和检验部门说明。确诊为流感者应主动与健康人隔离,尽量不要去公共场所,防止传染他人。

(6)对健康人群进行甲型 H1N1 流感疫苗预防接种。疫苗能增加人群的免疫力和降低病毒的复制能力,减慢感染扩散,降低流行峰值的高度,是个人预防的重要措施。儿童免疫接种达到 70% 的覆盖率即能有效地减轻流感在儿童中的流行,并能降低与其接触的社区人群的感染率。灭活流感疫苗(TIV)和减毒活疫苗(LAIV)是目前批准使用的甲型 H1N1 流感疫苗。美国推荐用常规 TIV 预防接种 6～59 个月的儿童,鼻喷剂 LAIV 只推荐在 5 岁以上儿童中使用。人群大规模接种流感疫苗可能会发生严重不良反应,必须引起高度重视。

二、护理评估

(一)流行病学评估

1.可能的传播途径

甲型 H1N1 流感病毒可通过感染者咳嗽和打喷嚏等传播,接触受感染的生猪、接触被人感染甲型 H1N1 流感病毒污染的环境、与感染甲型 H1N1 流感病毒的人发生接触。

2.传染源

甲型 H1N1 流感患者为主要传染源。虽然猪体内已发现甲型 H1N1 流感病毒,但目前尚无证据表明动物为传染源。

3.易感人群

老人和儿童、从疫区归来人员、甲型 H1N1 流感病毒实验室研究人员、体弱多病者易感。

(二)健康史评估

(1)了解患者的年龄、性别、身高、体重、营养状况等。

(2)询问患者起病的时间,起病急缓程度,有无发热、咳嗽、喉痛、头痛等全身症状。有无腹泻、呕吐肌肉痛等;询问患者既往治疗史,效果如何,服用过何种药物,服药的时间、剂量、疗效如何,有无不良反应。

(3)询问患者是否与猪流感患者有过密切接触。

(三)身体评估

(1)评估患者的体温、血压、脉搏;监测并记录体温的变化;评估患者的全身状况,有无身体疼痛、头痛、疼痛持续时间、头痛的性质,有无呕吐、腹泻,眼睛是否发红;进行体格检查。

(2)评估患者有无潜在并发症,如严重肺炎、急性呼吸窘迫综合征、肺出血、胸腔积液、全血细胞减少、肾衰竭、败血症、休克及 Reye 综合征等。

(四)心理-社会评估

由于患者对疾病缺乏认识,对隔离制度的不理解,容易产生恐惧、焦虑的心理,评估患者的精神状态,心理状况;评估其家庭支持系统对患者的关心和态度,对消毒隔离的认识。

(五)辅助检查结果评估

1.血常规

白细胞总数一般不高或降低。

2.病原学检查

(1)病毒核酸检测:以 RT-PCR 法检测呼吸道标本中的甲型 H1N1 流感病毒核酸,结果可呈阳性。

(2)病毒分离:呼吸道标本中可分离出甲型 H1N1 流感病毒。合并病毒性肺炎时肺组织中亦可分离出该病毒。

3.血清学检查

动态检测血清甲型 H1N1 流感病毒特异性中和抗体水平呈 4 倍或 4 倍以上升高。

4.影像学检查

可根据病情行胸部影像学等检查。合并肺炎时肺内可见斑片状炎性浸润影。

三、护理诊断/问题

(一)体温过高

体温过高与病毒血症有关。

(二)焦虑

焦虑与知识缺乏、隔离治疗等有关。

(三)潜在并发症

潜在并发症如肺炎、急性呼吸窘迫综合征、肺出血、胸腔积液等。

(四)有传播感染的危险

传播感染与病原体播散有关。

四、护理措施

(一)隔离要求

1.疑似病例

疑似病例安排单间病室隔离观察,不可多人同室。

2.确诊病例

确诊病例由定点医院收治。收入甲型 H1N1 流感病房,可多人同室。

3.孕产期妇女感染甲型 H1N1 流感

孕妇感染甲型 H1N1 流感进展较快,较易发展为重症病例,应密切监测病情,必要时住院诊治,由包括产科专家在内的多学科专家组会诊,对孕产妇的全身状况及胎儿宫内安危状况进行综合评估,并进行相应的处理。如果孕妇在妇幼保健专科医院进行产前检查,建议转诊至综合医院处理。接受孕产期妇女甲型 H1N1 流感转诊病例的医院必须具备救治危重新生儿的能力。孕产期妇女辅助检查应根据孕产期情况进行产科常规项目检查。孕妇行胸部影像学检查时注意做好对胎儿的防护。

(1)待产期的甲型 H1N1 流感病例应在通风良好的房间单独隔离。

(2)分娩期的甲型 H1N1 流感病例应戴口罩,防止新生儿感染甲型 H1N1 流感。分娩过程中加强监护,并使患者保持乐观情绪。与患者有接触的医务人员和其他人员均应戴防护面罩和手套,穿隔离衣。使用隔离分娩室或专用手术间,术后终末消毒。在产后立即隔离患甲型 H1N1 流感的产妇和新生儿,可降低新生儿感染的风险。新生儿应立即转移至距离产妇 2 米外的辐射台上,体温稳定后立即洗澡。

(3)患甲型 H1N1 流感的产妇产后应与新生儿暂时隔离,直至满足以下全部条件:①服用抗病毒药物 48 小时后。②在不使用退烧药的情况下 24 小时没有发热症状。③无咳嗽、咳痰。满足上述条件的产妇,可直接进行母乳喂养。在哺乳前应先戴口罩,用清水和肥皂洗手,并采取其他防止飞沫传播的措施。在发病后 7 天之内,或症状好转 24 小时内都应采取上述措施。鼓励产后母乳喂养,母乳中的保护性抗体可帮助婴儿抵抗感染。为避免母乳喂养过程中母婴的密切接触,隔离期间可将母乳吸出,由他人代为喂养。

(4)甲型 H1N1 流感的患者分娩的新生儿属于高暴露人群,按高危儿处理,注意观察有无感染征象,并与其他新生儿隔离。

(5)曾患甲型 H1N1 流感的产妇出院时,应告知产妇、亲属和其他看护人预防甲型 H1N1 流感和其他病毒感染的方法,并指导如何监测产妇及婴儿的症状和体征。出院后加强产后访视和新生儿访视,鼓励产妇继续母乳喂养。

(二)常规护理

实行严密隔离制度,嘱患者多卧床休息,多饮水,进食清淡、易消化、富含营养的食物。

(三)病情观察

严密监测患者的生命体征,记录患者体温、血压、心率的变化,记录出入量;评估患者的精神状态,意识情况;观察患者有无呼吸困难、少尿等症状,若有,提示有并发症的发生,以及时通知医师,配合治疗。

(四)用药护理

人类已研制出的所有流感疫苗对于猪流感都无效,但人感染猪流感是可防、可控、可治的。及早应用抗病毒药物,在进行常规抗病毒治疗的过程中,观察药物的疗效及不良反应,鼓励患者坚持治疗。为防止细菌感染的发生,可应用抗生素。

(五)心理护理

由于患者对甲型流感的认识不足,对隔离制度的不理解,容易产生焦虑、恐惧、孤独感;护理工作人员应热心的与患者交流,回答患者提出的问题,向患者及家属讲解此病的传播途径,隔离的意义,鼓励患者配合治疗,树立与疾病作斗争的信心,争取早日的康复。

(六)健康教育

(1)勤洗手,养成良好的个人卫生习惯。

(2)睡眠充足,多喝水,保持身体健康。

(3)应保持室内通风,少去人多不通风的场所。

(4)做饭时生熟分开很重要,猪肉烹饪至 71 ℃以上,以完全杀死猪流感病毒。

(5)避免接触生猪或前往有猪的场所。

(6)咳嗽或打喷嚏时用纸巾遮住口鼻,如无纸巾不宜用手,而是用肘部遮住口鼻。

(7)常备治疗感冒的药物,一旦出现流感样症状(发热、咳嗽、流涕等),应尽早服药对症治疗,并尽快就医,不要上班或上学,尽量减少与他人接触的机会。

(8)避免接触出现流感样症状的患者。

(七)出院标准

根据中国卫健委甲型 H1N1 流感诊疗方案,达到以下标准可以出院。

(1)体温正常 3 天,其他流感样症状基本消失,临床情况稳定,可以出院。

(2)因基础疾病或并发症较重,需较长时间住院治疗的甲型 H1N1 流感病例,在咽拭子甲型 H1N1 流感病毒核酸检测转为阴性后,可从隔离病房转至相应病房做进一步治疗。

五、护理效果评估

(1)患者体温逐渐恢复正常。

(2)患者能自我调节情绪,焦虑减轻。

(3)患者遵守隔离制度,坚持合理用药。

(4)患者无并发症的发生。

(5)住院期间没有新的感染病例。

(李　垒)

第二节 传染性非典型肺炎

一、疾病概述

(一)概念和特点

传染性非典型肺炎又称严重急性呼吸综合征(severe acute respiratory syndromes,SARS)是一种因感染 SARS 相关冠状病毒而导致的急性传染病。以发热、干咳、胸闷为主要症状,严重者出现快速进展的呼吸功能衰竭。

SARS 相关冠状病毒在干燥塑料表面最长存活 4 天,腹泻患者的粪便中至少存活 4 天,在 0 ℃时可长期存活。对热敏感,56 ℃加热 90 分钟,75 ℃加热 30 分钟或紫外线照射 60 分钟可被灭活,暴露于常用消毒剂即失去感染性。

现症患者是重要的传染源。近距离飞沫传播是本病最主要的传播途径。人群普遍易感。本病首发于我国,迅速传至亚洲、北美、欧洲其他地区,以大中城市多见。发病季节为冬春季。

(二)发病机制与相关病理生理

病毒在侵入机体后,早期可出现病毒血症,引起机体细胞免疫受损,出现异常免疫反应,造成肺部损害。肺部的病理改变见弥漫性肺泡损伤、间质性肺炎病变为主,有肺水肿及透明膜形成。病程 3 周后有肺泡内机化及肺间质纤维化,造成肺泡纤维闭塞,出现急性呼吸窘迫综合征。

(三)临床特点

按病情的轻重分为普通型、轻型和重型。典型病例起病急,变化快。通常以发热为首发症状,体温常超过 38 ℃,热程为 1～2 周;可伴有畏寒、头痛、食欲缺乏、身体不适、皮疹和腹泻等感染中毒性症状。呼吸道症状表现为起病 3～7 天后出现频繁干咳、气短或呼吸急促、呼吸困难;常无流涕、咽痛等上呼吸道卡他症状。痰少,偶有痰中带血丝。轻型病例临床症状轻,病程短。多见于儿童或接触时间较短的病例。重型病例病情重,进展快,易出现急性呼吸窘迫综合征。

(四)辅助检查

1.实验室检查

血常规早期白细胞计数正常或降低,中性粒细胞可增多。并发细菌性感染时,白细胞计数可升高。多数重症患者白细胞计数减少,CD4$^+$ 和 CD8$^+$ T 淋巴细胞均明显减少。

2.血气分析

部分患者出现低氧血症和呼吸性碱中毒改变,重者出现 1 型呼吸衰竭。

3.X 线检查

胸部 X 线、CT 检查见肺部以间质性肺炎为主要特征。肺部阴影与症状体征可不一致,临床症状还不严重时,胸部 X 线片中已显示肺部有絮状阴影,并呈快速发展趋势。

4.病原学检查

患者呼吸道分泌物、排泄物、血液等标本,进行病毒分离,阳性可明确诊断。

5.血清学检查

双份血清抗体有 4 倍或以上升高,可作为确诊的依据。阴性不能排除本病。

6.分子生物学检测

PCR 方法敏感度较高,特异性较强,可用于检查痰液、鼻咽分泌物、血液、活检标本等。单份或多份标本 2 次以上为阳性者可明确诊断。阴性者不能排除本病的诊断。

(五)治疗原则

(1)早发现、早诊断、及时治疗有助于控制病情发展。以对症支持治疗和针对并发症的治疗为主。

(2)在疗效不明确的情况下,应尽量避免多种抗生素、抗病毒药、免疫调节剂、糖皮质激素等长期、大剂量地联合应用。

(3)高热者可使用解热镇痛药。

(4)咳嗽、咳痰者给予镇咳、祛痰药。

(5)腹泻患者注意补液及纠正水、电解质失衡。

(6)并发或继发细菌感染,可选用大环内酯类、氟喹诺酮类等抗生素。

(7)有严重中毒症状可应用糖皮质激素治疗。

(8)抗病毒可试用蛋白酶抑制剂类药物洛匹那韦＋利托那韦等。

(9)重症患者可使用免疫增强药物,如胸腺素和免疫球蛋白。

二、护理评估

(一)流行病学史评估

评估患者发病前 2 周是否有同类患者接触史;是否生活在流行区或发病前 2 周到过流行区;是否发生在冬春季。

(二)一般评估

1.生命体征

患者大多有发热,心率加快,呼吸急促等症状,非典重症患者呼吸频率＞30 次/分,多器官功能衰竭者血压可下降。

2.患者主诉

患者主诉咳嗽、气促、呼吸困难、腹泻等。

(三)身体评估

1.头颈部

观察有无急性面容,有无呼吸急促、呼吸窘迫、口唇发绀,有无出汗。

2.胸部

肺炎体征表现为语音震颤增强,可闻及肺部湿啰音,严重者胸部叩诊呈实音。

(四)心理-社会评估

患者在疾病治疗过程中有无出现焦虑、抑郁、恐惧等不良情绪,监护病房隔离产生的孤独感,以及预后的社会支持。

(五)辅助检查结果评估

1.胸部 X 线

胸部 X 线早期呈斑片状或网状改变,部分患者进展迅速可呈大片阴影。

2.胸部 CT 检查

胸部 CT 检查可见局灶性实变,毛玻璃样改变。

(六)常用药物治疗效果的评估

(1)糖皮质激素可引起不良反应,如上消化道出血、骨质疏松、继发性感染、低钾血症、低钙血症、高血糖、高血压等。

(2)干扰素等生物制品可引起发热、皮疹等变态反应。

三、护理诊断/问题

(一)体温过高

体温过高与病毒感染有关。

(二)气体交换受损

气体交换受损与肺部病变有关。

(三)焦虑/恐惧

焦虑或恐惧与隔离、担心疾病的预后有关。

(四)营养失调

低于机体需要量与发热、食欲缺乏、摄入减少、腹泻有关。

四、护理措施

(一)隔离要求

按呼吸道传染病隔离。疑似病例与确诊病例分开收治,应住单人房间。避免使用中央空调。工作人员进入隔离病室必须做好个人防护,须戴 N95 口罩,戴好帽子、防护眼罩及手套、鞋套等,穿好隔离衣。

(二)休息与活动

卧床休息,协助做好患者的生活护理,减少患者机体的耗氧量,防止肺部症状的加重。

(三)饮食护理

给予高热量、高蛋白、高维生素、易消化的食物。不能进食者或高热者应静脉补充营养,注意维持水、电解质平衡。

(四)病情观察

密切监测患者体温、呼吸频率、有无呼吸困难;了解血气分析、血常规,以及心、肝、肾功能等情况;记录 24 小时出入量;定期复查胸部 X 线片。

(五)对症护理

(1)及时吸氧,保持呼吸道通畅。

(2)痰液黏稠者给予祛痰剂,鼓励患者咳出痰液,必要时给予雾化吸入。

(3)呼吸困难者应根据患者的病情及耐受情况,选择氧疗和无创伤正压机械通气。必要时,予以气管插管或切开,呼吸机给氧,但应注意医护人员的防护。

(六)心理护理

由于患者被严密隔离,往往有孤独无助感,对病情的恐惧可出现焦虑、抑郁、烦躁不安的心理。对此,医护人员应及时与患者沟通,关心安慰患者,了解其真实的思想动态,并鼓励其面对现实,树立战胜疾病的信心和勇气。

(七)健康教育

(1)患者出院后应定期检查肺、心、肝、肾及关节等功能,若发现异常,应及时治疗。出院后应注意均衡饮食,补充足够的营养素。患有抑郁症者应及时进行心理治疗。

(2)流行期间减少大型群众性集会或活动,避免去人多或相对密闭的地方;不随地吐痰,避免在人前打喷嚏、咳嗽,清洁鼻子后应洗手;勤洗手;保持公共场所空气流通;需外出时,应注意戴口罩;保持乐观稳定的心态,均衡饮食,避免疲劳,充足睡眠,适量的运动等,均有助于提高人体对传染性非典型肺炎的抵抗能力。

(3)告诉患者如果出现下列任何一种情况,请速到医院就诊:①发热。②频繁的咳嗽、胸闷、呼吸急促。

五、护理效果评估

(1)患者呼吸困难减轻、无发绀,血氧饱和度正常。

(2)患者体温下降。

(3)患者食欲增加,大便形态正常。

(李 垒)

第三节 流行性脑脊髓膜炎

一、概述

流行性脑脊髓膜炎是脑膜炎奈瑟菌引起的急性化脓性脑膜炎。带菌者和流行性脑脊髓膜炎患者是本病的主要传染源,本病隐性感染率高,感染后细菌寄生于人鼻咽部。病原菌主要经咳嗽、打喷嚏借飞沫由呼吸道直接传播。该病主要临床表现是突发高热、剧烈头痛、频繁呕吐,皮肤黏膜瘀点、瘀斑及脑膜刺激征,严重者可有败血症休克和脑实质损害,常可危及生命。部分患者暴发起病,可迅速死亡。早诊断,就地住院隔离治疗,密切监护,是治疗本病的基础。一旦高度怀疑,应尽早、足量应用细菌敏感并能够透过血—脑屏障的抗菌药物。

二、护理

(一)一般护理

(1)执行内科一般护理常规。

(2)休息与体位:绝对卧床休息,颅内高压的患者需抬高头部。呕吐取卧位,头偏向一侧,防止误吸。

(3)高热护理:以物理降温为主,药物降温为辅。

(4)皮肤护理:密切观察瘀点、瘀斑的部位、范围、程度、进展情况。注意保护瘀斑处皮肤,不使其破溃,其局部不宜穿刺,皮肤破溃发炎继发感染处要定期换药。

(二)隔离预防措施

在标准预防的基础上,执行飞沫和接触隔离。隔离至症状消失后 3 天,但不少于发病后7 天。

(三)饮食护理

遵医嘱给予高热量、高蛋白、高维生素、易消化的流质或半流质饮食,不能进食者给予鼻饲或静脉输液治疗。并做好留置胃管的护理。

(四)用药护理

(1)病原治疗:一旦高度怀疑流脑,遵嘱在15~30分钟给予抗菌治疗。应用抗生素过程中,观察药物疗效及变态反应。

(2)颅内高压患者应用甘露醇静脉滴注治疗应在15~30分钟滴入,观察呼吸、心率、血压、瞳孔的变化,颅内高压及脑膜刺激征表现有无改善,并详细记录24小时出入量。

(3)抗休克治疗:①扩充血容量及纠正酸中毒治疗,严格遵医嘱执行,掌握"先盐后糖、先快后慢"的原则。②在扩充血容量和纠正酸中毒基础上,使用血管活性药物,常用药物为山莨菪碱,用药过程中密切观察血压、面色及四肢温度等。

(4)抗弥散性血管内凝血治疗:遵医嘱尽早应用肝素,注意用药剂量、间隔时间,密切观察有无出血倾向。

(五)并发症护理

潜在并发症惊厥、脑疝及呼吸衰竭。当患者出现意识障碍、烦躁不安、剧烈头痛、喷射性呕吐、血压升高等征象时,提示颅内压增高。当患者出现呼吸频率和节律出现异常、瞳孔对光反射迟钝或消失、两侧瞳孔不等大等圆时,提示有脑疝发生。应及时通知医师,配合抢救。治疗护理操作集中进行,尽量减少搬动患者,避免惊厥发生。颅内压增高者行腰椎穿刺前应先脱水治疗,以免诱发脑疝,穿刺后去枕平卧6小时。

(六)病情观察

(1)密切观察患者的生命体征变化,高热采取物理降温及镇静剂,将体温控制在38.5℃以下,防止惊厥的发生。

(2)密切观察患者中枢神经系统症状,如剧烈头痛、喷射性呕吐、烦躁不安及意识改变等。

(3)密切观察患者有无暴发型流脑的发生,该型流脑病情变化迅速,病势凶险,治疗不及时可于24小时危及生命。①休克型:表现急起寒战、高热、严重者体温不升、头痛、呕吐、瘀点、瘀斑、面色苍白、皮肤发花、四肢厥冷、脉搏细速、呼吸急促等。应尽早应用抗生素,吸氧,平卧位,注意保暖,建立静脉通道,补充血容量、纠正酸中毒、保护重要脏器功能,观察用药反应,备齐各种抢救药物配合抢救。②脑膜脑炎型:表现为脑膜及脑实质损伤症状,高热、头痛、呕吐、意识障碍,并迅速出现昏迷。颅内压增高、脑膜刺激征等。遵医嘱尽早应用抗生素、脱水剂,予以吸痰、保持呼吸道通畅,吸氧,使用呼吸兴奋剂,必要时气管插管,使用呼吸机治疗,切忌胸外按压。③混合型:先后或同时出现休克型和脑膜脑炎型症状。

(七)健康指导

(1)疾病预防指导:流行季节前对流行区6个月至15岁的易感人群应用脑膜炎球菌多糖体菌苗进行疫苗接种;流行季节注意环境和个人卫生,注意室内通风换气,勤晒衣被和消毒儿童玩具;避免携带儿童到人多拥挤的公共场所;患者和带菌者为传染源,主要经飞沫传播。密切接触的儿童,应医学观察7天,并用复方磺胺甲噁唑预防用药。

(2)由于流行性脑脊髓膜炎可引起脑神经损害、肢体运动障碍、失语、癫痫等后遗症,指导家属坚持切实可行的功能锻炼、按摩等,以提高患者的生活质量。

(李 垒)

第四节　流行性乙型脑炎

一、疾病概述

(一)概念和特点

流行性乙型脑炎简称乙脑,由乙型脑炎病毒引起,以脑实质炎症为主要病变的中枢神经系统急性传染病。其临床特征为高热、意识障碍、抽搐、呼吸衰竭。重症患者可留有后遗症。

乙脑病毒抵抗力不强,对温度、乙醚和酸均很敏感。加热100 ℃,2分钟;56 ℃,30分钟可以灭活。乙脑是人畜共患的自然疫源性疾病,动物(家畜如猪、牛,家禽如鸭、鸡等)或人受感染后出现病毒血症是本病的传染源。蚊虫为其主要传播媒介,流行于夏秋季。人群普遍易感,感染后可获持久免疫力。

(二)发病机制与相关病理生理

病毒随蚊虫叮咬侵入机体,在单核-吞噬细胞内繁殖,继而进入血液循环引起病毒血症。若不侵入中枢神经系统则呈隐性或轻型感染,仅在少数情况下(如机体免疫力低下、病毒量多、毒力强时),病毒才通过血-脑脊液屏障进入中枢神经系统,引起脑炎。主要病理变化:神经细胞变性、肿胀与坏死,可形成大小不等、散在的软化灶。脑实质中有淋巴细胞和大单核细胞浸润。脑实质和脑膜血管扩张、充血,大量浆液性渗出,产生脑水肿。

(三)临床特点

典型乙脑临床表现分为初期、极期、恢复期和后遗症期。极期临床表现主要有持续高热、意识障碍、惊厥或抽搐和呼吸衰竭。高热、惊厥及呼吸衰竭是乙脑极期的严重症状,三者相互影响,其中,呼吸衰竭常为致死的主要原因。后遗症可表现为意识障碍、痴呆、失语及肢体瘫痪、癫痫等。癫痫后遗症可持续终生。

临床上根据发热、意识障碍、抽搐程度、病程长短、有无后遗症等病情轻重不同,把乙脑分为轻型、普通型、重型及极重型。

(四)辅助检查

1.血常规检查

血常规检查显示白细胞计数增高。

2.脑脊液检查

脑脊液检查显示为无菌性脑膜炎改变:压力增高,外观无色透明或微浊,白细胞计数轻度增加,氯化物正常,糖正常或偏高。

3.血清学检查

特异性IgM抗体测定和补体结合试验。

4.病原学检查

病毒分离和病毒核酸检测。

(五)治疗原则

(1)主要为对症治疗,处理高热、抽搐和呼吸衰竭等危重症状是乙脑患者抢救成功的关键。

（2）高热以物理降温为主,可用小量阿司匹林。

（3）持续高热伴反复抽搐者可加用亚冬眠疗法。

（4）惊厥或抽搐给予去除病因及镇静止痉。

（5）脑水肿所致者以脱水治疗为主。

（6）呼吸道痰阻者,应及时吸痰,并给予吸氧,必要时气管切开。

（7）脑实质炎症应及时予镇静止痉。

（8）呼吸衰竭应根据引起呼吸衰竭的原因给予相应的治疗。

（9）中枢性呼吸衰竭可用呼吸兴奋剂。

（10）恢复期及后遗症期应进行功能训练。

二、护理评估

（一）流行病学史评估

评估患者是否有家畜家禽,特别是猪的接触史;是否被蚊子叮咬;是否有乙脑感染史;是否发生在夏秋季节及患者的年龄。

（二）一般评估

1.生命体征

体温高达39 ℃以上,呼吸衰竭时表现为呼吸表浅,节律不整、叹息样呼吸、潮氏呼吸以至于呼吸停止;发生循环衰竭时,血压可下降,脉搏细速,颅内高压时可出现血压升高,脉搏变慢。有无出现意识障碍,如嗜睡、昏迷。

2.患者主诉

患者常有发热、头疼症状,伴有恶心、呕吐等,患儿家长诉有昏迷和抽搐等。

3.相关记录

记录生命体征、神志、瞳孔大小及对光反射、肌张力、神经反射等。

（三）身体评估

1.头颈部

观察有无急性面容;有无口唇发绀,双瞳孔直径及对光反射情况。有无局部小抽搐,婴幼儿颅内高压时可见前囟隆起;重症患者恢复期可出现神志迟钝、痴呆。

2.肺部

并发支气管肺炎听诊呼吸音粗,坠积性肺炎可闻及湿啰音。

3.其他

观察患者有无肢体阵挛性抽搐、全身抽搐或强制性痉挛等。

4.神经系统评估

（1）较大儿童及成人均有不同程度的脑膜刺激征。

（2）若锥体束受损,常出现肢体痉挛性瘫痪、肌张力增强,巴宾斯基征阳性。

（3）小脑及动眼神经受累时,可发生眼球震颤、瞳孔扩大或缩小,不等大,对光反应迟钝等。

（4）自主神经受损常有尿潴留、大小便失禁;浅反射减弱或消失,深反射亢进或消失。

（四）心理-社会评估

患者在疾病治疗过程中的心理反应与需求,家长的反应及支持系统,后遗症期的康复需求等。

(五)辅助检查结果评估

白细胞及中性粒细胞有无升高;氯化物、糖是否正常;脑脊液压力有无增高,脑脊液外观颜色等。

(六)常用药物治疗效果的评估

1.亚冬眠疗法的评估

(1)评估生命体征变化:观察神志、体温、瞳孔变化,四肢及皮肤颜色;呼吸节律、幅度、方式、呼吸音;评估肌张力。

(2)观察抗惊厥药对呼吸的抑制作用,有无发生误吸。

(3)评估对外界的刺激反应有无减弱,有无瞳孔缩小、对光反射迟钝、呼吸深慢、深反射减弱或消失。

2.呼吸衰竭用药评估

(1)评估呼吸形态有无改变。

(2)指尖血氧饱和度和血气分析结果。

3.脱水治疗的评估

(1)有无电解质紊乱;生化检查有无低钾、低钙。

(2)准确记录出入量。

三、护理诊断/问题

(一)体温过高

体温过高与病毒血症及脑部炎症有关。

(二)意识障碍

意识障碍与中枢神经系统、脑实质损害、抽搐、惊厥有关。

(三)气体交换受损

气体交换受损与呼吸衰竭有关。

(四)躯体移动障碍

躯体移动障碍与意识障碍、感觉运动缺失、瘫痪、长期卧床有关。

(五)有皮肤完整性受损的危险

皮肤完整性受损与昏迷、长期卧床有关。

(六)有受伤的危险

受伤与惊厥、抽搐发作有关。

四、护理措施

(一)隔离要求

按接触传播隔离,预防蚊虫叮咬,病房有防蚊和降温设备,亚冬眠治疗者室内温度应维持在30 ℃以下。

(二)休息与环境

患者应卧床休息。环境安静、光线柔和,防止声音、强光刺激患者。

(三)病情观察

注意患者的意识状态,瞳孔大小、对光反射,体温变化,血压改变,呼吸频率、节律、幅度的改变,以早期发现脑疝的临床表现。观察惊厥发作先兆,如烦躁不安、口角抽动、指/趾抽动、两眼凝视、肌张力增高等,以及发作次数、发作持续时间、抽搐的部位和方式。准确记录出入量。

(四)意识障碍的护理

根据意识障碍不同的原因,给予相应的护理:脑水肿所致者以脱水为主。呼吸道分泌物堵塞者,应清除口咽分泌物,以保持呼吸道通畅,并吸氧。舌后坠阻塞呼吸道可用缠有纱布的舌钳拉出后坠舌体并使用简易口咽通气管,必要时行气管切开。

(五)生活护理

做好眼、鼻、口腔的清洁护理,每天用漱口液清洁口腔 2 次,口唇涂以液状石蜡,以防干裂。定时翻身、拍背,骶尾部等受压处应经常按摩,防止压疮形成。注意患者安全,防止坠床,必要时用床栏或约束带约束。有吞咽困难或昏迷者,以鼻饲或静脉补充足够水分和营养。

(六)健康教育

(1)康复期患者有肢体瘫痪者,应注意协助使其肢体保持功能位,并进行按摩和被动运动,防止肌肉挛缩和功能障碍。失语、痴呆等神经精神症状者,应鼓励患者坚持康复训练和治疗,使残疾减到最低程度。

(2)流行季节前对猪进行疫苗接种,能有效控制乙脑在人群中的流行。大力开展防蚊、灭蚊工作。对 10 岁以下儿童和初进入流行区的人员进行疫苗接种。

五、护理效果评估

(1)患者体温下降。
(2)患者意识恢复,水、电解质平衡。
(3)患者呼吸平稳。
(4)患者皮肤完整性良好。

(李 垒)

第五节 细菌性痢疾

一、概述

细菌性痢疾是由志贺菌引起的肠道传染病。细菌性痢疾主要通过消化道传播,终年散发,夏、秋季可引起流行,人群普遍易感。其主要病理变化为直肠、乙状结肠的炎症和溃疡,临床表现为腹痛、腹泻、里急后重和黏液脓血便等,可伴有发热及全身毒血症状。严重者可有感染性休克和/或中毒性脑病,预后凶险。由于志贺菌各组及各血清型之间无交叉免疫,且病后免疫力差,故可反复感染。一般为急性菌痢,少数迁延成慢性菌痢。急性菌痢经病原治疗、对症治疗后大部分于 1～2 周后痊愈;中毒性菌痢应采取综合急救措施,力争早期治疗;慢性菌痢病因复杂,可采用全身和局部治疗相结合的原则。

二、护理

(一)一般护理

(1)执行内科一般护理常规。

(2)休息与体位:急性期患者腹泻频繁、毒血症状严重,必须卧床休息。中毒性菌痢者应绝对卧床休息,专人监护,置患者平卧位或休克体位,同时注意保暖。

(二)隔离预防措施

在标准预防的基础上,执行接触隔离。至临床症状消失、粪便培养2次阴性,方可解除隔离。

(三)饮食护理

严重腹泻伴呕吐者暂禁食,静脉补充所需营养。能进食者宜进食高热量、高蛋白、高维生素、少渣、少纤维、清淡、易消化的流质或半流质饮食,避免生冷、多渣、油腻或刺激性食物。

(四)用药护理

(1)遵医嘱使用抗生素、喹诺酮类药物,该药抗菌谱广,口服吸收好,常用药物环丙沙星等,用药过程中密切观察胃肠道反应、肾毒性、过敏、粒细胞减少等变态反应。因影响骨骼发育,故儿童、孕妇及哺乳期妇女如非必要不宜使用。小檗碱因其有减少肠道分泌作用,故可与抗生素同时使用。

(2)中毒性菌痢:①周围循环衰竭型遵医嘱扩容、纠正酸中毒等抗休克治疗,给予葡萄糖盐水、5%碳酸氢钠及低分子右旋糖酐等液体。扩容时,应根据血压、尿量随时调整输液速度。在快速扩容阶段,应观察患者有无肺水肿及左心衰竭表现;改善微循环障碍,应用血管活性药物,给予山莨菪碱、酚妥拉明、多巴胺等,以改善重要脏器血液灌注,密切观察药物的疗效及变态反应。②脑型遵医嘱给予20%甘露醇治疗,在15~30分钟滴入,以减轻脑水肿,并详细记录24小时出入量,应用血管活性药物以改善脑部循环,出现呼吸衰竭给予洛贝林,密切观察药物疗效。

(3)慢性菌痢采用全身与局部治疗相结合的原则,疗程适当延长。

(五)症状护理

1.发热

予以物理降温,必要时遵医嘱服用退热剂,高热伴烦躁、惊厥者,可采用亚冬眠疗法,应避免搬动患者,保持呼吸道通畅,密切观察生命体征变化。

2.腹泻

密切观察排便次数、量、性状及伴随症状、采集含有脓血、黏液新鲜粪便标本,以及时送检。维持水、电解质平衡,排便次数多时注意肛周皮肤清洁。

3.感染性休克

密切观察病情,应卧床休息,予以休克体位,注意保暖,给予吸氧,持续监测血氧饱和度,观察氧疗效果,抗休克治疗及护理。

4.中枢性呼吸衰竭

中毒性菌痢呼吸衰竭型遵医嘱给予20%甘露醇静脉滴注,15~30分钟滴入。应用血管活性药物,保持呼吸道通畅、吸氧,遵医嘱给予呼吸兴奋剂,注意观察药物疗效。必要时应用呼吸机治疗。

(六)病情观察

(1)密切观察患者毒血症状及肠道症状的轻重,如发热、乏力、头痛、食欲减退、腹痛、腹泻、里急后重等,详细记录大便次数、性质及量等。

(2)密切观察有无中毒性菌痢的表现:①周围循环衰竭型表现,如面色苍白、四肢湿冷、血压下降、脉搏细速、尿少、烦躁等感染性休克症状。②呼吸衰竭型表现,如剧烈头痛、频繁喷射状呕吐、惊厥、昏迷、瞳孔不等大、对光反射消失、中枢性呼吸衰竭等中枢神经系统症状。

(七)健康指导

(1)疾病预防指导:细菌性痢疾主要通过消化道传播,做好饮水、食品、粪便的卫生管理及防蝇灭蝇工作。隔离期至症状消失后7天或粪便培养2～3次阴性。

(2)菌痢患者应及时隔离治疗,其粪便需消毒处理。遵医嘱按时、按量、按疗程坚持服药。

(3)慢性菌痢患者应避免诱发因素,如进食生冷食物、暴饮暴食、过度紧张、受凉等。

(4)慢性患者和带菌者应隔离或定期访视,并给予彻底治疗。

(5)加强体育锻炼,保持生活规律,复发时及时治疗。

(李　垒)

第六节　肾综合征出血热

一、概述

肾综合征出血热(流行性出血热)是由汉坦病毒属的各型病毒引起的,以鼠类为主要传染源的一种自然疫源性疾病。广泛流行于亚欧等国,我国为高发区。本病主要病理变化是全身小血管和毛细血管广泛性损害,临床以发热、低血压休克、充血、出血和肾损害为主要表现,典型患者病程呈五期经过。本病以综合治疗为主,早期应用抗病毒治疗,中晚期则针对病理生理进行对症治疗,"三早一就"为本病的治疗原则,即早发现、早期休息、早期治疗和就近治疗。

二、护理

(一)一般护理

(1)执行内科一般护理常规。

(2)休息与体位:绝对卧床休息,注意保暖,且不宜搬动,以免加重血浆外渗和组织脏器的出血。

(二)隔离预防措施

在标准预防的基础上,执行空气和接触隔离。

(三)饮食护理

遵医嘱给予清淡、易消化、高维生素的流质或半流质饮食。发热期应注意适当补充液体;少尿期应给予高碳水化合物、高维生素和低蛋白饮食,限制液体量的摄入;多尿期应注意补充液体量及钾盐。有消化道出血的患者应禁食。

(四)用药护理

1.发热期

治疗原则抗病毒、减轻外渗、改善中毒症状及防治弥散性血管内凝血为主。抗病毒治疗能抑制病毒,减轻病情和缩短病程,常用药物为利巴韦林,遵医嘱尽早用药;减轻外渗遵医嘱补充血容量,给予降低血管通透性药物,如维生素 C 等;改善中毒症状高热以物理降温为主,忌用强烈发汗退热药,以防大汗而进一步丧失血容量;防治弥散性血管内凝血遵医嘱给予低分子右旋糖酐或丹参注射液,以降低血液黏滞性。

2.低血压休克期

治疗原则为积极补充血容量、纠正酸中毒和改善微循环。遵医嘱补充血容量,宜早期、快速和适量,力争血压在 4 小时内稳定回升,液体应晶胶结合;纠正酸中毒主要用 5％碳酸氢钠溶液;改善微循环经补液、纠酸后,血压仍不稳定的可用血管活性药物,如多巴胺等,注意滴速,并监测血压变化。

3.少尿期

治疗原则为稳定内环境、促进利尿、导泻和透析为主。若在透析过程中进行超滤,应注意超滤总量与超滤速度不宜过大或过快,同时密切观察血压变化。

4.多尿期

治疗原则为多尿后期注意维持水和电解质的平衡,防止继发感染。

(五)并发症护理

常见并发症有腔道出血、肺水肿、脑炎、脑膜炎、颅内出血等。

1.腔道出血

密切监测生命体征变化,遵医嘱进行病因治疗,执行相应护理常规。

2.中枢神经系统并发症

密切观察中枢神经系统的表现,脑水肿或颅内出血所致颅内压增高应用甘露醇治疗,在15～30 分钟滴入,同时观察呼吸、心率、血压、瞳孔的变化,颅内高压表现有无改善,并详细记录 24 小时出入量。

3.急性呼吸窘迫综合征

密切观察患者有无呼吸急促、发绀等,应限制入量和进行高频通气,必要时给予呼气末正压通气方式辅助呼吸。

4.心力衰竭、肺水肿

密切观察患者有无呼吸困难、呼吸频率加快、咳嗽、咳粉红色泡沫痰等症状。

(六)病情观察

(1)密切观察体温变化,发热程度、热型及持续时间等,一般体温越高,热程越长,病情越重。

(2)密切观察有无全身中毒症状及毛细血管损伤的表现,如"三痛""三红"的表现,全身酸痛、头痛、腰痛和眼眶痛,颜面、颈、胸部皮肤充血潮红。观察有无鼻出血、咯血、黑便或血尿。

(3)密切观察血压的变化及有无休克表现,如面色苍白、四肢厥冷、脉搏细速、烦躁不安、谵妄、嗜睡或昏迷等。

(4)密切监测尿量变化,详细准确记录 24 小时出入量。

(5)密切观察肾损害的表现,主要为尿毒症、酸中毒和水、电解质平衡紊乱,严重的出现高血容量综合征和肺水肿,如厌食、恶心、呕吐、腹胀等,观察有无头晕、头痛、烦躁、嗜睡、谵妄,甚至昏迷和抽搐等,观察有无电解质紊乱表现,如高血钾和低血钾引起的心律失常,低血钠引起的头晕、倦怠、视力模糊及脑水肿等。

（七）健康指导

（1）疾病预防指导：鼠为肾综合征出血热的主要传染源，灭鼠和防鼠是预防本病的关键，防止鼠类排泄物污染食物和水。野外作业加强个人防护，不要用手直接接触鼠类或鼠的排泄物。

（2）休息和活动：早期绝对卧床休息，过多活动会加重血浆外渗和组织器官的出血。肾功能恢复需较长时间，故患者出院后仍需要休息1～3个月，逐步恢复工作。

（3）给予清淡、易消化、高热量、高维生素的流质或半流质饮食。发热期应注意适当补充液体；少尿期量出为入，宁少勿多；多尿期应注意补充液体量及钾盐。

（4）出院后生活要有规律，保证足够睡眠，定期复查。

（李　垒）

第十三章

手术室护理

第一节　手术室护士岗位职责

手术室护理工作的内容主要为手术室管理和手术患者的护理。

手术室管理包括对手术室设施、仪器设备、手术器械、周围环境、常用药品的管理,要求物品配备齐全、功能完好并处于备用状态。手术间内部设施、温控、湿控要求应当符合环境卫生学管理和医院感染控制的基本要求。

手术室护理工作具有高风险、高强度、高应急等特点,因此必须与临床科室等有关部门加强联系,有效预防手术患者在手术过程中的意外伤害,保证手术患者的安全和围术期各项工作的顺利进行。

手术室护理实施以手术患者为中心的整体护理模式,根据岗位各司其职,但又需相互密切合作,共同完成护理任务。

一、手术室巡回护士

(一)手术前一日

1.术前访视

术前一日至病房访视手术患者,有异常特殊情况及时交班。

2.术前用物检查

检查灭菌手术用物是否符合规范、准备齐全;检查次日手术所用仪器、设备性能是否正常;检查次日手术特殊需求是否满足(如骨科和脑外科特殊体位的手术床准备)。

(二)手术当天

1.术前

(1)检查手术灭菌包的有效期和室内各类用物、仪器设备、医用气体是否齐全;调节室内温湿度,做好环境准备;检查室内恒温箱是否调节至适当温度。

(2)核对手术通知单无误后,由手术室工作人员(一般为工勤人员)至病房接手术患者;病房护士陪同手术患者至手术室半限制区,与手术室巡回护士进行手术患者交接,共同核对手术患者身份、手术信息、术前准备情况及所带入用物,正确填写《手术患者交接单》并签名,适时进行心理护理。

（3）手术室巡回护士护送下，将手术患者转运至手术间内手术床，做好防坠床措施。协助麻醉医师施行麻醉。

（4）按医嘱正确冲配抗生素，严格执行用药查对制度，并于划皮前30~60分钟内给药。

（5）协助洗手护士穿无菌衣。提供手术操作中所需的无菌物品（如手套、缝针等）。

（6）与洗手护士共同执行《手术物品清点制度》。按规范正确清点纱布、器械、缝针等术中用物的数量、完整性，以及时正确地记录清点内容，并签字。

（7）严格执行手术安全核查制度。在麻醉前、手术划皮前，手术室巡回护士、手术医师、麻醉医师、共同按《手术安全核查表》内容逐项核查确认，并签字。

（8）手术护理操作尽量在手术患者麻醉后进行。例如，留置导尿管、放置肛温测温装置等，尽量减少手术患者的疼痛。操作时注意保护患者的隐私。

（9）正确放置手术体位，充分暴露手术野；妥善固定患者肢体，约束带松紧适宜，维持肢体功能位，防止受压；床单保持平整、干燥、无皱折；调节头架、手术操作台高度；调整无影灯位置、亮度。

（10）正确连接高频电刀、负压吸引、外科超声装置、腹腔镜等手术仪器设备，划皮前完成仪器设备自检，仪器脚踏放置在适宜的位置；完成手术仪器使用前准备工作，例如，正确粘贴高频电刀电极板、环扎止血仪器的止血袖带。

（11）督查手术人员执行无菌操作规范的情况，例如，手术医师外科洗手、手术部位皮肤消毒、铺无菌手术巾等操作，以及时指出违规行为。

2.术中

（1）维持手术间室内环境整洁、安静、有序。严格督查手术医师、洗手护士、麻醉医师、参观手术人员、实习同学遵守无菌操作原则、消毒隔离制度和手术室参观制度。

（2）密切关注手术进展调整无影灯光，以及时供给手术操作中临时需求的无菌物品（如器械、缝针、纱布、吻合器、植入物等），并记录。

（3）注意手术患者的生命体征波动。保持静脉输液通路、动静脉测压通路、导尿管等通畅；观察吸引瓶液量，以及时提示手术医师术中出血量；定时检查调整手术患者的手术体位，防止闭合性压疮的发生。

（4）术中输液、输血、用药必须严格遵守用药查对制度。紧急情况下执行的术中口头医嘱，应复述2遍后经确认再执行，术后手术医师必须补医嘱。

（5）熟练操作术中所需仪器设备。例：正确调节高频电刀、超声刀、心脏除颤仪等仪器设备的参数；变温毯的故障排除、电钻术中拆装等。

（6）手术中在非手术部位盖大小适宜的棉上衣保暖。术中冲洗体腔的盐水，水温必须在35~37℃。遇上大手术或年老体弱患者，根据现有条件，加用保温装置（温水循环热毯或热空气装置）。

（7）术中手术标本及时与洗手护士、手术医师核对后放入标本袋存放（特殊情况除外）。如手术标本需快速做冰冻切片检验，必须及早送检。

（8）术中发生应急事件（如停电、心脏停搏、变态反应等），应及时按照手术室应急预案，积极配合抢救，挽救患者生命。

（9）与洗手护士在关闭腔隙前、关闭腔隙后及缝皮后分别共同执行《手术物品清点制度》，按规范正确清点术中用物数量、完整、正确、及时、记录，并签字确认。

（10）准确及时书写各类手术室护理文件和表单。

3.术后

（1）协助医师包扎手术切口，擦净血迹，评估患者皮肤情况，采取保暖措施，妥善固定肢体，执行防坠床措施。固定各种引流管及其他管道，防止滑脱，待麻醉医师记录尿量后，将尿袋内的尿液放空。

（2）手术患者离开手术间前，手术室巡回护士、手术医师、麻醉医师、共同再按《手术安全核查表》《手术患者交接单》内容逐项核查、确认、签字。

（3）手术人员协同将手术患者安全转运至接送车。手术患者的病历、未用药品、影像学资料等物品随手术患者带回病房或监护室。护送手术患者离开手术室。

（4）严格执行手术室标本管理制度。手术室巡回护士、手术医师、洗手护士共同再次核对手术标本，正确保存、登记、送检。

（5）清洁、整理手术间设施、设备、仪器，填写使用情况登记手册。所有物品物归原位，更换手术床床单及被套，添加手术间常用的一次性灭菌物品，如手套、缝线等。若为感染手术，则按感染手术处理规范进行操作。

（6）正确填写各种手术收费单。

二、手术室洗手护士

（一）手术前一日

（1）了解手术情况：了解次日手术患者病情、手术方式、手术步骤及所需特殊器械、物品及仪器设备。

（2）协助巡回护士检查术前用物。

（二）手术当天

1.术前

（1）协助巡回护士检查灭菌器械、敷料包是否符合规范、准备齐全；准备手术所需一次性无菌用品，包括各类缝针、引流管、止血用物和特殊器械等。准备次日手术所用仪器、设备。

（2）严格按照查对制度检查无菌器械包和敷料包的有效期、包外化学指示胶带及外包装完整性，是否潮湿及被污染。在打开无菌器械包和敷料包后，检查包内化学指示卡。严格按照无菌原则，打开器械包和敷料包。

（3）提前15分钟按规范洗手、穿无菌手术衣、戴无菌手套。

（4）与巡回护士共同执行《手术物品清点制度》。按规范正确清点纱布、器械、缝针等术中用物的数量、完整性，按规范铺手术器械台。

（5）协助并督查手术医师按规范铺无菌巾，协助手术医师系无菌手术衣带、戴无菌手套。

（6）严格按照无菌原则将高频电刀、负压吸引、外科超声装置、腹腔镜等各种连接管路或手柄连接线交予巡回护士连接，并妥善固定在手术无菌区域。

2.术中

（1）严格执行无菌操作，遇打开空腔脏器的手术，需用无痛碘纱布垫于其周围。及时回收处理相关器械，关闭空腔脏器后更换手套和器械。

（2）密切关注手术进展及需求，主动、正确、及时地传递器械、敷料及针线等。

（3）及时取回暂时不用的器械，擦净血迹；及时收集线头；无菌巾一经浸湿，以及时更换或加盖,手术全程保持手术操作台无菌、干燥、整洁。

(4)密切关注手术进展,若术中突发大出血、心搏骤停等意外情况,沉着冷静,积极配合手术。

(5)密切注意手术器械等物品的功能性与完整性,发现问题及时更换;规范精密器械的使用与操作。

(6)正确与手术医师核对并保管术中取下的标本,按标本管理制度及时交予巡回护士。

(7)妥善保管术中的自体骨、异体骨、移植组织或器官,不得遗失或污染。

(8)正确管理术中外科用电设备的使用,防止电灼伤患者和手术人员。

(9)术中手术台上需用药,按查对制度抽取药物,并传递于手术医师使用。

(10)术中需使用外科吻合器、手术植入物时,应及时向巡回护士通报型号、规格及数量,与手术医师、巡回护士共同核对后,方能在无菌区域使用。

(11)与巡回护士在关闭腔隙前、后及缝皮后分别按手术用物清点规范正确清点术中用物数量并检查完整性。

3.术后

(1)协助巡回护士做好手术患者的基础护理工作,并协助将患者安全转运至接送车上。

(2)按手术用物清点规范,在手术物品清点记录单上签字。

(3)与手术医师、巡回护士共同核对手术标本。

(4)对常规器械、专科器械和腹腔镜器械等进行规范清洗和处理,精密器械和贵重器械单独进行规范清洗和处理,若为感染手术,则按感染手术处理规范对器械、敷料等物品进行处理。

三、手术室器械护士

(1)每天上午检查灭菌物品的有效期、包外化学指示胶带及外包装情况;清点手术器械包与敷料包数量;及时补充添加一次性消毒灭菌物品。

(2)检查包装,保持灭菌区和无菌物品存放区清洁整齐,保持敷料柜、无菌用品柜上用物排列整齐、定位放置、标签醒目。无菌用品柜上的无菌包和一次性消毒灭菌物品按失效日期的先后顺序排列。

(3)检查与核对每包手术器械的清洁度、完好性、关节的灵活性,对损坏或功能不良的器械进行更换或及时送修。

(4)负责待灭菌器械及物品的包装,选择正确的包装方法及材料,按规定放置包外及包内化学指示物,并填写灭菌物品包装的标识,若遇硬质容器还应检查安全闭锁装置。

(5)负责每天对预真空压力蒸汽灭菌、过氧化氢低温等离子灭菌和环氧乙烷灭菌的技术操作,保证灭菌手术物品及时供应。

(6)根据手术通知单准备并发放次日手术用器械、敷料,如需特殊手术器械,应立即准备做灭菌处理并发放。如需植入物及植入性手术器械,应在生物监测合格后方可发放。

(7)负责外来器械及手术植入物的接收、清点、清洗、核对、消毒灭菌及监测登记发放工作。

(8)负责手术器械的借物管理,严格执行借物管理制度。

(9)对清洗、消毒、灭菌操作过程、日常监测和定期监测进行具有可追溯性的记录,负责保存清洗,消毒监测资料和记录≥6个月,保留灭菌质量监测资料和记录≥3年。

(10)专人负责管理精密器械与贵重器械,并督查各专科组员进行保养管理工作,并做相应记录。

（11）负责与各专科组长之间保持沟通，了解临床器械使用情况，每半年对器械进行一次保养工作。

（12）根据持续质量改进制度及措施，发现问题及时处理，认真执行灭菌物品召回制度。

四、手术室值班护士

（1）与日班护士交班前，完成手术间内基数物品、体位垫、贵重仪器及值班备用物品的清点核对，做到数量相符、定位放置并登记签名。核对所有术中留取标本，确认手术标本、病理申请单、标本送检登记本书写内容一致。

（2）与日班护士交班前，按次日手术通知单检查并核对次日手术所需器械、敷料及特殊手术用物；检查灭菌包有效期、灭菌效果及是否按失效日期进行先后顺序排列。

（3）与日班护士进行交接班，全面了解手术室内各种情况，做到心中有数。

（4）根据轻重缓急，合理安排并完成急诊手术，积极并正确应对可能出现的各种突发事件，遇有重大问题，以及时与医院总值班人员或手术室护士长取得联系。

（5）仔细核对次日第一台手术患者的姓名、病区床号和住院号，如信息缺失或错误，应及时与相关病房护士和手术医师取得沟通。

（6）值班过程中，若接到次日选择性手术安排有改变通知，应及时汇报手术室护士长及麻醉科，征得同意，通知供应室，更换器械、敷料，准备特殊手术用物，并做好次日的晨交班。

（7）临睡前仔细巡视手术室，负责手术间内所有物品及仪器、设备归于原位。认真检查手术室内所有门窗、消防通道、水、电、中心供气、中心负压、灭菌锅等开关的关闭情况，以及时发现问题，处理解决。

（8）次日晨巡视手术间，检查特殊手术用物是否处于备用状态（如 C 型臂机、显微镜、腹腔镜、体外变温毯等）。开启室内恒温箱，调节至适当温度并放置 0.9% 的生理盐水。检查洗手用品（如手刷、洗手液等）处于备用状态。

（9）负责检查待灭菌器械的灭菌状况，保证次日第一台手术器械的正常使用。

（10）按照手术通知单顺序，安排接手术患者。迎接第一台手术患者入室，核对手术患者身份、手术信息、术前准备情况及所带入用物，正确填写《手术患者交接单》并签名。做好防坠床和保暖工作，进行心理护理。

（11）完成手术室护理值班交班本的填写，要求书写认真，字迹清楚，简明扼要，内容包括值班手术情况及手术室巡视结果、物品及手术标本清点结果、当天手术器械及特殊手术用物准备情况等。

（12）第一值班护士参加手术室晨间交班，汇报相关值班内容。

五、手术室感染监控护士

（1）每天对含氯消毒剂进行浓度监测。至少每周一次对戊二醛浓度进行监测。每月对手术室空气、无菌物品及器械、化学灭菌剂、物体表面和手术人员手进行细菌培养监测。每半年对紫外线灯管强度进行监测。

（2）负责收集、整理、分析相关监测数据和结果，将化验报告单按时间顺序进行粘贴保存；一旦细菌培养监测不合格，应及时告知护士长，查明原因，采取有效措施后，再次进行细菌培养监测，直至培养合格。

（3）负责将细菌培养监测的数据和结果报告护士长和医院感染控制部门。

（4）监督和检查手术室消毒隔离措施及手术人员无菌操作技术，对违反操作规程或可能污染环节应及时纠正，并与护士长一同制订有效防范措施。

（5）完成手术室及医院感染知识的宣传和教育工作。

六、手术室护理教学工作

（1）根据手术室护理教学计划与实习大纲及实习护生学历层次，制订手术室临床带教计划，包括确立具体教学目标、教学任务、考核内容与方法，并安排教学日程。

（2）完成手术室环境、规章制度、手术室工作内容、常用手术器械物品、手术体位、基本手术配合等手术室专科理论教学，达到手术室护理教学计划与实习大纲的要求。

（3）进行手术室专科操作技能教学，完成外科洗手、铺无菌器械台等基本手术室操作的示教与指导；带领实习护生熟悉各种中小手术的洗手及巡回工作，并逐步带教实习护生独立参加常见中小手术的洗手工作。

（4）带领实习护生参与腹腔镜、泌尿科、脑外科、胸骨科等大型疑难手术的见习教学。

（5）带领实习护生参与供应室工作，完成供应室布局、器械护士工作内容、常用消毒灭菌方法及监测等理论教学，并指导实习护生参与待灭菌器械及物品的包装等操作。

（6）开展手术室专科安全理论教育，防止实习护生发生护理差错和事故。

（7）及时与手术室护士、实习护生进行沟通，了解实习护生学习效果，反馈信息和思想动态，以及时并正确解答实习护生提问，满足合理学习要求。

（8）负责组织实习护生总复习，完成手术室专业理论、专科技术操作考核；完成《实习考核与鉴定意见》的填写。

（9）对实习护生进行评教评学，征求实习护生对手术室护理教学及管理的建议和意见，提出整改措施，以及时向护士长及科护士长反映实习期间存在的情况。

七、手术室护理管理工作

手术室护士长作为手术室的主要管理者，全面负责手术室的护理管理工作，保证手术室高质量的工作效率和有效运转。

（1）全面负责手术室的护理行政管理、临床护理管理、护理教研管理及对外交流。

（2）制订手术室护理工作制度和各级各班各岗位护理人员职责、手术室护理操作常规、护理质量考核标准，督查执行情况，并进行考核。负责组织手术室工勤人员的培训和考核。

（3）合理进行手术室护理人员排班，根据人员情况和手术特点科学地进行人力资源调配。定期评估人力资源使用情况，负责向护理部提交人力资源申请计划。合理进行手术室人才梯队建设。

（4）每天巡视、检查并评估手术配合护理质量和岗位职责履行情况，参加并指导临床工作。检查手术室环境清洁卫生和消毒工作，检查工勤人员工作质量。

（5）定期组织与开展科室的业务学习并进行考核，关注学科及专业的发展动态。负责组织和领导科室的护理科研普及推广和护理新技术应用。

（6）对手术室护理工作中发生的隐患、差错或意外特殊事件，组织相关人员分析原因并提出整改措施和处理意见，并及时上报护理部。

（7）填报各类手术量统计报表，与手术医师及其他科室领导进行沟通和合作。

（8）负责手术室仪器设备、手术器械购置前的评估和申报。定期检查并核对科室物资、一次性耗材的领用和耗用情况，做好登记，控制成本。

（何贝贝）

第二节　手术室职业安全与防护

一、职业暴露的概念与防护

职业暴露是指医务人员从事诊疗、护理等工作过程中意外被感染性病原体携带者或患者的血液、体液等污染了皮肤或黏膜，或者被含有感染性病原体的血液、体液污染的针头及其他锐器刺破皮肤有被感染的可能。护理工作目标是促进健康、预防疾病、减轻痛苦和提高生命质量。护士在护理患者的过程中，将健康带给他们的同时，自身却可能暴露于各种各样的危险因素之中。

（一）手术室职业暴露的危险因素

1.生物性或感染性危险因素

手术室是手术患者高度聚集及病原微生物相对集中的地方，医务人员在手术操作过程中直接频繁接触患者的体液、血液、分泌物，发生感染性疾病的风险最高。血液性病原体对护理人员最具危险性，其主要的传播途径为皮肤暴露或黏膜暴露，包括针刺、锐器伤、安瓿割伤等。针刺伤是护理人员最常见的职业事故，据资料统计，在中国 98％护理人员发生过针刺伤。

2.化学药物损伤

手术室工作人员每天接触的各种清洁剂、消毒剂、麻醉废气、药品等有着潜在的毒性反应，护士在配制各种术中化疗药物同时，药物颗粒释放到空气中，含有毒性微粒的气溶胶通过呼吸道吸入，药物接触皮肤直接吸收入体内，引起白细胞下降、头晕、咽痛、月经不调、脱发等，对妊娠期可引起自然流产，致畸、致癌等；配制使用各种消毒剂如戊二醛、甲醛等对人体皮的皮肤、眼睛、呼吸系统都有一定程度的损伤。

3.物理性损伤

对手术室工作人员构成职业危害的物理性因素包括放射性、辐射、电磁波、负重等，手术护士长时间站立，体位相对固定，加上精神高度紧张，可引起腰部肌肉劳损，局部血液循环不良而发生腰酸背疼，下肢静脉曲张发病率高于普通人群，目前因高科技技术的应用而产生的电离辐射给医务人员的损伤已受到关注。

4.心理-社会因素

手术室护理人员女性居多，因女性特有的生理、心理及工作压力，又经常面对死亡、患者伤痛而引起的痛苦呻吟所引起的负性情绪。护理人员严重缺编，工作紧张，对护理人员产生精神压力及心理危害，长期轮值夜班，生物钟打乱，进食休息没有规律，精神紧张，职业压力大，生活不规律可引起胃肠疾病；有的护士利用业余时间自修学历课程，休息时间减少，体力恢复欠佳易出现内分泌功能紊乱及免疫功能低下等一系列临床表现。

(二)职业暴露防护

1.标准预防的概念

对所有患者的血液、体液、分泌物、排泄物均视为具有传染性，必须进行隔离，不论是否有明显的血迹污染或是否接触不完整的皮肤与黏膜，接触上述物质者，必须采取防护措施，也就是标准预防。其基本特点如下。

(1)既要防止血源性疾病的传播，也要防止非血源性疾病的传播。

(2)强调双向防护，即防止疾病从患者传至医务人员，又防止疾病从医务人员传至患者。

(3)根据疾病的主要传播途径，采取相应的隔离措施，包括接触隔离、空气隔离和微粒隔离。

2.职业暴露防护措施

(1)尽快建立职业防护法：把手术人员的职业防护问题上升到法律的高度，在目前我国不具备将医护人员的职业防护问题立法的环境和条件下，卫生行政主管部门和疾病预防控制部门应尽快制定出医疗机构加强此项工作的强制性措施。

(2)强化手术人员职业安全教育，推广普遍性防护原则：坚持标准预防，认真执行消毒隔离制度，严格遵守操作规程，将职业防护纳入护理常规，建立定期体检，计划免疫制度，锐器伤的报告制度。

(3)加强锐器损伤防护管理：有研究表明，护士是发生针刺伤及感染经血液、体液传播疾病的高危职业群体。所以护士要特别注意预防针刺伤，安全处理针头。禁止双手回套针帽，针头用后及时放入防刺穿的容器内，在处理针头时不要太匆忙，在手持针头或锐器时不要将锐利面对着他人；在为不合作患者注射时，应取得其他人的协助；艾滋病患者用过的针头注射器不要分离，整副置于利器盒内；勿徒手处理破碎的玻璃，掰安瓿时用75％乙醇小纱垫，以免手划伤。

(4)规范洗手：接触每例患者前后均要洗手，掌握正确的洗手方法，即七步洗手法。

(5)消毒剂使用防护：在接触消毒剂时戴上防护手套，注意勿泼翻，勿溅入眼内或吸入其产生的气体。使用戊二醛消毒液时应将戊二醛存放于有盖的容器内，室内通风良好，减少有害气体的接触。

(6)气溶胶污染的防护：护理人员正确掌握药物的效能、毒性、进入人体的途径、配制方法及注意事项，配制化疗药物时戴口罩、帽子、乳胶手套、护目镜，将药液加入输液瓶中一定要回抽尽空气，配制后洗手。化疗用过的所有物品放入专用污物袋内扎口焚烧处理，建立护理人员健康档案，定期体检与检测。

(7)合理正确使用保护用具：清洁或无菌手套，塑胶围裙，防水隔离衣，防护镜，口罩，铅屏风、铅衣等都是防止职业暴露的必需品。

(8)减轻身心疲劳，保持体力和能量：加强手术室人员配置，实行弹性排班，适当调整轮班制，注意缓解护士因工作压力大和精神紧张带来的身心疲劳。教育和传授青年护士学会缓解紧张情绪，注意保持体力和能量，合理设计工作流程，既保证工作安全性也为安排工作提供更宽松、更有利的条件。

二、锐器伤的预防与处理

创建一个安全的手术室环境极为重要，因为外科医师、手术室护士、麻醉医师和手术室其他工作人员在手术过程中相互协作，多个人员在有限的空间里工作容易发生意外损伤。外科医师和手术室工作人员经常会发生被锐利器械刺伤，因此重视锐利器械的操作、分析刺伤原因，减少锐器损伤发生率是手术室中职业防护的一项重要内容。

(一)医务人员职业暴露的现状

1.锐器损伤发生频率

针刺伤和锐器损伤是全球医师和护士的一个重要的职业危险因素。一项研究显示,中国护士有95%在工作期间曾发生过锐器损伤。主刀医师和第一助手发生锐器刺伤的危险最高,器械护士和其他刷手技术人员次之。尽管不同人员发生和暴露于此种危险的概率不同,但该危险永远存在于手术室。

2.锐器损伤发生的原因

锐利器械如剪刀、刀片、缝针、钩等在手术室使用最频繁,在术中传递、术后清洗,循环往复在各个环节中,容易误伤他人或自己。其中有1/3的器械在造成手术人员损伤后仍然和患者接触。这意味着不仅存在疾病由患者传递给医务人员的危险,同样也存在疾病由医务人员传递给患者的危险。医务人员发生锐器损伤的常见操作和情形有几种:①调整针头;②开启安瓿;③打开针帽;④寻找物品;⑤清洁器具;⑥针刺破针帽;⑦手术中意外受伤;⑧由患者致伤;⑨由同事致伤。

手术室工作的快节奏、频繁使用锐器、操作间狭小等因素都可能造成工作人员在各项操作中发生针刺伤或锐器伤。

3.发生锐器损伤不报告的原因

锐器损伤在工作场所频繁发生,但是在汇报的过程中常常出现漏报或不报的情况。有研究表明,在一些国家常出现漏报情况。以既往英国的一项研究为例,有28%的医师发生了锐器损伤后未上报。另有研究表明,不报率分别高达85.2%和72.0%。漏报和不报是传染病控制中的一个重要问题。

工作人员发生锐器损伤的原因分析中,缺乏相关知识可能是目前国内医务人员报告率低的一个因素。不报告的常见原因:①我不知道应该上报;②我不知道如何上报;③我的运气不至于这么差而患病;④我很忙,没空报告;⑤患者没有患传染病,没必要上报;⑥我已经接种了HBV疫苗;⑦该器械没有使用过。

(二)锐器损伤预防措施

1.手套的应用

(1)单层手套使用:树立标准防护的理念是防止锐器损伤的关键,将每例患者的血液、体液、排泄物等均按传染性的物品对待,预防污染其他物品及感染医务人员。采取的防护措施有:在进行可能接触到患者血液、体液的操作时应戴手套。有研究表明:如果一个被血液污染的针头刺破一层乳胶手套或聚乙烯手套,医务人员接触的血量比未戴手套时可能减少50%以上。临床工作中外科医师和器械护士普遍意识到单层手套所提供的屏障仍十分薄弱,有报道指出:胸外科医师和器械护士使用手套的穿破率分别达到61%和40%,并且其中83%的破损并未被外科医师发现。

(2)双层手套使用:有研究推荐使用双层手套,使用双层手套能够针对手套破损造成的危险提供较好的保护作用。当外层手套被刺破时,内层手套的隔离保护作用仍然存在,双层手套使工作人员沾染患者的血液危险降低87%。虽然也有双层手套被刺破的现象,但双层手套同时被刺破则很少。此外,缝合用的实心针在穿过双层手套后其附带的血液量将减少95%。由于术中手套破损不易被察觉,双层手套能够预防医务人员的手与患者血液的直接接触。双层手套临床应用的弊端是手的舒适性、敏感性和灵活性下降。

2.针头的使用

(1)注射器针头:工作人员在使用注射器操作后习惯回套上针帽,是造成刺伤的重要原因,尤其在忙碌的工作时,仓促地回套针帽,容易发生针刺伤。为避免针刺伤的发生,应要求工作人员养成良好的操作行为,立即并小心地处理使用过的注射器针头。美国疾病控制中心早于1987年在全面性防护措施中就提出:禁止用双手回套针帽,主张单手套针操作法。目前国内已有大部分医院执行禁止回套针头的保护措施,规范操作行为是降低针刺伤的重要环节之一。

(2)手术缝针:美国外科医师学会推荐:不要对缝针进行校正,在可能的情况下尽量使用无针系统,条件许可尽量使用高频电刀或钉合器。使用合适的器械拿取缝针。在缝针使用中不可使用手拿式直缝针线,不可用手直接拿取缝针,应使用针持或镊子。

(3)手术钝头缝针:手术中采用弧形缝针进行筋膜缝合时发生的刺伤占缝针刺伤的59%。为了减少工作人员针刺伤的危险,人们提议应用钝头针。钝头针能够显著减少手套穿孔率。并且钝头针能够避免外科医师和手术室护士手部的针刺伤。

3.设立传递锐器的中间区域

所谓"中间区域"指被预先指定的放置锐器的区域,并且外科医师、器械护士均能十分方便地从中拿取锐器,这样可以减少用手直接传递锐器。使用中间区域传递锐器,也称为无接触传递技术。围术期护理学会AORN提出,手术室成员应当在条件允许时尽量使用无接触传递技术代替用手进行针或其他锐器的传递。

4.尖锐物品的处理

(1)尖锐物品处理原则:①将所有使用过的一次性手术刀、缝针、注射器针头等直接丢弃在利器盒里;②避免双手回套针头,如需重盖,应使用专用的针头移除设备或使用单手操作技巧完成;③不要徒手弯曲或掰断针头。

(2)利器盒的要求:①材质坚硬,不能被利器穿刺;②开口大小合适,能轻易容纳利器,避免开口过大,防止溅洒;③利器盒安置在适当并容易看见的高度;④利器盒装满3/4后便及时更换并移去。

(三)针刺伤后的处理

1.紧急处理步骤

(1)戴手套者应迅速、敏捷地按常规脱去手套。

(2)立即用健侧手从近心端向远心端挤压,排出血液,相对减少污染的程度;同时用流动水冲洗伤口。

(3)用1%活力碘或2.5%碘酊与75%乙醇对污染伤口进行消毒。

(4)做进一步检查并向相关部门汇报。

锐器损伤仍然是外科医师和手术室护士及其他工作人员健康的一个危险因素。医务人员必须了解这一危险因素并做好相关的防护工作。目前有许多有关该问题的信息资源,如国际锐器刺伤预防协会、国际医务人员安全中心等均可以提供相关防护知识。

2.建立锐器损伤报告管理制度

护士一旦被刺伤,报告医院有关部门,医院应立即评估发生情况,使受伤者得到恰当的治疗及跟踪观察。美国职业安全卫生署早在1991年就已经规定,医院必须上报医务人员血液暴露及针刺伤发生的情况。而且采用了弗吉尼亚大学教授Janise Jagger等建立的"血液暴露防治通报网络系统",制订了刺伤发生后的处理流程,以达到对职业暴露、职业安全的控制与管理。目前在我国卫生管理部门尚未制定相关制度,但各医院已在逐步建立刺伤发生后的上报制度。

三、血源性疾病职业暴露预防和处理

医务人员因职业关系,接触致病因子的频率高于普通人群。长期以来,医院感染控制主要是针对患者,而对医务人员因职业暴露而感染血源性传染疾病的情况关注甚少。我国目前人口中乙型病毒性肝炎总感染率高达60%左右,HBV携带者已有1.3亿,艾滋病的流行在我国也已经进入快速增长期,艾滋病患者已出现猛增趋势。国内学者调查发现,临床医务人员HBV、HCV、HDV等肝炎总感染率为33.3%明显高于普通人群(12.3%)。医务人员正面临着严峻的职业暴露的危险,因此,手术室工作人员明确血源性传染病职业暴露的防护与处理程序尤为重要。

(一)医务人员血源性传染病职业暴露的定义

医务人员在从事诊疗、护理、医疗垃圾清运等工作过程中意外被血源性传染病感染者或携带者的血液、体液污染了破损的皮肤或黏膜,或被含有血源性传染病的血液、体液污染了的针头及其他锐器刺破皮肤,还包括被这类患者抓伤、咬伤等,有可能被血源性传染病感染的事件称为血源性传染病职业暴露。

(二)护士感染血源性传播疾病的职业危害

(1)患者血液中会有致病因子,是造成医务人员感染血源性传播疾病的先决条件,医务人员经常接触患者的血液、体液等,职业暴露后感染的概率较常人高。血源性致病因子对医务人员的传染常发生于锐器和针刺损伤皮肤、黏膜或破损皮肤接触等方式传播,多发生于护士,其次是检验科人员及医师。

(2)长时间从事采血、急救工作,以及手术科、妇产科、血液科的操作,接触患者血液、体液的机会大大增加,接触血量越大,时间越长,机体获得致病因子的量越大。医疗、护理活动中一切可能接触血液、体液的操作,包括注射、采血、输血、手术、内镜、透析及患者各类标本的采集、传递、检验及废弃处理过程均可造成职业性感染。综合不同国家或地区的研究资料,医务人员因针刺或损伤、接触受污染的血液,感染乙型病毒性肝炎的危险性为2%~40%,感染丙型病毒性肝炎的危险性为3%~10%。护理职业暴露感染HBV的危险性明显高于HCV、HIV。

(三)医务人员血源性传染病职业暴露的防护

(1)防护重点是避免与患者或携带者的血液和体液直接接触。

(2)加强对医务人员防范意识的宣传教育,树立良好的消毒灭菌观念。

(3)医务人员应遵守标准预防的原则,视所有患者的血液、体液及被血液和体液污染的物品为具有传染性的物质,在操作过程中,必须严格执行正确的操作程序,并采取适当的防护措施。

(4)医务人员在接触患者前后必须洗手,接触任何含病原体的物质时,应采取适当的防护措施:①进行有可能接触患者血液、体液的操作时,必须戴手套,操作完毕,脱去手套立即洗手,必要时进行手消毒。②在操作过程中患者的血液、体液可能溅起时,须戴手套、防渗透的口罩、护目镜;在操作时若其血液、体液可能发生大面积飞溅或可能污染医务人员身体时,还必须穿防渗透隔离衣或围裙,以提供有效的保护。③工作人员暴露部位如有伤口、皮炎等应避免参与血源性传染病如艾滋病、乙型病毒性肝炎等感染者的护理工作,也不要接触污染的仪器设备。④医务人员在进行侵袭性操作过程中,应保证充足的光线,注意规范的操作程序,防止发生意外针刺伤事件。

(5)污染的针头和其他一次性锐器用后立即放入耐刺、防渗透的利器盒或进行安全处置。

(6)摒弃将双手回套针帽的操作方法,如需回套,建议单手回套法。禁止用手直接接触使用

后的针头、刀片等锐器。禁止拿着污染的锐器在工作场所走动,避免意外刺伤他人或自伤。

(四)应急处理程序

(1)立即在伤口旁轻轻挤压,尽可能挤出损伤处的血液,再用肥皂液和流动水冲洗伤口后用0.5%碘伏进行消毒,如果是黏膜损伤则用流动水和生理盐水冲洗。

(2)当事医务人应认真填写本单位的《医疗锐器伤登记表》,其内容应包括发生的时间、地点、经过、具体部位和损伤的情况等。

(3)医务人员发生意外事件后应在 24～48 小时内完成自身和接触患者血清的 HIV 和 HBsAg 相关检查,血清学随访时间为 1 年,同时根据情况进行相应处理。

(五)HIV 职业暴露防护工作指导原则

1.HIV 职业暴露的概述

HIV 职业暴露指医务人员从事诊疗、护理等工作中意外被 HIV 感染者或艾滋病患者的血液、体液污染了皮肤或者黏膜,或被含有 HIV 的血液、体液污染的针头及其他锐器刺破皮肤,有可能被 HIV 感染的情况。艾滋病又称获得性免疫缺陷综合征(acquired immune deficiency syndrome,AIDS),是 HIV 感染人体引起的一种传染病。人体感染 HIV 后,免疫系统被破坏而引发一系列机会性感染和恶性肿瘤。HIV 感染是指 HIV 进入人体后的带毒状态,个体称为 HIV 感染者。AIDS 有 3 种传播途径,即性接触传播、经血液传播及母婴传播。全国 AIDS 的流行经过散发期、局部流行期已转入广泛流行期。

2.针头刺伤与感染

医务人员在工作中因针刺伤接触 HIV 的频率为 0.19%,其中护士占 67.0%,内、外科医师占17.5%,其他人员占 15.5%。针刺伤或锐器伤对护士的威胁时刻存在,健康的医务人员患血源性传染病 80%～90% 是由针刺伤所致,其中护士占 80%,经常发生在注射或采血时或处理注射器过程中,手术中传递剪刀、手术刀及缝针时,收拾手术污物或器械时,皮肤、黏膜受损或血液污染的机会也较多。被针头刺伤后是否会感染 HIV 主要取决于针头是否被 HIV 污染,如果针头已被 HIV 污染了,就有感染的危险。感染可能性大小与针头的特性、刺伤的深度,针头上有无可见血液及血液量的多少、感染源患者的感染阶段及受伤者的遗传特性有关。

空心针头较实心针头感染的可能性大;刺伤越深,针头上污染越多,感染的可能性就越大,反之感染的可能性就小;如作为感染源的患者在被刺 2 个月内因艾滋病死亡,被感染的可能性则更大。

3.HIV 职业暴露分级

(1)一级暴露:①暴露源为体液、血液或者含有体液、血液的医疗器械、物品;②暴露类型为暴露源沾染了有损伤的皮肤或黏膜,暴露量小且暴露时间短。

(2)二级暴露:①暴露源为体液、血液或者含有体液、血液的医疗器械、物品;②暴露类型为暴露源沾染了有损伤的皮肤或黏膜,暴露量大且暴露时间长;或暴露类型为暴露源刺伤或割伤皮肤,但损伤程度较轻,为表皮擦伤或被针刺伤。

(3)三级暴露:①暴露源为体液、血液或者含有体液、血液的医疗器械、物品;②暴露类型为暴露源刺伤或割伤皮肤,但损伤程度较重,为深部伤口或者割伤物有明显可见的血液。

4.HIV 暴露源的病毒载量分级

HIV 暴露源的病毒载量水平分轻度、重度和暴露源不明 3 种类型。

(1)轻度类型:经检验,暴露源为 HIV 病毒阳性,但滴度低、HIV 病毒感染者无临床症状、

CD4 计数正常者。

（2）重度类型：经检验，暴露源为 HIV 病毒阳性，但滴度高、HIV 病毒感染者有临床症状、CD4 计数低者。

（3）暴露源不明：不能确定暴露源是否为 HIV 病毒阳性。

5.HIV 职业暴露后的处理

医务人员预防 HIV 感染的防护措施应当遵照标准预防原则，通过采取一套标准的综合性防护措施不但可以大大减少受感染的机会，更可以避免一些不必要的歧视或误会。其措施包括以下几种情况。

（1）自我防护。①洗手：洗手是预防 HIV 传播最经济、方便、有效的方法。护士在接触患者前后、接触患者的排泄物、伤口分泌物和污染物品后都要洗手。洗手既是任何医疗、护理工作者接触患者前要做的第一件事，也是他们离开患者或隔离区要做的最后一件事。②手的消毒：手的消毒比洗手有更高、更严格的要求。医护人员的手在接触到大量高度致病性的微生物后，为了尽快消除污染到手上的细菌，以保证有关人员不受感染，或防上致病菌在患者和工作人员之间扩散，必须进行严格的手消毒。③戴手套：当护士预计到有可能接触到患者的血液、体液、分泌物、排泄物或其他被污染的物品时，应戴手套。在护理每例患者后要更换手套，防止护士变成传播 HIV 的媒介。手套发生破裂、被针刺破或其他原因破损时应及时更换手套。操作完毕，应尽快脱去受血液或体液污染的手套。脱去手套后，即使手套表面上并无破损，也应马上清洗双手。④戴口罩或防护罩：处理血液、分泌物等有可能溅出液体时，应戴口罩和防护眼罩。这样可以减少患者的体液、血液等传染性物质溅到医务人员眼睛、口腔及鼻腔黏膜上。隔离效果较好的防护性口罩是一种由特殊滤纸（过氯乙烯纤维）制成的高效过滤口罩，口罩只能使用一次，湿了就无阻菌效果。口罩应盖住口鼻部，不能挂在颈部。不反复使用。防护眼罩尽量一次性使用，若有困难每次使用后必须严格消毒处理。⑤穿隔离衣：在执行特殊手术或预料到衣服有可能被血液、体液、分泌物或排泄物污染时，应穿上隔离衣。

（2）HIV 患者物品处理。①病理标本的处理：标本容器应用双层包装并标记警示"HIV"字样，放入坚固防漏的密闭容器内以防溅出。②废物的处理：污染的废弃物品，如患者用过的一次性医疗用品及其他各种固体废弃物，应放入双层防水医疗垃圾袋内，密封并贴上"危险"等特殊标记，然后送到指定地点，由专人负责焚烧。没有条件焚烧时，可以先经过消毒后再抛弃。消毒可以用煮沸法，也可用次氯酸钠溶液或 1% 过氧乙酸。排泄物、分泌物等液体废物应倒入专用容器，然后用等量的含氯消毒剂混合均匀搅拌，作用 60 分钟以上，排入污水池。③血液、体液溅出的处理：对溅出的血液和体液的清除方法：戴上手套，用一次性毛巾或其他吸水性能好的物品清除溅出的血液或体液，再用消毒液消毒污染的表面；对大面积的溅出，应先用一次性毛巾盖住，然后用 1% 漂白粉浸泡 10 分钟，再按上述步骤处理；如有血液溅到嘴内，应用水反复冲洗口腔，用消毒溶液反复漱口；对溅在身上的血液，用吸水纸擦拭，再用去污剂洗涤，最后用消毒剂擦拭。④处理针头和其他尖锐物品：对针头、手术刀片和其他尖锐物品应小心处理，避免针头或其他锐器损伤。用过的针头不要重新回套上针帽，不要用手折弯或折断针头，不要从一次性注射器上取下针头。用过的带有针头的注射器手术刀或其他锐器使用后直接放在坚固的利器盒内，转送到处理部门。巡回护士应记录及报告所有血液、体液接触的情况。

6.HIV 暴露后应急处理程序

（1）立即在伤口旁轻轻挤压，尽可能挤出损伤处的血液，再用肥皂液和流动水冲洗伤口后用

0.5％碘伏进行消毒,如果是黏膜损伤则用流动水和生理盐水冲洗。

(2)当事医务人员认真填写本单位的《医疗锐器伤登记表》,其内容应包括:发生的时间、地点、经过、具体部位和损伤的情况等,同时进行相关检查的处理。

(3)医疗机构应当根据暴露级别和暴露源病毒载量水平对发生 HIV 病毒职业暴露的医务人员实施预防用药方案,预防用药方案分基本用药程序和强化用药程序:①基本用药程序为两种反转录酶制剂,使用常规治疗剂量,连续使用 28 天。②强化用药程序是在基本用药的基础上,同时增加一种蛋白酶抑制剂,使用常规治疗剂量,连续使用 28 天。预防性用药应当发生在 HIV 病毒职业暴露后尽早开始,最好在 4 小时内实施,最迟不得超过 24 小时,即使超过 24 小时,也应当实施预防性用药。

(4)医务人员发生 HIV 病毒职业暴露后,医疗机构应当给予随访和咨询。随访和咨询的内容包括:在暴露后的第 4 周、第 8 周、第 12 周及 6 个月对 HIV 病毒抗体进行检测,对服用药物的毒性进行监控和处理,观察和记录 HIV 病毒感染的早期症状等。

7.登记和报告

(1)医疗卫生机构应当对 HIV 职业暴露情况进行登记,登记内容包括:①HIV 病毒职业暴露发生的时间、地点及经过。②暴露方式。③暴露的具体部位及损伤程度。④暴露源种类和含有 HIV 病毒的情况。⑤处理方法和处理经过,是否实施预防性用药、首次用药时间、药物毒性反应及用药的依从性情况。⑥定期检测和随访情况。

(2)医疗卫生机构每 6 个月应当将本单位发生 HIV 职业暴露情况汇总,逐级上报至上级疾病预防控制机构。

(何贝贝)

第三节　手术室常见手术体位安置原则

一、手术体位概述

(一)手术体位的概念

1.定义

手术体位是指术中患者的体位状态,由患者的姿势、体位垫的应用及手术床的操作三部分组成。标准手术体位是由手术医师、麻醉医师、手术室护士共同确认和执行,根据生理学和解学知识,选择正确的体位设备和用品,充分显露手术野,确保患者安全与舒适。标准手术体位包括仰卧位、侧卧位、俯卧位,其他手术体位都在标准体位基础上演变而来。

2.体位设备

(1)手术床是一种在手术室或操作室内使用的、带有相关附属配件、可根据手术需要调节患者体位,以适应各种手术操作的床。

(2)手术床配件包括各种固定设备、支撑设备及安全带等,如托手板、腿架、各式固定挡板、肩托、头托及上下肢约束带等。

3.辅助用品

体位垫是用于保护压力点的一系列不同尺寸、外形的衬垫,如头枕、膝枕、肩垫、胸垫、足跟垫等。

(二)手术体位常见并发症

1.手术体位造成的皮肤损伤

手术中最常见的皮肤损伤是压疮。体位摆放不当是引起压疮等压迫性皮肤损伤的主要原因之一。由于麻醉药物作用和肌肉松弛造成动脉血压低于外界压力(体重),血液循环遭受强大干扰,以致造成严重的组织损伤。压疮的发生机制如下。

(1)压力:局部组织受到持续的垂直压力,当压力超过局部毛细血管压时血流阻断,引起组织缺氧。浅表组织的血液供应不足,持续时间过长时,就会引发组织破坏和压力性溃疡。

(2)压强:是作用力与受力面积的比值,作用力相同,受力面积越小,压强越大。如果毛细血管的内部压强小于体表压强就会阻断毛细血管内的血液流畅运行。

(3)剪切力:两层相邻组织间的滑行,产生进行性相对移位而产生的力。这种力会对组织造成损伤,是压疮的原因之一。

(4)内因:患者的年龄、体重、营养状况、感染及代谢性疾病。

2.手术体位造成的周围神经损伤

(1)因手术体位造成的周围神经损伤常发生于臂丛神经、尺神经、腓神经等。①臂丛神经:当肩关节外展时,臂丛神经的牵拉负荷也越大,长时间保持90°的外展状态,是导致臂丛神经损伤的直接原因。②尺神经:俯卧位时,当肘关节处于过度屈曲时,尺神经容易受到牵拉负荷,同时由于尺神经内侧的骨性突起,也容易受到压迫,因此,摆放手臂时需依照远端关节低于近端关节的原则,即手比肘低,肘比肩低。③腓神经:在摆放膀胱截石位时,托腿架位置不当容易压迫腘窝或者腓骨小头导致腓总神经受损。

(2)手术体位造成的周围神经损伤的5个主要原因为牵拉、压迫、缺血、机体代谢功能紊乱及外科手术损伤。

3.手术体位造成的组织器官损伤

(1)生殖器官压伤:摆放体位时,女性的乳房、男性外生殖器容易因受到挤压导致器官损伤。

(2)颈椎损伤:由于在全麻下颈部肌肉张力丧失,搬运患者时过度扭动头部,可导致颈椎脱位及颈椎损伤。

(3)组织挤压伤:多见于骨突出部位,如髂部、骶髂部、足跟等,因长时间受挤压而致皮肤及皮下组织损伤。在年老体弱、手术时间长、约束带过紧、手术床垫过硬时更易发生。

(4)眼部损伤:俯卧位头圈、头托位置不当或大小不合适均可导致眼球受压或擦伤角膜,严重者可造成失明。

(5)腰背痛:多发生于椎管内麻醉术后,由于腰背部肌肉松弛,腰椎生理前凸暂时消失,引起棘间肌和韧带长时间受牵拉所致。

(6)血管受压:约束带过度压迫及过紧可造成血液循环障碍。

(7)急性肺水肿、顽固性低血压:心肺功能低下的患者,术中过度抬高或快速放平双下肢时,可造成急性肺水肿和顽固性低血压。

4.骨筋膜室综合征

骨筋膜室综合征是因动脉受压,继而血供进行性减少而导致的一种病理状态。临床表现为肿胀、运动受限、血管损伤和严重疼痛、感觉丧失。

5.仰卧位低血压综合征

仰卧位低血压综合征是由于妊娠晚期孕妇在仰卧位时，增大的子宫压迫下腔静脉及腹主动脉，下腔静脉受压后导致全身静脉血回流不畅，回心血量减少，心排血量也随之减少，而出现头晕、恶心、呕吐、胸闷、面色苍白、出冷汗、心跳加快及不同程度血压下降，当改变卧姿（左侧卧位）时，患者腹腔大血管受压减轻，回心血量增加，上述症状即减轻或消失的一组综合症状。

6.甲状腺手术体位综合征

在颈部极度后仰的情况下，使椎间孔周围韧带变形、内凸而压迫颈神经根及椎动脉，而引起的一系列临床症状，表现为术中不适、烦躁不安，甚至呼吸困难，术后头痛、头晕、恶心、呕吐等症状。

（三）手术体位安置原则

在减少对患者生理功能影响的前提下，充分显露手术视野，保护患者隐私。

1.总则

（1）保持人体正常的生理弯曲及生理轴线，维持各肢体、关节的生理功能体位，防止过度牵拉、扭曲及血管神经损伤。

（2）保持呼吸道通畅、循环稳定。

（3）注意分散压力，防止局部长时间受压，保护患者皮肤完整性。

（4）正确约束患者，松紧度适宜（以能容纳一指为宜），维持体位稳定，防止术中移位、坠床。

2.建议

（1）根据手术类型、手术需求、产品更新的情况，选择适宜的体位设备和用品。

（2）选择手术床时注意手术床承载的人体重量参数，床垫宜具有防压疮功能。

（3）体位用品材料宜耐用、防潮、阻燃、透气性好，便于清洁、消毒。

（4）定期对体位设备和用品进行检查、维修、保养、清洁和消毒，使其保持在正常功能状态。

（5）根据患者和手术准备合适的手术体位设备和用品。

（6）在安置体位时，应当做好保暖，确保手术体位安置正确，各类管路安全，防止坠床。

（7）安置体位时，避免患者身体任何部位直接接触手术床金属部分，以免发生电灼伤。

（8）术中应尽量避免手术设备、器械和手术人员对患者造成的外部压力。压疮高风险的患者，对非手术部位，在不影响手术的情况下，至少应当每隔2小时调整受压部位一次。

（9）对于高凝状态的患者，遵医嘱使用防血栓设备（如弹力袜、弹力绷带或间歇充气设备等）。

二、仰卧位摆放规范

仰卧位是最基本也是最广泛应用于临床的手术体位，是将患者头部放于枕上，两臂置于身体两侧或自然伸开，两腿自然伸直的一种体位。根据手术部位及手术方式的不同摆放各种特殊的仰卧位，包括头（颈）仰卧位、头高脚低仰卧位、头低脚高仰卧位、人字分腿仰卧位等。特殊仰卧位都是在标准仰卧位的基础上演变而来。

（一）适用手术

头颈部、颜面部、胸腹部、四肢等手术。

（二）用物准备

头枕、上下肢约束带。根据评估情况另备肩垫、膝枕、足跟垫等。

(三)摆放方法

(1)头部置头枕并处于中立位置,头枕高度适宜。头和颈椎处于水平中立位置。

(2)上肢掌心朝向身体两侧,肘部微屈用布单固定。远端关节略高于近端关节,有利于上肢肌肉韧带放松和静脉回流。肩关节外展不超过90°,以免损伤臂丛神经。

(3)膝下宜垫膝枕,足下宜垫足跟垫。

(4)距离膝关节上或下 5 cm 处用约束带固定,松紧适宜,以能容下一指为宜,防腓总神经损伤。

(四)注意事项

(1)根据需要在骨突处(枕后、肩胛、骶尾、肘部、足跟等)垫保护垫,以防局部组织受压。

(2)上肢固定不宜过紧,预防骨筋膜室综合征。

(3)防止颈部过度扭曲,牵拉臂丛神经引起损伤。

(4)妊娠晚期孕妇在仰卧位时需适当左侧卧,以预防仰卧位低血压综合征的发生。

(五)特殊仰卧位

1.头(颈)后仰卧位。

(1)适合手术:口腔、颈前入路等手术。

(2)用物准备:肩垫、颈垫、头枕。

(3)摆放方法:肩下置肩垫,按需抬高肩部。颈下置颈垫,使头后仰,保持头颈中立位,充分显露手术部位。

(4)注意事项:防止颈部过伸,引起甲状腺手术体位综合征;注意保护眼睛;有颈椎病的患者,应在患者能承受的限度之内摆放体位。

2.头高脚低仰卧位

(1)适用手术:上腹部手术。

(2)用物准备:另加脚挡。

(3)摆放方法:根据手术部位调节手术床至适宜的倾斜角度,保持手术部位处于高位。

(4)注意事项:妥善固定患者,防止坠床;手术床头高脚低不宜超过 30°,防止下肢深静脉血栓的形成。

3.头低脚高仰卧位

(1)适用手术:下腹部手术。

(2)用物准备:另加肩挡。

(3)摆放方法:肩部可用肩挡固定,防止躯体下滑。根据手术部位调节手术床至适宜的倾斜角度。一般头低脚高(15°~30°),头板调高约 15°;左倾或右倾(15°~20°)。

(4)注意事项:评估患者术前视力和心脏功能情况;手术床头低脚高一般不超过 30°,防止眼部水肿、眼压过高及影响呼吸循环功能。

4.人字分腿仰卧位

(1)适用手术:如开腹 Dixon 手术;腹腔镜下结直肠手术、胃、肝脏、脾、胰等器官手术。

(2)用物准备:另加床挡或脚档。

(3)摆放方法:麻醉前让患者移至合适位置,使骶尾部超出手术床背板与腿板折叠处合适位置。调节腿板,使双下肢分开。根据手术部位调节手术床至头低脚高或头高脚低位。

(4)注意事项:评估双侧髋关节功能状态,是否实施过髋关节手术。防止腿板折叠处夹伤患者。两腿分开不宜超过60°,以站立一人为宜,避免会阴部组织过度牵拉。

三、侧卧位规范摆放

侧卧位是将患者向一侧自然侧卧,头部侧向健侧方向,双下肢自然屈曲,前后分开放置。双臂自然向前伸展,患者脊柱处于水平线上,保持生理弯曲的一种手术体位。再在此基础上,根据手术部位及手术方式的不同,摆放各种特殊侧卧位。

（一）适用手术

颞部、肺、食管、侧胸壁、髋关节等部位的手术。

（二）用物准备

头枕、胸垫、固定挡板、下肢支撑垫、托手板及可调节托手架、上下肢约束带。

（三）摆放方法

取健侧卧位,头下置头枕,高度平下侧肩高,使颈椎处于水平位置。腋下距肩峰10 cm处垫胸垫。术侧上肢屈曲呈抱球状置于可调节托手架上,远端关节稍低于近端关节;下侧上肢外展于托手板上,远端关节高于近端关节,共同维持胸廓自然舒展。肩关节外展或上举不超过90°;两肩连线与手术台呈90°。腹侧用固定挡板支持耻骨联合,背侧用挡板固定骶尾部或肩胛区,共同维持患者90°侧卧位。双下肢约45°自然屈曲,前后分开放置,保持两腿呈跑步时姿态屈曲位。两腿间用支撑垫承托上侧下肢。小腿及双上肢用约束带固定。

（四）注意事项

（1）注意对患者心肺功能保护。

（2）注意保护骨突部（肩部、健侧胸部、髋部、膝外侧及踝部等）,根据病情及手术时间建议使用抗压软垫及防压疮敷料,预防手术压疮。

（3）标准侧卧位安置后,评估患者脊椎是否在一条水平线上,脊椎生理弯曲是否变形,下侧肢体及腋窝处是否悬空。颅脑手术侧卧位时肩部肌肉牵拉是否过紧。肩带部位应用软垫保护,防止压疮。

（4）防止健侧眼睛、耳郭及男性患者外生殖器受压。避免固定挡板压迫腹股沟,导致下肢缺血或深静脉血栓的形成。

（5）下肢固定带需避开膝外侧,距膝关节上方或下方5 cm处,防止损伤腓总神经。

（6）术中调节手术床时需密切观察,防止体位移位,导致重要器官受压。

（7）髋部手术侧卧位,评估患者胸部及下侧髋部固定的稳定性,避免手术中体位移动,影响术后两侧肢体长度对比。

（8）体位安置完毕及拆除挡板时妥善固定患者,防止坠床。

（9）安置肾脏、输尿管等腰部手术侧卧位时,手术部位对准手术床背板与腿板折叠处,腰下置腰垫,调节手术床呈"∧"形,使患者凹陷的腰区逐渐变平,腰部肌肉拉伸,肾区显露充分。双下肢屈曲约45°错开放置,下侧在前,上侧在后,两腿间垫一大软枕,约束带固定肢体。缝合切口前及时将腰桥复位。

（10）安置45°侧卧位时,患者仰卧,手术部位下沿手术床纵轴平行垫胸垫,使术侧胸部垫高约45°;健侧手臂外展置于托手板上,术侧手臂用棉垫保护后屈肘呈功能位固定于麻醉头架上;患侧下肢用大软枕支撑,健侧大腿上端用挡板固定。注意患侧上肢必须包好,避免肢体直接接触麻醉头架,导致电烧伤;手指外露以观察血运;保持前臂稍微抬高,避免肘关节过度屈曲或上举,防止损伤桡、尺神经。

四、俯卧位摆放规范

俯卧位是患者俯卧于床面、面部朝下、背部朝上、保证胸腹部最大范围不受压、双下肢自然屈曲的手术体位。

(一)适用手术

头颈部、背部、脊柱后路、盆腔后路、四肢背侧等部位的手术。

(二)用物准备

根据手术部位、种类及患者情况准备不同类型和形状的体位用具。如俯卧位支架或弓形体位架或俯卧位体位垫、外科头托、头架、托手架、腿架、会阴保护垫、约束带、各种贴膜等。

(三)摆放方法

(1)根据手术方式和患者体型,选择适宜的体位支撑用物,并置于手术床上相应位置。

(2)麻醉成功,各项准备工作完成后,由医护人员共同配合,采用轴线翻身法将患者安置于俯卧位支撑用物上,妥善约束,避免坠床。

(3)检查头面部,根据患者脸型调整头部支撑物的宽度,将头部置于头托上,保持颈椎呈中立位,维持人体正常的生理弯曲;选择前额、两颊及下颌作为支撑点,避免压迫眼部眶上神经、眶上动脉、眼球、颧骨、鼻及口唇等。

(4)将前胸、肋骨两侧、髂前上棘、耻骨联合作为支撑点,胸腹部悬空,避免受压,避开腋窝。保护男性患者会阴部及女性患者乳房部。

(5)将双腿置于腿架或软枕上,保持功能位,避免双膝部悬空,给予体位垫保护,双下肢略分开,足踝部垫软枕,踝关节自然弯曲,足尖自然下垂,约束带置于膝关节上5 cm。

(6)将双上肢沿关节生理旋转方向,自然向前放于头部两侧或置于托手架上,高度适中,避免指端下垂,用约束带固定。肘关节处垫放压疮体位垫,避免尺神经损伤;或根据手术需要双上肢自然紧靠身体两侧,掌心向内,用布巾包裹固定。

(四)注意事项

(1)轴线翻身时需要至少4名医护人员配合完成,步调一致。麻醉医师位于患者头部,负责保护头颈部及气管导管;一名手术医师位于患者转运床一侧,负责翻转患者;另一名手术医师位于患者手术床一侧,负责接住被翻转患者;巡回护士位于患者足部,负责翻转患者双下肢。

(2)眼部保护时应确保双眼眼睑闭合,避免角膜损伤,受压部位避开眼眶、眼球。

(3)患者头部摆放合适后,应处于中立位,避免颈部过伸或过屈;下颌部支撑应避开口唇部,并防止舌外伸后造成舌损伤,头面部支撑应避开两侧颧骨。

(4)摆放双上肢时,应遵循远端关节低于近端关节的原则;约束腿部时应避开腘窝部。

(5)妥善固定各类管道,粘贴心电监护极片的位置应避开俯卧时的受压部位。

(6)摆放体位后,应逐一检查各受压部位及各重要器官,尽量分散各部位承受的压力,并妥善固定。

(7)术中应定时检查患者眼睛、面部等受压部位情况,检查气管插管的位置,各管道是否通畅。

(8)若术中唤醒或体位发生变化时,应检查体位有无改变,支撑物有无移动,并按上述要求重新检查患者体位保护及受压情况。

(9)肛门、直肠手术时,双腿分别置于左右腿板上,腿下垫体位垫,双腿分开,中间以可站一人为宜,角度<90°。

(10)枕部入路手术、后颅凹手术可选用专用头架固定头部,各关节固定牢靠,避免松动。

五、截石位摆放规范

截石位是患者仰卧,双腿放置于腿架上,将臀部移至手术床边,最大限度地暴露会阴,多用于肛肠手术、妇科手术。

(一)适用手术

会阴部及腹会阴联合手术。

(二)用物准备

体位垫,约束带,截石位腿架,托手板等。

(三)摆放方法

(1)患者取仰卧位,在近髋关节平面放置截石位腿架。

(2)如果手臂需外展,同时仰卧。用约束带固定下肢。

(3)放下手术床腿板,必要时,臀部下方垫体位垫,以减轻局部压迫,同时臀部也得到相应抬高,便于手术操作。双下肢外展<90°,大腿前屈的角度应根据手术需要而改变。

(4)当需要头低脚高位时,可加用肩托,以防止患者向头端滑动。

(四)注意事项

(1)腿架托住小腿及膝部,必要时腘窝处垫体位垫,防止损伤腘窝血管、神经及腓肠肌。

(2)手术中防止重力压迫膝部。

(3)手术结束复位时,双下肢应单独、慢慢放下,并通知麻醉师,防止因回心血量减少,引起低血压。

(金 晶)

第四节 手术前患者的护理

从患者确定进行手术治疗,到进入手术室时的一段时间,称手术前期。这一时期对患者的护理称手术前患者的护理。

一、护理评估

(一)健康史

(1)一般情况:注意了解患者的年龄、性别、职业、文化程度和家庭情况等;对手术有无思想准备、有无顾虑和思想负担等。

(2)现病史:评估患者本次疾病发病原因和诱因;入院前后临床表现、诊断及处理过程;重点评估疾病对机体各系统功能的影响。

(3)既往史:①了解患者的个人史、宗教史和生活习惯等情况。②详细询问患者有无心脏病、高血压、糖尿病、哮喘、慢性支气管炎、结核、肝炎、肝硬化、肾炎和贫血等病史,以及既往对疾病的治疗和用药等。③注意既往是否有手术史,有无药物过敏史。

(二)身体状况

(1)重要器官功能状况:如心血管功能、肺功能、肾功能、肝功能、血液造血功能、内分泌功能和胃肠道功能状况。

(2)体液平衡状况:手术前,了解脱水性质、程度、类型、电解质代谢和酸碱失衡程度,并加以纠正,可以提高手术的安全性。

(3)营养状况:手术前,若有严重营养不良,术后容易发生切口延迟愈合、术后感染等并发症。应注意患者有无贫血、水肿,可对患者进行身高、体重、血浆蛋白测定、肱三头肌皮褶厚度、氮平衡试验等检测,并综合分析,以判断营养状况。

(三)辅助检查

(1)实验室检查。①常规检查:血常规检查应注意有无红细胞、血红蛋白、白细胞和血小板计数异常等现象;尿常规检查应注意尿液颜色、比重,尿中有无红、白细胞;大便常规检查应注意粪便颜色、性状、有无出血及隐血等。②凝血功能检查:包括测定出凝血时间、血小板计数和凝血酶原时间等。③血液生化检查:包括电解质检查、肝功能检查、肾功能检查和血糖检测等。

(2)影像学检查:查看 X 线、CT、MR、B 超等检查结果,评估病变部位、大小、范围及性质,有助于评估器官状态和手术耐受力。

(3)心电图检查:查看心电图检查结果,了解心功能。

(四)心理-社会状况

术前,应对患者的个人心理和家庭、社会心理充分了解,患者大多于手术前会产生不同程度的心理压力,出现焦虑、恐惧、忧郁等反应,表现为烦躁、失眠、多梦、食欲下降和角色依赖等。

二、护理诊断及合作性问题

(一)焦虑和恐惧

与罹患疾病、接受麻醉和手术、担心预后及住院费用等有关。

(二)知识缺乏

如缺乏有关手术治疗、麻醉方法和术前配合等知识。

(三)营养失调

低于机体需要量,与原发疾病造成营养物质摄入不足或消耗过多有关。

(四)睡眠形态紊乱

与疾病导致不适、住院环境陌生、担心手术安全性及预后等有关。

(五)潜在并发症

如感染等。

三、护理措施

(一)非急症手术患者的术前护理

1.心理护理

(1)向患者及其亲属介绍医院环境;主管医师、责任护士情况;病房环境、同室病友和规章制度,帮助患者尽快适应环境。

(1)工作态度:态度和蔼,关心、同情、热心接待患者及其家属,赢得患者的信任,使患者有安全感。

(3)术前宣教:可根据患者的不同情况,给患者讲解有关疾病及手术的知识。对于手术后会有身体形象改变者,应选择合适的方式,将这一情况告知患者,并做好解释工作。

(4)加强沟通:鼓励患者说出心理感受,也可邀请同病房或做过同类手术的患者,介绍他们的经历及体会,以增强心理支持的力度。

(5)必要时,遵医嘱给予适当的镇静药和安眠药,以保证患者充足的睡眠。

2.饮食护理

(1)饮食:根据治疗需要,按医嘱决定患者的饮食,帮助能进食的患者制订饮食计划,包括饮食种类、性状、烹调方法、量和进食次数、时间等。

(2)营养:向患者讲解营养不良对术后组织修复、抗感染方面的影响;营养过剩、脂肪过多,给手术带来的影响。根据手术需要及患者的营养状况,鼓励和指导患者合理进食。

3.呼吸道准备

(1)吸烟者:术前需戒烟2周以上,减少呼吸道的分泌物。

(2)有肺部感染者:术前遵医嘱使用抗菌药物治疗肺部感染,痰液黏稠者,给予超声雾化吸入,每天2次,使痰液稀释,易于排出。

(3)指导患者做深呼吸和有效的咳嗽排痰练习。

4.胃肠道准备

(1)饮食准备:胃肠道手术患者,入院后即给予低渣饮食。术前1~2天,进流质饮食。其他手术,按医嘱进食。为防止麻醉和手术过程中的呕吐,引起窒息或吸入性肺炎,常规于手术前禁食12小时,禁饮4小时。

(2)留置胃管:消化道手术患者,术前应常规放置胃管,减少手术后胃潴留引起的腹胀。幽门梗阻患者,术前3天每晚以温高渗盐水洗胃,以减轻胃黏膜充血水肿。

(3)灌肠:择期手术患者,术前一天,可用0.1%~0.2%肥皂水灌肠,以防麻醉后肛门括约肌松弛,术中排出粪便,增加感染机会。急症手术不给予灌肠。

(4)其他:结肠或直肠手术患者,手术前3天,遵医嘱给予口服抗菌药物(如甲硝唑、新霉素等),减少术后感染的机会。

5.手术区皮肤准备

不同手术需备皮范围见图13-1。

简称备皮,包括手术区皮肤的清洁、皮肤上毛发的剃除,其目的是防止术后切口感染。①颅脑手术:整个头部及颈部。②颈部手术:由下唇至乳头连线,两侧至斜方肌前缘。③乳房及前胸手术:上至锁骨上部,下至脐水平,两侧至腋中线,并包括同侧上臂上1/3和腋窝。④胸部后外侧切口:上至锁骨上及肩上,下至肋缘下,前后胸都超过中线5 cm以上。⑤上腹部手术:上起乳头水平,下至耻骨联合,两侧至腋中线,包括脐部清洁。⑥下腹部手术:上自剑突水平,下至大腿上1/3前、内侧及外阴部,两侧至腋中线,包括脐部清洁。⑦肾区手术:上起乳头水平,下至耻骨联合,前后均过正中线。⑧腹股沟手术:上起脐部水平,下至大腿上1/3内侧,两侧到腋中线,包括会阴部。⑨会阴部和肛门手术:自髂前上棘连线至大腿上1/3前、内和后侧,包括会阴部、臀部、腹股沟部。⑩四肢手术:以切口为中心,上下方20 cm以上,一般多为整个肢体备皮,修剪指/趾甲。

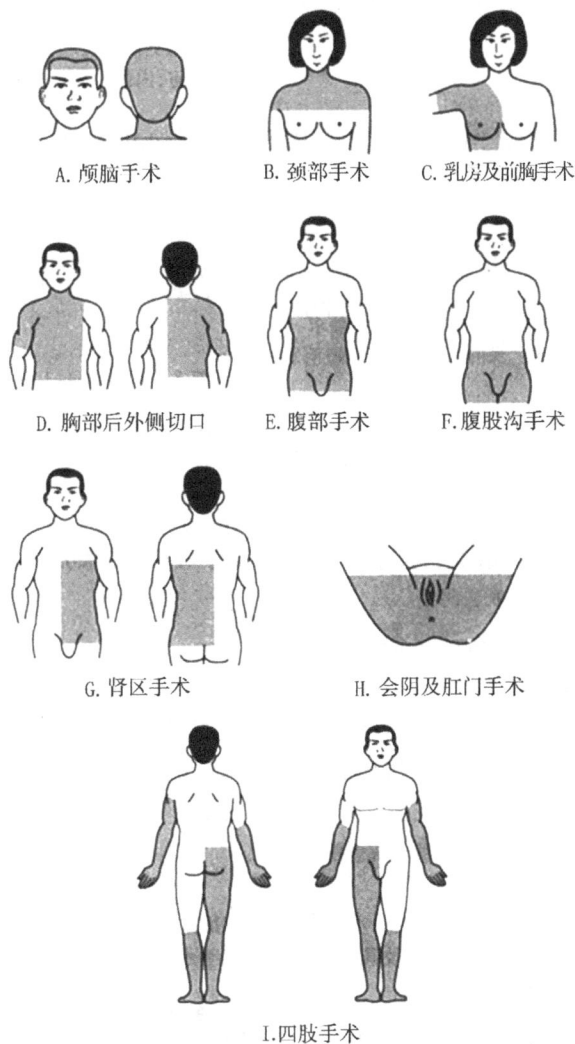

A. 颅脑手术 B. 颈部手术 C. 乳房及前胸手术

D. 胸部后外侧切口 E. 腹部手术 F. 腹股沟手术

G. 肾区手术 H. 会阴及肛门手术

I.四肢手术

图 13-1 皮肤准备的范围

(1)特殊部位的皮肤准备要求。①颅脑手术:术前3天剪短毛发,每天洗头,术前3小时再剃头1次,清洗后戴上清洁帽子。②骨科无菌手术:术前3天开始准备,用肥皂水洗净,并用70%乙醇消毒,用无菌巾包扎;手术前一天剃去毛发,70%乙醇消毒后,无菌巾包扎;手术日早晨重新消毒后,用无菌巾包扎。③面部手术:清洁面部皮肤,尽可能保留眉毛,作为手术标志。④阴囊和阴茎部手术:入院后,每天用温水浸泡,并用肥皂水洗净,术前一天备皮,范围同会阴部手术,剃去阴毛。⑤小儿皮肤准备:一般不剃毛,只做清洁处理。

(2)操作方法:①先向患者讲解皮肤准备的目的和意义,以取得理解和配合。②将患者接到换药室或者处置室,若在病室内备皮,应用屏风遮挡,注意保暖及照明。③铺橡胶单及治疗巾,暴露备皮部位。④用持物钳夹取肥皂液棉球,涂擦备皮区域,一手绷紧皮肤,一手持剃毛刀,分区剃净毛发,注意避免皮肤损伤。⑤清洗该区域皮肤,若脐部则用棉签清除污垢。

6.其他准备

(1)做好药物过敏试验,根据手术大小,必要时备血。

（2）填写手术协议书，让患者及其家属全面了解手术过程、存在的危险性，可能出现的并发症等。

7.手术日晨护理

（1）测量生命体征，若发现发热或其他生命体征波动明显，如女患者月经来潮，应报告医师是否延期手术或进行其他处理。

（2）逐一检查手术前各项准备工作是否完善，如皮肤准备、禁食、禁饮；特殊准备是否完善。

（3）遵医嘱灌肠，置胃肠减压管，排空膀胱或留置导尿管，术前半小时给予术前药等。

（4）帮助患者取下义齿、发夹、首饰、手表和眼镜等，将其贵重物品及钱物妥善保管。

（5）准备手术室中需要的物品，如病历、X线片、CT和MRI片、引流瓶、药品等，在用平车护送患者时，一并带至手术室。

（6）与手术室进行交接，必须按照床号、姓名、性别、住院号、手术名称等交接清楚。

（7）做好术后病房的准备，必要时，安排好监护室。

8.健康指导

应注意向患者及其家属介绍疾病及手术的有关知识，如术前用药、准备、麻醉及术后恢复的相关知识；指导患者进行体位训练、深呼吸练习、排痰方法、床上排便练习，以及床上活动等，有利于减少术后并发症的发生，促进机体尽快恢复。

2.急症手术患者的术前护理

急诊手术是指病情危急，需在最短时间内迅速进行的手术。术前准备须争分夺秒，争取在短时间内，做好手术前必要的辅助检查。嘱患者禁食、禁饮；迅速做好备皮、备血、药物过敏试验；完成输液、应用抗菌药物、术前用药等必要准备。在可能的情况下，向患者家属简要介绍病情及治疗方案。

（梁春艳）

第五节　手术中患者的监护

一、基本监测技术

（一）心电监护

心电监测是临床上应用最为广泛的病情监测参数，是指用心电监护仪对被监护者进行持续不间断的心电功能监测，通过心电监护仪反映心肌电活动的变化。早期，为了连续监测患者的心电，出现了由心电示波、心率计和心电记录器构成的最基本的心电监护仪。随着医学的发展，急危重症患者的监护水平不断提高，加之电子及计算机技术等在医疗仪器设备中的应用，又产生了多导心电、呼吸、温度、血压及血氧饱和度等多参数的监护仪。目前，心电监测普遍采用了床旁监护仪发送的心电波形和数字形式获取相关信息。床旁监护系统是通过导联线与机体相关部位的电极片连接获取心电信号，再经电模块将其进行放大及有关处理。除心电信号外，床旁监护系统可配备其他模块，获取多种监测信息。

1.心电导联的连接

心电电极多采用一次性液柱型电极(银-氯化银电极嵌入含浸渍导电糊泡沫塑料的杯型合成树脂),于丙苯酮或乙醚混合液清洁皮肤后,贴于相应位置。目前,基本上采用 5 个电极,具体放置如下。①右上为红色(RA):胸骨右缘锁骨中线第 1 肋间。②右下为黑色(RL):右锁骨中线剑突水平处。③中间为褐色(C):胸骨左缘第 4 肋间。④左上为黄色(LA):胸骨左缘锁骨中线第 1 肋间。⑤左下为白色(LL):左锁骨中线剑突水平处。通过电极放置的位置可模拟心电图导联检查效果,以便对监测结果进行合理分析。如两侧锁骨下与两侧锁骨中线第 7 肋间可模拟标准导联;两侧锁骨下和胸骨中侧第 4 肋间可模拟 V_1 导联;两侧锁骨下和左锁骨中线第 5 肋间可模拟 V_5 导联。此外,临床上可根据不同情况只放置 3 个电极也可达到监测目的,如只放置 RA、RL、LA 电极。

2.心电监护指标及目的

心电监测的主要指标包括心率和心律、QRS 波形、有无 P 波与 P 波形态、振幅及间期、P-R 间期、Q-T 间期、R-R 间期、T 波形态及有无异常波形出现等。通过对上述指标的监测,要达到及时发现致命性与潜在致命性心律失常、可能影响血流动力学的过缓或心动过速及心肌缺血的 ST 段和 T 波的改变的目的。致命性快速心律失常包括心室颤动、心室扑动、持续性室性心动过速,以及心房颤动且心室率超过 220 次/分者等,其常见病因包括呼吸疾病并发急性心肌梗死、冠心病心肌缺血急性发作及其他严重心脏病。致命性心律失常包括长时间心脏停顿或心室停顿及高血钾所致的严重缓慢心律失常等,其常见呼吸系统疾病的病因有呼吸衰竭、气道梗阻、肺动脉栓塞,以及其他心脏病患者如急性心肌梗死、心肌炎及心包压塞等。心肌缺血的监测常需要将心电电极模拟 V_5 导联位置,而无关电极分别放置于胸骨柄和右腋前线第 5 肋间。心肌缺血监测的目的为发现无症状性心肌缺血与确诊有症状的心肌缺血发作;监测持续心肌缺血状态发展动向;心肌缺血治疗效果监测等。

3.监测的原理

心电监护的基本过程是在导联线电极上获取的心电信息经心电模块将其放大及有关处理。心电模块主要包括导联选择、生物放大器、心率计、信号处理等部分组成。心电信号通过导联线上的电极获取。导联选择不同电极间的电位进行测量。而人体体表的心电信号幅度只有 1 mV 左右,必须将其放大 1 000 倍以上才能通过监视器显示和记录器记录出来,因此,心电放大器是一个高增益、高输入阻抗的放大器。

4.护理

(1)操作程序:使用心电监护仪必须掌握正确的操作流程,以确保监护仪的正常运转和使用寿命。目前,临床上使用的综合心电监护仪的操作程序基本相似,具体要求如下。①准备物品:主要有心电监护仪机器及其配件,如导联线、血氧监测线与探头、电极贴、生理盐水棉球、配套血压测量袖带等。②患者准备:将患者取舒适体位,如平卧或半卧位,解释监护的需要与目的。擦拭清洁导联粘贴部位。③接通心电监护仪:连接电源,打开主机,等待机器自检结束后,调试仪器至功能监测状态并根据需要调试报警范围。④连接电极:贴电极片,连接心电导联线,如电极与导线连接为按扣式,应先将电极与导线连接后贴于相应部位。⑤连接袖带:将袖带绑至肘窝上 3～6 cm 处,松紧以插入两手指为宜。连接测量血压的导线。⑥监测指标并记录。

(2)注意事项:①心电监测的效果受多种因素的影响,其中最重要的是电极粘贴是否稳妥。为保证监测质量,对胸部皮肤须进行剃毛处理或用细砂纸轻轻摩擦皮肤,再放置电极。一般

60～72小时更换电极片。②监测时要注意患者体位改变或活动会对监测结果的影响,心电示波可出现不规则曲线,呈现出伪心率或心律。因此,对监测结果要进行综合分析,必要时,听诊心音进行对比,以确定监测结果的真伪。③使用胸前心电监护导联时,若存在规则的心房活动,则应选择P波显示较好的导联。QRS振幅应＞0.5 mV,以便能触发心率计数。如除颤时放置电极板,必须暴露出患者的心前区。心电监护只是为了监测心率、心律变化,若需分析ST段异常或更详细地观察心电图变化,应做常规12导联心电图。

(二)动脉血压监护

1.基本概念

(1)血压:血管内血液对血管壁的侧压力为血压。测压时是以大气压为准,用血压高于大气压的数值表示血压的高度,通常用mmHg、kPa为单位来表示。产生血压的重要因素是心血管系统内有血液充盈和心脏的射血力量。

(2)动脉压:动脉压是器官组织灌注的一个极好的生理和临床指标,适度有效的器官组织灌注对生存必不可少。动脉压取决于心排量和血管阻力。其相互间的关系可用公式表达:平均动脉压－中心静脉压＝心排量×外周血管阻力。动脉压在一个心动周期中可能随着心室的收缩与舒张而发生规律性的波动。心室收缩时,动脉压升高,当达到最高值时称为收缩压;心室舒张时,动脉压下降,当降至最低时,为舒张压;收缩压与舒张压的差值称为脉压;一个心动周期中每一瞬间动脉血压的平均值,被称为平均动脉压。但须注意平均动脉压不是收缩压与舒张压之和的一半,而是更接近于舒张压。

(3)正常值:正常人血压会受多方面因素的影响。WHO将血压分为"理想血压""正常血压""正常高压"等(表13-1)。血压的数值可随年龄、性别及其他生理情况而变化。年龄增高,动脉血压逐年增高,收缩压的升高比舒张压的升高明显。男性比女性高,女性在更年期以后有明显的升高。体力劳动或情绪激动时血压可暂时升高。

表13-1 血压水平的定义和分类(WHO/ISH)

类别	收缩压/mmHg	舒张压/mmHg
理想血压	＜120	＜80
正常血压	＜130	＜85
正常高压	130～139	85～99
1级高血压("轻度")	140～159	90～99
亚组:临界高血压	140～149	90～94
2级高血压("中度")	160～179	100～109
3级高血压("重度")	≥180	≥110
单纯收缩性高血压	≥140	＜90
亚组:临界收缩期高血压	140～149	＜90

注:当收缩压和舒张压分属于不同分级时,以较高的级别作为标准。(1 kPa＝7.5 mmHg)。

(4)动脉压波形:正常血压波形可分为二相,即收缩相和舒张相。收缩相是指主动脉瓣开放和快速射血到主动脉时所形成的波形,此动脉波形为急剧上升至顶峰,随后血流经主动脉到周围动脉,压力下降,主动脉瓣关闭,在动脉波下降支斜坡上出现切迹,称为重搏切迹。舒张相是从主动脉瓣关闭直至下一次收缩开始。动脉压波形逐渐下降至基线。舒张相最低点是舒张压。

2.监测方法与原理

目前,临床常用的监测血压方法有两大类。一类是无创测量法,即指袖带式自动间接动脉血压监测。其原理来自传统的人工听诊气袖法,所不同的是在判别收缩压和舒张压时是通过检测气带内气压的搏动实现的。另一类是有创测量法,即指在动脉内置管进行动脉血压连续监测的直接动脉血压监测法,其原理是使用一般的弹簧压表,但仅能测出平均动脉压,而使用电子压力换能器监测仪,则可测出动脉收缩压、舒张压,还可测得压力波形,且记录一次心动周期的压力波形的变化。两类监测血压法各有其优点和不足。直接动脉压监测的主要优点是如下。

(1)可连续监测收缩压、舒张压和平均动脉压,并将其数值及波形实时显示在监护仪荧光屏上,以及时准确地反映患者血压动态变化。

(2)有助于根据动脉血压的变化判断体内血容量、心肌收缩力、外周阻力及有无心包填塞等病情变化。

(3)可以弥补由于袖带监测血压而导致血压测不出或测量不准确的弊端,直接反映动脉血压的实际水平。

(4)可通过动脉置管采集各种动脉血标本,以免除因反复动脉穿刺给患者带来的痛苦。无创血压监测法操作较有创监测法安全、简单、易于操作,可直接避免有创监测时置管所出现的血栓形成或感染等危险。一般来说,在危重症患者的急救过程中多采用有创监测法,但随病情缓解应尽早改为无创监测法,以减少各种并发症的发生。

3.影响因素

影响动脉血压的因素很多,如每搏输出量、心率、外周阻力、动脉管壁的弹性及循环血量等。这些因素相互关联、相互影响,如心率影响心室充盈和每搏输出量的某些变化,心排血量的改变必伴有血流速度和外周阻力的变化。另外,神经体液因素调节下的心排血量的变化往往会引起外周阻力的变化。临床实际中,遇到具体情况,必须结合患者的血流动力学指标的改变,综合各种因素全面分析和判断。

4.临床意义

动脉血压是衡量机体生理功能的一项重要指标,无论动脉血压过低或过高都可对机体各脏器功能的相对稳定产生十分不利的影响。通过对动脉血压的监测可推算其他心血管参数,如每搏输出量、心肌收缩力、全身循环阻力等。观察血压波形还可对患者的循环状况进行粗略估计。波形高尖见于高血压、动脉硬化及应用升压药和增强心肌收缩力的药物。波形低钝见于低心排综合征、低血压休克和心律失常及药物影响等情况。

5.护理

无创血压监测法的护理较为简单,按常规血压测量法护理要求进行。下面重点对有创血压监测方法的护理加以论述。

(1)保持测压管通畅,防止血栓形成:①定时监测血压通畅情况,随时注意通路、连接管等各个环节是否扭曲、受压,定时冲洗管路。②保持三通管正确的方向,测量时开通三通管,并以肝素盐水持续冲洗测压管。③抽取动脉血后或闭管前必须立即用肝素盐水进行快速正压封管,以防凝血阻管。④管路中如有阻塞,应及时抽出血凝块,切勿将血块推入,以防发生动脉血栓形成。⑤在病情平稳后应及时考虑拔出置管,改为无创血压监测,以防并发症出现。⑥保持各接头连接紧密,防止渗漏。

(2)防止感染:①严格无菌操作,每天消毒穿刺部位,并至少每24小时更换一次透明贴膜。

②每次经测压管抽取动脉血标本时,均应以碘酒、乙醇消毒接头处。③各接头及整个管路应保持严格封闭及无菌状态。

(3)防止空气栓塞:在操作过程中,严格控制空气进入管路,防止空气栓塞。

(4)预防并发症:常见并发症可有远端肢体缺血、出血、感染和测压管脱出,具体护理如下。

远端肢体缺血:引起远端肢体缺血的主要原因是血栓形成、血管痉挛及局部长时间包扎过紧等。预防办法有:①置管前要判断肢端动脉是否有缺血症状。②穿刺血管时,动作要轻柔稳准,穿刺针选择要粗细得当,避免反复穿刺损伤血管。③固定肢体勿过紧,防止影响血液循环。

局部出血血肿:穿刺后要密切观察局部出血情况,对应用抗凝药或有出血倾向者要增加压迫止血的时间,至少5分钟以上。穿刺局部应用宽胶布加压覆盖,必要时加沙袋压迫止血。如有血液渗出要及时清除,以免影响对再次出血情况的观察。

感染:动脉置管可发生局部或全身感染。一旦发生全身感染多由血源性感染所致,后果严重。因此,置管期间严密观察体温变化,如出现高热、寒战,应及时查找原因;如发现穿刺部位出现红、肿或有分泌物形成,应加强换药,并取分泌物进行细菌培养,以协助诊断,合理选择抗生素。置管期间一旦发生感染应立即拔管,并将测压管末端无菌封闭送做细菌培养。

测压管脱出:置管期间,穿刺针及管路要固定稳妥,防止翻身等操作时将管拉出。对躁动患者要采取好保护措施,必要时将患者手包紧,防止患者不慎将管拔出,一旦发生管路脱出,切忌将管送回,以防感染。

(三)血氧饱和度监护

血氧饱和度(SaO_2)是指血氧含量与血红蛋白完全氧合的氧容量之比。即 SaO_2=动脉血实际结合氧/动脉血氧结合饱和时含氧量×100%。临床上常用的 SaO_2 监测仪,是通过无创的红外线探头监测患者指/趾端小动脉搏动时的氧合血红蛋白的百分数而获得经皮 SaO_2。SaO_2 正常范围为94%～100%。

1.测定方法

经皮血氧饱和度的探头有两种。一种是指夹式,探头由夹子式构成,一面发射红光,一面接收。适用于成人及儿童。另一种是粘贴式,由两个薄片构成,可分别粘在患者指或趾两侧,适用于新生儿和早产儿,因儿童的指或趾较小且细嫩,用指夹式探头夹不住,即便夹住也容易压伤指或趾。

2.测定原理

(1)分光光度测定法:将红外线探头放置于患者指/趾端等适当的位置,根据血红蛋白和氧合血红蛋白对光吸收特性不同的特点,利用发光二极管发射出红外光和红外线穿过身体适当部位的性质,用可以穿透血液的红光(波长 660 μm)和红外线(940 μm)分别照射组织(指或趾),并以光敏二极管接受照射后的光信号,为了排除动脉血以外其他组织的影响,只取搏动的信号,经计算机采样分析处理氧合血红蛋白占总血红蛋白的百分数,最终显示在监视器上。但如果无脉搏,则不能进行测量。

(2)容积测定法:正常生理情况下,毛细血管和静脉均无搏动,仅有小动脉有搏动。入射光线通过手指时,在心脏收缩期,手指血容量增多,光吸收量最大;反之,在心脏舒张期,光吸收量最小。因此,光吸收量的变化反映了组织血容量的变化。此种方法只测定搏动性血容量,而不受毛细血管和静脉影响,也与肤色和皮肤张力无关。

3.临床意义

(1)提供低氧血症的监测指标,指导氧疗:监测指尖SpO_2方法简单、便捷、安全,通过监测所得的SpO_2指标,可及时发现危重症患者的低氧血症及其程度,指导选择和调节合理氧疗方式,改善低氧血症,避免或减少氧中毒的发生。

(2)提供应用机械通气治疗的依据,指导通气参数的调整:监测能帮助确定危重症患者实施机械通气治疗的时机,并在机械通气过程中,与其他指标相结合,对机械通气选择的通气模式、给氧浓度等参数进行调整,还可为撤机和拔除气管插管提供参考依据。

(3)提供心率监测:有些监护仪在测量血氧饱和度的同时还可以通过其血氧饱和度模块获取心率参数,其原理是通过末梢血管的脉动波计算出心率。此优点保证了心电图受干扰时心率测量的准确性,临床上应用较为方便。

4.影响因素

血氧饱和度的监测结果会受很多因素影响,如患者脉搏的强弱、血红蛋白的质和量、皮肤和指甲状态、患者血流动力学变化等。患者烦躁不安会导致测量结果不准,在使用时应固定好探头,尽量使患者安静,以免报警及不显示结果。因探头为红线及红外线,所以照蓝光的新生儿应将探头覆盖,避免直接照射,损伤探头。严重低血压、休克、体温过低或使用血管活性药物,以及血红蛋白水平较高时均可影响测量结果,应结合患者病情综合判断指标的准确性,防止影响病情的治疗和诊断。在极高的环境光照情况下也会影响测量结果,使用时,应尽量避免。有研究表明,对于那些存在外周血管痉挛或因外界寒冷刺激诱导的外周低灌流时,采取额贴监测血氧饱和度比指尖的监测更有优势。

5.护理

(1)血氧饱和度的监测应排除各种干扰因素,尤其应注意人为因素的干扰,如探头放置位置、吸痰后的影响、肢端的温度等。

(2)要对监测探头进行维护和保养和防止导线断折。

(3)监测时,探头红外线射出面应直对手指/趾甲床侧,指尖放置深度合适,以防检测结果不准确。

(4)发现监测结果持续下降低于94%时,应及时查找分析原因,排除非病情变化因素后,仍不缓解,应立即采取措施。不宜在测血压侧指尖监测血氧饱和度,以免影响监测结果。

(5)通过血氧饱和度监测结果可以粗略评估动脉血氧分压水平,以便及时判断病情变化,即当$SaO_2>90\%$时,相当于$PaO_2>8.0$ kPa(60 mmHg);当SaO_2为$80\%\sim90\%$时,相当于PaO_2 $5.3\sim8.0$ kPa(40～60 mmHg);当$SaO_2<80\%$时,相当于$PaO_2<5.3$ kPa(40 mmHg)。

二、特殊监测技术

(一)中心静脉压监护

中心静脉压(CVP)是指右心房、上下腔静脉近右心房处的压力,主要反映右心的前负荷,正常值为4～12 cmH$_2$O。通过对中心静脉压的变化进行监测,有助于判断体内血容量、静脉回心血量、右心室充盈压或心功能状态,对指导临床静脉补液及利尿药的应用有着极其重要的意义,是重危患者的重要监测指标。

1.测量方法

CVP测量通常采用开放式测量方法。此法通过颈外静脉、颈内静脉或锁骨下动脉至上腔静脉,或者通过股静脉至下腔静脉,其中上腔静脉较下腔静脉测量准确。测量时,将测压管的一端保持与大气相通的状态。另外,还有一种方法为闭合式测量,即整个测量过程保持闭合状态,不与大气相通,而通过压力传感器与压力监测仪相连接测得。右心漂浮导管也可直接测得中心静脉压。开放式测压的具体要求如下。

(1)物品准备:监护仪、监测 CVP 的测压管件一套、三通管、刻度尺、肝素盐水、延长管及无菌消毒用物。

(2)患者准备:向患者做好解释,以取得配合;取平卧位,上腔静脉测压时要将上肢外展 $30°\sim45°$,定位零点为基准点,即平卧时,右心房在腋下的水平投影平面,一般定为平腋中线第 4 肋间处。

(3)监测压力:CVP 监测分连续监测和间断监测。连续测量时需备综合监护仪与中心静脉压测压管一套。间断测量为每次连接测量后取下测压管。CVP 监测有两种方法,一种是间断手动人工测量法,另一种是连续仪器测量方法。具体操作方法如下。

间断手动人工测量方法:①将生理盐水冲入一次性延长管,三通管与接中心静脉置管的输液器相连,排尽管道内气体后备用。②将三通管开向一次性延长管侧,开放一次性延长管远端,保持垂直位,观察延长管内生理盐水下降幅度,当水柱保持不动时,从基点起测量水柱高度,即为中心静脉压测量值。③测量后关闭三通管与延长管的连接,开放输液器端。

连续仪器测量方法:①经锁骨下静脉或颈内静脉将中心静脉导管置入上腔静脉靠近右心房处。②导管末端通过延长管接三通接头,与测压鼓、压力换能器和监护仪相连,三通接头的另一端开口连接输液器。③测压时,使压力换能器与患者的右心房同一水平(平卧位时,平腋中线水平),压力换能器校零。④关闭输液器,使中心静脉导管与压力换能器相通;监护仪上可自动显示压力波形和数值。⑤测压结束时;将压力的换能器端关闭,输液器端与中心静脉导管连通,开始输液。

2.影响因素与临床意义

中心静脉压力来源于 4 种压力成分:①静脉毛细血管压。②右心房充盈压。③作用静脉外壁的压力,即静脉收缩压和张力。④静脉内壁压,即静脉内血容量。

因此,中心静脉压的高低与血容量、静脉张力和右心功能有关。中心静脉压升高,见于右心及全心功能衰竭、房颤、肺栓塞、气管痉挛、输血补液过量、纵隔压迫、张力性气胸、各种慢性肺疾病、心包填塞、血胸、应用血管收缩药物和患者躁动等情况时。中心静脉压下降常见于失血或脱水引起的血容量不足;也可见于周围血管扩张,如应用扩张血管药物及麻醉过深等。机械通气的患者也可影响中心静脉压,但不同的通气模式对 CVP 的影响程度不同。平均气道压越高,对循环的影响越大,两者成正相关。近年来,相关研究已显示 PEEP、PEEP+PSV、SIMV、IPPV 等通气模式对 CVP 影响较大,尤其是在低血容量时影响更为显著。

3.护理

(1)防止测压管阻塞:测压通路需持续静脉滴注生理盐水,或测压后用肝素盐水正压封管。如停止生理连续点滴应定时进行常规封管,每天 3 次。发现测压通路内冲入较多血液,应随时进行再次封管,以防有血凝块阻塞。

(2)保持测压准确性:每次测压前均要重新校对测量零点,因患者可能随时发生体位的变动。测压时,应先排尽测压管中的气泡,防止气体进入静脉造成气栓或影响测量的准确性。测压应在患者平静状态下进行,患者咳嗽、腹胀、烦躁或机械通气应用 PEEP 均可影响测量结果的准确性。

因此,如有上述症状,可先给予处理,待平静 10～15 分钟再行测压。如应用呼吸机治疗时,当测压管中水柱下降至基本静止状态时,可暂时断开气管插管与呼吸机的连接,观察水柱再次静止时,即为静脉压。但对于无自主呼吸的患者要慎重行事。

(3)排除干扰因素:测压过程中,测压管中的液面波动最初可快速下降,当接近静脉压时,水柱液面可随呼吸上下波动,且越来越微弱,下降速度也会越来越缓慢,直到静止不动即为静脉压高度。但须注意此时应首先排除测压管阻塞或不够通畅因素,原因可能为静脉导管堵塞、受压或尖端顶于血管壁或管道漏液等,应给予及时处理,以排除干扰。测压时,应禁止同时输入药物,特别是血管活性药物,防止药液输入快,发生意外。

(4)严格无菌操作:每天消毒穿刺点、更换透明敷贴,每天更换输液管和测压管。测压或换管时必须严格消毒各个连接部位。一旦发现感染征象或排除其他原因的高热不退,应及时拔出导管,并剪下导管近心端 2～3 cm,行细菌培养。如穿刺部位出现发红等感染情况,应禁止用透明胶布,改用棉质纱布,以透气、干燥创面,并增加换药次数。

(5)按需测量:测量中心静脉压的频次应随病情而定,切忌过于频繁。测量后准确记录,异常改变要随时报告医师给予处理。

(6)确保机械通气状态下测量数值的准确性:在机械通气过程中,为避免气道压力、循环血容量、通气模式及测量过程脱机等因素对 CVP 的影响,可对机械通气时需测量 CVP 的患者应用回归方程进行计算,所测得的值与患者实际 CVP 无显著差异,且方法安全、简便。但对肺顺应性差的患者,在用此回归方程时所得脱机后的 CVP 值比实际脱机所测的 CVP 稍低。其回归方程为:y＝0.98x－1.27 和 y＝0.86x－1.33(y 和 x 分别为脱机前后的 CVP 值),只要将测得的患者上机时的 CVP 代入上述回归方程,即可计算出脱机后的 CVP 值。

(7)妥善固定管道:除静脉穿刺点及管道须用透明胶布固定外,还应在距穿刺点 5 cm 处,加固胶布。固定部位应避免关节及凹陷处。对清醒患者做好解释,取得配合;对躁动患者应给予适当束缚,防止牵拉或误拔导管。在保证测压管道系统密闭及通畅的同时,还应防止管道受压、扭曲,接头松动或脱落。

(二)肺循环血流动力学监护

肺循环指血液由右心室开始,经肺动脉、肺毛细血管、肺静脉,最终到达左心房的循环过程。肺循环血流动力学是研究肺循环的压力、流量、阻力及其他相关问题,是了解肺循环功能的重要方法。许多呼吸系统疾病均直接导致肺循环的异常,因此,监测肺循环功能的变化对呼吸系统疾病的诊治具有十分重要的意义。目前,肺循环血流动力学的监测方法已广泛应用于临床,尤其是应用于危重患者的救治中。

1.肺循环压力测定

肺循环压力的测定技术分为创伤性和无创性两类。前者主要为右心漂浮导管检查技术,后者包括超声法、胸部 X 线检查技术、肺阻抗血流图技术、磁共振成像技术、血气分析、心电图技术等。创伤性技术测定结果虽然准确,但对患者具有一定的损伤,检查所需的费用较为昂贵,检查所用的仪器设备较为复杂,在临床应用也较为局限,且不宜于重复随诊检查,患者多难以接受。无创检查方便、无创伤、价格便宜,适用于多次反复检查,但检查的准确性与有创检查相比不够确切。

目前,肺循环压力测定最直接的检查方法为右心漂浮导管检查测压法。此法被认为是评价各种无创检查性测压法准确性的"金标准"。右心漂浮导管检查除了可获取肺动脉压(PAP)、肺毛细血管楔压(PAWP)、右心房压力(CVP)的参数外,还可进行心排血量的测定,并可采取混合静脉血标本以测定混合静脉血血气指标。检查所用的主要设备与仪器包括右心漂浮导管(Swan-Ganz导管)或血流引导管、压力传感器、生理记录仪、穿刺针、扩张套管等其他无菌手术器材与敷料等。检查时需在严格无菌条件下,经肘前静脉、锁骨下静脉、颈静脉或股静脉穿刺插入漂浮导管进行测定。其原理是通过导管腔内的盐水柱将血管或心腔内压力信号传递到压力换能器上,同步连续示波显示压力曲线及测定的数据,并记录下曲线图形。操作者可以通过压力曲线形态判断导管前端所处的具体位置。

测定肺动脉压力时,应注意以下各点以确保测量的准确性。

(1)先调定零点,然后使换能器上与大气相通的三通口与患者心房呈同一水平,再校正监护仪零点。

(2)挤压注水器冲洗肺动脉管腔,确认其通畅。

(3)将换能器与通向肺动脉管腔相通测得肺动脉压力。

(4)记录呼气末肺动脉压值,但需注意肺动脉压力可能受其他因素的影响,如呼吸和应用机械通气的患者。

有自主呼吸时,吸气相胸腔呈负压,肺动脉压会明显高于呼气相的压力。相反,间歇正压机械通气时,吸气相呈正压,此时的肺动脉压会明显低于呼气相时的压力。因此,无论何种状态,肺动脉压均应以呼气末数值为准。肺动脉嵌顿压的测定与测定肺动脉压的方法基本相似,不同的是要在测定肺动脉压基础上,使导管气囊充气,导管漂入肺毛细血管测得的结果同样应以呼气末时的压力为准。

测量各种压力时,应确保导管气囊嵌顿的满意效果。具体方法为:先用0.01%肝素生理盐水冲洗肺动脉管腔,以排除因血块阻塞造成的假性肺动脉楔压,缓慢充气1.0~1.5 mL至肺动脉波形变化为相当于或低于肺动脉舒张压的细小波形,放气后出现典型的肺动脉波形,即为导管气囊嵌顿满意,也是导管的满意位置。如有测不到肺动脉楔压的情况,应考虑可能为导管退出肺动脉或气囊破裂。如需拔出右心漂浮导管时,应先核实气囊确实已放气,再缓慢地将漂浮导管拔出,扩张导管外管后应压迫止血至穿刺部位不再渗血为止。右心漂浮导管持续应用时间过长可出现多种并发症,需要密切观察相关的症状和体征。常见并发症有心律失常、感染、肺栓塞及肺动脉破裂、导管气囊破裂、血栓形成与栓塞、导管在心房或心室内扭曲或打结等,更严重时,可以出现导管折于静脉内,甚至于心搏骤停。

2.心排血量测定

它反映整个循环状态,受静脉回流量、外周血管阻力、外周组织需氧量、血容量、体位、呼吸、心率和心肌收缩力的影响。目前,临床上常用Fick法(包括直接与间接Fick法)和热稀释法(亦为间接Fick法),其中后者方法较为简单,应用较为普遍。另外,还有一种方法为心阻抗图,是20世纪60年代起出现的应用生物电阻抗原理以测定心排血量的技术。此种技术具有无创伤、价廉、检查迅速等优点,已为学术界所重视。

(1)Fick法测定:心排血量(L/min)=耗氧率(mL/min)/[动脉-混合血静脉血氧含量差(mL/dL)×10]。其中氧耗量可直接测得。动静脉血管含量差测定可分别抽取动脉血和混合静脉血(经右心管抽取),经血气分析仪直接测得。但是由于此法中混合动脉血采集较为困难,因此其在临床上的应用受到限制。

(2)热稀释法:将0 ℃的冷生理盐水作为指示剂,经Swan-Ganz导管注入右心房,随血液进入肺动脉,由温度传感器连续测定流过指示剂在右心房和肺动脉内的温度变化,并记录温度/时间稀释曲线。经心排血量时计算仪描记曲线的面积,按公式算出心排血量,并显示、记录其值。此法的优点是指示剂无害,可多次测量,无须抽血检验,机器可自动计算出结果,且测量时无须穿刺动脉。

(3)心阻抗图:应用生物电阻抗原理,通过测定心动周期中胸腔生物电阻抗的变化,间接推算心搏量(SV),再乘以心率即得心排血量 CO。其公式为:$SV = \rho \times (L/Z_0)^2 \times B\text{-}X$ 间期 $\times C$。式中:SV 为心搏量(mL);ρ 为血液电阻率,为常数 135;L 为两电极之间的距离(cm);Z_0 为胸腔基础阻抗(Ω);B-X 间期为心阻抗血流图的微力图上由 B 点至 X 点的时间间期(s);C 为心阻抗血流图的微分图上收缩波的最大波幅(Ω/s)。

影响测定准确性的因素很多。心排血量过低时,心肌等组织与血液间的热交换可使测得值高于实际值。心排血量过高(>10 L/min)时测定结果亦不准确。其他如血液温度在呼吸和循环周期中的波动、呼吸不规则、低温液体在进入心室前温度升高等因素均可影响测量结果。在临床实际中,心排血量测定是通过心排血量测定仪计算,能迅速显示数据。

3.护理

导管的正确使用及有效的护理对血流动力学监测数值的准确性具有重要意义。

(1)测量准备:①患者准备,操作前要向患者介绍有关检查的重要性和必要性,消除患者紧张情绪,取得患者配合。体位即要适合监测的需要,又保持患者舒适。尤其是枕头的位置非常重要,其摆放一定要使患者满意。②呼吸道准备,术前尽量清除呼吸道痰液,给予及时的翻身、叩背,刺激咳嗽,必要时给予吸痰。手术当天,给予支气管扩张剂扩张支气管,减轻气道反应性,避免术中咳嗽影响检查结果。

(2)掌握操作要点:护士应熟悉导管的放置和测量操作程序,熟悉导管所在部位的压力及正常值,了解并发症及预防措施。置管时要密切观察屏幕上压力波形及心率和心律的变化。放置导管的位置不一,如肘正中静脉、右锁骨下静脉、股静脉、左锁骨下静脉和右颈内静脉。所有这些穿刺点都有优缺点。穿刺部位一般选择右侧颈内静脉,这是漂浮导管操作的最佳途径,导管可以直达右心房,从皮肤到右心房的距离最短,并发症少,容易成功。而经锁骨下静脉穿刺固定稳妥、便于护理。经股静脉插入导管达右心房的距离较远,经导管感染的机会多。置管前,导管的肺腔及右心房腔以肝素盐水溶液冲洗,并检查气囊有无漏气。患者取 $10°\sim20°$ 体位,头转向左侧远离穿刺点,要严格执行无菌操作。密切观察心电监测,注意患者的生命体征变化,认真记录,发现异常及时报告处理。通过监视器上典型压力波形的变化就可知导管在心腔中的位置。

导管放置成功后准确记录导管位于穿刺点的刻度,测量时换能器置于心脏水平,每次测量前应调整到零点,特别是体位变动后更要注意,否则所测压力值不准。重新校对零点,确定侧压部位后再进行测量并记录。

中心静脉导管做输液通路时,不要输入血液制品、清蛋白、脂肪乳液、高渗液体,因其容易堵塞和污染液体。气囊要用气体充气,而不能用液体,因为液体不能压缩,容易对心脏或肺动脉内膜造成损伤。用空气充气时如气囊破裂容易造成空气栓塞。利用漂浮导管进行血流动力学监测是危重症监测室的一个重要监护技术。

(3)避免和及时纠正影响压力测定的因素:检测压力最好选在患者平静呼吸的呼气末,且避免测压时患者产生剧烈咳嗽。如患者接受机械通气治疗,测量肺毛细血管楔压时,必须暂停呼吸机通气,否则测量结果为肺泡内压。测压系统中大气泡未排净,可使测压衰减,压力值偏低。导管检查过程中如有微小的气泡不会引起严重的后果，但进入较多气泡时，则情况较严重，文献报道病死率为50%。防止气泡进入监测系统，发现气泡要用注射器及时抽出。测压系统中有小气泡，压力值偏高。测量时换能器应置于心脏水平，每次测量前应调整零点，特别是体位变动后，要重新校对零点，因此，测压时，应排除上述原因，才能准确评估血流动力学，估计左心功能。总之，当出现问题时，要观察屏幕正上方的提示。

(4)并发症的预防与护理：①测压管道堵塞，管道堵塞时，压力波形消失或波形低钝，用生理盐水500 mL加入3 200 U肝素以3 mL/h的速率泵入测压管内或以2～3 mL/h(4～6 U/mL)间断推注以防止堵塞。留管时间稍长后会出现压力波形低钝、脉压变小，但冲洗回抽均通畅，考虑为导管顶端有活瓣样的血栓形成所致。护士要注意肺动脉压力值及波形的变化。一旦管腔堵塞，无回血，不宜勉强向里推注。②气囊破裂、空气栓塞，气囊充气最好用CO_2气充，充气速度不宜过快，充气量不超过1.5 mL，气囊充气时间不可过长，一般为10～30个心动周期(10～20秒)，获得肺动脉楔压波形后，立即放气。PCWP不能连续监测，最多不超过20秒，监测中要高度警惕导管气囊破裂，如发现导管气囊破裂，应立即抽出气体，做好标记并交班，以免引起气栓。气囊充气测肺楔压是将针筒与导管充气口保持锁定状态，放气时针芯自动回弹，容积与先前充气体积相等，否则说明气囊已破裂，勿再充气测肺楔压，并尽早拔管防止气囊碎片脱落。PCWP测定后要放松气囊并退出部分导管，防止肺栓塞和肺破裂。尽量排尽测压管和压力传感器内的气泡。③血栓形成和肺栓塞，导管留置时间过长使血中的纤维蛋白黏附于导管周围，导管尖端位置过深近于嵌入状态时血流减慢，管腔长时间不冲洗及休克和低血压患者处于高凝状态等情况，均易形成血栓。血栓形成后出现静脉堵塞症状如上肢水肿、颈部疼痛、静脉扩张。④肺动脉破裂和肺出血，肺动脉破裂和肺出血是最严重的并发症，Paulson等统计19例肺动脉破裂患者，11例发生死亡。肺动脉破裂的发生率占0.2%。常见于气囊充气过快或导管长期压迫肺动脉分支。肺出血临床可表现为突发的咳嗽、咯血、呼吸困难，甚至休克，双肺可闻及水泡音。肺小动脉破裂的症状为胸痛、咯血、气急；发生肺动脉破裂时，病情迅速恶化，应使患肺保持低位(一般为右肺)，必要时行纤维支气管镜检查或手术治疗。多见于老年患者，肺动脉高压和心脏瓣膜病。⑤导管扭曲、打结、折断，出现导管扭曲应退出和调换。退管困难时注入冷生理盐水10 mL。打结时可在X线透视下，放松气囊后退出。导管在心内打结多发生于右室，由于导管软、管腔较小，插入过快或用力过大，可使导管扭曲打结；测压时可见导管从右房或右室推进15 cm后仍只记录到右室或肺动脉压，X线片即可证实。此时应将导管退出，重新插入。⑥心律失常，严密监测变化，心律失常以房性和室性期前收缩最常见，也有束支传导阻滞，测压时导管经三尖瓣入右心室及导管顶端触及室壁时极易诱发室性期前收缩。如发现室性期前收缩、阵发性室速要及时报告医师。一般停止前送导管，期前收缩即可消失，或静脉注射利多卡因控制。测压时要熟练掌握操作技术，减少导管对室壁的刺激。严重的室速、室颤立即报告医师，并及时除颤。⑦缩短置管时间预防感染，留置导管一般在3～5天，不超过7天为宜，穿刺部位每天消毒后用透明膜覆盖，便于观察有无渗血，保持清洁、干燥，如患者出现高热、寒战等症为感染所致，应立即拔管。感染可发生在局部穿刺点和切口处，也能引起细菌性心内膜炎。怀疑感染的病例应做导管尖端细菌培养，同时应用有效的抗生素。在血流动力学稳定后拔除导管，拔管时须按压穿刺点防止局部出血。

(三)血气监护

血液、气体和酸碱平衡正常是体液内环境稳定、机体赖以健康生存的一个重要方面。

1.血气分析指标

(1)动脉血氧分压(PaO_2)：PaO_2是血液中物理溶解的氧分子所产生的压力。PaO_2正常范围10.7～13.3 kPa(80～100 mmHg)，正常值随年龄增加而下降，PaO_2的年龄预计值＝[13.75 kPa－年龄(岁)×0.057]±0.53 kPa 或[1.8 kPa(13.5 mmHg)－年龄(岁)×0.42]±0.5 kPa(4 mmHg)，PaO_2低于同龄人正常范围下限者，称为低氧血症。PaO_2降至8.0 kPa(60 mmHg)以下时，是诊断呼吸衰竭的标准。

(2)动脉血氧饱和度(SaO_2)：SaO_2指血红蛋白实际结合的氧含量与全部血红蛋白能够结合的氧含量比值的百分率。其计算公式：SaO_2＝氧合血红蛋白/全部血红蛋白×100％，正常范围为95％～98％。动脉血氧分压与SaO_2的关系是氧离曲线。

(3)氧合指数：氧合指数＝PaO_2/FiO_2，正常值为53.1～66.7 kPa(400～500 mmHg)。ALI时存在严重肺内分流，PaO_2降低明显，提示高吸氧浓度并不能提高PaO_2或提高PaO_2不明显，故氧合指数常＜40.0 kPa(300 mmHg)。

(4)肺泡-动脉血氧分压差[$P(A-a)O_2$]：在正常生理情况下，吸入空气时$P(A-a)O_2$为1.3 kPa(10 mmHg)左右。吸纯氧时$P(A-a)O_2$正常不超过8.0 kPa(60 mmHg)，ARDS时$P(A-a)O_2$增大，吸空气时常可增至6.0 kPa(50 mmHg)；而吸纯氧时$P(A-a)O_2$常可超过13.3 kPa(100 mmHg)。但该指标为计算值，结果仅供临床参考。

(5)肺内分流量(Qs/Qt)：正常人可存在小量解剖分流，一般不大于3％。ARDS时，由于V/Q严重降低，Qs/Qt可明显增加，达10％以上，严重者可高达20％～30％。

以上5个指标常作为临床判断低氧血症的参数。

(6)动脉血二氧化碳分压($PaCO_2$)：$PaCO_2$是动脉血中物理溶解的CO_2分子所产生的压力。正常范围4.7～6.0 kPa(35～45 mmHg)。测定$PaCO_2$是结合PaO_2判断呼吸衰竭的类型与程度，是反映酸碱平衡呼吸因素的唯一指标。当$PaCO_2$＞6.0 kPa(45 mmHg)时，应考虑为呼吸性酸中毒或代谢性碱中毒的呼吸代偿，当$PaCO_2$＜4.7 kPa(35 mmHg)时，应考虑为呼吸性碱中毒或代谢性酸中毒的呼吸代偿。

PaO_2＜8.0 kPa(60 mmHg)、$PaCO_2$＜6.7 kPa(50 mmHg)或在正常范围，为Ⅰ型呼吸衰竭。PaO_2＜8.0 kPa(60 mmHg)、$PaCO_2$＞6.7 kPa(50 mmHg)，为Ⅱ型呼吸衰竭。

肺性脑病时，$PaCO_2$一般应＞9.3 kPa(70 mmHg)；当PaO_2＜5.3 kPa(40 mmHg)时，$PaCO_2$在急性病＞8.0 kPa(60 mmHg)，慢性病例＞10.7 kPa(80 mmHg)，且有明显的临床症状时提示病情严重。

吸氧条件下，计算氧合指数＜40.0 kPa(300 mmHg)，提示呼吸衰竭。

(7)碳酸氢盐(HCO_3^-)：HCO_3^-是反映机体酸碱代谢状况的指标。HCO_3^-包括实际碳酸氢盐(AB)和标准碳酸氢盐(SB)。SB和AB的正常范围均为22～27 mmol/L，平均24 mmol/L。AB是指隔离空气的血液标本在实验条件下所测得的血浆HCO_3^-值，是反映酸碱平衡代谢因素的指标，当＜22 mmol/L时，可见于代谢性酸中毒或呼吸性碱中毒代偿；大于27 mmol/L时，可见于代谢性碱中毒或呼吸性酸中毒代偿。SB是指在标准条件下[即$PaCO_2$＝5.3 kPa(40 mmHg)、Hb完全饱和、温度37 ℃]测得的HCO_3^-值。它是反映酸碱平衡代谢因素的指标。正常情况下，AB＝SB；AB↑＞SB↑见于代谢性碱中毒或呼吸性酸中毒代偿；AB↓＜SB↓见于代谢性酸中毒或呼吸性碱中毒代偿。

(8)pH：pH是表示体液氢离子浓度的指标或酸碱度，由于细胞内和与细胞直接接触的内环境的 pH 测定技术上的困难,故常由血液 pH 测定来间接了解 pH=1/H$^+$,它是反映体液总酸度的指标,受呼吸和代谢因素的影响。正常范围:动脉血为 7.35~7.45;混合静脉血比动脉血低0.03~0.05。pH<7.35 为失代偿的酸中毒[呼吸性和/或代谢性],pH>7.45 为失代偿的碱中毒[呼吸性和/或代谢性]。

(9)缓冲碱(BB):BB 是血液(全血或血浆)中一切具有缓冲作用的碱(负离子)的总和,包括HCO$_3^-$、血红蛋白、血浆蛋白和 HPO$_4^{2-}$,正常范围 45~55 mmol/L,平均 50 mmol/L。仅 BB 一项降低时,应考虑为贫血。

(10)剩余碱(BE):BE 是在 38 ℃、PaCO$_2$ 5.3 kPa(40 mmHg)、SaO$_2$ 100% 条件下,将血液标本滴定至 pH 7.40 时所消耗酸或碱的量,表示全血或血浆中碱储备增加或减少的情况。正常范围为±3 mmol/L,平均为 0。其正值时表示缓冲碱量增加;负值时表示缓冲碱减少或缺失。

(11)总二氧化碳量(TCO$_2$):它反映化学结合的二氧化碳量(24 mmol/L)和物理溶解的 O$_2$量(1.2 mmol/L)。正常值=24+1.2=25.2 mmol/L。

(12)CO$_2$-CP:CO$_2$-CP 是血浆中呈化合状态的二氧化碳量,理论上应与 HCO$_3^-$ 大致相同,但因有 NaHCO$_3^-$ 等因素干扰,比 HCO$_3^-$ 偏高。

2.酸碱平衡的调节

人的酸碱平衡是由 3 套完整调节系统进行调节的,即缓冲系统、肺和肾的调节。人体正是由于有了这些完善的酸碱平衡调节机制,才确保机体处于一个稳定的内环境的平衡状态。机体每天产生固定酸 120~160 mmol(60~80 mEq)和挥发酸 15 000 mmol(15 000 mEq),但体液能允许的 H$^+$ 浓度变动范围很小,正常时 pH 在 7.35~7.45 内波动,以保证人体组织细胞赖以生存的内环境稳定。这正是由于体内有一系列复杂的酸碱平衡调节。

(1)缓冲系统:人体缓冲系统主要有 4 组缓冲对,即碳酸-碳酸氢盐(H$_2$CO$_3$-HCO$_3^-$)、磷酸二氢钠-磷酸氢二钠系统(NaH$_2$PO$_4^-$-NaH$_2$PO$_4$)、血浆蛋白系统和血红蛋白系统。这 4 组缓冲对构成了人体对酸碱失衡的第一道防线,它能使强酸变成弱酸,强碱变成弱碱,或变成中性盐。但是,由于缓冲系统容量有限,缓冲系统调节酸碱失衡的作用也是有限的。碳酸-碳酸氢盐是人体中缓冲容量最大的缓冲对,在细胞内外液中起重要作用,占全血缓冲能力的 53%,其中血浆占35%,红细胞占 18%。磷酸二氢钠-磷酸氢二钠在细胞外液中含量不多,缓冲作用小,只占全血缓冲能力的 3%,主要在肾脏排 H$^+$ 过程中起较大的作用。血浆蛋白系统主要在血液中起缓冲作用,占全血缓冲能力的 7%,血红蛋白系统可分为氧合血红蛋白缓冲对(HHbO$_2$-HbO$_2^-$)和还原血红蛋白缓冲对(HHb-Hb$^-$),占全血缓冲能力的 35%。

(2)肺的调节:肺在酸碱平衡中的作用是通过增加或减少肺泡通气量、控制排出二氧化碳量使血浆中 HCO$_3^-$/H$_2$CO$_3$ 比值维持在 20:1 水平。正常情况下,当体内产生酸增加,H$^+$ 升高,肺代偿性过度通气,CO$_2$ 排出增多,使 pH 维持在正常范围;当体内碱过多时,H$^+$ 降低,则呼吸浅慢,CO$_2$ 排出减少,使 pH 维持在正常范围。但是当增高>10.7 kPa(80 mmHg)时,呼吸中枢反而受到抑制,这是由呼吸中枢产生二氧化碳麻醉状态而造成的结果。肺脏调节的特点是作用发生快,但调节的范围小,当机体出现代谢性酸碱失衡时,肺在数分钟内即可代偿性增快或减慢呼吸频率或幅度,以增加或减少 CO$_2$ 排出。

(3)肾脏调节:肾脏在酸碱平衡调节中是通过改变排酸或保碱量来发挥作用的。其主要调节方式是排出 H$^+$ 和重吸收肾小球滤出液中的 HCO$_3^-$,以维持血浆中 HCO$_3^-$ 浓度在正常范围内,使血浆中的 pH 保持不变。肾脏排 H$^+$ 保 HCO$_3^-$ 的途径有 3 条,即 HCO$_3^-$ 重吸收、尿液酸化和远

端肾小管泌氨与 NH_4^+ 生成。与肺脏的调节方式相比,肾脏的调节酸碱平衡的特点是功能完善但作用缓慢,常需 72 小时才能完成;其次是肾调节酸的能力大于调节碱的能力。

3.血气监护

血气监护是利用血气监护仪,即一种将传感器放置在患者血管内或血管外不伴液体损失的仪器,间断或连续监测 pH、PCO_2、PO_2。目前市售的血气监护仪一般包括传感器显示器、定标器三大部分。血管内与血管外血气监护仪的差别在于血管内血气监护仪的传感器置于动脉导管内的光缆顶端,而血管外血气监护仪的传感器则置于便携式传感器盒内,这标志着血气监护技术的新进展。

总之,无论选择哪种方式进行血气分析或血气监护,护士均需从以下几个方面加强护理。

(1)熟练掌握动脉采血方法或血气监护仪:操作规程(参照生产厂家仪器使用说明)临床上,凡是需要连续观察血气及酸碱变化的患者均可进行血气监护。但要求每天须进行 4~6 次者,方可考虑应用血气监护仪进行连续监护。

(2)严格掌握动脉采血或血气监护时机:一般情况下,需在患者平静状态下采集动脉血标本。当患者吸氧或机械通气时,需标明吸入氧浓度、吸氧或机械通气时间、监护仪显示的指尖脉氧值和患者体温。尽量避免在患者剧烈咳嗽、躁动不安,或翻身、叩背、吸痰等强刺激后进行血气分析。

(3)耐心做好解释:动脉采血不同于静脉采血,较为少见,患者易产生恐惧和紧张的心理。操作前护士需向患者详细说明采血意义、方法和注意事项,使患者有充分的心理准备,密切配合,增加一次采血成功率。

(4)避免影响因素。可能影响血气分析结果的常见因素包括:①肝素浓度不当,一般肝素浓度应为 1 000 U/mL。②采血时肝素湿润注射器管壁未排尽,剩余过量可造成 pH 下降和 PO_2升高。③标本放置过久,可导致 PO_2 和 pH 下降。④未对体温进行校正,pH 与温度成负相关,PCO_2 和 PO_2 与温度成正相关。⑤标本中进入气泡,抽取标本时未排尽标本中的气泡,对低氧血症者影响较大。⑥误抽静脉血,一旦误抽静脉血,须及时发现,正确判断,以免影响医师对检查结果的判定。对上述影响因素,要尽量避免,如选择一次性血气分析专用注射器,标本现抽现送,立即检查。

(梁春艳)

第六节　手术后患者的护理

从患者手术结束返回病房到基本康复出院阶段的护理,称手术后护理。

一、护理评估

(一)手术及麻醉情况

了解手术和麻醉的种类和性质、手术时间及过程;查阅麻醉及手术记录,了解术中出血、输血、输液的情况,手术中病情变化和引流管放置情况。

(二)身体状况

1.生命体征

局部麻醉及小手术术后,可每 4 小时测量并记录 1 次。有影响机体生理功能的疾病、麻醉、手术等因素存在时,应密切观察。每 15～30 分钟测量并记录 1 次,病情平稳后,每 1～2 小时记录 1 次,或遵医嘱执行。

(1)体温:术后,由于机体对手术后组织损伤的分解产物和渗血、渗液的吸收,可引起低热或中度热,一般在 38.0 ℃,临床上称外科手术热(吸收热),于术后2～3 天逐渐恢复正常,不需要特殊处理。若体温升高幅度过大、时间超过 3 天或体温恢复后又再次升高,应注意监测体温,并寻找发热原因。

(2)血压:连续测量血压,若较长时间患者的收缩压＜10.7 kPa(80 mmHg)或患者的血压持续下降 0.7～1.3 kPa(5～10 mmHg)时,表示有异常情况,应通知医师,并分析原因,遵医嘱及时处理。

(3)脉搏:术后脉搏可稍快于正常,一般在90 次/分以内。若脉搏过慢或过快,均不正常,应及时告知医师,协作处理。

(4)呼吸:术后,可能由于舌后坠、痰液黏稠等原因,引起呼吸不畅;也可因麻醉、休克、酸中毒等原因,出现呼吸节律异常。

2.意识

及时评估患者术后意识情况,并根据患者意识恢复的状况安排体位、陪护和其他护理工作。

3.记录液体出入量

术后,护士应观察并记录液体出入量,重点评估失血量、尿量和各种引流量,进而推算出入量是否平衡。

4.切口及引流情况

(1)切口情况:应注意切口有无出血、渗血、渗液、感染、敷料脱落及切口愈合等情况。

(2)引流情况:观察并记录引流液的性状、量和颜色;注意引流管是否通畅,有无扭曲、折叠或脱落等。

5.营养状况

术后,机体处于高代谢状态,且部分患者又需要禁食,应重点评估患者营养摄入,是否能够满足术后的需要,以便进行适当的营养支持,促进患者尽快痊愈和康复。

(三)心理-社会状况

手术结束、麻醉作用消失,度过危险期后,患者心理上有一定程度焦虑或解脱感。随后又可出现较多的心理反应,如术后不适或并发症的发生,可引起患者焦虑、不安等不良心理反应;若手术导致功能障碍或身体形象的改变,患者可能产生自我形象紊乱的问题;家属的态度及家庭经济情况,也可影响患者的心理。

二、护理诊断及合作性问题

(一)疼痛

与手术切口、创伤有关。

(二)体液不足

与术中出血、失液或术后禁食、呕吐、引流和发热等有关。

(三)营养失调

低于机体需要量,与分解代谢增高、禁食有关。

(四)生活自理能力低下

与手术创伤、术后强迫体位、切口疼痛有关。

(五)知识缺乏

常缺乏有关康复锻炼的知识。

(六)舒适的改变

与术后疼痛、腹胀、便秘和尿潴留等有关。

(七)潜在并发症

如出血、感染、切口裂开和深静脉血栓形成等。

三、护理措施

(一)一般护理

1.体位

应根据麻醉情况、术式和疾病性质等安置患者体位。①全麻手术:麻醉未清醒者,采取去枕平卧位,头偏向一侧,防止口腔分泌物或呕吐物误吸;麻醉清醒后,可根据情况调整体位。②蛛网膜下腔麻醉术:去枕平卧6~8小时,防止术后头痛。③硬膜外麻醉术:应平卧4~6小时。④按手术部位不同安置体位:颅脑手术后,若无休克或昏迷,可取15°~30°头高足低斜坡卧位;颈、胸部手术后多取高半坐卧位,以利于血液循环,增加肺通气量;腹部手术后,多取低半坐卧位或斜坡卧位,以利于引流,防止发生膈下脓肿,并降低腹壁张力,减轻疼痛;脊柱或臀部手术后,可取俯卧或仰卧位。

2.饮食

术后饮食应按医嘱执行,开始进食的时间与麻醉方式、手术范围及是否涉及胃肠道有关。能正常饮食的患者进食后,应鼓励患者进高蛋白、高热量和高维生素的食物;禁食患者暂采取胃肠外营养支持。①非消化道手术:局部麻醉或小手术后,饮食不必严格限制;椎管内麻醉术后,若无恶心、呕吐,4~6小时给予饮水或少量流质,以后酌情给半流或普通饮食;全身麻醉术后可于次日给予流质饮食,以后逐渐给半流质或普通饮食。②消化道手术:一般在术后2~3天内禁食,待肠道功能恢复、肛门排气后开始进流质饮食,应少食多餐,后逐渐给半流质及普通饮食。开始进食时,早期应避免食用牛奶、豆类等产气食物。

3.切口护理

术后常规换药,一般隔天一次,感染或污染严重的切口应每天一次;若敷料被渗湿、脱落或被大小便污染,应及时更换;若无菌切口出现明显疼痛,且有感染迹象,应及时通知医师,尽早处理。

4.引流护理

术后有效的引流,是防止术后发生感染的重要措施。应注意:①正确接管、妥善固定,防止松脱。②保持引流通畅,避免引流管扭曲、受压或阻塞。③观察并记录引流液的量、性状和颜色。④更换引流袋或引流瓶时,应注意无菌操作。⑤掌握各类引流管的拔管指征及拔除引流管时间。较浅表部位的乳胶引流片,一般于术后1~2天拔除;单腔或双腔引流管,多用于渗液、脓液较多的患者,多于术后2~3天拔除;胃肠减压管一般在肠道功能恢复、肛门排气后拔除;导尿管可留置1~2天。具体拔管时间应遵医嘱执行。

5.术后活动

指导患者尽可能地进行早期活动。①术后早期活动的意义:增加肺活量,有利于肺的扩张和分泌物的排出,预防肺部并发症。促进血液循环,有利于切口愈合,预防压疮和下肢静脉血栓形成。促进胃肠道蠕动,防止腹胀、便秘和肠粘连。促进膀胱功能恢复,防止尿潴留。②活动方法:一般手术无禁忌的患者,当天麻醉作用消失后即可鼓励患者在床上活动,包括深呼吸、活动四肢及翻身;术后1~2天可试行离床活动,先让患者坐于床沿,双腿下垂,然后让其下床站立,稍做走动,以后可根据患者的情况、能力,逐渐增加活动范围和时间;病情危重、体质衰弱的患者,如休克、内出血、剖胸手术后、颅脑手术后,仅协助患者做双上、下肢活动,促进肢体血液循环;限制活动的患者如脊柱手术、疝修补术、四肢关节手术后,活动范围受到限制,协助患者进行局部肢体被动活动。③注意事项:在患者活动时,应注意随时观察患者,不可随便离开患者;活动时,注意保暖;每次活动不能过量;患者活动时,若出现心悸、脉速、出冷汗等,应立即辅助患者平卧休息。

(二)心理护理

患者术后往往有自我形象紊乱、担心预后等心理顾虑,应根据具体情况做好心理护理工作。为患者创造良好的环境,避免各种不良的刺激。

(三)术后常见不适的护理

1.发热

手术热一般不超过38.5 ℃,可暂不做处理;若体温升高幅度过大、时间超过3天或体温恢复后又再次升高,应注意监测体温,并寻找原因。若体温超过39 ℃者,可给予物理降温,如冰袋降温、70%乙醇擦浴等。必要时,可应用解热镇痛药物。发热期间应注意维护正常体液平衡,以及时更换潮湿的床单或衣裤,以防感冒。

2.切口疼痛

麻醉作用消失后,可出现切口疼痛。一般术后24小时内疼痛较为剧烈,2~3天后逐渐缓解。护士应明确疼痛原因,并对症护理。引流管移动所致的切口牵拉痛,应妥善固定引流管;切口张力增加或震动引起的疼痛,应在患者翻身、深呼吸、咳嗽时,用手保护切口部位;较大创面的换药前,适量应用止痛剂;大手术后24小时内的切口疼痛,遵医嘱肌内注射阿片类镇痛剂。必要时,可4~6小时重复使用或术后使用镇痛泵。

3.恶心、呕吐

多为麻醉后的胃肠道功能紊乱的反应,一般于麻醉作用消失后自然消失。腹部手术后频繁呕吐,应考虑急性胃扩张或肠梗阻。护士应观察并记录恶心、呕吐发生的时间及呕吐物的量、颜色和性质;协助其取合适体位,头偏向一侧,防止发生误吸。吐后,给予口腔清洁护理及整理床单;可遵医嘱使用镇吐药物。

4.腹胀

术后因胃肠道功能未恢复,肠腔内积气过多,可引起腹胀,多于术后2~3天,胃肠蠕动功能恢复、肛门排气后自行缓解,无须特殊处理。严重腹胀需要及时处理:①遵医嘱禁食、持续性胃肠减压或肛管排气。②鼓励患者早期下床活动。③针刺足三里、气海、天枢等穴位;非胃肠道手术的患者,可口服促进胃肠道蠕动的中药。肠梗阻、低血钾、腹膜炎等原因引起腹胀的患者,应及时遵医嘱给予相应处理。

5.呃逆

神经中枢或膈肌受刺激时,可出现呃逆,多为暂时性的。术后早期发生暂时性呃逆者,可经压迫眶上缘、短时间吸入二氧化碳、抽吸胃内积气和积液、给予镇静或解痉药物等处理后缓解。若上腹部手术后出现顽固性呃逆,应警惕膈下感染,以及时告知医师处理。

6.尿潴留

多发生在腹部和肛门、会阴部手术后,主要由于麻醉后排尿反射受抑制、膀胱和后尿道括约肌反射性痉挛及患者不适应床上排尿等引起。若患者术后 6～8 小时尚未排尿或虽有排尿但尿量少,应做耻骨上区叩诊。若叩诊有浊音区,应考虑尿潴留。对尿潴留者应及时采取有效措施,缓解症状。护士应稳定患者的情绪,在无禁忌证的情况下,可协助其坐于床沿或站立排尿。诱导患者建立排尿反射,如听流水声、下腹部热敷、按摩,应用镇静或止痛药,解除疼痛或用氯贝胆碱等药物刺激膀胱逼尿肌收缩。若上述措施均无效,可在严格无菌技术下导尿。若导尿量超过 500 mL 或有骶前神经损伤、前列腺增生,应留置导尿。留置导尿期间,应注意导尿管护理及膀胱功能训练。

(四)并发症的观察及处理

1.出血

(1)病情观察:一般在术后 24 小时内发生。出血量小,仅有切口敷料浸血,或引流管内有少量出血;若出血量大,则术后早期即出现失血性休克。特别是在输给足够液体和血液后,休克征象或试验室指标未得到改善、甚至加重或一度好转后又恶化,都提示有术后活动性出血。

(2)预防及处理:术后出血,应以预防为主,包括手术时,严密止血,切口关闭前严格检查有无出血点;有凝血机制障碍者,应在术前纠正凝血障碍。出血量小(切口内少量出血)的患者,更换切口敷料,加压包扎,遵医嘱应用止血药物止血;出血量大或有活动性出血的患者,应迅速加快输液、输血,以补充血容量,并迅速查明出血原因,以及时通知医师,完善术前准备,准备进行手术止血。

2.切口感染

(1)病情观察:指清洁切口和沾染切口并发感染,常发生于术后 3～4 天。表现为切口疼痛加重或减轻后又加重,局部常有红、肿、热、痛或触及波动感,甚至出现脓性分泌物。全身表现有体温升高、脉搏加速、血白细胞计数和中性粒细胞比例增高等。

(2)预防及处理:严格遵守无菌技术原则;注意手术操作技巧,防止残留无效腔、血肿、切口内余留的线过多、过长等;加强手术前后处理,术前做好皮肤准备,术后保持切口敷料的清洁、干燥和无污染;改善患者营养状况,增强抗感染能力。一旦发现切口感染,早期应勤换敷料、局部理疗、遵医嘱使用抗菌药物。若已形成脓肿,应拆除部分缝线,敞开切口,通畅引流,创面清洁后,考虑做二期缝合,以缩短愈合时间。

3.切口裂开

(1)病情观察:多见于腹部手术后,时间上多在术后 1 周左右。主要原因常有营养不良、缝合技术存在缺点、腹腔内压力突然增高和切口感染等。一种是完全裂开,一种是不完全裂开。完全裂开往往发生在腹内压突然增加时,患者自觉切口剧疼和突然松开,有大量淡红色液体自切口溢出,可有肠管和网膜脱出;不完全性切口裂开,是指除皮肤缝线完整,深层组织裂开,线结处有血性液体渗出。

(2)预防:手术前纠正营养不良状况;手术时,避免强行缝合,采用减张缝合,术后适当延缓拆线时间;手术后切口处用腹带包扎;咳嗽时,注意保护切口,并积极处理其他原因引起的腹内压增高;预防切口感染。

（3）处理：一旦发现切口裂开，应及时处理：完全性切口裂开时，应立即安慰患者，消除恐惧情绪，让患者平卧，立即用无菌等渗盐水纱布覆盖切口，并用腹带包扎，通知医师，护送患者进手术室重新缝合；若有内脏脱出，切忌在床旁还纳内脏，以免造成腹腔内感染。切口部分裂开或裂开较小时，可暂不手术，待病情好转后择期进行切口疝修补术。

4.肺不张及肺部感染

（1）病情观察：常发生在胸、腹部大手术后，多见于慢性肺气肿或肺纤维化的患者，长期吸烟更易发生。这些患者因肺弹性减弱，术后呼吸活动受限，分泌物不易咳出，易堵塞支气管，造成肺部感染及肺不张。开始表现为发热、呼吸和心率加快，持续时间长，可出现呼吸困难和呼吸抑制。体检时，肺不张部位叩诊呈浊音或实音，听诊呼吸音减弱、消失或为管样呼吸音。血气分析示 PaO_2 下降和 $PaCO_2$ 升高，继发感染时，血白细胞计数和中性粒细胞比例增加。

（2）预防：术前做好呼吸锻炼，胸部手术者加强腹式深呼吸训练，腹部手术者加强胸式深呼吸训练。手术前 2 周停止吸烟，有呼吸道感染、口腔炎症等情况者，待炎症控制后再手术。全麻手术拔管前，吸净气管内分泌物，术后鼓励患者深呼吸、有效咳嗽，同时可应用体位引流或给予雾化吸入。

（3）处理：若发生肺不张，做如下处理。遵医嘱给予有效抗菌药物预防和控制炎症。应鼓励患者深吸气，有效咳嗽、咳痰，帮助患者翻身拍背，协助痰液排出。无力咳嗽排痰的患者，用导管插入气管或支气管吸痰，痰液黏稠应用雾化吸入稀释。有呼吸道梗阻症状、神志不清、呼吸困难者，做气管切开。

5.尿路感染

（1）病情观察：手术后尿路感染与导尿管的插入和留置密切相关，尿潴留是基本原因。分为下尿路和上尿路感染。下尿路感染主要是急性膀胱炎，常伴尿道炎和前列腺炎，主要表现为尿频、尿急、尿痛和排尿困难，一般无全身症状。尿常规检查有较多红细胞和脓细胞。上尿路感染主要是肾盂肾炎，多见于女性，主要表现为畏寒、发热和肾区疼痛，血常规检查白细胞计数增高。中段尿镜检有大量白细胞和脓细胞，做尿液培养可明确菌种，为选择抗菌药物提供依据。

（2）预防与处理：及时处理尿潴留，是预防尿路感染的主要措施。鼓励患者多饮水，保持每天尿量在 1 500 mL 以上，并保持排尿通畅。根据细菌培养和药敏实验验选择有效抗菌药物治疗，残余尿在 50 mL 以上者，应留置导尿，放置导尿管时，应严格遵守无菌操作原则。遵医嘱给患者服用碳酸氢钠，以碱化尿液，减轻膀胱刺激症状。

6.深静脉血栓形成和血栓性静脉炎

（1）病情观察：多发生于术后长期卧床、活动少或肥胖患者，以下肢多见。患者感觉小腿疼痛。检查肢体肿胀、充血，有时可触及索状物，继之可出现凹陷性水肿，腓肠肌挤压试验或足背屈曲试验阳性。常伴体温升高。

（2）预防与处理：强调早期起床活动。若不能起床活动的患者，指导患者学会做踝关节伸屈活动的方法，或采用电刺激、充气袖带挤压腓肠肌及被动按摩腿部肌肉等方法，加速静脉血回流。术前，可使用小剂量肝素皮下注射，连续使用 5～7 天，有效防止血液高凝状态。一旦发生深静脉血栓或血栓性静脉炎，应抬高、制动患肢，严禁局部按摩及经患肢输液，同时遵医嘱使用抗凝剂、溶栓剂或复方丹参液滴注。必要时，手术取出血栓。

（五）健康指导

（1）心理保健：某些患者因手术致残，形象改变，从而使心态也发生改变。要指导患者学会自我调节、自我控制,提高心理适应能力和社会活动能力。

(2)康复知识:指导患者进行术后功能锻炼,教会患者自我保护、保健知识。教会患者缓解不适及预防术后并发症的简单方法。

(3)营养与饮食:指导患者建立良好的饮食卫生习惯,合理的营养摄入,促进康复。

(4)合理用药:指导患者按医师开具的出院带药,按时按量服用、讲解服药后的毒性反应及特殊用药的注意事项。

(5)按时随访。

（梁春艳）

第七节　手术室应急情况处理

一、心搏骤停

心搏骤停是指各种原因(如急性心肌缺血、电击、急性中毒等)所致的心脏突然停止搏动,有效泵血功能消失造成全身循环中断、呼吸停止和意识丧失引起全身严重缺血、缺氧。一旦发生手术患者心搏骤停,手术团队成员应第一时间进行快速判断,并实施心肺复苏术。

（一）术中发生心搏骤停的原因

1.各种心脏病

各种心脏病,如心肌梗死、心肌病、心肌炎、严重心律失常、严重瓣膜疾病。

2.麻醉意外

术中麻醉过深,或大量应用肌松剂,或气管插管引起迷走神经兴奋性增高,使原来有病变的心脏突然停跳。

3.药物中毒或过敏

常见的如局麻药(普鲁卡因胺)中毒,抗生素过敏、术中血液制品过敏等。

4.心脏压塞

心脏外科手术,如术中止血未完全或术中出血未及时引流出心包,易形成血块导致心脏压塞。

5.血压骤降

血压骤降,如快速大量失血、失液,或术中过量使用扩血管药物(如硝普钠),可使手术患者血压骤降至零,心搏骤停。

（二）心肺复苏术的实施

心肺复苏术(CPR)是针对呼吸心跳停止的急症危重患者所采取的抢救关键措施,即胸外按压形成暂时的人工循环并恢复自主搏动,采用人工呼吸代替自主呼吸,快速电除颤转复心室颤动,以及尽早使用血管活性药物重新恢复自主循环的急救技术。若手术患者因心脏压塞引起心脏呼吸骤停应当马上实行手术,清除心包血块。心跳呼吸骤停急救有效的指标:触及大动脉搏动,收缩压 8.0 kPa(60 mmHg)以上;皮肤、口唇、甲床颜色由紫转红;瞳孔缩小,对光反射恢复,睫毛反射恢复;自主呼吸恢复;心电图表现室颤波由细变粗。

1.迅速评估

如果为术中已实施麻醉监护的手术患者,可以通过监护仪实时监测数据和触摸颈动脉搏动,判断脉搏和呼吸;但不可反复观察心电示波,丧失抢救时机;如果为术中未实施麻醉监护的手术患者,则手术室护士或手术医师应迅速判断其意识反应、脉搏和呼吸情况,若手术患者意识丧失,深昏迷,呼之不应,医护人员用2个或3个手指触摸患者喉结再滑向一侧,于此平面的胸锁乳突肌前缘的凹陷处,触摸颈动脉搏动,检查至少5秒,但不要超过10秒,如果10秒内没有明确地感受到脉搏,应启动心肺复苏应急预案。

2.启动心肺复苏应急预案

如果麻醉师在场,手术室护士应配合麻醉师和手术医师一同进行心肺复苏术;如果为局麻手术患者,手术室巡回护士应当立刻呼叫麻醉师帮助,同时协助手术医师开始心肺复苏术。

3.胸外按压及呼吸复苏

(1)胸部按压:抢救者站于手术患者的一侧,使手术患者仰卧在坚固平坦的手术床上,如果手术患者为特殊体位如俯卧位、侧卧位,手术团队应将其翻转为仰卧位,翻转时应尽量使其头部、颈部和躯干保持在一条直线上。抢救者一手的掌根放在手术患者胸部中央,另一手的掌根置于第一只手上,伸直双臂,使双肩位于双手的正上方。按压时要求用力快速按压,胸骨下陷至少5 cm,按压频率至少100次/分,每次按压后让胸壁完全回弹,尽量减少按压中断。

(2)开放气道,进行呼吸支持:如果手术患者已置气管插管,则应使用呼吸机或简易人工呼吸器进行呼吸支持。如果手术患者未置气管插管,则手术室护士应协助麻醉师或手术医师用仰头提颏法和推举下颌法两种方法开放气道,同时给予简易人工呼吸面罩呼吸支持,同时应尽快实施气管内插管,连接呼吸器或麻醉机。

仰头提颏法是指抢救者一手置于手术患者的前额,用手掌推动,使其头部后仰,另一只手的手指置颏附近的下颌下方,提起下颌,使颏上抬。推举下颌法是指抢救者同时托起手术患者左右下颌,无须仰头,当手术患者存在脊柱损伤可能时,应选择推举下颌法开放气道。

(3)胸内心脏按压:在胸外心脏按压无效的情况下,可实施胸内心脏按压。应用无菌器械,局部消毒,左第4肋间前外侧切口进胸,膈神经前纵形剪开心包,正确地施行单手或双手心脏按压术。一般用单手按压时,拇指和大鱼际紧贴右心室的表面,其余4指紧贴左心室后面,均匀用力,有节奏地进行按压和放松,60～80次/分;双手胸内心脏按压,用于心脏扩大、心室肥厚者,术者左手放在右心室面,右手放在左心室面,双手掌向心脏做对合按压,余同单手法。切勿用手指尖按压心脏,以防止心肌和冠状血管损伤。术后彻底止血,置胸腔引流管。

(三)电除颤

部分循环骤停的手术患者实际上是心室颤动,在心脏按压过程中,出现心室颤动者随时进行电击除颤才能恢复窦性节律。

1.胸外除颤

将除颤电极包上盐水纱布或涂上导电膏,一电极放在患者胸部右上方(锁骨正下方),另一电极放在左乳头下(心尖部),成人一般选用200～400 J,儿童选用50～200 J,第一次除颤无效时,可酌情加大能量再次除颤。

2.胸内除颤

术中或开胸抢救时使用胸内除颤电极板,电极板蘸以生理盐水,左右两侧夹紧心脏,成人用10～30 J,放电后立即观察心电监护波形,了解除颤效果。

二、外科休克

休克是一急性的综合征,是指各种强烈致病因素作用于机体,使循环功能急剧减退,组织器官微循环灌流严重不足,导致细胞缺氧和功能障碍,以致重要生命器官功能、代谢严重障碍的全身危重病理过程。休克分为低血容量性、感染性、心源性、神经性和过敏性休克5类。其中低血容量休克是手术患者最常见的休克类型,由于体内或血管内血液、血浆或体液等大量丢失,引起有效血容量急剧减少所致的血压降低和微循环障碍,如肝脾破裂出血、宫外孕出血、四肢外伤、术中大出血等均可造成低血容量性休克。

(一)低血容量性休克的临床表现

早期患者出现精神紧张或烦躁,面色苍白,出冷汗,肢端湿冷,心跳加快,血压稍高,晚期患者出现血压下降,收缩压<10.7 kPa(80 mmHg),脉压<2.7 kPa(20 mmHg),心率增快,脉搏细速,烦躁不安或表情淡漠,严重者出现昏迷;呼吸急促,发绀,尿少,甚至无尿。

(二)低血容量性休克的急救措施

休克的预后取决于病情的轻重程度、抢救是否及时、抢救措施是否得力。所以一旦手术患者发生低血容量性休克,手术室护士应采取以下护理措施,协助手术医师、麻醉师,共同对手术患者进行急救。

1.一般护理措施

休克的手术患者送入手术室后,首先应维持手术患者呼吸道通畅,同时使其仰卧于手术床并给予吸氧;选择留置针,迅速建立静脉通路,保证补液速度;调高手术间温度,为手术患者盖棉被,同时可使用变温毯等主动升温装置,维持手术患者正常体温。

2.补充血容量

低血容量休克治疗的首要措施是迅速补充血容量,短期内快速输入生理盐水、右旋糖酐、全血或血浆、清蛋白以维持有效回心血量。同时正确地评估失液量,失液量的评估可以凭借临床症状、中心静脉压、尿量和术中出血量等进行判断。因此休克患者术前必须常规留置导尿管,以备记录尿量;术中出血量包括引流瓶内血量及血纱布血量的总和,巡回护士应正确评估、计算后告知手术医师;在快速补液时,手术室护士应密切观察手术患者的心肺功能,防止急性心力衰竭;在给手术患者输注库存血前,要适当加温库存血,预防术中低体温的发生。

3.积极处理原发病

(1)术前大量出血引起休克:如术前因肝脾破裂出血、宫外孕出血而引起休克的患者,进入手术室后所有手术团队成员应分秒必争,立即实施手术进行止血。

(2)四肢外伤引起休克:手术室护士事先准备止血带,并协助手术医师及时环扎止血带,并记录使用的起止时间。

(3)术中大出血:洗手护士在无菌区内做好应急配合,密切关注手术野、协助手术医师采取各种止血措施,传递器械、缝针时应确保动作迅速、准确。巡回护士应及时向洗手护士提供各类止血物品和缝针,与麻醉师共同准备并核对血液制品。

(4)剖宫产术中发生大出血:手术医师可以通过按摩子宫、使用缩宫素、缝扎等方式进行止血,巡回护士应及时准备缩宫素等增强子宫收缩的药物。如遇胎盘滞留或胎盘胎膜残留情况,洗手护士应配合手术医师尽快徒手剥离胎盘控制出血,若出血未能有效控制,在输血、抗休克的同时,行子宫次全切术或全子宫切除术,巡回护士应及时提供洗手护士手术器械、敷料及特殊用物,并准确进行添加器械和纱布的清点记录。

4.及时执行医嘱

在抢救手术患者的紧急情况下,巡回护士可以执行手术医师的口头医嘱,执行前必须复述,得到确认后方可执行。

5.做好病情观察及记录

注意观察手术患者的生命体征,包括出入量(输血、输液量、尿量、出血量、引流量等);记录各类抢救措施、术中用药及病情变化。

三、输血反应

输血是临床抢救患者,治疗疾病的有效措施,在外科手术领域应用较广。一般情况下输血是安全的,但仍有部分患者在输血或输入某些血液制品后出现各种反应,可能由供、受者间血细胞表面同种异型抗原型别不同所致,常见的输血反应为红细胞 ABO 血型不符导致的溶血反应。除了溶血反应还有非溶血性反应即发热反应、变态反应。

(一)溶血反应

溶血反应是最严重的输血反应,死亡率高达 70%。发生溶血反应的患者,临床表现与发病时间、输血量、输血速度、血型、溶血程度密切相关且差异性大。术中全麻患者最早出现的征象是手术野出血、渗血和不明原因的低血压、无尿。

(二)发热反应

发热是最常见的非溶血性输血反应,发生率可达 40%。通常在输血后 1.5～2.0 小时内发生,症状可持续 0.5～2.0 小时,其主要表现为输血过程中手术患者出现发热、寒战。如遇发生发热反应的手术患者,立即终止输血,用解热镇痛药或糖皮质激素处理。造成该不良反应的原因有血液或血制品中有致热原;受血者多次受血后产生同种白细胞和/或血小板抗体。

(三)变态反应

变态反应是输血常见的并发症之一,发生在输血过程中或输血后数分钟,临床表现为受血者出现荨麻疹、血管神经性水肿,重者为全身皮疹、喉头水肿、支气管痉挛、血压下降等。造成该不良反应的原因有所输血液或血制品含变应原;受血者本身为高过敏体质或因多次受血而致敏。

(四)输血反应急救措施

一旦发生输血反应,应立即停止输血,更换全部输液管路。遵医嘱进行抗过敏等治疗,紧急情况下,口头医嘱必须完整复述得到确认后方可执行。将未输完的血液制品及管道妥善保存送输血科。

四、火灾

手术室发生火灾虽然罕见,但如果手术室工作人员忽视防火安全管理,操作不规范,仍然可能发生。因此手术室人员要充分认识到火灾的危险性,提高手术室火灾防范意识,防止发生火灾,并制订火灾应急预案,一旦发生火灾将损失降至最低。

(一)手术室发生火灾的危险因素

1.火源

(1)手术室内各种仪器设备:如电刀、激光、光纤灯源、无影灯、电脑、消毒器等,当设备及线路老化、破损发生漏电、短路,接头接触不良,使用后忘记关闭电源等情况,均是手术室发生火灾的导火索。

(2)手术室相对封闭的空间:如果通风不良、湿度过低,特别是在秋冬季,物体间相互摩擦极易产生静电,遇可燃物或助燃剂即可能导致火灾。

(3)高危设备的使用不当:如高频电刀在使用时会产生很高的局部温度,输出功率越高,产生温度也越高,遇到高浓度氧和乙醇时就会诱发燃烧。

2.氧气

氧气是最常见的助燃剂,患者在手术过程中一般都需持续供养,故可造成手术室中局部高氧环境,特别在患者头部。而当术中面罩吸氧时,由于密闭不严造成无菌巾下腔隙中的氧达到较高的浓度,可燃物在此环境中很容易燃烧。

3.可燃物

手术室内可燃物种类很多,如乙醇、碘酊、无菌巾、纱布、棉球、胶布等,尤以乙醇燃烧最常见,特别是乙醇挥发和氧气浓度增大可造成一种极易燃烧的混合物,一旦有火源就能燃烧,严重者可引起爆炸。

(二)手术室火灾预防措施

1.加强手术室管理

改进手术室的通风设备,防止氧气和乙醇在空气中积聚浓度过高;定期对仪器设备、线路进行维护和检修;氧气瓶口、压力表上应防油、防火,不可缠绕胶布或存放在高温处,使用完毕立即关好阀门;制订手术室防火安全制度及火灾应急预案,手术室内放置灭火器材,保证消防通道通畅。

2.加强术中管理

使用电刀时严格控制输出功率,严禁超出电刀使用的安全值范围;使用乙醇或碘酊消毒时,不可过湿擦拭,待其挥发完全后再开始使用电刀;使用任何带电的仪器设备前,必须确定不处在高氧环境中,使用完毕后及时关闭电源;对需要面罩吸氧的手术患者,应尽量给予低流量吸氧。

3.加强手术室人员的消防安全意识

树立防患于未然的观念,杜绝火灾隐患,防止发生火灾。组织全体医务人员学习一些基本的防火灭火安全知识,掌握灭火器材的使用方法。灭火器材有干粉、泡沫、二氧化碳,手术室配备的灭火器主要是二氧化碳灭火器,适合扑灭易燃液体、可燃气体、带电物质引起的火灾。

(三)手术室火灾应急预案及处理

1.原则

早发现、早报警、早扑救,以及时疏散人员,抢救物资,各方合作,迅速扑灭火灾。

2.现场人员应对火灾四步骤(按照国际通用的灭火程序"RACE")

(1)救援(rescue):组织患者及工作人员及时离开火灾现场;对于不能行走的患者,采用抬、背、抱等方式转移。

(2)报警(alarm):利用就近电话迅速向医院火灾应急部门及"119"报警,有条件者按响消防报警按钮,迅速向火灾监控中心报警;在向"119"报警时讲清单位、楼层/部门、起火部位、火势大小、燃烧物质和报警人姓名,并通知邻近部门关上门窗、熟悉灭火计划和随时准备接收患者;与此同时,即刻向保卫科、院办、主管副院长汇报,并派人在医院门口接应和引导消防车进入火灾现场。

（3）限制（confine）：关上火灾区域的门窗、分区防火门，防止火势蔓延。

（4）灭火或疏散（extinguish or evacuate）：如果火势不大，用灭火器材灭火；如果火势过猛，按疏散计划，以及时组织患者和其他人员撤离现场。

3.救助人员灭火、疏散步骤

救助人员接到报警到达后，立即采取以下步骤展开灭火和疏散。

（1）报警通报：立即通知所有相关领导、部门及可能殃及的区域，要求相关人员到位，启动相应流程，做好灭火和疏散准备。

（2）灭火：①明确火场状况，要做到"三查三看"。一查火场有没有人员被困火场，二查具体是什么物质在燃烧，三查通达火场最近的路径；一看火烟，定风向、定火势、定性质，二看建筑，定结构，定通路，三看环境，定重点、定人力、定路线。②扑救过程中，最高负责人总负责，所有参加人员必须严格服从现场，冷静、机智、正确使用灭火器材，应首先控制火情、然后扑救。③一定要抓住起初灭火有利的时机，集中使用灭火器对存放精密仪器、昂贵物资的部位进行扑灭，力争在初起阶段就将火灾扑灭。④在燃烧过程中部分物品可产生有害有毒气体，应在扑救过程中采取防毒措施，如使用氧气呼吸面罩，用湿毛巾、口罩捂住口鼻等。

（3）疏散：积极抢救受火灾威胁的人员，应根据救人任务的大小和现有的灭火力量，首先组织人员救人，同时部署一定力量扑救火灾，在力量不足的情况下，应将主要力量投入救人工作。

4.疏散的原则和方法

（1）火场疏散先从着火房间开始，再从着火层以上各层开始疏散救人；本着患者优先的原则，医院员工有责任引导患者向安全的地方疏散。即先近后远，先上后下。要做好安抚工作，不要惊慌、随处乱跑，要服从指挥；对于被火围困的人员，应通过内线电话或手机等通信工具，告知其自救办法，引导他们自救脱险。

（2）当烟雾阻塞疏散通道的时候，可以利用湿毛巾、口罩捂住口鼻，尽可能身体贴近地面，匍匐前行，通过消防楼梯实现转移，尽快脱离火场；火灾中如果出现受伤人员，可以利用担架、轮椅，将患者尽快地撤离出危险区域。

（3）电梯严禁使用，因为如果突然停电可导致人员被困电梯。指示方向的哨位必须设立在各个疏散通道口，确保通道畅通。人员必须尽快分流，如果大量人员涌向同一个出口会导致出现拥挤踩踏等造成伤亡。

（4）疏散与保护物资：必须根据现场的具体状况来判断对受火灾威胁物资的处置，尽快决定进行疏散或者就地保护，以使财产的损失降低到最低限度。通常做法是先疏散和保护贵重的、有爆炸和有毒害危险的及处于下风方向的物资。不能让疏散出来的物资把通路堵塞，妥善放置在安全地点，由专人看护，避免丢失及毁坏。

五、停电

手术室停电通常可分为由人为原因造成的停电和意外情况引起的停电。如维修线路、错峰用电、拉闸限电或打雷时保护性的关闭电源等人为原因导致的停电，应事先告知手术室，做好停电准备，保证手术安全。若由恶劣天气、火灾、电路短路等意外情况引起的手术室停电，虽无法事先预料，但要提高警惕，完善应急工作。

（一）手术室停电预防措施

1.按手术室建筑标准做好配电规划

医院及手术室系统应建立两套供电系统,当其中一路发生故障时,自动切换至备用系统,保障手术室及其他重要部门的供电。同时,医院及手术室还应备有应急自供电源系统,当两套外供系统全部出现故障时,可紧急启动,维持短时间供电,为抢修赢得时间,为患者的安全提供保障。

2.加强手术室管理

每个手术间配备有足够的电插座,术中用电尽量使用吊塔与墙上的电源插座,少用接线板,避免地面拉线太多;电插座应加盖密封,防止进水,避免电路发生故障;每个手术间有独立的配电箱及带保险管的电源插座,以防一个手术间故障影响整个手术室运作。设备科相关人员必须定期对手术室的电器设备进行检测和维护;手术室严禁私自乱拉乱接电线;如发生断电应马上通知相关人员查明原因,防止再次发生。

3.加强手术室人员的用电安全意识

制订防止术中意外停电制度、停电应急预案,组织学习安全用电知识,术中合理使用电器设备,防止仪器短路。

（二）手术室停电应急预案及处理

1.手术间突发停电

（1）手术室人员立即报告科主任、护士长,电话报告医院相关部门。

（2）巡回护士使用应急灯照明,保证手术进行,清醒的患者做好安抚工作。

（3）断电后麻醉呼吸机、监护仪、微量输液泵等用电设备均停止工作,尽量使用手动装置替代动力装置,如呼吸机改手控呼吸,监护仪蓄电池失灵无法正常工作,应手动测量血压、脉搏和呼吸,以及时判断患者的生命体征,保证手术患者呼吸循环支持。

（4）防止手术野的出血,维持手术患者生命体征稳定,如为单间手术间停电可以先将电刀、超声刀等仪器接手术间外电源;如为整个手术室的停电应立即启动应急电源。

（5）关闭所有用电设备开关(除接房外电源的仪器),由专业人员查明断电原因,排除后恢复供电。

（6）做好停电记录包括时间及过程。

2.手术室内计划停电

（1）医院相关部门提前通知手术室停电时间,做好停电前准备。

（2）停电前相关部门再次与手术科室人员确认,以保证手术的安全。

（3）问题解除后及时恢复供电。

（何贝贝）

第十四章

康复护理

第一节 偏 瘫

偏瘫又叫半身不遂,是指以同侧上下肢随意运动不全或完全丧失为主要临床表现的综合征。任何导致大脑损伤的原因都可引起偏瘫,如脑血管意外、脑外伤、脑肿瘤、脑炎和脑膜炎等脑内病变,其中以脑血管意外为主要发病原因。按照偏瘫的程度,可分为轻瘫、不完全性瘫痪和全瘫。

一、偏瘫患者常见的功能障碍

(一)运动障碍

初期,瘫痪肢体多为弛缓性瘫痪,表现为肌肉松弛肌张力降低、腱反射减低或消失、不能进行自主性活动。经过数天或数周后,大多数患者瘫痪肢体很快出现异常的姿势反射、痉挛和腱反射亢进,发展成为痉挛性瘫痪。此时,患者肢体因受到痉挛和原始反射的影响,出现异常运动模式。在此阶段如不能有效地抑制原始反射和痉挛的发展,患者的运动功能障碍将变得不可逆转。

此类功能障碍可分为屈曲型和伸展型。上肢偏瘫以屈曲型为主,表现为肩胛带肌向上和向后,肩关节屈曲外展外旋,肘关节屈曲,前臂旋后,腕关节掌屈、尺屈,手指屈曲,拇指屈曲、内收。下肢偏瘫以伸展型为主,表现为髋关节伸直内收、内旋,膝关节伸直,踝关节跖屈、内翻,足趾屈曲。

(二)感觉障碍

偏瘫患者的感觉障碍主要表现为痛觉、温度觉、触觉、压觉、本体觉和视觉障碍,患肢多有沉重、酸、麻木和胀痛感,少数患者有感觉丧失。偏瘫患者若有严重、持久的感觉障碍,将会严重地影响运动功能的恢复。

(三)语言-言语障碍

偏瘫患者伴有言语障碍者占40%,其障碍有失语症和构音障碍两类。由于病变部位、性质和程度的差别,失语症的表现可以多种多样,包括运动性失语、感觉性失语、混合性失语、命名性失语、阅读障碍、书写障碍。构音障碍是一种语音形成的障碍,表现为发音不准、吐字不清、语调及速率异常、鼻音过重等。

(四)认知障碍

脑卒中及脑外伤者所致偏瘫常不同程度地伴有认知功能障碍,包括定向力、注意力、记忆力思维等方面的功能障碍。

(五)共济障碍

当大脑和小脑发生病变导致偏瘫时,四肢协调动作和行走时的身体平衡发生障碍,这种情况叫共济障碍,又叫共济失调。

二、康复训练

(一)床上训练指导

为了减少偏瘫患者长期卧床带来的关节痉挛、肌肉萎缩等运动功能障碍,早期患者与家属应做好以下工作。

1.良肢位的摆放

床上良肢位是偏瘫早期治疗中极其重要的方面,良肢位能预防和减轻上肢屈肌、下肢伸肌的典型痉挛模式的出现和发生,这种痉挛模式会妨碍患者日后上肢的日常生活活动及步行时屈膝,易形成划圈步态。一般每1~2小时更换1次体位,以预防压疮、肺部感染及痉挛模式的发生。良肢位与功能位不同,它是从康复的角度出发而设计的一种治疗性体位,有一定的强迫性,对患者身心舒适有影响,需向患者耐心讲解良肢位的重要性,不可任由肢体随意摆放。

(1)平卧位时,肩关节屈45°,外展60°,无内外旋;肘关节伸展位;腕关节背伸位,手心向上;手指及各关节稍屈曲,可手握软毛巾等,注意保持拇指的对指中间位;膝关节伸直,防止内外旋;关节屈曲20°~30°(约一拳高),垫以软毛巾或软枕,踝关节于中间位,摆放时顺手托起足跟,防止足下垂,不要掖被或床尾双足部堆放物品下压双足,足底应垫软枕。

(2)健侧卧位时,健手屈曲外展,健肢屈曲,背部垫软枕,患手置于胸前并垫软枕,手心向下,肘关节、腕关节伸直位;患肢置于软枕上,伸直或关节屈曲20°~30°。

(3)患侧卧位时,背部垫软枕,0°~80°倾斜为佳,不可过度侧卧,以免引起窒息;患手可置屈曲90°位于枕边,健手可置于胸前或身上;健肢屈曲,患肢呈迈步或屈曲状,双下肢间垫软枕,以免压迫患肢,影响血循环。

2.被动锻炼

运动训练不仅可以锻炼局部肌肉,而且通过刺激提高中枢神经系统内有利于功能恢复的各种细胞因子的表达,促进脑损伤的恢复。护理人员应指导家属为偏瘫肢体进行按摩推拿,由健侧到患侧,由大关节到小关节循序进行,由轻到重再到轻,切忌粗暴。对肘、趾(指)、踝、膝关节因其易发生强直,特别注意多运动,既要注意各方向运动到位,还要注意动作强度。每次全身锻炼15~30分钟,每天2~3次。

3.主动运动

当患者神志清楚,生命体征平稳后,即可开展床上主动训练,用正常一侧肢体协助患侧肢体活动,以利肢体功能恢复。

(1)床上训练:先让患者学会翻身、更换体位、床上坐起、使用便器等动作,尽早使患者学会向两侧翻身,以避免长期固定于一种姿势而出现压疮及肺部感染等并发症。

(2)手的训练:手在前后、左右、上下各方取物训练,腕部的屈伸旋转,手指的抓握放松和精细动作协调性、灵活性的训练。

(3)桥式运动:在床上进行翻身训练的同时,必须加强患侧伸髋屈膝肌的练习。这对避免患者今后行走时出现偏瘫步态十分重要。进行此活动时,抬高高度以患者最大能力为限,嘱患者保持平静呼吸,时间从 5 秒渐至 1～2 分钟,每天 2～3 次,每次 5 下,这对腰背肌、臀肌、股四头肌均有锻炼意义,有助于防止甩腕、拖步等不良步态。

(4)床上移行:教会患者以健手为着力点,健肢为支点在床上进行上下移行。健手握紧床栏,健肢助患肢直立于床面,如桥式运动状,臀部抬离床面时顺势往上或往下移动,即可自行完成床上移动。若健手力量达 5 级,可教患者以手抓住床边护栏,健足插入患肢膝关节下翻身。

(二)床边活动指导

1.起床

由健侧起,嘱患者以前面的方式握手并将上身尽量移近床边,带动患肢移出靠近床边,放下,以健手肘关节撑住床面,扶住患肩以帮助患者起床。由患侧起,准备情况同健侧,起床时以手掌撑起以助起床。这两种起床方法省力、安全,患者习惯后,能自行起床。

2.反复使用患侧肢体

强制性反复使用患侧肢体,并配合日常生活活动训练,如进食、洗漱、更衣、大小便,使用轮椅、助行器、矫行器等。

3.坐位平衡训练

偏瘫患者患肢的髋关节和躯干肌还没有足够的平衡能力,因此,坐起后常不能保持良好的稳定状态。帮助患者坐稳的关键是坐位平衡训练。静态平衡(一级平衡)训练包括左右平衡训练和前后平衡训练。

(1)左右平衡训练:让患者坐位,护理人员坐于其患侧,一手放在患者腋下,一手放在其健侧腰部,嘱患者头部保持正直,将重心移向患侧,再逐渐将重心移向健侧,来回进行。

(2)前后平衡训练:患者在护理人员的协助下身体向前或向后倾斜,然后慢慢恢复中立位,反复训练。静态平衡训练完成后,进行自动动态平衡(二级平衡)训练,即要求患者的躯干能做前、后、左、右、上、下各方向不同角度的摆动运动。最后可进行他动动态平衡(三级平衡)训练,即在他人一定的外力推动下仍能保持平衡。

4.坐站转换

帮助患者双足放平置于地面,两腿分开与宽肩,双手相握尽量向前伸展,低头弯腰、收腹,重心渐移向双下肢,协助人员双手拉患者肩关节助其站起来。如患者患肢力量较弱不能踩实地面时,协助人员可以膝关节抵住患肢膝关节,双足夹住患足,患者将双手置于协助者腰部以助轻松起立,但不要用力拉扯衣服等,以防跌倒。

5.站立平衡训练

完成坐站转换后,可对患者依次进行扶站、平行杠间站立、徒手站立及站立三级平衡训练。教患者收腹挺胸、抬头,放松肩、颈部肌肉,不要耸肩或抬肩,腰部要伸直,伸髋,双下肢尽量伸直,可用穿衣镜来协助患者,自行纠正其站相中的不良姿势。

(三)下床活动指导

先在家人搀扶下站立,扶床栏站立,扶双拐站立,步行原地踏步,练习行走、上下楼梯等,循序渐进地增强肢体功能训练。

1.行走训练指导

行走前,下肢肌力先达到 4 级,最好在康复医师指导下进行,以免产生误用综合征,遗留一些难以纠正步态。

2.上下楼梯训练

上楼时,手杖和健足先放在上级台阶,伸直健腿,把患腿提到同一台阶;下楼时,手杖与患足先下到下一级台阶,然后健足迈下到同一级台阶。步态逐渐稳定后,指导患者用双手扶楼梯栏杆独自上下楼梯。患者将患手搭在楼梯扶手上,用健手按住,按健足先上患足先下的原则,慢慢地一步一移上下楼梯。

3.重心转移训练

教患者立于床尾栏杆处,双手与肩同宽抓住栏杆,双目平视,双下肢与肩同宽站立,有条件的患者于足底垫一 30°斜角的木板,以利患肢膝关节伸直并与肩同宽站立,嘱患者收腹、挺胸、直腰慢慢往下半蹲,体会重心由髋部渐至双下肢的感觉。每天 2～3 次,每次 15 分钟,可达到纠正不良姿势的目的。

(四)日常生活活动训练

日常生活能力训练是指导患者日常更衣、梳洗、进餐、坐起、轮椅转移等方面的训练,还可做以下活动以提高日常生活活动能力。

1.击球

可教患者双手交替拍球,以训练患者的协同运动,促进患者无意识的自行活动。

2.编织毛线

这属于精细动作训练,既有利于患者手眼配合,又有利于感觉、感官等知觉培养,有助于大脑神经功能恢复。

(五)呼吸训练

当患者存在呼吸不均匀现象时,应先训练患者呼吸。双手摸患者两胸肋部,嘱患者吸气;吸气末嘱患者稍停,双手向下轻压,嘱患者均匀呼气,如此反复。亦可教患者先用口呼气,再用鼻呼气,以利调整呼吸气流,改善语言功能。

三、基础护理

(一)家庭护理

由于患者行动不便,要为患者保持一个干净、舒适、温馨、朝阳的房间。室内温度 20～25 ℃,湿度 50％～60％。注意室内的空气新鲜,开窗通风,但应避免直接吹风。寒冷季节要注意保暖,预防感冒。室内物品摆放有序,便于患者拿取方便,有安全设施。生活用具经常消毒,被褥经常日晒等,营造良好的家庭康复环境。可播放患者喜爱的音乐,让患者保持乐观轻松的心情。基本要求如下:①每天做基础护理,保持口腔、脸、手、足、皮肤、头发、床等的清洁。②保持室内清洁及良好通风,室内定期消毒,可每周用食醋熏蒸 1 次。③患者的内衣裤、床上用品勤换勤洗以减少继发感染的机会。

(二)饮食护理

患者的饮食应营养丰富、品种多样,保证高蛋白、高维生素、高纤维素膳食,还应做到低胆固醇、低脂肪、低糖、低盐。给予清淡、低脂、低胆固醇饮食,高血压患者低盐,糖尿病患者低糖,并保证足够热量的含纤维素食物、蛋白质、维生素和水的摄入。及时补充康复训练时机体消耗的能量,多食蔬菜、水果,避免便秘;多食优质蛋白食物,如鱼、虾、红肉、蛋类;多饮水、少食高脂类食物。如患者有吞咽困难,给予半流质饮食,必要时给予鼻饲,以支持机体的消耗和康复的需求。不能自己进食的患者要协助其进食。让患者采取坐位或半卧位,卧位时将患者的头和身体偏向健侧,可防止食物呛入气管。喂食时速度不宜过快,每口量不能过大,不要催促患者。糊状饮食以 1 茶匙为宜,流食以匙喂,不要用吸管。饮水、进食后,令患者咳嗽或拍其后背数秒钟。

(三)服药指导

指导患病老年人及家属准确掌握药物名称、剂量及服用时间,了解药物的不良反应。患者服药时,不可随意增减药物。

(四)大小便护理

因患者行动不便,大小便后要及时帮助其用温水清洗会阴部位,保持衣物及床单的清洁干燥。长期卧床患者,肠蠕动减弱,为防止便秘,除饮食中应含有纤维素外,每次饭后可顺时针按摩腹部数分钟。如有便秘,应早期给予导泻剂。

四、康复护理

(一)心理护理

在偏瘫恢复期,患者的心理问题较多。家属应协助做好生活护理,如擦澡、洗脚、修剪指/趾甲等;对患者进行语言安慰。关心体贴患者,消除患者的焦虑抑郁心理;尽量帮助患者摆脱孤独的境地,使患者对自己的病情有正确的认识;学会看懂患者的手势来代替语言的表达,要通过患者的面部表情举止行为了解患者内心活动,采取与之吻合的护理。在患者能力范围内,鼓励其做适当的家务,减轻患者的自卑心理。

(二)体位护理

偏瘫患者的一半躯体是不能自主控制的,如果护理人员和家人不予以帮助,将肢体正确摆放,一方面可能会发生压迫性压疮,另一方面会令关节发生挛缩,这都不利于患者的恢复。护理不当会造成肌肉萎缩、关节僵硬、肩关节半脱位、足下垂失用综合征等严重并发症,增加患者痛苦,加重家庭负担。所以,护理人员要帮助患者摆放出正确的体位。

1.勾手抱胸、腿划圈位

由于多数偏瘫患者的上肢屈肌力量张力高,下肢伸肌的张力高,所以患者容易出现勾手抱胸、腿划圈的姿势,护理人员和家属要不断提醒患者加以注意并且及时纠正,让上肢尽量保持伸展状态、下肢保持屈曲状态。

2.仰卧位

仰卧位时受紧张迷路反射的影响,异常反射活动最强,而且容易发生压疮,应尽量减少使用。注意枕头不要太高,使头与身体保持水平为最佳。偏瘫患者会有肩周肌肉力量不够、肩胛骨变形的问题,造成局部的塌陷,可以用枕头将塌陷处垫平。还要帮助患者将患侧的上肢伸开,保持伸展状态。患侧的下肢呈略屈曲状态。

3.患侧卧位

现代康复学认为患侧卧位是首选体位,该体位可对患肢产生压力刺激,通过各种感受器的传入,有利于使患者获得患肢的实体感,促进感觉功能的恢复。同时使健肢解放,有利于患者自立;持续牵拉患侧躯干,减轻痉挛。先要将患侧的胳膊全部拉出来,以免受压。然后分别在健侧躯体的上、下肢下面各垫一个枕头,保证肩和肘在同一水平高度上,髋关节和膝关节在同一个水平高度。

4.健侧卧位

健侧卧位的优点:这种体位对患者上肢屈肌痉挛、下肢伸肌痉挛有很大的防治作用。应分别在患侧躯体的上、下肢下面各垫一个枕头,保证肩关节和肘关节在同一水平高度上,髋关节和膝关节在同一个水平高度。

5.半卧位

半卧位是最不提倡使用的体位,易引起紧张性反射。

6.坐位

坐位时,在患者的前面放置一张桌子,将患者的上肢放于桌面,肘关节微曲。手心向下,手指伸直,身体前倾,脊柱伸展,可以抑制躯干短缩,防止肩关节半脱位,在患者的背部放一软枕,使患者座位的重心在臀部,而不在骶尾部,防止该部位的压疮发生,患侧膝关节屈曲90°,使足与小腿保持垂直位,坐位时注意座椅不能太高,应保持双脚整个脚掌着地。坐卧位时,为了防止肩关节脱位、手部肿胀和关节挛缩等,在床上用枕头或海绵垫,在椅子上利用扶手将患侧上肢垫起,垫起的高度以双肩处于同等高度为宜。此外,还要打开患手,保持伸展位。

(1)床上坐位的要求:床铺尽量平,患者下背部放枕头。头部不要固定,能自由活动。躯干伸直。臀部呈90°屈曲,重量均匀分布于臀部两侧,上肢放在一张可调节桌上,桌上可置一枕头。

(2)坐在椅子或轮椅上的要求:上身要坐直,需要时在后背放置一个枕头。患者双手前伸,肘放在桌上,转移双手正确姿势。双足平放地上,或平凳上。

7.站位

应站在患者的患侧,减轻患者的恐惧心理。引导患者向患侧转移,用健侧手指紧扣住患侧手指,并抱于胸前,双足分开10 cm左右。

(马玲俐)

第二节　周围神经病

一、概述

周围神经病是指周围运动、感觉和自主神经的结构和功能障碍。周围神经疾病的表现多种多样,其分类依赖于解剖结构、病理和临床特征。常见的周围神经病有很多,常见的有特发性面神经麻痹、三叉神经痛、吉兰-巴雷综合征等。对周围神经病损进行康复护理时,首先要明确诊断,了解病因,然后再根据症状的不同有针对性地进行护理干预。康复是周围神经病恢复期中的重要措施,有助于预防肌肉挛缩和关节畸形。

(一)病因

(1)特发性疾病:如急性和慢性炎症性脱髓鞘性多发神经病,可能为自身免疫性。

(2)营养性及代谢性疾病:慢性乙醇中毒、慢性胃肠道疾病、妊娠或手术后等引起营养缺乏;代谢障碍性疾病,如糖尿病、尿毒症、血卟啉病、肝病、黏液性水肿、肢端肥大症、淀粉样变性、继发营养障碍和B族维生素缺乏,以及恶病质等。

(3)药物及中毒:①药物,如氯霉素、顺铂、乙胺丁醇、甲硝唑等可诱发感觉性神经病,胺碘酮、氯喹、戒酒硫、吲哚美辛、呋喃类、异烟肼、苯妥英、青霉胺、长春新碱可诱发运动性神经病。②乙醇中毒。③有机农药和有机氯杀虫剂。④化学品,如二硫化碳、三氯乙烯、丙烯酰胺。⑤重金属(砷、铅、铊、汞、金和白金)。⑥白喉毒素等。

(4)传染性及肉芽肿性疾病:如艾滋病、麻风病、莱姆病、白喉和败血症等。

(5)血管炎性疾病:如结节性多动脉炎、系统性红斑狼疮、类风湿关节炎、硬皮病等。

(6)肿瘤性及副蛋白血症性疾病:如淋巴瘤、肺癌和多发性骨髓瘤等引起癌性远端轴索病、癌性感觉神经元病等,以及副肿瘤综合征、副蛋白血症和淀粉样变性等。

(7)遗传性疾病:①特发性疾病,如遗传性运动感觉神经病、遗传性感觉神经病、弗里德赖希共济失调、家族性淀粉样变性等。②代谢性疾病,如卟啉病、异染性脑白质营养不良、克拉伯病、无 β 脂蛋白血症和遗传性共济失调性多发神经病等。

(二)分类

Sedden 将周围神经病分为 3 类。

1.神经失用

神经失用为暂时的神经功能传导阻滞,通常多见于机械压迫、牵拉伤等,一般在 6 周内神经功能可以恢复。

2.轴索断裂

轴突在鞘内发生断裂,神经鞘膜保存完好,多见于严重的闭合性神经挤压伤,如肱骨干骨折所导致桡神经损伤。轴索断伤时,损伤部位远端神经的感觉、运动和自主神经功能全部丧失,并发生沃勒变性。由于神经膜保存完好,轴突再生时一般不会发生迷路,其神经功能恢复接近正常,但在神经被牵拉的部位,尤其臂丛,可能由于扭转力的关系,被扭转的神经出现结构瓦解,再生时出现轴索迷途,因而交叉支配会不可避免地发生。

3.神经断裂

神经断裂是指神经束或神经干的断裂,即除了轴索、髓鞘外,包括神经膜完全横断,必须经过神经缝合和/或神经移植,否则功能不能恢复。

二、临床表现

(一)活动能力障碍

周围神经疾病表现为弛缓性瘫痪、肌张力降低、肌肉萎缩、抽搐。日常生活、工作中某些功能性活动能力障碍,如臂丛神经损伤者,由于上肢运动障碍可不同程度地影响进食、个人卫生、家务活动及写字等手精细动作,坐骨神经损伤者可出现异常步态或行走困难。

(二)感觉异常

1.主观感觉异常

主观感觉异常是在没有任何外界刺激的情况下出现的感觉异常:①局部麻木、冷热感、潮湿感、震动感,以麻木感多见。②自发疼痛,有刺痛、跳痛、刀割痛、牵拉痛、灼痛、胀痛、触痛、撕裂痛、酸痛、钝痛等,同时伴有一些情感症状。③幻痛,周围神经损伤伴有肢体缺损或截肢者有时出现幻肢痛。

2.客观感觉丧失

感觉丧失,如深浅感觉、复合觉、实体觉丧失;感觉减退;感觉过敏,即感觉阈值降低,小刺激出现强反应,以痛觉过敏最多见,其次是温度觉过敏;感觉过度,少见;感觉倒错,如将热的误认为是冷的,也较少见。

（三）反射均减弱或消失

周围神经病损后，其所支配区域的深浅反射均减弱或消失。

（四）自主神经功能表现

（1）皮肤发红、皮温升高、潮湿、角化过度及脱皮等。

（2）有破坏性病损时皮肤发绀、冰凉、干燥无汗或少汗、菲薄，皮下组织轻度肿胀，指/趾甲粗糙变脆，毛发脱落，甚至发生营养性溃疡。

三、主要功能障碍

（一）运动障碍

迟缓性瘫痪、肌张力低、肌肉萎缩。

（二）感觉障碍

局部麻木、灼痛、刺痛、感觉过敏、实体感缺失等，包括：感觉缺失、感觉异常、疼痛。

（三）反射障碍

腱反射减弱或消失。

（四）自主神经功能障碍

局部皮肤光润、发红或发绀，无汗、少汗或多汗，指/趾甲粗糙、脆裂等。

四、康复评定

（一）运动功能的评定

（1）肌力评定：对耐力、速度、肌张力予以评价。

（2）关节活动范围测定：注意对昏迷患者可进行瘫痪试验、坠落试验。

（3）患肢周径的测量：观察畸形、肌肉萎缩、肿胀的程度及范围，必要时用尺测量或容积仪测量对比。

（4）运动功能恢复等级评定：由英国医学研究会提出，将神经损伤后的运动功能恢复情况分为六级，简单易行，是评定运动功能恢复最常用的方法。

（二）感觉功能评定

由于传入纤维受损，表现为痛觉、温度觉及本体感觉减退、过敏或异常。感觉功能的测定，除了常见的用棉花或大头针测定触觉、痛觉外，还可做温度觉试验，手指皮肤皱褶试验，皮肤定位觉、皮肤图形辨别觉、实体觉、运动觉和位置觉等。

（三）反射检查

患者常表现为反射改变，深反射、浅反射减弱或消失，早起偶有深反射亢进。反射检查时需患者充分合作，并进行双侧对比检查。常用反射有肱二头肌反射、肱三头肌反射、桡骨骨膜反射、膝反射、踝反射等。

（四）自主神经检查

自主神经功能障碍，血管扩张，汗腺分泌减少、增强或停止分泌，表现为皮肤潮红、皮温升高或降低、色泽苍白、指甲粗糙脆裂等。

（五）日常生活活动能力评定

周围神经病损后，会不同程度地出现日常生活活动能力困难。因此，日常生活活动能力评定对了解患者的能力、制订康复计划、评价治疗效果、安排重返家庭或就业都十分重要。

(六)电生理学评定

评定神经肌电图、直流-感应电检查,对周围神经病损做出客观、准确判断,指导康复并估计预后。常用方法如下。

1.直流-感应电测定

应用间断直流电和感应电刺激神经、肌肉,根据阈值的变化和肌肉收缩状况来判断神经肌肉的功能状态。

2.强度-时间曲线

强度-时间曲线是一种神经肌肉兴奋性的电诊断方法。通过时值测定和曲线描记判断肌肉为完全失神经支配及正常神经支配,并可反映神经有无再生。它可对神经损伤程度、恢复程度、损伤的部位、病因进行判断,对康复治疗有指导意义。

3.肌电图检查

肌电图检查对周围神经病损有重要的评定价值,可判断失神经的范围与程度,以及神经再生的情况。由于神经损伤后的变性、坏死需要经过一定时间,失神经表现伤后 3 周左右才出现,故最好在伤后 3 周进行肌电图检查。

4.神经传导速度的测定

神经传导速度的测定对周围神经病损是最为有用的。可以确定传导速度、动作电位幅度和末梢潜伏时,既可用于感觉神经,也可用于运动神经的功能评定,以及确定受损部位。

5.体感诱发电位检查

体感诱发电位是刺激从周围神经上行至脊髓、脑干和大脑皮质感觉区时在头皮记录电位,具有灵敏度高、对病变进行定量估计、对传导通路进行定位测定、重复性好等优点。对常规肌电图难以查出的病变,体感诱发电位可容易做出诊断,如周围神经靠近中枢部位的损伤、在重度神经病变和吻合神经的初期测定神经的传导速度等。

五、康复护理

(一)康复护理目标

1.早期目标

止痛、消肿,减少并发症,预防伤肢肌肉和关节的挛缩。

2.恢复期目标

促进神经再生,恢复肌力,增加关节活动度,促进感觉功能的恢复。对于不能完全恢复的肢体,使用支具,促进代偿,最大限度恢复其生活能力。

(二)康复护理措施

1.早期康复护理

保持功能位:应用矫形器,石膏托等,将受损肢体的关节保持在功能位。如垂腕时,将腕关节固定于背伸 20°~30°,垂足时,将踝关节固定于 90°。

2.指导日常生活活动能力训练

在进行肌力训练时,结合日常生活活动训练,如上肢练习洗脸、梳头、穿衣等训练;下肢练习踏自行车、踢球动作等。训练应逐渐增加强度和时间,以增强身体的灵活性和耐力。

3.心理康复护理

周围神经病损患者,往往伴有急躁、焦虑、抑郁、躁狂等心理问题,担心病损后不能恢复、就诊的经济负担、病损产生的家庭和工作等方面的问题。可采用医学教育、心理咨询、集体治疗、其他患者示范等方式来消除或减轻患者的心理障碍,使其发挥主观能动性,积极地进行康复治疗。

4.康复健康教育

对周围神经损伤的患者应做如下的康复健康教育。

(1)使患者和家属了解疾病的概况、病因、主要临床表现,以及各种功能障碍的状态和预后情况等。

(2)向患者及家属介绍康复治疗措施:包括正确的肢体功能位置、如何保持关节活动度、主要的物理治疗,以及感觉功能是如何促进和恢复的。

(3)感觉障碍的患者教育:对于感觉障碍的患者要关注夹板内皮肤的完整情况观察,以及关节活动度的范围等。

(4)注意保护,防止伤害:教会患者在日常生活活动中,注意保护肢体,防止再损伤。如患手接触热水壶、热锅时,应带厚手套,避免烫伤;外出或日常生活活动时,应避免他人碰撞患肢,必要时佩戴支具使患肢保持功能位。

(5)尽快适应生活:指导患者学会日常生活活动自理,患者肢体功能障碍较重者,应指导患者如何进行生活方式的改变,指导患者如何单手穿衣、进食等。

(6)向患者及家属讲解健康饮食的重要性:要多吃含高蛋白、高热量、高维生素食物,同时注意原发性疾病如高血压、糖尿病的控制情况。

(7)改善心理状态:指导患者减轻或解除因损伤带来的焦虑、忧虑、躁狂等。

(马玲俐)

第三节　脑　卒　中

脑卒中又称脑血管意外,由于急性脑血管破裂或闭塞,导致局部或全脑神经功能障碍所引起的神经功能缺损综合征,持续时间>24 小时或死亡。脑卒中后一周的患者 73%～86%有偏瘫,71%～77%有行动困难,47%不能独坐,75%左右不同程度地丧失劳动能力,40%重度致残。在我国,目前需要和正在进行康复的患者中,脑卒中患者占有相当大的比例。随着科学技术和医疗服务水平的不断提高,脑卒中的致死率呈现逐渐下降的趋势,同时,由于发病率的逐年增高,导致脑卒中的致残率亦呈现逐年增高的趋势,造成了大量的需要进行康复的残疾人。脑卒中的康复开展最早,也是目前研究最多的领域,早期康复介入已成为共识。

一、早期康复的意义

早期进行康复运动功能恢复,1 个月可提高 92.11%,2 个月可提高 56.67%,3 个月可提高 18.18%,3 个月后 96%手功能恢复可能性较小。

二、康复评定

(一)脑损伤严重程度的评定

1.格拉斯哥昏迷量表

格拉斯哥昏迷量表(glasgow coma scale,GCS)是根据睁眼情况(1～4 分)、肢体运动(1～

6 分)和语言表达(1~5 分)来判定患者脑损伤的严重程度。GCS≤8 分为重度脑损伤,呈昏迷状态;9~12 分为中度脑损伤;13~15 分为轻度脑损伤。

2.临床神经功能缺损程度评分标准

评分为 0~45 分,0~15 分为轻度神经功能缺损,16~30 分为中度神经功能缺损,31~45 分为重度神经功能缺损。

3.美国卫生研究院脑卒中评分表

美国卫生研究院脑卒中评分表是国际上使用频率最高的脑卒中评分量表,有 11 项检测内容,得分低说明神经功能损害程度轻,得分高说明程度重。

(二)运动功能的评定

脑卒中后运动功能障碍多表现为偏侧肢体瘫痪,是致残的重要原因。运动功能评估主要是对运动模式、肌张力、肌肉协调能力进行评估。

肢体的运动功能障碍按照脑卒中后各期(软瘫期、痉挛期、相对恢复和后遗症期)的状况,采用布伦斯特伦 6 阶段评估法,可以简单分为如下 6 期:①Ⅰ期,迟缓阶段;②Ⅱ期,出现痉挛和联合反应阶段;③Ⅲ期,连带运动达到高峰阶段;④Ⅳ期,异常运动模式阶段;⑤Ⅴ期,出现分离运动阶段;⑥Ⅵ期,正常运动状态。

(三)感觉功能评估

感觉功能评估包括浅感觉、深感觉和复合感觉。评估患者的痛温觉、触觉、运动觉、位置觉、实体觉和图形觉是否减退或丧失。脑卒中感觉功能评定的目的在于了解感觉障碍的程度和部位,指导患者正确选用辅助用具及避免在日常生活活动中发生伤害事故。

(四)平衡功能评定

1.三级平衡检测法

三级平衡检测法在临床经常使用。Ⅰ级平衡是指在静态下不借助外力,患者可以保持坐位或站立位平衡;Ⅱ级平衡是指在支撑面不动(坐位或站立位),身体某个或几个部位运动时可以保持平衡;Ⅲ级平衡是指患者在外力作用或外来干扰下仍可以保持坐位或站立平衡。

2.伯格平衡评定量表

伯格平衡评定量表是脑卒中康复临床与研究中最常用的量表,一共 14 项检测内容,包括:坐→站;无支撑站立;足着地,无支撑坐位;站→坐;床→椅转移;无支撑闭眼站立;双足并拢,无支撑站立;上肢向前伸;从地面拾物;转身向后看;转体 360°;用足交替踏台阶;双足前后位,无支撑站立;单腿站立。每项评分 0~4 分,满分 56 分,得分高表明平衡功能好,得分低表明平衡功能差。

(五)认知功能评估

评估患者对事物的注意、识别、记忆、理解和思维有无出现障碍。如:①意识障碍是对外界环境刺激缺乏反应的一种精神状态。根据临床表现可分为嗜睡、昏睡、浅昏迷、深昏迷 4 个程度。临床上通过患者的语音反应,对针刺的痛觉反射、瞳孔对光反射、吞咽反射、角膜反射等来判断意识障碍的程度。②智力障碍主要表现为定向力、计算力、观察力等思维能力的减退。③记忆障碍可表现为短期记忆障碍或长期记忆障碍。④失用症常见的有结构性失用、意念运动性失用、运动性失用和步行失用。⑤失认症可表现为视觉失认、听觉失认、触觉失认、躯体忽略和体像障碍。

(六)言语功能评估

评估患者的发音情况及各种语言形式的表达能力,包括说、听、读、写和手势表达。脑卒中患者常有以下言语障碍表现。①构音障碍:由于中枢神经系统损害引起言语运动控制障碍(无力、缓慢或不协调),主要表现为发音含糊不清,语调及速率、节奏异常,鼻音过重等言语听觉特性的改变。②失语症:由于大脑皮质与语言功能有关的区域受损害所致,是优势大脑半球损害的重要症状之一。常见的失语类型有运动型失语、感觉性失语、传导性失语、命名性失语、经皮质运动性失语、经皮质感觉性失语、完全性失语等。

(七)摄食和吞咽功能评估

1.临床评估

对患者吞咽障碍的描述:吞咽障碍发生的时间、频率,在吞咽过程发生的阶段,症状加重的因素(食物的性状,一口量等),吞咽时的伴随症状(梗阻感、咽喉痛、鼻腔、反流、误吸等)。

2.实验室评定

视频荧光造影检查:即吞钡试验,它可以精确地显示吞咽速度和误吸的存在,以了解吞咽过程中是否存在食物残留或误吸,并找出与误吸有关的潜在危险因素,帮助设计治疗饮食,确定安全进食体位。

3.咽部敏感试验

用柔软纤维导管中的空气流刺激喉上神经支配区的黏膜,根据感受到的气流压力来确定感觉障碍的阈值和程度。脑卒中患者咽部感觉障碍程度与误吸有关。

(八)日常生活活动能力评估

脑卒中患者由于运动功能、认知功能、感觉功能、言语功能等多种功能障碍并存,常导致衣、食、住、行、个人卫生等基本动作和技巧能力的下降或丧失。常采用改良巴塞尔指数或功能独立性评估法。

(九)心理评估

评估患者的心理状态、人际关系与环境适应能力,了解患者有无抑郁、焦虑、恐惧等心理障碍,评估患者的社会支持系统是否健全有效。

(十)社会活动参与能力评估

采用社会活动与参与量表评定。该量表分为理解与交流、身体移动、生活自理、与人相处、生活活动、社会参与6个方面,共30个问题,每个问题的功能障碍程度分为"无、轻、中、重、极重度",相应分值为1、2、3、4、5分。

三、康复治疗

(一)康复目标

采用一切有效的措施,预防脑卒中后可能发生的残疾和并发症(如压疮、坠积性肺炎或吸入性肺炎、泌尿系统感染、深静脉血栓形成等),改善受损的功能(如感觉、运动、语言、认知和心理等),提高患者的日常生活活动能力和适应社会生活的能力,即提高脑卒中患者的生活质量,重返家庭和工作岗位,最终成为独立的社会的人。

(二)康复治疗

脑卒中的康复应从急性期开始,只要不妨碍治疗,康复训练开始的越早,功能恢复的可能性越大,预后越好。一般认为康复治疗开始的时间应为患者生命体征稳定,神经病学症状不再发展后48小时可开始,应尽可能地减轻失用(包括健侧)。脑卒中康复治疗包括偏瘫肢体综合训练、平衡功能训练、手功能训练、言语功能训练、吞咽功能训练、作业治疗、物理治疗等。

(三)康复训练的原则

(1)选择合适的早期康复时机。

(2)康复治疗计划是建立在康复评定的基础上,由康复治疗小组共同制订,并在治疗方案实施过程中逐步加以修正和完善。

(3)康复治疗始终贯穿于脑卒中治疗的全过程,做到循序渐进。

(4)康复治疗要有患者的主动参与和家属的积极配合,并与日常生活和健康教育相结合。

(5)采用综合康复治疗,包括物理治疗、作业治疗、言语治疗、心理治疗、传统康复治疗和康复工程等方法。

(四)软瘫期的康复训练

软瘫期是指发病 1~3 周内(脑出血 2~3 周,脑梗死 1 周左右),患者意识清楚或有轻度意识障碍,生命体征平稳,但患肢肌力、肌张力均很低,腱反射也低。康复护理措施应早期介入,以不影响临床抢救、不造成病情恶化为前提。目的是预防并发症及继发性损害,同时为下一步功能训练做准备。一般每天 2 小时更换 1 次体位,保持抗痉挛体位,以预防压疮、肺部感染及痉挛模式的发生。

1.桥式运动

在床上进行翻身训练的同时,必须加强患侧伸髋屈膝肌的练习,这对避免患者今后行走时出现偏瘫步态十分重要。

(1)双侧桥式运动:帮助患者将两腿屈曲,双足在臀下平踏床面,让患者伸髋将臀抬离床面。如患髋外旋、外展不能支持,则帮助患者将患膝稳定。

(2)单侧桥式运动:当患者能完成双侧桥式运动后,可让患者伸展健腿,患腿完成屈膝、伸髋、抬臀的动作。

(3)动态桥式运动:为了获得下肢内收、外展的控制能力,患者仰卧屈膝,双足踏住床面,双膝平行并拢,健腿保持不动,患腿做交替的幅度较小的内收和外展动作,并学会控制动作的幅度和速度。然后患腿保持中立位,健腿做内收、外展练习。

2.被动活动

如病情较稳定,在病后第 3~4 天起,患肢所有的关节都应做全范围的关节被动活动,以防关节挛缩。每天 2~3 次,活动顺序从大关节到小关节循序渐进,缓慢进行,切忌粗暴,直到主动运动恢复。

(1)按摩:对患肢进行按摩可促进血液、淋巴回流,防止和减轻水肿,同时又是一种运动感觉刺激,有利于运动功能恢复。按摩要轻柔、缓慢、有节律地进行,不可用强刺激性手法。对肌张力高的肌群用安抚性质的推拿按摩,对肌张力低的肌群则予以摩擦和揉捏。

(2)主动活动:软瘫期的所有主动训练都是在床上进行的。主要原则是利用躯干肌的活动及各种手段,促使肩胛带和骨盆带的功能恢复。

(3)翻身训练:尽早使患者学会向两侧翻身,以免长期固定于一种姿势,出现继发压疮及肺部感染等并发症。①向健侧翻身:患者仰卧位,双手交叉,患侧拇指置于健侧拇指之上(博巴斯式握手),屈膝,健腿插入患腿下方。交叉的双手伸直举向上方,做左右侧方摆动,借助摆动的惯性,让双上肢和躯干一起翻向健侧。康复护理人员可协助或帮助其转动骨盆或肩胛。②向患侧翻身:患者仰卧位,双手呈博巴斯式握手,向上伸展上肢,健侧下肢屈曲。双上肢左右侧方摆动,当摆向患侧时,顺势将身体翻向患侧。

(五)痉挛期的康复训练

一般在软瘫期2~3周开始,肢体开始出现痉挛并逐渐加重。这是疾病发展的规律,一般持续3个月左右。此期的康复目标是通过抗痉挛的姿势体位来预防痉挛模式和控制异常的运动模式,促进分离运动的出现。

1.抗痉挛训练

大部分患者患侧上肢以屈肌痉挛占优势,下肢以伸肌痉挛占优势。表现为肩胛骨后缩,肩带下垂,肩内收、内旋,肘屈曲,前臂旋前,腕屈曲伴一定的尺侧偏,手指屈曲内收;骨盆旋后并上提,髋伸、内收、内旋,膝伸,足趾屈内翻。

(1)卧位抗痉挛训练:采用博巴斯式握手上举上肢,使患侧肩胛骨向前,患肘伸直。仰卧位时双腿屈曲,博巴斯式握手抱住双膝,将头抬起,前后摆动使下肢更加屈曲。此外,还可以进行桥式运动,也有利于抑制下肢伸肌痉挛。

(2)被动活动肩关节和肩胛带:患者仰卧,以博巴斯式握手用健手带动患手上举,伸直和加压患臂。可帮助上肢运动功能的恢复,也可预防肩痛和肩关节挛缩。

(3)下肢控制能力训练:卧床期间进行下肢训练可以改善下肢控制能力,为以后行走训练做准备。①髋、膝屈曲训练:患者仰卧位,护士用手握住其患足,使之背屈旋外,腿屈曲,并保持髋关节不外展、外旋。待对此动作阻力消失后再指导患者缓慢地伸展下肢,伸腿时应防止内收、内旋。在下肢完全伸展的过程中,患足始终不离开床面,保持屈膝而髋关节适度微屈。以后可将患肢摆放成屈髋、屈膝、足支撑在床上,并让患者保持这一体位。随着控制能力的改善,指导患者将患肢从健侧膝旁移开,并保持稳定。②踝背屈训练:当患者可以控制一定角度的屈膝动作后,以脚踏住支撑面,进行踝背屈训练。护士握住患者的踝部,自足跟向下加压,另一只手抬起脚趾使之背屈且保持足外翻位,当被动踝背屈抵抗逐渐消失后,要求患者主动保持该姿势。随后指导患者进行主动踝背屈练习。③下肢内收、外展控制训练:方法见动态桥式运动。

2.坐位及坐位平衡训练

尽早让患者坐起,能防止肺部感染、静脉血栓形成、压疮等并发症,开阔视野,减少不良情绪。

(1)坐位耐力训练:对部分长期卧床患者为避免其突然坐起引起直立性低血压,首先应进行坐位耐力训练。先从半坐位(约30°)开始,如患者能坚持30分钟并且无明显直立性低血压,则可逐渐增大角度(45°、60°、90°)、延长时间和增加次数。如患者能在90°坐位坐30分钟,则可进行从床边坐起训练。

(2)卧位到从床边坐起训练:患者先侧移至床边,将健腿插入患腿下,用健腿将患腿移于床边外,患膝自然屈曲。然后头向上抬,躯干向患侧旋转,健手横过身体,在患侧用手推床,把自己推至坐位,同时摆动健腿下床。必要时护士可以一手放在患者健侧肩部,另一手放于其臀部帮助坐起,注意千万不能拉患肩。

(六)恢复期康复训练

恢复期早期患侧肢体和躯干肌还没有足够的平衡能力,因此,坐起后常不能保持良好的稳定状态。帮助患者坐稳的关键是先进行坐位耐力训练。

1.平衡训练

平衡训练包括左右和前后平衡训练。静态平衡为一级平衡,自动动态平衡为二级平衡,他动动态平衡为三级平衡。

(1)坐位左右平衡训练:让患者取坐位,治疗师坐于其患侧,嘱其头部保持正直,将重心移向患侧,再逐渐将掌心移向健侧,反复进行。

（2）坐位前后平衡训练:患者在护士的协助下身体向前或后倾斜,然后慢慢恢复中立位,反复训练。静态平衡完成后,进行自动动态平衡训练,即要求患者的躯干能做前后、左右、上下各方向不同摆幅的摆动运动。最后进行他动动态平衡训练,即在他人一定的外力推动下仍能保持平衡。

（3）坐到站起平衡训练:指导患者双手交叉,让患者屈髋、身体前倾,重心移至双腿,然后做抬臀站起动作。患者负重能力加强后,可让患者独立做双手交叉、屈髋、身体前倾,然后自行站立。

（4）站立平衡训练:完成坐到站起动作后,可对患者依次进行扶站、平衡杠内站立、独自站立及单足交替站立的三级平衡训练。尤其做好迈步向前向后和向左向右的重心转移的平衡训练。

2.步行训练

学习平行杠内患腿向前迈步时,要求患者躯干伸直,用健手扶栏杆;重心移至健腿,膝关节轻度屈曲。护士扶住其骨盆,帮助患侧骨盆向前下方运动,防止患腿在迈步时外旋。当健腿向前迈步时,患者躯干伸直,健手扶栏杆,重心前移,护士站在患者侧后方,一手放置于患腿膝部,防止患者健腿迈步时膝关节突然屈曲及发生膝反张;另一手放置于患侧骨盆部,以防其后缩。健腿开始只迈至与患腿平齐位,随着患腿负重能力的提高,健腿可适当超过患腿。指导患者利用助行器和手杖等帮助练习。

3.上下楼梯训练

原则为上楼时健足先上,患足后上;下楼时患足先下,健足后下。上楼时,健足先放在上级台阶,伸直健腿,把患腿抬到同一台阶;下楼时,患足先下到下一级台阶,然后健足迈下到同一级台阶。在进行训练前应给予充分的说明和示范,以消除患者的恐惧感。步态逐渐稳定后,指导患者用双手扶楼梯栏杆独自上下楼梯。

4.上肢控制能力训练

上肢控制能力训练包括臂、肘、腕、手的训练。

（1）前臂的旋前、旋后训练:指导患者坐于桌前,用患手翻动桌上的扑克牌。亦可在任何体位让患者转动手中的一件小物件。

（2）肘的控制训练:重点在于再伸展动作上。患者仰卧,患臂上举,尽量伸直肘关节,然后缓慢屈肘,用手触摸自己的口、对侧耳和肩。

（3）腕指伸展训练:双手交叉,手掌朝前,手背朝胸,然后伸肘,举手过头,掌面向上,返回胸前,再向左、右各方向伸肘。

5.改善手功能训练

患手反复进行放开、抓物和取物品训练。纠正错误运动模式。

（1）作业性手功能训练:通过编织、绘画、陶瓷工艺、橡皮泥塑等训练两手协同操作能力。

（2）手的精细动作训练:通过打字、搭积木、拧螺丝、拾小钢珠等,以及进行与日常生活动作有关的训练,加强和提高患者手的综合能力。

（七）认知功能障碍的康复训练

认知功能障碍常常给患者的生活和治疗带来许多困难,所以认知训练对患者的全面康复起着极其重要的作用。训练要与患者的功能活动和解决实际问题的能力紧密配合。

认知行为干预根据认知过程影响情绪和行为的理论,通过认知和行为来改变患者不良认知和功能失调性态度。首先评估患者认知能力及其与自我放松技巧的关系,以及接受新事物的能力,鼓励患者练习自我活动技巧,增加成就感;模仿正面形象,自我校正错误行为,提高患者对现实的认知能力。

1.放松技巧

康复护理人员根据"代偿"和"升华"心理防御机制,进行符合患者心理的赞赏、鼓励和美好的语言劝导,巧妙转移患者的不良心境。教会其自我行为疗法,如转移注意力、想象、重构、自我鼓励、放松训练等减压技巧,有助于减轻患者抑郁程度。

2.音乐疗法

音乐疗法对脑卒中后抑郁患者有较好的疗效,其中感受式音乐疗法因其简便易行而常作为首选方法。通过欣赏旋律优美、节奏舒适的轻音乐可引起患者的注意和兴趣,达到心理上的自我调整。

四、康复护理

早期康复护理能够显著改善脑卒中患者的神经功能和日常生活活动能力,有利于提高患者生活质量。早期康复护理是脑卒中早期康复治疗的重要组成部分。早期康复是指脑卒中患者生命体征平稳、神经系统症状不再发展后即可开始康复治疗。只要不影响治疗,早期康复护理介入越早越好,早期康复护理可促进大脑的可塑性,调动脑组织内残余细胞发挥其代偿作用,促进损伤区域组织的重构和细胞的再生,有效地预防脑神经萎缩,从而使患者各种功能尽早恢复和改善,降低致残率。

(一)康复护理目标

(1)改善患侧肢体的运动、感觉功能,改善患者的平衡功能。最大限度发挥患者的残余功能。

(2)改善患者言语功能障碍,调整患者心态,建立有效沟通方式。

(3)预防潜在并发症及护理不良事件的发生。

(4)提高患者的日常生活活动能力,学习使用辅助器具,指导家庭生活自理。

(5)提高患者生活质量及社会参与的能力。

(6)实施教育学习的原则:强调残疾者和家属掌握康复知识及技能。

(二)康复护理措施

1.软瘫期抗痉挛体位的摆放

软瘫期抗痉挛体位的摆放是早期抗痉挛治疗的重要措施之一。抗痉挛体位能预防和减轻上肢屈肌、下肢伸肌的典型痉挛模式,是预防预后出现病理性运动模式思维方法之一。

(1)健侧卧位:患侧下肢髋、膝关节自然屈曲向前,放在身体前面另一枕上;健侧肢体自然放置。

(2)患侧卧位:患侧卧位可增加对患侧的知觉刺激输入,并使整个患侧被拉长,从而减少痉挛。

(3)仰卧位:该体位易引起压疮及增强异常反射活动,应尽量少用。

2.恢复期的康复护理

早期即可开始日常生活活动能力训练,通过持之以恒的日常生活活动能力训练,争取患者能自理生活,从而提高生活质量。训练内容包括进食方法、个人卫生、穿脱衣裤鞋袜、床椅转移、洗澡等。为完成日常生活活动能力训练,可选用一些适用的装置,如便于进食喂食的特殊器皿、改装的牙刷、各种形式的器具及便于穿脱的衣服。

3.后遗症期的康复护理

一般病程经过 1 年左右,患者经过治疗或未经积极康复,患者可能留有不同程度的后遗症,主要表现为肢体痉挛、关节挛缩变形、运动姿势异常等。此期康复护理目的是指导患者继续训练和利用残余功能,此外,训练患者使用健侧肢体代偿部分患侧的功能,同时指导家属尽可能改善患者的周围环境,以便于争取最大限度的生活自理。①进行维持功能的各项训练。②加强健侧的训练,以增强其代偿能力。③指导正确使用辅助器,如手杖、步行器、轮椅、支具,以补偿患者的功能。④改善步态训练,主要是加强站立平衡、屈膝和踝背屈训练,同时进一步完善下肢的负重能力,提高步行效率。⑤对家庭环境做必要的改造,如门槛和台阶改成斜坡,蹲式便器改成坐式便器,厕所、浴室、走廊加扶手等。

4.言语功能障碍的康复护理

语言为了交流沟通,发病后应尽早开始语言训练。患者虽然失语,但仍需与患者进行言语或非语言交流,通过交谈和观察,全面评价其语言障碍的程度,并列举语言功能恢复良好者进行实例宣教,同时还应注意心理疏导,增强其语言训练的信心。

5.摄食和吞咽功能障碍的康复护理

吞咽障碍是急性脑卒中常见的症状,患者可因舌和喉头等运动控制障碍导致吞咽障碍;患者引起误吸、误咽和窒息,甚至引起坠积性肺炎和呼吸困难等;也可因进食困难而引起营养物质摄入不足,水、电解质及酸碱平衡失调等,从而影响患者整体康复。

(1)吞咽障碍的患者首先应注意口腔卫生及全身状况的改善,膳食供给量可按体重计算出每天热量的需要给予平衡膳食,对于脱水及营养状态极差的患者,应给予静脉补液、营养支持。

(2)选择患者易接受的食物,磨烂的食物最容易吞咽,糊最不易吸入气管,稀液最易。故进食的顺序为,先磨烂的食物或糊→刹碎的食物或浓液→正常的食物和水,酸性或脂肪食物容易引起肺炎,清水不易引起肺炎,如用糊太久,则患者所得的水分过少可能脱水,所以有时也给清水。

(3)进食规则:进食时应采用半坐位或坐位;选择最佳食物黏稠度,限制食团大小,每次进食后,吞咽数次使食物通过咽部;通常禁饮纯液体饮料,饮水使用水杯或羹匙,不要用吸管;每次吞咽后轻咳数声;起初应是以黏稠的食物为主,黏稠的食物通常使用起来较安全,纯净的食物或口中变成流质的食物不会提供所需的刺激,以重新获得正常的口腔功能并且容易吸入。同时应给患者不同结构的食物和可咀嚼的食物。如果患者咀嚼困难,应将患者的下颌轻轻合上,有助于患者咀嚼。

(4)注意事项:①重视初步筛查及每次进食期间的观察,防止误吸特别是隐性误吸发生。②运用吞咽功能训练,保证患者安全进食,避免渗漏和误吸。③进食或摄食训练前后应认真清洁口腔,防止误吸。④团队协作精神可给患者以最好的照顾与护理。⑤进行吞咽功能训练时,患者的体位尤为重要。⑥对于脑卒中有吞咽障碍的患者,要尽早撤鼻饲,进行吞咽功能的训练。⑦重视心理康复护理。

6.心理和情感障碍的康复护理

心理和情感障碍产生的原因如下。

(1)对疾病的认识异常:患者往往在脑卒中早期表现出对疾病的否认和不理解,尤其是在患者有半身忽略障碍时,患者自觉四肢仍能活动,完全否认有偏瘫。在护理肢体障碍和半身忽略患者时,要不断给予言语信息,口头述说患侧是患者的一部分,同时以各种方式提醒患者,不能操之过急,以免使患者产生抑郁、失望等严重心理障碍。

（2）抑郁状态：脑卒中急性期过后，由于躯体残疾的挫折，对其后果的担心，不甘成为残疾者和依赖他人，工作和地位的丧失等都可造成患者的抑郁反应，表现为对异性兴趣减退、容易哭泣、经常责怪自己、感到孤独、前途无望等。对抑郁患者应利用各种方式促使患者倾诉及宣泄，具体的帮助患者解决实际问题，如争取家人探望、协调关系，多安排一些他们愿意做的事情，充分发挥他们的生活能力，如安排看电视、看报纸、听音乐等，摆脱疾病带来的困扰，帮助他们从心理上树立战胜疾病的信心。

（3）情感失控：由于感觉输入的异常和大部分皮质功能紊乱，伴有假性延髓性麻痹的脑卒中患者，情绪释放不受高级神经系统控制，造成患者情感失控，容易产生强制性哭笑。应在此基础上进行上述各种功能障碍的康复护理。

（4）心理康复护理：要鼓励患者积极治疗，对功能障碍要早期康复，防止误用综合征；还要教育患者认识到后遗症的康复是一个长期的过程，需进行维持性训练以防功能退步。对长期卧床的患者，要教会家属正确的护理方法，以防压疮、感染等并发症及失用综合征。

对于疾病早期表现出对疾病的不理解和否认的患者，在护理中应处处给予尊重和照顾，先将治疗的目的、意义、疗效和注意事项等告诉患者，并征求其意见，尊重和保护他们的自尊心，取得合作。使患者感受到在医院有安全感，有信心，避免使患者产生忧郁、失望等严重问题。

对性情急躁，情绪易波动的患者要积极的引导。这类患者情绪易受客观因素的影响，易产生波动、急躁，不利于控制病情。讲解脑血管病的发病机制，将哪些人易于发病、危险因子是什么、应如何预防等知识告诉患者，用科学的方法保护好自己的身体，引导其扩大自己的爱好面，陶冶情操，增添乐趣；消除心理压抑和急躁情绪，避免诱发本病的因素。

对于缺乏信心，疑虑重重的患者，应给予真诚的安慰和鼓励、这类患者对自己的病情缺乏了解，信心不足，又怕病后残疾无人照料，过度焦虑，破坏了心理平衡，使病情多次出现反复；通过康复健康教育，帮助患者认识和了解疾病发生、发展的因素，消除其紧张、焦虑情绪，运用医学知识，启发和指导其主动配合康复治疗。

对于抑郁型患者，应主动、热情地与他们接近，每天增加与患者的沟通时间。耐心地倾听他们讲述自己的生活挫折和精神创伤，并给予必要的安慰、开导和照顾，使患者感受到大家庭的温暖。

注意患者在不同时期的心理变化，有针对性地做好心理护理。偏瘫患者在发病初期由于偏瘫突然发生，坚持否认病情，情绪激动，急躁阶段康复的欲望极为强烈。对此期间的患者要给予安慰疏导，消除其急躁情绪，使其正视病情，积极配合训练。面对较长时间的康复治疗，肢体功能障碍仍未得到完全恢复，患者常感到悲观、失望、情绪低落，对预后缺乏信心，甚至不愿进行康复训练，对此期患者要因势利导，并让康复成功者现身说教，促使患者变悲观、失望为主观努力，树立战胜疾病的信心和勇气。

（三）常见并发症的康复护理

1.肩-手综合征

肩-手综合征多见于脑卒中发病后 1～2 个月内，偏瘫性肩痛是成年脑卒中患者最常见的并发症之一。表现为突然发生的手部肿痛，下垂时更明显，皮温增高，掌指关节、腕关节活动受限等症状。肩-手综合征应以预防为主，早发现，早治疗，特别是发病的前 3 个月内是治疗的最佳时期。

（1）预防措施：避免上肢手外伤（即使是小损伤）、疼痛、过度牵张、长时间垂悬，已有水肿者应尽量避免患手静脉输液。对严重的肩痛,应停止肩部和患侧上肢的运动治疗,并适当选用一些物理治疗。

(2)正确的肢体摆放:早期应保持正确的坐卧姿势,避免长时间手下垂。卧位时患肢抬高,坐位时把患侧上肢放在前面的小桌上或扶手椅的扶手上。在没有上述支撑物时,则应在患者双腿上放一枕头,将患侧上肢置于枕头上。

(3)患侧手水肿:护理人员可采用手指或末梢向心加压缠绕,用 1～2 mm 的长线,从远端到近端,先拇指,后其他四指,最后手掌、手背,直至腕关节上。此方法简单、安全、有效。

(4)冷疗:用湿润的毛巾包绕整个肩、肩胛和手指的掌面,每次 10～15 分钟,每天 2 次;也可以用 9.4～11.1 ℃ 的冷水浸泡患手 30 分钟,每天 1 次,有解痉、消肿的效果。

(5)主被动运动:加强患臂被动和主动运动,以免发生手的挛缩和功能丧失。早期在上肢上举的情况下进行适度的关节活动;在软瘫期,护理人员可对患者做无痛范围内的肩关节被动运动。

2.压疮

防止压疮或减少其加重,对压疮易发生部位积极采取以下措施:①让患者躺在气垫床上,同时保持床单干燥、无皱褶,避免擦伤皮肤。②保护骨头凸起部、脚跟、臀部等易发生压疮的部位,避免受压。③麻痹的一侧不要压在下面,经常更换体位。④对身体不能活动的老人,每 2 小时要变换体位,搬动时要把其身体完全抬起来。⑤早期进行下肢、足踝部被动运动,预防下肢深静脉血栓形成。过去对长期卧床的脑卒中患者,凡受压部位变红,都采用按摩方法来防止压疮的发生。近年来认为此法不可取,因软组织受压变化是正常的保护反应称反应性充血,由于氧供应不足引起。解除压力后即可在 30～40 分钟内褪色,不会使软组织损伤形成压疮,所以不需按摩。如果持续发红,则提示组织损失,此时按摩将致更严重的创伤。

3.失用综合征

失用综合征是在急性期时担心早期活动有危险而长期卧床,限制主动性活动的结果。限制活动使肌肉萎缩、骨质疏松、神经肌肉的反应性降低、心肺功能减退等,加之各种并发症的存在和反复,时间一久,形成严重的"失用状态"。应进行正确的康复护理和训练,尽早应用各种方法促进患侧肢体功能的恢复,利用健侧肢体带动患侧肢体进行自我康复训练,可防止或减缓健侧失用性肌萎缩的发生,还能促进患侧肢体康复。随着病情的改善,逐渐增大活动量,同时加强营养,可使肌萎缩逐渐减轻。

4.误用综合征

相当多的患者虽然认识到应该较早进行主动性训练,但由于缺乏正确的康复知识,一味地进行上肢的拉力、握力和下肢的直腿抬高训练,早早地架着患者下地"行走",或进行踏车训练下肢肌力,结果是加重了抗重力肌的痉挛,严重地影响了主动性运动向随意运动的发展,而使联合反应、共同运动、痉挛的运动模式强化和固定下来,于是形成了"误用状态",它是一种不正确的训练和护理所造成的医源性综合征。从脑卒中运动功能的恢复来看,康复训练应该循序渐进,以纠正错误的预防模式为主导。早期应以抗痉挛体位及抗痉挛模式进行康复护理和训练,促进分离运动(即支配能力)的恢复,而不是盲目进行肌力增强训练,才能早期预防误用综合征。

(四)护理不良事件的预防

1.跌倒的预防

进行跌倒的危险因素评估,提前与高危患者及其家属沟通。对意识不清、躁动不安的患者应使用约束带进行保护性约束,并向家属强调保护性约束的重要性。不可私自解开约束带,约束肢体应处于功能位,定时轮流松放。做好交接班,加强巡视,观察约束肢体的血液循环并记录。向患者及家属强调 24 小时留陪伴的重要性,强调患者不能单独活动和如厕。指导患者服用降压药、安眠药或感头晕时,应暂时卧床休息,避免下床活动致跌倒。改变体位动作应缓慢,告知患者穿防滑鞋,切勿打赤脚、穿硬底鞋,慎穿拖鞋。

2.环境安全

病房大小要考虑到轮椅活动的空间,不设门槛,地面防滑;病床应低于普通病床,并使用活动床栏,防止患者坠床;房间的布置应尽可能使患者能接受更多的刺激。床挡位置要便于使所有活动(如护理、医师查房、探视等)都发生在患侧;重视患侧功能恢复,床头柜、电视机等应安置在患侧。浴室应有洗澡凳,墙上安置扶手,淋浴旁安装单手拧毛巾器;便器以坐式为宜,坐便器周围或坐便器上有扶手以方便和保护患者。

3.走失的预防

对于意识障碍、认知功能障碍的患者要提前与家属做好沟通,强调 24 小时留陪伴的重要性,患者不能离开陪伴的视线。外出检查时应专人陪同,尽量避免到人员杂乱的地方,快去快回。

(五)康复健康教育

(1)教育患者主动参与康复训练,并持之以恒。

(2)积极配合治疗原发疾病,如高血压、糖尿病、高脂血症、心血管疾病等。

(3)指导患者有规律地生活,合理饮食,睡眠充足,适当运动,劳逸结合,保持大便通畅,鼓励患者日常生活活动自理。

(4)指导患者修身养性,保持情绪稳定,避免不良情绪的刺激。学会辨别和调节自身不良习惯,培养兴趣爱好,如下棋、写字、绘画、晨晚锻炼、打太极拳等,唤起他们对生活的乐趣。增强个体耐受、应付和摆脱紧张处境的能力,有助于整体水平的提高。

(5)争取获得有效的社会支持系统,包括家庭、朋友、同事、单位等社会支持。通过健康教育,使患者对疾病康复有进一步认识,增强康复治疗信心,调动患者及家属的积极性,使患者在良好的精神状态下积极、主动接受治疗,并指导患者将日常生活活动能力贯穿生活中,使替代护理转为自我护理,提高患者的运动功能。使患者最大限度地恢复生活自理能力,降低致残率和复发率,提高生活质量,最大限度地回归家庭,重返社会。

(马玲俐)

第四节 颅脑损伤

一、概述

颅脑损伤(traumatic brain injury,TBI)是指头颅部特别是脑受到外来暴力打击所造成的脑部损伤,可导致意识障碍、记忆缺失及神经功能障碍。由于颅脑损伤具有损伤部位的多发性、损伤的复杂性等特点,其康复不仅涉及肢体运动功能的康复,同时更多地涉及对记忆力、注意力、思维等高级中枢功能的康复,因此,更需要家庭成员了解和参与到患者的康复训练和护理中,使患者的功能得到最大限度的恢复。

和康复医疗的其他方面相比，脑外伤康复的发展相对滞后。在美国，脑外伤康复20世纪70年代进入有组织的阶段，其标志是脑外伤治疗与康复示范中心体系的建立。我国迄今为止尚未建立脑外伤的康复医疗体系，没有脑外伤康复专科医院，综合医院没有脑外伤康复的亚专科设置，跨学科合作团队和学科内团队工作模式尚未有效建立，因此脑外伤康复是康复医疗服务体系的一块短板。治疗体系还必须考虑特殊教育的要求、生活自理能力、职业训练和支持，以及家庭成员的支持等问题。脑外伤患者，特别是重型患者的自然病程可能相当长，甚至影响终身。脑外伤的康复期比其他获得性损伤和神经系统疾病的康复时间更长。因此，外伤治疗体系必须认识到康复治疗的长期性。要正确认识脑外伤的自然病程，在不同阶段采用个体化的康复治疗和服务措施，避免不必要和无效的治疗手段。

（一）流行病学

美国每年新增脑外伤患者5万人死亡，23万人住院治疗，8万人遗留长期残疾，存活的脑外伤残疾者总数达到530万人（2%总人口）。我国脑外伤发病率已超过100/10万人口，仅次于西方发达国家，重型脑外伤的病死率和致残率居高不下，总病死率高达30%～50%。大部分生存下来的颅脑外伤患者，常常遗留不同程度的神经功能障碍，如意识、运动、语言、认知等方面的障碍，给患者及其家庭带来痛苦和沉重的负担。因此，对颅脑损伤患者给予积极的康复训练和护理是十分必要的。

（二）病因

颅脑损伤是创伤中发病率仅次于四肢的常见损伤，其死亡率和致残率均居各类创伤首位。随着社会主义现代化的加速，城市人口更为密集，机动车辆急剧增加，导致交通事故发生频繁；施工规模扩大，房屋建筑向高层发展，使工伤事故增加；体育运动日趋普及，且竞技对抗程度剧烈，运动创伤也有所增多；此外，自然灾害等意外事故也频频发生，因而包括颅脑损伤在内的各种创伤发生率大幅度增加。为此，交通事故、工伤事故、高处坠落、失足跌倒、各种钝器对头部的打击是产生颅脑损伤的常见原因。

（三）临床分类

颅脑损伤可以分为闭合性伤和开放性伤两类。闭合性损伤时，头皮、颅骨和硬脑膜三者中至少有一项保持完整，脑组织与外界不沟通。如果头皮、颅骨和硬脑膜三者均有破损，颅腔与外界沟通，即为开放性损伤。脑组织不仅可因暴力的直接作用产生原发性损伤，如脑震荡、脑挫裂伤、原发性脑干损伤和弥漫性轴索损伤，还可在原发性损伤的基础上产生脑水肿、颅内血肿、脑移位和脑疝等继发性脑损伤，其症状和体征是在伤后逐步出现或加重，严重程度并不一定与原发性损伤的严重程度一致。脑损伤后所致的残疾种类繁多，如意识障碍、智能障碍、精神心理异常、运动障碍、感觉障碍、语言障碍，及视觉、听力和嗅觉障碍等。

二、临床表现

颅脑损伤患者可因损伤部位和伤情轻重不同而出现多种多样程度不同的神经功能障碍和精神异常，轻者如头痛、眩晕、失眠、烦躁、记忆力减退，重者如意识障碍、智能障碍、感觉障碍、言语障碍和精神心理异常。有些患者甚至长期昏迷不醒，或呈植物状态生存。颅脑损伤能引起的神经功能障碍和精神异常，有些可以逆转而暂时存在，通过适当治疗能获得不同程度的改善，甚至完全恢复；但有些则属不能逆转而长期存在，从而成为长久性障碍。有些患者由于伤后处理不当，如昏迷和瘫痪患者因未能重视合理体位、肢位的维持和及早进行活动，可导致关节肌肉萎缩挛缩和畸形而出现二次性损害。

颅脑损伤的临床表现是由受伤的轻重程度决定的,轻微颅脑损伤可仅有头皮血肿,严重的脑外伤的症状可出现以下表现。

(一)重度颅脑损伤的临床表现

(1)急性期损伤发生至1个月,中枢神经系统损伤后72小时就开始出现可塑性变化。头痛、恶心、呕吐,头痛呈持续性胀痛,呕吐一般为喷射性呕吐。

意识障碍:遗忘症,易疲劳与精神萎靡或行为冲动亦可出现谵妄状态。

生命体征改变:如血压、心率、呼吸、瞳孔大小等。自主神经功能失调,表现为心悸、血压波动、多汗、月经失调、性功能障碍等。

其他表现:如头晕、目眩、耳鸣、记忆力减退、注意力难以集中、智能减退、失眠等。

颅脑损伤恢复的早期阶段,患者可能表现出行为上的紊乱和心理-社会能力方面的功能低下,包括情绪不稳,攻击性行为、冲动和焦虑不安、定向力障碍、挫败感、否认和抑郁等。

(2)恢复期1～3个月为中枢神经系统自然恢复期,可塑性尤为明显。

急性期常见症状有所减轻,生命体征趋向稳定。同时既有局灶性症状,如偏瘫、失语等,又有全面性脑功能障碍,如昏迷、认知障碍等。

恢复期和慢性期的精神障碍则多伴有器质性损害的病理基础,如脑瘢痕、囊肿、脑膜粘连、弥漫性神经元退变等,表现为各种妄想、幻觉、人格改变和性格改变(如情绪不稳定、固执、易激惹、易冲动或淡漠、对周围事物缺乏兴趣等),亦可出现记忆衰退、语言含糊、语调缓慢、寡言或计算和判断能力减退等情况。

(3)后遗症期3个月以后。

脑外伤后综合征,仍然存在或者出现的一系列神经精神症状,患者表现为头昏、头痛、疲乏、睡眠障碍、记忆力下降、精力及工作能力的下降、心悸、多汗、性功能下降等。神经系统检查没有阳性的体征。

复杂多样的功能障碍,如运动障碍、言语障碍、感觉障碍、心理-社会行为障碍等。

长期制动导致的失用综合征,可涉及身体各大系统。

(4)可分为轻度、中度及重度(表14-1),急性重度颅脑损伤应尽早诊断,尽早干预。①轻度损伤者伤后昏迷在半小时以内,仅有短暂脑功能障碍而无器质性改变。②中度损伤者有脑器质性损伤,昏迷在12小时以内,可有偏瘫、失语等症状。③重度损伤者昏迷在12小时以上,神经系统阳性体征明显。④特重型损伤者可出现生命危险甚至死亡。

表14-1 颅脑损伤病情分度

分度标准	轻度	中度	重度
脑CT	正常	正常/异常	异常
意识丧失(LOC)	0～30分钟	>30分钟且<24小时	>24小时
意识/精神状态转换(AOC)	一瞬间到24小时内	>24小时,严重程度根据其他标准确定	
创伤后失忆症(PTA)	0～1天	>1天且<7天	>7天
格拉斯哥昏迷评分 (最好24小时内评分)	13～15分	9～12分	<9分

(5)并发症造成的继发性运动功能障碍传统观念认为重型颅脑损伤患者必须静卧或镇静制动,昏迷患者更是长期卧床不起。由于缺少活动,加之关节长期处于非功能位置,久而久之可发生关节活动度受限、关节强直、挛缩变形和肌肉软弱无力,从而产生包括运动功能障碍在内的一系列二次性损害,妨碍功能恢复,导致残疾或使残疾加重。

(二)癫痫

癫痫是颅脑损伤后常见的并发症。各种类型的颅脑损伤皆可导致癫痫发作,但开放性颅脑损伤后癫痫发生率明显高于闭合性颅脑损伤。闭合性颅脑损伤患者中有 1%～5%发生癫痫;而开放性颅脑损伤患者的癫痫发生率可高达 20%～50%。

三、主要功能障碍

颅脑损伤时大脑皮质常常受累,因而是导致认知功能障碍的重要原因,可出现意识改变、记忆力障碍、听力理解异常、失用症、失认症、忽略症、体象障碍、皮质盲、智能障碍等情况。昏迷是颅脑损伤后的常见症状之一。虽然总的说来颅脑损伤导致的昏迷持续时间多属短暂,但有些患者可以长期昏迷不醒,有些还可以演变为植物状态。

(1)运动障碍包括肢体瘫痪、共同运动、肌张力异常、共济障碍。

(2)感觉障碍包括浅感觉、深感觉障碍。

(3)言语障碍包括失语症和构音障碍。

(4)认知障碍包括意识障碍、智力障碍、记忆障碍、失认症、失用症等。

(5)心理和社会行为障碍包括抑郁心理、焦躁心理、情感障碍及行为障碍等。

(6)日常生活活动能力障碍。

(7)其他障碍如大小便障碍、自主神经功能障碍、面肌瘫痪、延髓麻痹、失用综合征、误用及过用综合征及其他脑神经功能障碍等。

四、康复评定

(一)脑损伤严重程度的评估

1974 年 Fennett 根据患者的睁眼(E)、语言表现(V)和肢体运动(M)3 个因素建立了一个判断意识状态的系统,即著名的格拉斯哥昏迷评分标准(Glasgow coma scale,GCS),用以判断患者的伤情,总分15 分,8 分以下为昏迷;3～5 分为特重型损伤;6～8 分为严重损伤;9～12 分为中度损伤;13～15 分为轻度损伤。

(二)运动功能评估

评定内容:肌力、肌张力、协调能力、平衡能力、步行能力等。评定方法:徒手肌力评定、Ashworth肌张力(痉挛)分级、指鼻试验和跟-膝-胫试验、定量平衡功能评定、步态分析等。

由于颅脑损伤后常发生广泛和多发性损伤,可出现瘫痪、共济失调、震颤等。其中瘫痪可累及所有肢体,初期多为软瘫,后期多为痉挛。肢体的运动功能常采用 Brunnstrom6 阶段评估法可以简单分为:Ⅰ期-迟缓阶段;Ⅱ期-出现痉挛和联合反应阶段;Ⅲ期-连带运动达到高峰阶段;Ⅳ期-异常运动模式阶段;Ⅴ期-出现分离运动阶段;Ⅵ期-正常运动阶段。

(三)脑神经功能评估

评估患者嗅神经、视神经、面神经、听神经等功能是否出现障碍,检查有无偏盲或全盲、有无眼球活动障碍、面神经瘫痪或听力障碍等。

(四)言语功能评估

失语和构音障碍的评估方法与脑卒中相同。颅脑损伤另有一种常见的言语障碍,即言语错乱,其特点为词汇和语法的运用基本正确,但时间、空间、人物定向障碍十分明显,不配合检查,且不能意识到自己的回答是否正确。

(五)认知功能评估

记忆障碍包括近记忆障碍和远记忆障碍。近记忆障碍可采用物品辨认-撤除-回忆法评估,远记忆障碍可采用 Wechsler 记忆评价试验。知觉障碍可采用 Rivermead 知觉评价表评估。

(六)情绪行为评估

颅脑损伤患者常见焦虑、抑郁、情绪不稳定、攻击性、神经过敏、呆傻等情绪障碍,亦可有冲动、幼稚、丧失自知力、类妄想狂、强迫观念等行为障碍,可做相关的评估。

(七)日常生活活动能力评定

日常生活活动能力(activities of daily living,ADL),MBI 指数,对进食、洗澡、修饰、穿衣、控制大小便、如厕、床椅转移、平地行走及上下楼梯 10 项日常生活活动的独立程度评定,满分100 分,>60 分有轻度功能障碍,能独立完成部分日常生活活动,需要部分帮助;60~41 分有中度功能障碍,需要极大的帮助方能完成日常生活活动;≤40 分有重度功能障碍,大部分日常生活活动能力不能完成,依赖明显。

五、康复治疗

(一)康复治疗措施

(1)建立相应的康复治疗组由护士、治疗师和医师共同组成。

(2)制订合理的康复计划根据病情和功能状况制订康复治疗计划并实施。

(3)心理康复尽快消除患者和家属的消极情绪,取得患者和家属高度配合。

(4)预防性康复皮肤保护、预防挛缩、鼓励活动。

(5)综合康复对移动、持物、自身照顾、认知、交流、社会适应、精神稳定、娱乐和就业等日常生活的需求牵涉到的基本方面进行指导和训练。

(6)早期介入、综合治疗、循序渐进、个别对待、持之以恒的康复治疗原则。

(二)康复治疗

功能锻炼、整体康复和重返社会是颅脑损伤康复治疗的三大主要任务。由于颅脑损伤的类型、并发症和后遗症较多,康复治疗具有复杂、繁重和需时较长等特点,因此,康复治疗必须贯穿整个颅脑损伤治疗的全过程。在早期就要注意加强康复护理,以减少并发症和后遗症,为今后的康复创造良好的条件;一旦出现精神障碍和肢体功能障碍,就必须及早而有针对性地制订出康复治疗计划。

(1)加强颅脑外伤初期的处理,尽早采取措施避免发生严重的脑缺血、缺氧,严密监测颅内压和血气值,以及时排除颅内血肿,控制脑水肿,降低颅内压,防止一切可能发生的并发症,使病情尽快趋于稳定,防止持续性植物状态的发生。

(2)及时给予促神经营养和代谢活化剂或苏醒剂,改善脑组织代谢,促进神经细胞功能恢复,可静脉输注三磷酸腺苷、辅酶 A、谷氨酸、核苷酸、吡拉西坦等。

(3)为改善脑血液供应和提高氧含量,行高压氧治疗,并维持营养支持;如果口服和鼻饲还不能达到基本营养要求,可行胃造瘘进食。为防止关节变形和肌肉萎缩,应有计划地摆放体位、良肢位处理、定期翻身、关节活动度训练、低中频电疗等物理因子治疗、矫形具治疗及推拿、按摩、针灸;预防感染、失水、便秘、尿潴留及压疮等并发症的发生。

(4)运动功能障碍的康复运动功能的训练一定要循序渐进,对肢体瘫痪的患者在康复早期即开始做关节的被动运动,以后应尽早协助患者下床活动,先借助平衡木练习站立、转身,后逐渐借助拐杖或助行器练习行走。

(5)言语障碍训练言语功能的训练,护理人员应仔细倾听,善于猜测询问,为患者提供诉说熟悉的人或事的机会,并鼓励家人多与患者交流。

(6)认知功能障碍训练包括以下几种。

记忆力训练:记忆是大脑对信息的接收、贮存及提取的过程,记忆恢复主要依赖于脑功能的恢复。训练原则为患者每次需要记住的内容要少,信息呈现的时间要长,两种信息出现的间隔时间亦要长些。可采用记忆训练课(姓名和面容记忆、单词记忆、地址和电话号码记忆、日常生活活动记忆等)和记忆代偿训练(日记本、时间表、地图、清单、标签等)。

PQRST 法:此方法为一系列记忆过程的英文字母缩写。P:先预习(preview)要记住的内容;Q:向自己提问(question)与内容有关的问题;R:为了回答问题而仔细阅读(read)资料;S:反复陈述(state)阅读过的资料;T:用回答问题的方式来检验(test)自己的记忆。

编故事法:把要记住的内容按照患者的习惯和爱好编成一个小故事,有助于记忆。也可以利用辅助物品来帮助记忆,如日记本、记事本,鼓励患者将家庭地址、常用电话号码等记录于上,并经常查阅。在训练过程中,康复护理人员应注意:建立固定的每天活动时间,让患者不间断地重复和练习;细声缓慢地向患者提问,耐心等候他们回答;训练从简单到复杂,从部分到全部;利用视、听、触、嗅和运动等多种感觉输入来配合训练;每次训练时间要短,回答正确要及时给予鼓励;多利用记忆辅助物帮助训练,如墙上悬挂时间表、用毛笔写的家属姓名,让患者携带记事本等。

注意力训练:注意力是指将精神集中于某种特殊刺激的能力。可采用平衡功能测评训练仪、猜测游戏、删除游戏、时间感训练等方式进行训练。

平衡功能测评训练仪:利用平衡功能训练仪加强认知注意力训练,通过监视屏向患者提供身体重心变化,利用视觉和听觉反馈信息来实现对身体重心的控制,训练项目中蕴含了注意、记忆、知觉等方面内容,患者通过前后左右方向上的重心摆动及主动调整注意力进行训练。在认知注意力训练中包含了五大注意基本特征的训练:注意维持、警觉、注意转移、注意分配、注意选择、注意广度。

猜测游戏:取一个玻璃球和两个透明玻璃杯,护士在患者的注视下将一杯扣在玻璃球上,让患者指出有球的杯子,反复进行无误后,改用不透明的杯子重复上述过程。

删除游戏:在纸上写一行大写的英文字母如 A、C、G、H、G、U、I,让患者指出指定的字母如C,成功删除之后改变字母的顺序再删除规定的字母,患者顺利完成后将字母写得小些或增加字母的行数及字数再进行删除。

时间感训练:要求患者按命令启动秒表,并于 10 秒时主动停止秒表,然后将时间逐步延长至1分钟,当误差小于1~2秒时,让患者不看表,用心算计算时间,以后逐渐延长时间,并一边与患者交谈一边让患者进行训练,要求患者尽量控制自己不因交谈而分散注意力。

感知力训练:感知力障碍主要表现为失认症(半侧空间失认、疾病失认、Gerstman 综合征、视失认、身体失认等)和失用症(结构失用、运动失用、穿衣失用、意念和意念运动性失用等)。可采用对患者进行各种物体的反复认识和使用训练、加强对患者的感觉输入等方式进行训练。

解决问题能力的训练:解决问题的能力涉及推理、分析、综合、比较、抽象、概括等多种认知过程的能力。简易的训练方法包括指出报纸中的信息、排列数字、物品分类等。

指出报纸中的信息:取一张当地的报纸,让患者浏览后,首先问关于报纸首页的信息,如报纸名称、日期、大标题等。回答正确后,请患者找出文娱专栏、体育专栏或商业广告的所在版面。回答无误后,再训练患者寻找特殊信息,如某个电视台的节目预告、气象预报结果、球队比赛得分等。

排列数字:给患者3张数字卡,让他由高到低按顺序排好,然后每次给他1张数字卡,让其根据数字的大小插进已排好的3张卡之间,正确无误后再增加给予数字卡的数量。在排列数字的同时,可询问患者有关数字的各种知识,如哪些是奇数、哪些是偶数、哪些互为倍数等。

物品分类:给患者一张列有30项物品名称的清单,要求患者按照物品的共性进行分类,如这些物品分属于家具、食物、衣服。如果患者有困难,可给予帮助。训练成功后,可增加分类的难度,如将食物细分为植物、动物、奶类、豆制品等。

六、康复护理

(一)康复护理目标

(1)稳定病情,并保留身体的整合能力;定期检查和定量评估患者的状态。

(2)实施各种相应的康复护理措施,调控其心理状态,发现即使极为轻微的进步也应当重视,以此鼓励患者,增强患者康复的信心。

(3)指导、督促功能训练,促进功能恢复,使其具有较好的独立生活能力。

(4)防治各种并发症,最大限度地降低死亡率、致残率,使患者少依赖或不依赖别人,提高日常生活活动能力,使患者具有较好功能的生命质量,重归家庭、社会。

(二)康复护理

指导患者进行全面康复,在功能评定的基础上,合理安排康复治疗计划,制订出切实可行的近期目标、中期目标和远期目标。既要选择适当的运动疗法进行反复训练,又必须进行认知、心理等其他康复训练,并且持之以恒。

1.预防性康复护理

(1)预防压疮:颅脑损伤患者的皮肤保护包括两个方面,一是预防压疮,应用特殊的病床诸如气垫床、水垫床等,定时翻身,保持床单清洁平整干燥,骨突出和易受压部位要垫以棉垫,一旦发现皮肤发红或发生压疮,应及时处理和治疗;二是避免因躁动不安引起的皮肤擦伤,必要时踝部可应用有良好衬垫的石膏夹板进行保护。

(2)预防挛缩:及早进行关节的主动和被动活动,并维持良好的肢位和体位。

(3)鼓励活动:颅脑损伤和其他神经疾病一样,不活动不仅使肌肉力量逐渐丧失,还导致心肺功能障碍。除加强身体的支持治疗外,更重要的是对患者进行适当刺激,鼓励其尽早参与自身照顾活动,如在床上翻身;及早下床坐到椅子上是增强肌力、恢复心肺功能、防止挛缩畸形和缓解皮肤压力等一系列重要康复措施的起始点。

(4)预防并发症的康复护理:早期功能训练,被动运动和按摩肢体,预防关节挛缩、肩-手综合征、肩关节半脱位、直立性低血压、深静脉血栓形成、肺部感染等并发症。

2.综合康复护理

(1)维持营养,保持水、电解质平衡,以增强体质。

（2）维持合理体位：头的位置不宜过低，以利于颅内静脉血回流。肢体置于功能位，尤其注意防止下肢屈曲挛缩和足下垂畸形。

（3）肢体被动活动和按摩：定时活动肢体各关节，在被动活动时，动作要轻柔，以防损伤关节和发生骨折，具体方法同脑血管意外后康复护理。

（4）患者的促醒：昏迷患者有计划的感觉刺激，每一次与患者的接触过程中直接对患者说话就是一种有益的刺激。在患者耳边放录音机以合适的音量放送其平时熟悉喜爱的音乐、戏曲。

（5）肢体功能康复护理：方法同脑血管意外后康复护理。

（6）日常生活练习：进行日常生活活动练习，以逐步达到生活自理的状态。

3.心理康复护理

颅脑损伤常因突然发生的意外所致，致残率高，患者从过去健康的身体，正常的工作、生活情况下，突然转变为肢体功能障碍，需要他人照顾，身体和心理方面面临了巨大的打击和压力，常表现出情绪低落、意志消沉、抑郁、悲观和焦虑，甚至会产生轻生的念头及其他异常的行为举止。尤其是情绪消极、行为障碍的患者，护理人员应多与其交谈，在情感上给予支持和同情，鼓励患者积极面对现实，树立信心，以积极的态度配合治疗，共同努力恢复和/或代偿其失去的功能，早日回归家庭和社会。对患者进行行为矫正疗法，通过不断地再学习，消除病态行为，建立健康行为，使患者能面对现实，学会放松，逐步消除恐惧、焦虑与抑郁。鼓励患者尽可能做力所能及的事情，逐步学会生活自理。

4.康复健康教育

（1）急性期：颅脑损伤是因外界暴力作用于头部而引起，由于发病突然，患者有不同程度的意识障碍，家属难以接受现状，表现为急躁、恐慌和不知所措。另外多数颅脑损伤患者均有不同程度的原发性昏迷，失去自我表达能力、接受能力，教育对象主要是家属。

内容：颅脑损伤疾病相关知识、病情观察合作要点、饮示指导、体位指导、气管切开护理指导、各种管道护理指导、康复训练指导、输液指导、用药指导及对可能出现并发症的预防和处理等。

（2）恢复期：教育家属及患者树立战胜疾病的信心：正确面对现实，积极配合康复训练，争取早日康复。

在训练过程中讲解相关训练技巧、方法：使其了解功能康复是一个缓慢渐进的过程，需要有足够的信心、耐心，使家属及患者主动协助医护人员对患者实施康复训练，提高患者的康复质量和生活质量。

对自我健康维护的指导：指导患者及家属掌握日常生活自理方面的护理技能，积极进行关节活动训练、言语训练、吞咽训练；学习生活自理，自己洗脸、刷牙、梳头、洗澡等。

指导合理营养：安排清淡、高蛋白、高热能、低脂肪易消化、富含维生素的膳食，提高患者的抵抗力，减少并发症，促进康复，缩短住院时间。

患者家属承担着对患者长期照顾的责任，其对相关知识的了解和掌握，直接影响患者的康复和生活质量。如患者后遗智障，根据患者家属在患者出院前对健康教育的需求，把家属纳入健康教育对象，提供他们最需要掌握和了解的相关消息。

七、社区家庭康复指导

颅脑损伤后，特别是中、重度颅脑损伤的患者，持续康复训练能提高中枢神经系统的可塑性，可较好地挖掘损伤的修复潜力，使损伤后各种后遗症的恢复率、存活率、生活质量均有明显的提高。同时要对家属开展康复健康教育,是家属了解康复程序督促、指导患者的康复。

出院前应对其进行全面评估,根据评估结果与家属共同制订康复计划。

(一)对回归家庭的指导

如情绪的稳定、排泄的通畅、足够的休息、营养及在家中训练时的安全发生情况时与医院联络的信号和方法等。

(二)指导家属掌握日常生活自理技能

如自我导尿、集尿器的清洁和消毒方式、皮肤的护理及检查方法、各种器具的操作程序和保管方法等。

(三)帮助患者和家属制订出自我健康维护的计划和要求

如预防疾病的复发、康复训练、ADL 训练的持续,定期到医院评定、复查等。

(四)指导患者出院后继续加强功能锻炼

患者出院后继续加强功能锻炼,增强体质,保持良好的心态,家属给予心理支持。鼓励患者参加有益的社会活动,树立积极的人生观,促进身心全面康复。

(五)告知康复训练过程艰苦而漫长

康复训练过程艰苦而漫长(一般 1~3 年),或终生伴随,需要有信心、耐心、恒心,应在康复医师指导下循序渐进,持之以恒。

(六)防止意外

训练过程中,要注意安全,防止意外损伤。对直立性低血压患者,应加腰围,增加腹压。亦可用弹力绷带包扎下肢,改善静脉回流,增加回心血量。

(七)定期随访

注意全身情况,如有并发症,尽早诊断和治疗,定期去医院复查。

(马玲俐)

第五节　脊　髓　损　伤

一、概述

脊髓损伤是由于各种致病因素引起脊髓结构和功能损害,造成损伤水平以下脊髓功能障碍,包括感觉和运动功能障碍,反射异常及大、小便失禁等相应的病理改变,也就是常见的四肢瘫(颈段脊髓损伤)、截瘫(胸、腰段脊髓损伤),是一种严重致残性损伤。脊髓损伤是一种引起患者生活方式变化的严重疾病,很多患者因此生活不能自理,需要有人照料,如护理不当,还会发生压疮、泌尿系统感染、呼吸系统感染等严重并发症。现代医学在脊髓损伤的药物治疗、手术治疗、康复治疗方面有重大进展。在脊柱脊髓损伤患者的诊治过程中,脊髓损伤康复就显得尤为重要,脊髓损伤康复能够使患者在尽可能短的时间内,用较少的治疗费用,得到最大限度的功能恢复,提高患者的生活质量,减轻家庭、社会负担,为患者回归社会奠定基础。

(一)病因

脊髓损伤的原因依时代及地区、国情或文化习惯的不同而异,过去以战伤、煤矿事故为多,近年来交通事故、工农业劳动灾害事故急剧增加,而运动外伤与日常生活中的损伤亦引起了人们的注意。概括如下:①外伤(交通事故、坠落、跌倒等),有时伴有脊柱骨折脱位,有时不伴有脊柱损伤而单纯脊髓损伤。②脊柱、脊髓发生的肿瘤及血管畸形。③分布到脊髓的血管阻塞。④脊髓的炎症。⑤脊髓被压迫,如韧带骨化、椎间盘突出、变形性退行性脊柱疾病等。⑥其他疾病,如先、后天畸形,脱髓性变性疾病,代谢性疾病,脊柱结核等。

(二)分类

1.按损伤的部位分类

(1)四肢瘫:指由于脊髓腔内脊髓神经组织的损伤造成颈段运动、感觉功能的损害和丧失。四肢瘫引起上肢、躯干、大腿及盆腔脏器的功能损害,不包括臂丛病变或椎管外周围神经的损伤。

(2)截瘫:指椎管内神经组织的损伤造成脊髓胸、腰或骶段的运动、感觉功能损害或丧失,其上肢功能完好,不包括腰骶丛病变或椎管外周围神经的损伤。

2.按损伤的程度分类

(1)不完全损伤:如果发现神经损伤平面以下包括最低位骶段保留部分感觉或运动功能,这种损伤为不完全损伤。骶部感觉包括肛门黏膜皮肤连接处和深部肛门的感觉,运动功能检查是用手指肛检确定肛门外括约肌的自主收缩。

(2)完全性损伤:指骶段感觉、运动功能完全消失。

二、临床表现

(一)运动障碍

运动障碍表现为肌力、肌张力、反射的改变。

1.肌力改变

肌力改变主要表现为脊髓损伤平面以下肌力减退或消失,造成自主运动功能障碍。颈段脊髓中央管周围神经组织的损伤导致的运动、感觉功能损伤和丧失称四肢瘫,表现为上肢、躯干、大腿及盆腔脏器的功能障碍。椎管内神经组织的损伤造成脊髓胸、腰或骶段的运动、感觉功能损害或丧失称截瘫,截瘫不涉及上肢功能。

2.肌张力改变

肌张力改变主要表现为脊髓损伤平面以下肌张力的增强或降低,影响运动功能。

3.反射功能的改变

反射功能的改变主要表现为脊髓损伤平面以下反射消失、减弱或亢进,出现病理反射。

(二)感觉障碍

感觉障碍主要表现为脊髓损伤平面以下感觉(痛温觉、触压觉及本体觉)的减退、消失或感觉异常。

1.不完全性损伤

感觉障碍呈不完全性丧失,病变范围和部位差异明显;损伤部位在前,表现为痛、温觉障碍;损伤部位在后,表现为触觉及本体觉障碍;损伤部位在一侧,表现为对侧浅感觉障碍、同侧触觉及深部感觉障碍。

2.完全性损伤

损伤平面以上可有痛觉过敏,损伤平面以下感觉完全丧失,包括肛门周围的黏膜感觉也丧失。

(三)括约肌功能障碍

括约肌功能障碍主要表现为膀胱括约肌和肛门括约肌功能障碍,如尿潴留、尿失禁和排便障碍。脊髓损伤早期膀胱无充盈感,呈无张力性神经源性膀胱,膀胱充盈过度时出现尿失禁。排便功能障碍是因结肠反射缺乏,肠蠕动减慢,导致排便困难,称神经源性大肠功能障碍。如排便反射破坏,发生大便失禁,称弛缓性大肠。

(四)自主神经功能障碍

自主神经功能障碍表现为排汗功能和血管运动功能障碍,出现高热及 Guttmann 征,张口呼吸,鼻黏膜血管扩张、水肿而发生鼻塞,心动过缓,直立性低血压,皮肤脱屑及水肿、指甲松脆和角化过度等。

(五)临床综合征

1.中央综合征

病变几乎只发生于颈段,尚存骶部感觉,上肢肌力减弱重于下肢。

2.布朗-塞卡综合征

病变造成较为明显的同侧本体感觉和运动的丧失,对侧的痛温觉丧失。

3.前柱综合征

病变造成不同程度的运动和痛温觉丧失,而本体感觉存在。

4.圆锥综合征

脊髓骶段的圆锥损伤和锥管内的腰神经根损伤,常可引起膀胱、肠道和下肢反射消失。

5.马尾综合征

椎管内的腰骶神经根损伤引起膀胱、肠道及下肢反射消失。

(六)临床并发症

呼吸系统并发症,深静脉血栓形成,疼痛,异位骨化,压疮,关节挛缩等。

三、主要功能障碍

(一)运动障碍

运动障碍表现为肌力、肌张力、反射的改变。

(二)感觉障碍

感觉障碍主要表现为脊髓损伤平面以下感觉(痛温觉、触压觉及本体觉)的减退、消失或感觉异常。

(三)括约肌功能障碍

括约肌功能障碍主要表现为膀胱括约肌和肛门括约肌功能障碍,如尿潴留、尿失禁和排便障碍。

(四)自主神经功能障碍

自主神经功能障碍表现为排汗功能和血管运动功能障碍。

(五)颈段脊髓损伤

四肢瘫,胸、腰段脊髓损伤——截瘫。

(六)日常生活活动能力障碍

严重影响生活质量。

四、康复评定

评定的内容：首先掌握患者的全身状态及心理状态，然后以各种方法判明患者的残疾程度，即残存的恢复能力，并判明妨碍恢复的因素，计算两者之差，即可正确判明其恢复潜力。把一个动作从各个角度分析，使脊髓损伤患者能够完成这些动作并进行训练。

(一)肌力测定

肌力测定通常使用：0级，不能动；1级，能动；2级，良；3级，优；4级，正常。5～6级分级采用徒手肌力检查法。

(二)关节活动度测定

不让关节活动，可使肌肉及肌腱短缩，关节周围软组织的柔软性减少或消失，导致关节挛缩，活动范围减少。关节活动范围受限将成为生活动作的极大障碍。使用关节活动度测定仪测定并记录。

(三)感觉测定

感觉评定用于确定感觉平面。大致分为浅部感觉测定、深部感觉测定和固有感觉测定等使用器械或徒手检查并记录。

(四)呼吸测定

脊髓损伤患者(特别是颈髓损伤患者)中，由于贮备肺活量低下而引起咳痰能力及耐久性低下，这对功能训练的内容或质量将产生较大的影响。对呼吸型和咳嗽的力量进行评定，对最大呼气及吸气时，胸廓扩张及肺活量进行测定。

(五)功能独立性测定

为了反映脊髓损伤对个体患者的影响，评估患者功能恢复的变化和通过治疗所取得的进步，必须要有一个标准的日常生活能力的测定，即功能独立性测定，包括评价入院时、住院中、出院时6个方面的内容、18个项目。每一项按完成情况评为7个等级，最高为7级，最低1级，最后计算功能独立性测定总分。功能独立性测定基本反映了患者的生活能力及需要借助依赖的程度，体现出脊髓损伤后主要的功能障碍在患者生活能力方面表现。

(六)平衡测定

脊髓损伤的完全麻痹区，因感觉消失，不能辨认位置。平衡测定，大致分为伸腿坐位评定和轮椅上评定。伸腿坐位的测定分为六个阶段来观察姿势保持能力，故主要评定保持时间的长短和徒手抵抗。

(七)其他评定和测定

反射的检查、痉挛的检查、制作支具及轮椅时的评定、住宅构造评定等。

(八)心理-社会状况评估

脊髓损伤患者因有不同程度的功能障碍，患者会产生严重的心理负担及社会压力，对疾病康复有直接影响。要评估患者及家属对疾病及康复的认知程度、心理状态、家庭及社会的支持程度。

五、康复护理

(一)急性期康复护理

此期第一目标是使受伤部位安静固定，同时还要防止压疮、尿路感染、呼吸系统疾病及关节挛缩等并发症;在此基础上在床边进行过渡到下一步离床期的功能训练。

1.抗痉挛体位的摆放

各种原因所致的肢体瘫痪性疾病的急性期,因生命体征不平稳、瘫痪肢体不能活动或肢体制动等原因,患者被迫卧床。此时,为了防止压疮,预防肢体挛缩,维持良好血液循环,应注意正确的肢体摆放位置,并每隔1～2小时翻身1次。四肢瘫的患者,肩关节应处于外展位,肘关节伸直,前臂外旋,腕背伸,拇指外展、背伸,手指微屈。如病情允许应定期俯卧位,伸展髋关节,踝关节保持垂直。

2.关节被动活动

指导对瘫痪肢体的关节每天应进行1～2次的被动运动,每次每个关节应至少活动20次,防止关节挛缩、畸形。

3.体位变换

脊髓损伤患者应根据病情变换体位,一般每2小时变换1次,变换前向患者或家属说明目的和要求,取得患者的理解和配合。体位变换时,仔细检查全身皮肤状态;有无局部压红、破溃,皮温情况,肢体血液循环情况,并按摩受压部位。对颈髓损伤患者应注意轴向翻身以维持脊柱的稳定性。

4.呼吸及排痰

颈脊髓损伤波及呼吸肌的患者,应协助并指导训练腹式呼吸运动及咳嗽、咳痰能力,预防肺感染,促进呼吸功能。

5.大、小便的处理

脊髓损伤后1～2周内多采用留置导尿管的方法,指导并教会家属定期开放尿管,一般每3～4小时开放1次,嘱患者做排尿动作,主动增加腹压或用手按压下腹部使尿液排出。应保证每天水摄入量在2 500～3 000 mL,预防泌尿系统感染,以后可根据病情采用间歇导尿法。便秘可用润滑剂、缓泻剂、灌肠等方法。

(二)恢复期康复护理

在恢复期康复护士应配合物理治疗师与作业治疗师监督、保护、辅导患者去实践已学习到的日常生活动作,不脱离整体训练计划,指导患者独立完成功能训练。

1.增强肌力,促进运动功能恢复指导

脊髓损伤患者为了应用轮椅、拐杖或自助器,在卧床或坐位时均要重视并协助患者进行肩带肌的训练、上肢支撑力训练及握力训练。肌力Ⅰ级时,给予辅助运动;肌力Ⅱ～Ⅲ级时,可进行较大范围的辅助运动、主动运动及器械性运动,肌力逐渐恢复,可逐步减小辅助力量,肌力达Ⅲ～Ⅳ级时,可进行抗阻力运动。

2.坐位训练的康复护理

病情重的患者可分为长坐位和端坐位训练,可在床上进行。应在康复治疗师的指导下协助患者完成坐位训练,包括坐位静态平衡训练,躯干向前、后、左、右及旋转活动时的动态平衡训练。在坐位平衡训练中,应逐步从睁眼状态过渡到闭眼状态下的平衡训练。

3.转移训练的康复护理

转移训练是日常生活及康复锻炼过程中,有目标、有质量、有意义的体位转换及身体移动。转移训练可增强患者回归社会的信心。主动转移可以提高独立生活的能力,减少患者对他人的依赖,但前提是要有足够的上肢肌力。脊髓损伤患者,尤以 T_{12}～L_1 节段水平损伤的患者需强化训练,争取达到非常熟练的程度,获得完全独立转移的能力,包括帮助转移和独立转移训练,是脊髓损伤患者必须掌握的技能。在协助患者进行转移训练前,康复护士应先演示、讲解,并协助患者完成训练。

(1)床-轮椅转移:由床上移动到轮椅或由轮椅移动到床。

(2)坐-站转移:从坐位转移到站立位。患者应该首先具备1或2级站立平衡能力才可以进行坐-站转移训练。要训练使用矫形器坐起站立,先用双手支撑椅子站起,膝关节向后伸,锁定膝关节,保持站立稳定。用膝踝足支具者,锁定膝关节后,可以开始步行。

(3)辅助转移:需要器械帮助,部分或全部需要他人帮助,才能够完成转移动作。①滑板:四肢瘫患者在上肢肌力不足以支撑躯体并挪动转移时,可以采用滑板(牢固的塑料板或木板)垫在臀下,从滑板上将躯体滑动到轮椅,或滑动到床上。②助力:患者如果上肢肘关节屈肌力3或4级,但手腕无力时不能通过滑板完成转移,则可以用手搂住辅助者的头颈或背部,身体前倾;辅助者头置于患者一侧腋下,两手托患者臀部,同时用双膝关节固定患者的两膝,使用腰部后倾的力量将患者臀部拉向自己的躯干,使患者的膝关节伸直并稳定,然后侧身将患者转移到床上,或从床转移到轮椅上。③转移训练的康复护理要点:做好解释工作,取得配合。训练时仅给予最小的辅助,并依次减少辅助量,最终使患者独立翻身。据患者的实际肌力和关节控制能力,选择适宜的转移方式。有脊柱内固定或骨折愈合不充分时,注意不要产生显著的脊柱扭转剪力。转移动作后注意身体下面的床垫和裤子等必须平整,避免造成局部压力过大而导致压疮。辅助转移操作者尽量采用缩短运动阻力臂、分解动作、鼓励患者参与等方式,减少对自己腰部的应力,减少发生肌肉、韧带和关节损伤。

4.站立训练的康复护理

病情较轻的患者经过早期坐位训练后,无直立性低血压等不良反应即可在康复治疗师指导下进行站立训练。训练时应注意协助患者保持脊柱的稳定性,协助佩戴腰围训练站立活动。患者站起立床,从倾斜20°开始,逐渐增加角度,约8周后达90°。

5.步行训练的康复护理

伤后3~5个月,已完成上述训练,或佩戴矫形器后进行。先在平行杠内站立,要协助患者训练,并注意保护患者安全;后在平行杠内行走训练。可采用迈至步、迈越步、四点步、二点步方法训练,平稳后移至杠外训练,用双拐来代替平行杠,方法相同,训练结束,可获得独立的站立和行走功能。

6.日常生活活动能力训练的康复护理

指导和协助患者床上活动、就餐、洗漱、更衣、排泄、移动、使用家庭用具等,训练前应协助患者排空大小便,如患者携带尿管、便器等,应在训练前协助患者妥善固定好。训练后,对患者整体情况进行观察,如有不适感及时与康复医师联系,调整训练内容。

(1)对于手不能抓握的患者,需要配合必要的助具,或进行食具改良来协助进食,如在餐饮具下面安装吸盘,以防止滑动,佩戴橡皮食具持物器等。

(2)对于手功能受限的患者,在刷牙、梳头时可用环套套在手上,将牙刷或梳子套在套内使用。

(3)拧毛巾时,可指导患者将毛巾中部套在水龙头上,然后将毛巾双端合拢,再将毛巾向一个方向转动,将水挤出。

(4)沐浴时应辅助患者借助长柄的海绵刷擦洗背部和远端肢体。

7.假肢、矫形器、辅助器具使用的康复护理

康复护士在物理治疗师与作业治疗师的指导下,熟悉并掌握其性能、使用方法和注意事项,监督、保护患者完成特定动作,发现问题及时纠正。

8.离床期康复护理训练指导

瘫痪者日常动作的基础是坐位,白天的所有活动都以这种姿势进行。轮椅是其新的腿和脚,同时也是保持这种坐位姿势的装置。已渡过急性期的患者应尽早重新获得坐位功能,争取身边动作的自立,并做好下一步回归社会的准备。

功能训练的要点:为了达到上述目标,在训练室进行集中训练回病房要进一步训练、练习。训练的主要目的是通过积极的残存肌肉的增强和关节活动范围的训练,以促进残存部位的活动。同时,使瘫痪部位的躯干和下肢获得适当的柔软性也很重要。在基本条件齐备之后,即可在轮椅或垫上开始各种动作的训练。

开始指导动作时,即使从安全管理方面着想,康复护士不应离开患者。

(1)起身动作训练指导:健康人能用腹肌和髋关节屈肌的力量立起上身。这些肌肉瘫痪的脊髓损伤者则利用上肢剩余肌肉的作用做些动作。最重要的肌肉是肩关节伸展、内旋及肘关节伸展与颈部屈曲的肌肉。躯干柔软性受损害时,此动作困难。

(2)坐位平衡训练指导:不仅在躯干肌瘫痪的高位胸髓损伤,就连低位胸髓、腰髓损伤,其保持坐位也不能说容易,这是髋关节周围肌肉麻痹的缘故。若上身的重心离开髋关节轴,则向前后方向倒下,故上肢的支持很必要。因此,坐位时为使上肢自由,必须练好将重心的位置正好保持在支持面上。

(3)用支撑动作移动身体训练指导:在保持坐位成功之后,下一个目标是移动身体。胸、腰髓损伤者移动动作的基本点是两手按在床上而抬起臀部的支撑动作。为了充分地做此动作,需加强肩胛骨下牵肌及肩关节屈曲肌等的力量。

9.回归社区家庭准备期康复指导

此时期患者能从床上自由地移坐到轮椅,身边动作可以自主,患者在医院内的动作随之增多。从这一期开始应积极地鼓励其外出和外宿。由于接触了社会环境,能使患者本人真正地感觉到今后需要做什么。在这个基础上,针对其回归社会的准备,应规定一些具体的目标。如患者年轻,或无重大阻碍因素,应能达到下列一些指标。

(1)应用性的轮椅操作训练指导:①每段为 $10\sim15$ cm 的升降;②$8\sim10$ m 的登坡能力;③抬高前轮达到平衡。

(2)应用性的转移动作训练指导:①轮椅与平常坐位处之间;②轮椅与汽车之间;③轮椅与床之间;④轮椅与轮椅之间。

(3)在轮椅上能持续做各种活动的耐久性训练指导:功能训练的要点为,应用性的转移动作及轮椅操作训练须在离床期后紧接着做面对面的指导。除此以外,在此时期以集体形式做活动性高的运动训练及室外步行训练。多种运动能使平衡能力和轮椅操作能力得到增强。此外,通过以回归社会为目标的室外步行训练,取得上肢肌力及持久力的提高。

(4)步行能力训练指导:颈髓损伤上肢残留部分功能者,只要无并发症,以轮椅为主的日常生活是能自立的。脊髓损伤者站立、步行有以下好处,即经常使用轮椅者易出现下肢挛缩、骨质疏松、下肢血液循环低下、挛缩致痉挛加重等。如能站立、步行、上下阶梯等则其受益甚大,能有稳定的站立,在社交场面上,对树立自己形象很有作用,其精神效果将是巨大的。对此应加强站立

及步行的康复训练。

通过上述集体活动,使其从过去的被动训练转变为由患者自身积极参加的训练。正是这种积极性才是回归社会的第一步。可以认为其心理上的巨大效果,更能超过功能上的训练效果。此外,在出院后继续进行运动活动的也有很多,这不但在保持体力上,而且在脊髓损伤者的生存质量方面的意义也是很大的。

10.患者及家属的康复健康教育

教育患者和家属/陪护并取得他们的合作,应作为一套完整的康复计划的一部分。康复过程的每一步都应同他们进行讨论并对每一项选择的原因做出解释,这能够让患者更深刻地理解损伤及其结局,从而在康复治疗中更好地配合,还有助于他们以积极的态度解决伤后必须面对的一系列问题。

(1)对家属康复教育:家属是患者的陪护者、监护者和重返社会的支持者,在患者的康复过程中起重要作用。对家属或陪护进行康复技能的健康教育,主要包括疾病的相关知识、康复训练项目、心理护理、日常活动的护理技巧等内容。家属也会在这场巨变中受创,因此在康复程序中家属扮演着至关重要的角色。康复护理应该教会家属/陪护:①如何进行关节活动度练习。②如何进行安全转移或辅助转移。③如何预防压疮及肺部疾病。④如何管理膀胱功能及预防尿路感染。⑤如何在日常生活动作训练中寻求辅助患者及训练患者之间的平衡。家属最初对患者的过度护理及保护是可以理解的。应该让家属/陪护知道患者现有的及能够重获的功能,应该让他们认识到,患者自己做的及尝试的动作越多,他的独立性就越强。积极的、现实的功能预测对患者日后的生活很重要。

(2)自我观察的教育:患者截瘫部位感觉障碍,出现问题不易发现,因此,应教会患者自我观察,以便及早发现,如压迫部位皮肤的颜色、尿道口是否清洁干燥、大小便外观是否正常、肌肉挛缩的程度是否加重等。

(3)皮肤护理教育:脊髓损伤由于卧床时间长,皮肤抵抗力有所减退,要教育患者及家属定时翻身,更换体位,按摩骨突处,保持床单清洁平整,预防压疮形成。做到勤翻身、勤观察、勤按摩、勤换洗。

(4)预防肺部并发症教育:为防止呼吸道分泌物淤积,引发肺部感染,教育患者要经常变换体位,翻身拍背,指导患者正确的胸腹式呼吸入有效的咳嗽排痰,痰液排出困难时,采用体位排痰法或进行雾化吸入。

(5)预防泌尿系统感染教育:留置尿管期间,指导家属每天清洗尿道口 2 次,每周换尿袋2 次,导尿管定时开放,尿管拔除后,训练排尿功能,教会患者自己做膀胱按摩,轻轻按压下腹部,协助排尿,同时鼓励患者多饮水,每天 2 000~2 500 mL。为提高患者的自我管理能力,减少尿路感染,提高患者的生活质量,对神经源性膀胱患者进行系统健康教育,教会间隙导尿方法。

(6)肠道的护理教育:指导家属给予患者高纤维素饮食,多食蔬菜、水果,在床上适当增加活动量,促进肠蠕动,指导患者进行顺结肠方向腹部按摩,定时排便,必要时使用缓泻剂,以防便秘或灌肠等确保肠道畅通。

(7)预防失用综合征教育:指导患者保持良好的体位,保持关节的功能位置,预防足下垂,教会患者及家属经常对肢体进行主动和被动活动,以保持关节活动度,防止关节变形、强直、肌肉萎缩;对没有瘫痪的上肢,可利用举哑铃、拉弹簧等方法,增强肌力训练。

(8)功能重建的教育:主要围绕功能锻炼和恢复自理能力两方面,指导下肢截瘫的患者在床上练习自己搬动下肢翻身,练习起坐及坐稳;坐位练习穿脱衣服、鞋子,双上肢撑起躯干;站立练习扶床站立,带支具站立站稳、行走,不带支具站立站稳,从轮椅与床上之间的活动,在轮椅上完成生活需要的动作,如洗漱、进食;截瘫者的练习主要锻炼捏与握的功能,练习捏住汤匙进食,增加力量握住更重的物品。

通过康复健康教育,教会一些生存、生活技能,尽量使其达到最大限度的自理,恢复患者的自尊、自信、自我价值感,为其以后的生存、生活奠定基础,尽快回归家庭、社会。

11.脊髓损伤患者心理康复护理

几乎所有的脊髓损伤的患者因伤残所造成的生活、工作和活动能力的障碍和丧失,产生悲观、焦虑、急躁或绝望情绪,疾病康复受到严重影响。对于脊髓损伤患者产生的各种心理问题,通常运用支持、认知和行为等心理学方法帮助患者尽早渡过心理的危险期,树立康复的信心,使他们顺利回归家庭和社会。同时,在心理康复护理和治疗过程中,还要针对脊髓损伤患者的病情和心理特点,注重心理康复策略。

(1)明确康复训练的价值和意义:帮助脊髓损伤患者正确认识康复训练的重要性,引导他们将注意力集中于康复训练,是患者康复的关键,同时也有利于患者心理能量的正确释放,缓解心理压力。一般情况下,对康复训练意义的评价要切合实际,既不能夸大康复训练的功效,给患者造成"只要积极训练就可以完全康复"的概念;也不能贬低康复训练的作用,认为康复训练无足轻重,有则练之,无则不练,这样会影响患者的康复进程和康复效果。

(2)重建患者的价值取向:残疾并不等于失去自由及一切,也不等于没有作为和价值。但是,患者由于受不合理认知观念的困扰,认为残疾等于失去了一切和做人的尊严,无法享受生活,不能参加工作,不能进行社会交往,家人、社会和朋友不会再接纳自己等。产生这些想法的原因是这部分患者的价值观存在偏差,对残疾本身带有偏见所致。所以,对这部分患者进行心理康复护理的一个主要任务就是重新建立患者的价值取向,正确认识残疾和残疾后的人生价值,树立正确的价值观,重新找回人生的幸福感,坦然面对残疾和未来。

(3)震惊阶段的心理康复护理:由于患者情感麻木,思维反应迟钝,所以周围人的关心和安慰,可以给患者积极的支持。合理运用心理防御机制,运用体贴性的语言,向患者正面解释脊髓损伤的知识。收集对患者恢复有利的信息,让他们相信脊髓损伤的恢复仍有希望,缓解患者对残疾的恐惧感,减轻其心理压力。同时,指导家属或朋友给患者更多的关心和照顾。

(4)否认阶段的心理康复护理:对处于否认期的患者,一切要顺其自然,不要操之过急,允许患者有一个适应、领悟的过程,逐渐接受残疾的现实。要认真倾听他们的想法,注意建立良好的医患关系。对有较强自制力又愿意接受帮助的患者,可在患者情绪较平静后,有计划、有策略地逐步向患者透露病情,使其在不知不觉中逐步接受自己的病情。有些不太愿意接受帮助的患者,则鼓励他们多接触病友,逐渐从周围病友、医护人员处了解病情。对于只相信药物治疗、手术治疗,甚至偏方、秘方,对康复治疗不了解、不接受的患者,可举一些错失康复治疗时机的典型病例,实事求是地宣传脊髓损伤的康复知识,使他们明白康复治疗的重要性,早日接受康复治疗。

(5)抑郁或焦虑反应阶段的心理康复护理:有研究认为截瘫患者有自杀意念。由于截瘫患者有自杀意念者大部分发生在抑郁期,所以预防自杀是抑郁期健康教育的重点,一些患者表面装得若无其事,其实可能对自杀已有准备,所以要求医护人员、家属、陪护密切注意患者的情绪变化,防止意外事件的发生。抑郁期患者一般都有自卑心理,无法正确评价自己的价值,对残疾生活过分悲观,所以要引导患者积极面对残疾的现实,让患者逐步明白,残疾并不等于残废,脊髓损伤只要坚持康复,可以重新回归家庭和社会,还可以用角色转换的方式,让患者自己思考,让他放弃轻生的念头。

(6)对抗独立阶段心理康复护理:该期患者的情况比较复杂,心理障碍的关键是与所处社会环境之间协调不当,在行为上表现为不适应,对治疗易产生抵触情绪。要对患者的行为表示同情和理解,不要一味指责。可以和患者将心比心进行交谈,劝患者认真思考一下,假如为了有依靠,自己什么也不动,也不参加康复训练,吃亏的最终是自己。利用社会支持系统共同做好心理康复。

(7)适应阶段心理康复护理:适应期最突出的心理障碍是患者面对新生活感到选择职业困难。多数患者已无法从事原来的工作,需要重新选择。因此求职咨询和职前培训已成为主要问题,治疗者应在这方面给患者提供信息,同时帮助他看到自己的潜能,扬长避短,努力适应环境。其次,患者残疾后多数在医院或家中长期治疗休息,很少接触社会,对重返社会心理压力较大,害怕旁人讽刺和嘲笑,所以在出院之前要帮助他们学习一些人际交往技巧,学会处理残疾生活可能遇到的一些特殊情况,指导他们处理好和家人的关系。

在实际康复过程中以上5个阶段的划分也不是绝对的,不是所有的患者都经过全部5个阶段,有的患者跨过某一阶段,直接进入另一个阶段,有些患者具有相连两个阶段的心理行为特点。进行心理康复护理一定要注意辨别患者的情绪变化,准确判断他们的心理特点,有的放矢,灵活掌握心理康复护理策略,只有这样才能给患者行之有效的帮助。

(马玲俐)

第六节 帕金森病

帕金森病又称震颤麻痹,是一种老年人常见的运动障碍疾病,以黑质多巴胺能神经元变性缺失和路易小体形成为病理特征,临床表现为静止性震颤、运动迟缓、肌强直和姿势步态异常等。65岁以上的老年人群患病率为1 000/10万,随年龄增高,男性多于女性。目前我国的帕金森病患者人数已超过200万。在鉴别诊断时需明确区分帕金森病、帕金森综合征、帕金森叠加综合征等疾病,在康复护理中它们具有相同的护理问题和干预措施。

一、康复评定

(一)主要功能障碍程度评定表

十个方面内容:①运动过缓;②震颤;③僵直;④姿势;⑤步态;⑥从椅子上起立;⑦用手写字;⑧言语;⑨面部表情;⑩日常生活活动能力。

帕金森病主要功能障碍程度评定表采用5级4分制评分,分值代表严重程度:0~2分,正常;3~10分,轻度功能障碍;11~20分,中度功能障碍;21~30分,重度功能障碍;31~40分,极重度功能障碍。

(二)辅助检查

(1)检测到脑脊液和尿中高香草酸含量。

(2)基因检测DNA印迹技术、聚合酶链反应、DNA序列分析。

（3）功能显像检测采用正电子发射体层成像或单光子发射计算机体层摄影与特定的放射性核素检测。

二、康复治疗

（一）药物治疗

药物治疗是主要的治疗手段，需要长期维持。药物治疗遵循的原则是从小剂量开始，缓慢递增，尽量以较小剂量取得较满意疗效。治疗方案个体化，根据患者年龄、病情等选药。

（二）外科治疗

目前常用的手术方法有苍白球、丘脑毁损术和深部脑刺激术。

（三）康复运动治疗

1.松弛和呼吸训练

"变得僵硬"是帕金森病患者心理紧张的主要原因，松弛和腹式呼吸训练有助于减轻症状。可先让患者宽衣，寻找安静的地方，放暗灯光，嘱患者身体处于尽可能舒服的体位，闭上眼睛，随后开始深而缓慢的呼吸，并将注意力集中在呼吸上。上腹部在吸气时鼓起，呼气时放松，经鼻吸气，用口呼气，训练5～15分钟。

2.平衡功能训练

坐位和站立位进行较慢的重心转移训练，提高患者机体的稳定性。患者身体站直，两足分开25～30 cm，向左、右、后移动重心取物，或坐位向前、左、右捡物，以训练患者的平衡功能。

3.步态训练

训练时患者身体站直，两眼向前看，起步时足尖要尽量抬高；先脚跟着地，再脚尖着地，跨步要慢而大，在行走时两上肢做前后摆动。同时进行上下楼梯训练。患者起步和过门槛时容易出现肢体的"僵冻状态"，要先将足跟着地，待全身直立，获得平衡后再开始步行；原地踏步几次可帮助冻结足融解。

4.关节及肢体功能训练

加强患者的肌肉伸展活动范围，牵引缩短或僵直的肌肉，增加关节功能稳定性。一天3～5次，每次15～30分钟，尽量保持关节的运动幅度。

5.手部精细动作训练

主要指导患者进行手的技巧性和四肢的精细性协调训练。将两手心放在桌面上，做手指分开和合并动作10～20次；同时左、右手做指屈伸动作及握掌和屈伸动作。

（四）日常生活功能训练

日常生活能力训练能促进随意、协调、分离的正常运动模式的建立，为整体功能恢复训练创造有利条件。主要训练手的功能和日常生活能力，如通过指导如何自行进食，穿脱衣服，处理个人卫生，自解大小便，完成入浴等，以加强上肢活动及上下肢配合训练，不断提高生活自理能力，提高生活质量。

（五）语言训练

50％的帕金森病患者有语言障碍，说话声音单调、低沉，有时口吃。训练包括音量、音调、发音和语速等内容。患者训练时心情应放松，闭目站立，发音应尽量拉长，并反复训练。平时积极参与人与人之间的语言交流。

三、康复护理

(一)日常康复护理

1.饮食护理

根据患者的年龄和活动量予以足够的热量并评估患者的营养状况,根据口味需要,提供营养丰富的食物,原则上以高维生素、低脂、适量优质蛋白、易消化饮食为宜。多吃谷类和蔬菜瓜果,以促进肠蠕动,防止便秘。

(1)钙是骨骼构成的重要元素,因此对于容易发生骨质疏松和骨折的老年帕金森病患者来讲,每天晚上睡前喝一杯牛奶或酸奶是补充身体钙质的极好方法。

(2)蚕豆中含天然的左旋多巴,在帕金森病患者的饮食中加入蚕豆,能使患者体内左旋多巴和卡比多巴复合的释放时间延长。

(3)限制蛋白质的摄入,每天摄入大约 50 g 的肉类,选择精瘦的畜肉、禽肉或鱼肉。一只鸡蛋所含的蛋白质相当于 25 g 精瘦肉类。为了使半天的药效更佳,也可尝试一天中只在晚餐安排蛋白质丰富食物。

(4)不吃肥肉、荤油和动物内脏,有助于防止由于饱和脂肪和胆固醇摄入过多给身体带来的不良影响。饮食中过高的脂肪也会延迟左旋多巴药物的吸收,影响药效。

(5)偶有呛咳者可在护士指导下正常进食;对于频繁发生呛咳者,应指导患者进食时取坐位或半坐卧位,头稍向前倾;对于卧床患者,进食时应抬高床头不低于 45°,以利于下咽,减少误吸。指导患者家属正确协助患者进食,当患者发生呛咳时应暂停进食,待呼吸完全平稳再喂食物;对频繁呛咳严重者应暂停进食,必要时予以鼻饲。

2.用药护理

对老年人给予明确用药指导是预防药物不良反应最有效的方法之一。遵医嘱及时调整药物剂量和用药时间,空腹用药效果比较好。如多巴丝肼应在餐前 30 分钟或餐后 45 分钟服用。告知患者的服药配伍禁忌,如单用左旋多巴时禁止与维生素 B$_6$ 同时服用。苯海索使老年患者易产生幻听、幻视等精神症状,以及便秘、尿潴留等,应及时发现药物不良反应。抗抑郁药,尤其是 5-羟色胺再摄取抑制剂,由于起效作用慢,应督促患者坚持按时、按量服用。

3.日常活动能力训练康复护理

室内光线要充足,地面要平坦。病房内尽可能减少障碍物,病床加用防护栏,以防坠床。嘱患者穿防滑拖鞋,卫生间要有扶手,以防跌倒。指导患者衣物尽可能选用按扣、拉链、自粘胶式以代替纽扣,以便于穿脱。裤子与鞋要合身,不能过于肥大,以免自己踩踏导致摔伤。起床或躺下时应扶床沿,动作缓慢进行,避免直立性低血压的发生。患者在外出活动或做检查时应有专人陪护。

4.语言功能训练康复护理

因肌肉协调能力异常,导致语言交流能力障碍。护士要多从营造良好语言氛围入手,让患者多说话、多交流、多阅读,沟通时给患者足够时间表达,训练中注意患者的发音力度、音量、语速频率,鼓励患者坚持连续不间断的训练,减缓病情发展。

5.二便护理

因老年人特点及治疗用药可能产生的不良反应,多数患者伴有不同程度的便秘。对便秘患者,应多摄取粗纤维食物、蔬菜、水果等,可多饮蜂蜜、麻油,以软化食物残渣。可配以效果好、不良反应小的内服及外用药物,如冲饮适量番泻叶、排便前外用开塞露等促进排便。小便困难者可按摩膀胱、听流水声刺激排尿,必要时可导尿,总之以效果最好、不良反应最小的能持久使用的方法,减少患者痛苦,维护其正常排二便的功能。

(二)运动功能训练康复护理

帕金森病患者在用药物治疗的同时配合正规、系统且有针对性的康复训练是一种既安全可靠又有明显疗效的方法。运动功能训练根据患者的震颤、肌强直、肢体运动减少、体位不稳的程度,尽量鼓励患者自行进食穿衣、锻炼和提高平衡协调能力的技巧,做力所能及的事情,减少依赖性,增强主动运动。随着病情发展,针对每个患者情况注意以下几个方面训练。

1.步态练习

肌肉持续的紧张度致患者肢体乏力,行走不自如,重心丧失,步态障碍。加强患者行走步伐的协调训练。①原地反复起立;②原地站立高抬腿踏步,下蹲练习;③双眼平视,合节拍地行走。患者如有碎步时,可穿摩擦力大的胶底鞋防滑倒。有前冲步时,避免穿坡跟鞋,尽量持手杖协助控制前冲,维持平衡等。

2.面部训练

鼓励患者做鼓腮、噘嘴、龇牙、伸舌、吹气等训练,以改善其面部表情和吞咽困难现象,协调发音,保持呼吸平稳顺畅。

3.基本动作及运动功能训练

(1)上、下肢的前屈、后伸、内旋、外展,起立下蹲。

(2)肩部内收、外展及扩胸运动,腰部的前屈,后仰,左、右侧弯及轻度旋转等。

(3)在有保护的前提下适当运动,进行一些简单的器械运动项目,有助于维持全身运动的协调。

4.功能锻炼注意事项

功能锻炼越早越好,要按照康复治疗方案执行;运动时间及运动量应因人而异,渐渐地增加运动强度;不宜采取剧烈活动,做到劳逸结合,从一项训练过渡到另一项训练应缓慢进行,避免"跳跃式"运动;运动时动作要轻柔、缓慢,注意安全,避免碰伤、摔伤等事故发生。后期患者没有自主运动能力时,可依靠家属帮助进行被动运动,以尽早恢复一定的自主运动。康复锻炼应循序渐进,以及时表扬、鼓励;康复效果不要急于求成,以免产生失望、抑郁心理。

(三)预防并发症

帕金森病是一种慢性进展性变性疾病,疾病晚期由于严重肌强直、全身僵硬终致卧床不起。本病本身并不危及生命,肺炎、骨折等各种并发症是常见死因。因此,做好基础护理工作,积极预防并发症不容忽视。①本病老年患者居多,免疫功能低下,对环境适应能力差。护理工作者应注意保持病室的整洁、通风,注意病室空调温度调节适度。天气变化时,嘱患者增减衣服,以免受凉、感冒,加重病情。②对于晚期的卧床患者,要按时翻身,做好皮肤护理,防止尿便浸渍和压疮的发生。③被动活动肢体,加强肌肉、关节按摩,对防止和延缓骨关节的并发症有意义。④翻身时,应注意有无皮肤压伤,并防止皮肤擦伤。⑤坠积性肺炎、泌尿系统感染是最常见的并发症,因此要定时给患者翻身、叩背,鼓励咳痰,预防肺部感染;鼓励患者多饮水,以稀释尿液,预防尿路感染。

(四)心理康复护理

患者虽然有运动功能障碍,但意识清楚,更需要他人的尊重、友爱,害怕受到歧视。抑郁在帕金森病患者中常见,约有 1/2 的患者受此困扰,部分患者以抑郁为首发症。患者对疾病会产生较大的心理压力,为自己躯体的康复、功能的恢复、病后给家庭造成的负担和社会生活能力等问题而担忧。在康复锻炼的同时,更应强化心理护理,解决患者的心理问题,只有身心结合的护理才能体现整体护理。早期心理护理配合康复训练,能提高患者的日常生活能力,减少患者对家庭和社会的依赖,减轻患者的心理负担,因而能使患者有足够的信心和勇气面对疾病带来的急性应激。

(1)收入院的患者:对收入院的患者在入院时即给予心理护理,向患者介绍医院环境,科室主要负责人、主管医师和护士,通过与患者交谈,收集患者的资料,了解患者的需要,对患者的心理状况做出评估,并使患者从陌生的环境中解脱出来,以良好的心境接受治疗。

(2)介绍:根据患者的心理状况,向患者及家属介绍发病的原因、治疗过程、治疗前景、服药注意事项。

(3)建立良好的护患关系:良好的护患关系是实施心理护理的基础,并能充分调动患者自身的积极性,提高自我认知能力,参与到自我护理中来,消除对疾病的过度注意和恐惧感。耐心倾听患者的叙述,诚恳、礼貌地对待患者。此时要充分理解患者的心理感受,允许患者情感的发泄和表现,给予适度的劝说和安慰。

(4)为患者营造一个温馨的治疗和心理环境:主动与患者交谈,谈话中注意非语言沟通的技巧,如抚摸、握手、点头,使患者感到亲切安全,心情放松。

(5)组织患者参加集体活动:安排病情稳定、康复成功的患者介绍成功经验,增强进一步治疗的信心;选择适合患者的读物,以改善其在治疗之余的心理状态。

(6)生活自理能力训练:患者肌强直好转、肌张力正常时,逐步训练其穿衣、如厕、进食等自理能力,鼓励患者完成力所能及的事情。满足患者自尊的心理需要,提高自信心。

(五)康复健康教育

(1)认识与配合:让患者对自己的病情有正确的认识,减缓病情进展,让患者充分认识到康复的作用。向患者和家属介绍主要的治疗措施及方法并取得配合。指导患者注意锻炼的强度,从小到大,循序渐进,持之以恒,并根据患者的体力进行调整。

(2)用药指导及饮食指导:指导患者按时按量正确服药,不可随意增量、减量、停药,戒烟忌酒,满足患者糖、蛋白质需要,少食动物脂肪,适量食用海鲜类食物,多食蔬菜、水果,多饮水保持大便通畅。

(3)避免精神紧张和过度劳累:树立正确的生活态度,以积极乐观的情绪对待生活。当患者出现对事物不感兴趣、自我评价过低、绝望感时,给予积极的关注和关爱,一起与患者分析出现的不适,指导患者重视自己的优点和成就,对所取得的点滴成绩给予肯定和鼓励。应协同家属一起做好患者的工作,讲解病情的发展、预后并使患者保持稳定的情绪,对疾病康复具有重要意义。

(4)睡眠指导:由于帕金森病患者常有自主神经功能性紊乱,并伴有不同程度的睡眠障碍。所以护士要协助患者及家属创造良好的睡眠环境及条件。首先建立比较规律的活动和休息时间表,避免睡前兴奋性运动、吸烟、进食油腻食物及含有咖啡因的饮品和药物。建议采用促进睡眠的措施,如睡前排尽大小便、睡前洗热水澡或泡脚、睡前喝适量热牛奶等。

(马玲俐)

第十五章

中 医 护 理

第一节　中医一般护理

中医一般护理涉及患者日常生活的各个方面,直接影响着疾病的治疗效果和预后,做好一般护理,在疾病的治疗和康复过程中有着重要的意义。一般护理包括病情观察、生活起居护理、情志护理、饮食调护、用药护理等方面。

一、病情观察

中医护理学的基本特点是整体观念和辨证施护。密切观察病情,收集有关病史、症状和体征,进行分析、综合,辨清疾病的原因、性质、部位及邪正关系,概括判断为某种性质的证;根据辨证的结果,才能确立相应的治疗和护理方法。

(一)内外详察

人体是一个有机的整体,在疾病状态下,局部的病变可以影响全身,精神的刺激可以导致气机的变化。在观察病情时,必须从整体上进行多方面的考察,对病情进行详细的询问及检查,广泛而详细地收集临床资料,才能为护理提供客观依据。这是一种从局部到整体、从现象到本质的辨证思维方法。

(二)四诊合参

望、闻、问、切四诊是中医收集病情资料的基本方法,每一种方法都各有特点,同时也存在一定的局限性。所以观察病情时必须四诊合参,才能对病证做出正确的判断,从而制订正确的护理措施。

(三)病证结合

"病"和"证"不是同一个概念。辨病是对疾病的认识,有利于从疾病的全过程和体征上认识疾病;辨证则是对疾病的进一步深化,重在从疾病当前的表现中明确病变的部位和性质。只有将二者有机结合,才能准确认识疾病的发展规律,为正确的护理指明方向。"病证结合"是中医临床的自然选择。

(四)甄别真假

由于病情的发展、病机的变化、邪正消长的差异、机体的表现不同或处于不同的发展阶段,护理时应密切观察病情变化,具体问题具体分析,运用不同的方法进行护理。一般情况下,疾病的临床表现与其本质属性是一致的,但有的疾病却出现某些和本质相矛盾,甚至相反的临床症状,即在证候上出现假象,临床护理时应细加甄别,勿犯虚虚实实之弊。

二、生活起居护理

生活起居护理是指针对患者的病情给予特殊的环境安排和生活照料。

(一)顺应自然

1.顺应四时

春、夏、秋、冬四季交替变化,人体的生理活动也会随之变化。春季阳气生发,应早起健身以舒发气机,吸取新鲜空气;但初春天气寒暖不一,应防止风寒侵袭,随时增减衣服。夏季阳气旺盛,应晚卧早起,保持心境平和;但由于暑湿较重,白天当避暑,夜晚不贪凉。秋天万物成熟,人体阳气逐渐内收,阴气渐长,应注意收敛精气;由于燥气较甚,昼夜温差悬殊,还要注意冷暖适宜,保养阴津。冬季阴寒极盛,阳气闭藏,应注意养精固阳,防寒保暖。

2.调适昼夜

人体的阳气随着昼夜晨昏的变化,呈现朝生夕衰的规律。患者机体阴阳失去平衡,自身调节能力随之减弱,对于昼夜晨昏的变化,也会出现较为敏感的反应,从而出现"昼安""夜甚"的现象。特别对一些危重的患者应加强夜间观察,防止出现意外的情况。

3.平衡阴阳

人体患病的根本原因,则是阴阳失去了平衡。因此,护理疾病,首要的是调理阴阳,应根据机体阴阳偏盛偏衰的具体情况去制订护理措施,从日常起居、生活习惯、居处环境等各方面贯彻平衡阴阳的思想,以使人体达到"阴平阳秘,精神乃治"的境地。

(二)适宜环境

1.病室环境

病室应安静、整洁、舒适,使患者身心愉快。如心脏疾病患者,常可因突闻巨响而引起心痛发作;失眠患者稍有声响就难以入眠或易醒等。因此,病室的陈设要简单、适用,保持地面、床、椅子等生活用品的清洁卫生;出入病室人员应做到"四轻",即说话轻、走路轻、关门轻、操作轻。

2.病室通风

保持空气清新是病室应有的基本条件之一,室内应经常通风。通风应根据季节和室内的空气状况,决定每天通风的次数和每次持续的时间,一般每天应通风1～2次,每次30分钟左右。通风时应注意勿使患者直接当风。

3.病室温度、湿度

病室温度一般以18～20 ℃为宜,阳虚和寒证患者多畏寒肢冷,室温宜稍高;阴虚及热证患者多燥热喜凉,室温可稍低。病室的相对湿度以50%～60%为宜。阴虚证和燥证患者,湿度可适当偏高;阴虚证和湿证患者,湿度宜偏低。

4.病室光线

一般病室要求光线充足,以使患者感到舒适愉快。但应根据病情不同宜适当调节,如感受风寒、风湿、阳虚及里寒证患者,室内光线宜充足;感受暑热之邪的热证、阴虚证、肝阳上亢、肝风内动的患者,室内光线宜稍暗;长期卧床的患者,床位尽量安排到靠近窗户的位置,以得到更多的阳光,有利于患者早期康复。

(三)生活规律

起居有常即日常生活有一定规律并合乎人体的生理功能活动。

1.作息合理

作息时间的制订应因时、因地、因人、因病情而不同。一般应遵循"春夏养阳,秋冬养阴"的原则。具体言之,春季宜晚睡早起,以应生发之气;夏季宜晚睡早起,以应长养之气;秋季宜早睡早起,以应收敛之气;冬季宜早睡晚起,以应潜藏之气。常言道"日出而作,日入而息",在护理患者时,要督促其按时起居,养成有规律的睡眠习惯。

2.睡眠充足

充足的休息和睡眠,可促进患者身体康复,每天睡眠时间一般不少于8小时,故有"服药千朝,不如独眠一宿"之说。睡眠时间过长会导致精神倦怠,气血郁滞;睡眠时间过短则易使正气耗伤。更要避免以夜作昼,阴阳颠倒。

3.劳逸适度

在病情允许的情况下,凡能下地活动的患者,每天都要保持适度的活动,以促进气血流畅,增强抵御外邪的能力,有利于机体功能的恢复。患者的活动要遵循相因、相宜的原则,根据不同的病证、病期、体质、个人爱好及客观环境等进行安排。活动场地以空气清新为好,应避免剧烈运动。

三、情志护理

七情六欲,人皆有之,情志活动属于人类正常生理现象,是机体对外界刺激和体内刺激的保护性反应,有益于身心健康。

情志护理是指在护理工作中,注意观察、了解患者的情志变化,观察其心理状态,减少或消除不良情绪的影响,使患者处于治疗中的最佳心理状态,以利于身体的康复。

(一)关心体贴

患者的情志状态和行为不同于正常人,常常会产生各种心理反应,如依赖性增强,猜疑心加重,主观感觉异常,情绪容易激动或不稳定,表现为寂寞、苦闷、忧愁、悲哀、焦虑等。护理人员应善于体察患者的疾苦,态度要和蔼,语言要亲切,动作要轻盈,衣着要整洁,使患者从思想上产生安全感,从而以乐观的情绪、良好的精神状态面对自己的病情,增强战胜疾病的信心。

(二)因人制宜

患者的体质有强弱之异,性格有刚柔之别,年龄有长幼之殊,性别有男女之分,同时家庭背景、生活阅历、文化程度、所从事的职业和所患疾病等都有不同,面对同样的情志刺激,会有不同的情绪反应。

1.体质差异

患者的体质有阴阳禀赋之不同,对情志刺激反应也各有不同,阳质多恼怒,阴质多忧愁;体质瘦弱之人,多郁而寡欢,而体质强悍之人,则感情易于暴发。

2.性格差异

一般而言,性格开朗乐观之人,心胸宽广,遇事心气平静而自安,故不易生病,病后也易于康复;性格抑郁之人,心胸狭窄,感情脆弱,情绪易于波动,易酿成疾病,病情缠绵。

3.年龄差异

儿童脏腑娇嫩,形气未充,易为惊、恐致病;成年人血气方刚,又处在各种复杂的环境中,易为怒、思致病;老年人,常有孤独感,易为忧郁、悲伤、思虑致病。

4.性格差异

男性属阳,以气为主,感情粗犷,刚强豪放,易为狂喜大怒而致病;女性属阴,以血为先,感情细腻而脆弱,一般比男性更易为情志所患,多易因忧郁、悲哀而致病。

(三)清静养神

七情六欲是人之常情,然喜、怒、忧、思、悲、恐、惊七情过激,均可引起人体气血紊乱,导致疾病的发生或加重。因此,精神调摄非常重要,要采取多种措施,保持患者情绪稳定,以及时提醒探视者不要给患者不必要的精神刺激,危重患者尽量谢绝探视。

(四)移情易性

针对不同患者,应分别施予不同的情志护理方法。如情志相胜法、以情制情法、发泄解郁法、移情疗法、暗示疗法、释疑疗法等,以消除患者对疾病的疑惑,解除或减轻患者的不良情绪,转移其对疾病的注意力,给予其合理的宣泄渠道,促进机体的康复。

(五)怡情畅志

保持乐观愉快的情绪能使人体气血调和,脏腑功能正常,有益于健康。对于患者而言,不管其病情如何,乐观的心情均可以促使病情的好转,所以,医护人员要从言语、行为等各个方面,给予患者全方位的关心,使其能保持乐观的情绪和愉悦的心情。

四、饮食调护

利用饮食调护配合治疗,是中医护理的一大特色。在疾病治疗过程中,饮食调护得当,可以缩短疗程,提高疗效,有的食物还具有直接治疗疾病的作用。

(一)饮食宜忌

一般来讲,患病期间宜食清淡、易消化、营养丰富的食品,忌食生冷、油腻、辛辣等食物;具体而言应根据患者的证型进行合理的饮食指导。如寒证患者宜食温热性食物,忌食寒凉和生冷之品;热证患者宜食寒凉及平性食物,忌食辛辣、温燥之品;虚证患者饮食宜清淡而营养,忌食滋腻、硬固之品;实证患者饮食宜疏利、消导,忌食补益之品。

(二)辨证施食

1.因人、因病施食

饮食调护应根据不同的年龄、体质、个性等方面的差异,分别予以不同的调摄。体胖者多痰湿,饮食宜清淡,宜多食健脾除湿、润肠通便的食物;体瘦者多阴虚内热,宜食滋阴生津的食物;妊娠期妇女,宜食性味甘平、甘凉的补益之品,即所谓"产前宜凉";哺乳期宜食富有营养、易消化、温补而不腻之物,即所谓"产后宜温";小儿身体娇嫩,为稚阴稚阳之体,宜食性味平和,易于消化,又能健脾开胃的食物,而且食物宜品种多样,粗细结合,荤素搭配;老年人脾胃功能虚弱,运化无力,气血容易亏损,宜食清淡、熟软之物。

2.因时、因地施食

由于春、夏、秋、冬四时气候的变化对人体的生理、病理有很大影响,因此,应当在不同的季节合理选择调配不同的饮食。如春季应适当食用辛温升散的食品;夏季应进食清淡、解暑、生津之品;秋季饮食应以滋阴润肺为主,可适当食用一些柔润食物,以益胃生津;冬季宜食用具有滋阴补阳作用且热量较高的食物,而且宜热饮热食,以保护阳气。此外,饮食调护还应注意地理位置的差异,如南北不仅温差较大,生活习惯也不相同,应灵活调配饮食。

(三)调配食物

1.荤素搭配

各种食物中所含的营养成分各有不同,只有做到食物的合理搭配,才能使人体得到均衡的营养,满足各种生理活动的需要。《素问·脏气法时论》中指出:"五谷为养,五果为助,五畜为益,五菜为充,气味合而服之,以补精益气",就说明了饮食护理和全面概括了谷类、肉类、蔬菜、果品等饮食物在体内补益精气的作用。

2.饮食调和

饮食调和包括五味调和、寒热调和。饮食是否调和,对于人的身体健康至关重要。

(1)谨和五味:五味调和是中国传统饮食的最高法则。《吕氏春秋》记载:"调合之事,必以甘、酸、苦、辛、咸。"五行学说认为五味与五脏有密切的关系,即酸入肝,苦入心,甘入脾,辛入肺,咸入肾。五脏可因饮食五味太过或不及而受到影响,五味调和适当,机体就会得到充分的营养;反之,如果长期偏食,就会引起机体阴阳平衡失调而导致疾病。如过食酸味的食物,可致肝木旺盛乘脾土,而见皮肉变皱、变厚、口唇肥厚等。另一方面饮食不当则会加重病情,如根据五行相克理论,肝病忌食辛味食物,否则会使肝气更盛,病必加剧。

(2)寒热调和:食物有寒热温凉之异,若过分偏嗜寒或热,会导致人体阴阳的失调,发生某些病变。如过食生冷、寒凉之物,可以损伤脾胃阳气,使寒湿内生,发生腹痛、泄泻等症;多食煎炸、温热之物,可以耗伤脾胃阴液,使肠胃积热,发生口渴、口臭、嘈杂易饥、便秘等症。因此,饮食须注意寒热调和,不可凭自己的喜恶而偏嗜。

(四)饮食有节

《黄帝内经》有"饮食有节,度百岁乃去",而"饮食自倍,脾胃乃伤"之记载。饮食有节包括定时和定量:定时是指进食要有相对固定的时间,有规律的定时进食,可以保证消化、吸收功能有节奏地进行,脾胃可协调配合,纳运正常。定量是指进食宜饥饱适中恰到好处,不可忍饥不食,更不可暴饮暴食。过饥则机体营养来源不足,无以保证营养供给,使机体逐渐衰弱,影响健康;过饱则会加重胃肠负担,使食物停滞于胃肠,不能及时消化,影响营养的吸收和输布。

(五)饮食卫生

新鲜清洁的食物,可以补充机体所需要的营养,而腐烂变质的食物易使人出现腹痛、泄泻、呕吐等中毒症状,严重者可出现昏迷或死亡。大部分食物需经过烹调加热后方可食用,其目的在于使食物更容易被机体消化吸收,同时,食物在加热过程中,通过清洁、消毒,可去除一些致病因素。

(六)饮食有方

1.进食宜缓

进食时应该从容和缓,细嚼慢咽,这样既有利于各种消化液的分泌,又能稳定情绪。

2.进食宜专致

进食时,应尽量将头脑中的各种琐事抛开,把注意力集中到饮食上来,这样有利于消化吸收。

3.进食宜乐

进食前后应保持良好的环境和愉快的心情。进食的环境宜宁静整洁,进食的气氛宜轻松愉快,进食时可适当配以轻松舒缓的音乐。

五、用药护理

药物治疗是中医治疗疾病最常用的手段,护理人员除了要具备中药的基本知识外,更要正确地掌握给药时间和用药方法。

(一)用药原则

1.遵医嘱用药

药物不同,剂型不同,用药的途径、方法和时间也各有不同,用药时应严格遵医嘱。

2.执行查对制度

用药时查对的内容包括患者姓名、住院号、病名、药物种类和剂型、给药途径、煎煮方法、给药时间及饮食宜忌等,对于药性峻烈甚至有毒的药物,尤其要加以注意。

3.正确安全用药

用药是否正确,不仅关系到药物疗效,还可能出现毒性反应。用药时要特别注意了解患者有无药物过敏史及配伍禁忌,用药后要密切观察患者的用药反应,一旦发现毒性反应,应立即停药,报告医师,配合抢救。

(二)药物的用法及护理

1.解表类药物的用药护理

服药时宜热服,服药后即加盖衣被休息,并啜热饮,以助药力。发汗应以遍身微汗为宜,即汗出邪去为度,不可发汗太过。汗出过多时,应及时用干毛巾或热毛巾擦干,注意避风寒。如果出现大汗不止,易致伤阴耗阳,应及时报告医师,采取相应措施。

2.泻下类药的用药护理

服用寒下剂,不能同时服用辛燥及滋补药;逐水剂有恶寒表证或正气虚者忌服;润下剂宜在饭前空腹或睡前服用;攻下剂苦寒、易伤胃气,应以邪去为度,得效即止,慎勿过剂。用药期间,应密切观察生命体征及病情变化,注意排泄物的色、量、质等,如果泻下太过,出现虚脱,应及时报告医师,配合抢救。

3.温里类药的用药护理

使用温里药时,要因人、因时、因地制宜。若素体火旺之人,或属阴虚失血之体,或夏天炎暑之季,或南方温热之域,剂量一般宜轻,且中病即止;若冬季气候寒冷或素体阳虚之人,剂量可适当增加。温中祛寒药适用于久病虚证,由于药力缓,见效时间长,应嘱咐患者坚持服药。温经散寒药适用于寒邪凝滞经脉之证,服药后,应注意保暖,尤以四肢及腹部切忌受凉。回阳救逆药适用于阳气衰微,阴寒内盛而致的四肢厥逆、阳气将亡之危证。

4.清热类药的用药护理

宜饭后服药,服药后应注意休息,调畅情志,以助药力顺达。清热类药多属苦寒,易伤阳气,故服药期间,应注意观察病情变化,热清邪除后宜停药,以免久服损伤脾胃。饮食宜清淡,忌食黏腻厚味之品。脾胃虚寒者及孕妇禁用或慎用。

5.消导类药的用药护理

消食剂不可与补益药及收敛药同服,以免降低药效。服药期间,观察大便次数和形状,若泻下如注或出现伤津脱液,应立即报告医师。服药期间,饮食宜清淡,勿过饱,鼓励适当运动,有助于脾的升清和胃的降浊。

6.补益类药的用药护理

补益药宜饭前空腹服用,以利药物吸收。服药期间,应注意观察精神、面色、体重等变化,随时增减药量。由于补益药见效缓慢,故应做好心理护理,鼓励患者坚持用药,同时要注意饮食调护,忌食白萝卜和纤维素含量多的食物。

7.化痰止咳平喘类药的用药护理

温肺化痰类药物大多有毒,服用剂量不可过大;祛痰药物系行消之品,宜饭后服用,中病即止;平喘药宜在哮喘发作前或发作时服用;治疗咽喉疾病宜少量多次频服,缓缓咽下。用药期间注意观察病情变化,指导患者进行适度的户外活动,呼吸新鲜空气,使肺气通达。忌食生冷、辛辣、肥腻及过咸、过甜等助湿生痰之品,严禁烟酒。

8.安神类药的用药护理

安神类药宜在睡前半小时服用,病室应保持安静,做好情志护理,尤其是睡前要消除紧张和激动的情绪。

(钟彬彬)

第二节　防治与护理原则

一、预防

中医学对疾病的预防非常重视,"治未病""防患于未然""圣人不治已病治未病,不治已乱治未乱",较为明确地反映了防重于治的思想。所谓治未病,包括未病先防和既病防变两方面的内容。

(一)未病先防

未病先防,就是在疾病未发生之前,采取各种措施来防止疾病的发生。疾病的发生,关系到邪正两个方面,正气不足是疾病发生的内在因素,邪气入侵是发病的重要条件。因此,未病先防就必须从增加人体正气和防止病邪侵害两方面入手。

1.养生

养生又称摄生,即通过各种方法来增强正气,预防疾病,延年益寿。

(1)调养情志:人的情绪变化与疾病的发生有着密切的关系。七情致病可使人体气机逆乱,气血失和,阴阳失调,脏腑功能紊乱。在疾病过程中,情绪波动也能使疾病恶化。因此,减少不良的精神刺激和过度的情志波动,保持乐观精神和愉快的心情,使气机调畅,气血平和,对防止疾病的发生有着十分积极的意义。

(2)坚持锻炼:经常锻炼身体,可以调畅气机,平衡阴阳,通行气血,疏通经络,协调精、气、神、血的相互关系,从而增强体质,减少或防止疾病的发生,以达到"正气存内,邪不可干",提高健康水平的目的。

(3)顺应自然:"人与天地相应"。人类生活在自然界中,与自然界息息相关。自然界的四时气候变化,必然会影响人体,使之发生相应的生理和病理反应。因此,必须根据自然界气候变化的不同,采取相应的措施,如冬天防寒保暖,夏天防暑降温等。顺应自然是预防疾病和养生所必须遵循的重要原则。

(4)注意饮食起居:饮食有节,起居有常,劳逸适度,生活规律,与人体的正气强弱有很大的关系。

(5)药物预防及人工免疫:我国早在16世纪中期就发明了水痘接种法以预防天花,成为世界医学"人工免疫法"的先驱。此外,还有用苍术、雄黄等烟熏来预防疾病等方法。近年来运用中药预防疾病的方法很多,如用贯众消毒饮用水,用板蓝根、大青叶等预防感冒,用大蒜预防肠道疾病,用茵陈、山栀预防肝炎等。

2.防止病邪侵害

病邪是导致疾病发生的重要原因。防止病邪侵害是指平时要讲究卫生,保护环境,防止空气、水源和食物的污染,注意气候的变化,提倡"虚邪贼风,避之有时",注意患者的消毒隔离,以避其传染等。

(二)既病防变

既病防变,主要指两点:一是早期治疗,二是防止疾病的发展与转变。

1.早期治疗

疾病初期,病情较轻,正气未衰,较易治愈,应积极治疗。如治疗不及时,病邪就会由表入里,疾病也会由轻而重。因此,既病之后,就应及早诊治。《素问·阴阳应象大论》指出:"故善治者治皮毛,其次治肌肤,其次治筋脉,其次治六腑,其次治五脏。治五脏者,死半生也。"说明了早期诊治的重要性。

2.控制传变

控制传变是指应根据不同疾病的传变途径与发展规律,先安未受邪之地,做好预防。外感热病多以六经或卫气营血传变,内伤杂病则多以脏腑五行生克乘侮规律和经络传变。掌握了疾病的传变规律,在治疗时就可以采取有效的措施,将疾病控制在早期阶段。

二、治疗与护理原则

治疗原则是在整体观念和辨证论治理论指导下制定的治疗疾病的最基本法则。治疗原则与治疗方法不同,治则是用以指导治法的总则,治法则是治则的具体化。因此,任何具体的治疗方法,都是在治疗原则的指导下产生,并从属于一定治疗原则的。

护理原则是中医学中"治疗原则"在护理方面的延伸。临床上,根据不同的护理原则提出相应的护理措施,护理原则与治疗原则是一致的。

治疗与护理原则有治病求本,扶正祛邪,相因制宜和调整阴阳四个方面。

(一)治病求本

治病求本,就是寻求并针对疾病的根本原因进行治疗,它是辨证论治的一个基本原则。临床运用治病求本这一法则时,必须正确遵循"治标与治本""正治与反治"及"病治异同"等原则,才能分清主次,正确处理原则性和灵活性的关系。

1.治标与治本

由于疾病变化的复杂性,标本与矛盾双方的主次关系往往在不停地运动变化,因而在治疗时就有先后缓急的区别。临床运用标本治则时须遵循"急则治其标""缓则治其本"和"标本同治"的原则。

(1)急则治其标:急则治其标是在"标"病危急的情况下如不及时治疗其标病,就会危及患者生命或影响对"本"病治疗所采取的一种暂时的治疗措施。急则治标的最终目的,是为了创造治本的条件,更好地治本。

(2)缓则治其本:缓则治其本是在病情不急的情况下,针对疾病本质进行治疗,是一般情况下的常规治疗原则。凡标病不急,均应治本,本既除,则标自愈。

（3）标本同治：标本同治是在标本俱重时，标本兼治的方法。

2.正治与反治

一般情况下，疾病发生发展的过程中现象和本质是一致的，但有时也出现一些假象，即现象与本质完全相反的表现，如真热假寒、真寒假热证等。因此，针对疾病的现象（包括假象）而言，就有正治与反治的区别。

（1）正治：正治又称"逆治"，是指在疾病临床表现的性质与疾病本质相一致（如寒证表现寒象）的情况下，逆其证候性质而治的一种治则。如对寒证见寒象，热证见热象，虚证见虚象，实证见实象的疾病分别采用"寒者热之""热者寒之""虚则补之""实则泻之"的治则，都属正治法，是临床常用的治疗法则。①寒者热之：是指寒证出现寒象，用温热药治疗。②热者寒之：是指热证出现热象，用寒凉药治疗。③虚则补之：是指虚证出现虚象，用补益法治疗。④实则泻之：是指实证出现实象，用攻逐法治疗。

（2）反治：又称"从治"，是指在疾病临床表现的性质与疾病本质不相一致的情况下，顺从疾病的假象而治的一种治则。所谓"从"，即是指采用的药物的性质与疾病临床表现性质相顺从，故又称"从治法"。从治法的具体应用，有"热因热用""寒因寒用""塞因塞用""通因通用"等。①寒因寒用：指用寒性药物治疗假寒症状的病证。适用于"真热假寒"证的治疗。②热因热用：指用热性药物治疗假热症状的病证。适用于"真寒假热"证的治疗。③塞因塞用：用补益的药物治疗闭塞不通的病证。适用于因虚而闭阻的"真虚假实"证的治疗。④通因通用：用通利的药物治疗有通泄症状之实证。

3.病治异同

病治异同包括"同病异治"与"异病同治"两个方面。

（1）同病异治：就是对同一种疾病发生发展过程中，由于病因、疾病所处阶段的不同所表现出的不同证候，采用不同的治法。

（2）异病同治：就是对不同疾病发生发展过程中，由于病机相同所表现出的相同证候，采取同样的方法进行治疗。

（二）扶正祛邪

疾病的演变过程，从邪正关系来说，是正气与邪气矛盾双方相互斗争的过程。邪正斗争的胜负，决定着疾病的转归和预后。邪正之间的盛衰，决定着疾病的虚实变化。"邪气盛则实，精气夺则虚"，邪胜则病进，正胜则病退。通过扶正祛邪，可以改变邪正双方的力量对比，使疾病向有利于痊愈的方向转化。所以扶正祛邪是临床治疗的一个重要法则。

扶正，即扶助正气，增强体质，提高机体抗病能力。扶正适用于正虚为主的病证，临床上可根据患者的具体情况，分别运用益气、养血、滋阴、壮阳等治法。

祛邪，即祛除邪气，使邪去正安。祛邪适用于邪实为主的病证，临床上可根据患者的具体情况，分别运用发汗、攻下、清热、散寒、消导等治法。

扶正与祛邪，两者相互为用，相辅相成。临床中必须全面分析正邪双方消长盛衰的情况，根据其在疾病中的地位，决定扶正与祛邪的主次和先后。或以单纯扶正为主，或以单纯祛邪为主，或扶正与祛邪兼用，或先扶正后祛邪，或先驱邪后扶正。总之，要机动灵活，辨证施治，做到"扶正不留邪，驱邪而不伤正"。

（三）相因制宜

相因制宜是指治疗和护理时，针对疾病发生发展的具体情况，因时、因地、因人制宜。

1.因时制宜

因时制宜是指根据不同的季节、气候特点,来决定治疗原则。气候的变化,对人体的生理和病理均有重要影响。

2.因地制宜

因地制宜是指根据不同的地理环境,来确定治疗原则。不同地区,不仅有不同的地理特点,而且其环境、气候、生活习俗、生活条件等也各不相同,因而人的生理活动和病理变化的特点也不尽相同。

3.因人制宜

因人制宜是指根据患者年龄、性别、体质、生活习惯等,来确定治疗原则。如老年人气机渐减,气血亏虚,治宜偏于补益,实证攻之宜慎;小儿生机旺盛,气血未充,脏腑娇嫩,易寒易热,易虚易实,病情变化较快,故治疗忌投峻攻,少用补益,药量宜轻;妇女用药当常虑其经、带、胎、产等情况,妊娠期者,禁用或慎用峻下、破血、滑利、走窜、有毒之品,产后则应考虑气血亏损及恶露情况。此外,肥人多痰,瘦人多火,均应于治疗时予以考虑。

(四)调整阴阳

疾病的发生,其本质是机体阴阳的相对平衡遭到破坏,出现阴阳偏盛偏衰的结果。因而,调整阴阳,补偏救弊,恢复阴阳的相对平衡,是治疗疾病的根本法则之一。

1.损其有余

损其有余即对阴或阳一方过盛、有余的病证,采用"实则泻之"的治疗法则。

2.补其不足

补其不足即对阴或阳一方偏衰、不足的病证,采用"虚则补之"的治疗法则。

但是,在阴阳偏盛偏衰的疾病过程中,一方的偏盛偏衰,亦可导致另一方的相对有余或不足。故在调整阴阳盛衰时,还应兼顾其另一方面,以免矫枉过正,造成新的失衡。

(钟彬彬)

第三节 辨证与护理

一、八纲辨证施护

八纲是指阴、阳、表、里、寒、热、虚、实八个辨证纲领。八纲辨证是根据四诊收集的资料,经过分析综合,以概括病变的类别、部位、性质及正邪盛衰等方面的情况,从而归纳为阴证、阳证、表证、里证、寒证、热证、虚证、实证八类基本证候。表里说明疾病的深浅,寒热说明疾病的性质,虚实说明疾病的正邪盛衰关系,阴阳说明疾病的类别。尽管疾病的临床表现错综复杂,基本上都可以用八纲来加以归纳,找出疾病的关键,把握要领,从而确立护治原则。

(一)表里辨证与护理

表里是辨别病变部位深浅和病情轻重的两纲。一般地说,皮毛、肌肤和浅表经络属表;脏腑、血脉、骨髓及体内经络属里。表证即病在肌表,病位浅而病情轻;里证即病在脏腑,病位深而病情重。在外感疾病治护中,表邪入里为病进,里邪出表为病退。

1.表证

表证是病位浅邪在肌肤的证候。一般为六淫外邪从皮毛、口鼻侵入机体后,邪留肌表,出现正气拒邪的一系列症状,多为外感病初起阶段。表证又分为表寒、表热、表虚、表实等证。

(1)临床表现:发热,恶寒(或恶风),头痛,舌苔薄白,脉浮,常兼见四肢关节及全身肌肉酸痛,鼻塞流涕,咳嗽等。

(2)护治原则:辛散解表。

(3)护理措施:①解表发汗药多属辛散之品,不宜久煎和武火急煎,煮沸后10~15分钟即可。药宜温服,服药后覆被静卧,可饮适量热粥以发汗。服药后应观察汗出情况,以微微汗出为宜。②保持病室安静,室内空气清新,温度适宜。忌寒凉闭汗或汗出当风,注意随气候变化及时增减衣物,汗湿衣物及时更换。③宜食清淡、易消化食物,忌肥甘油腻生冷之物。

2.里证

里证是病位深于内(脏腑、气血、骨髓等)的证候。里证的临床表现是复杂的,凡非表证的一切证候皆属里证,即所谓"非表即里"。外感病中的里证还需结合病因辨证、卫气营血辨证,而内伤杂病中,则以脏腑辨证为主。里证要辨别里寒、里热、里虚、里实。

(1)临床表现:范围广,临床表现多种多样;其证候常表现为壮热不恶寒,或但寒不热,烦躁谵妄,腹痛,便秘或腹泻,呕吐,便短赤,舌红、苔黄或白厚腻,脉沉等。

(2)护治原则:和里。即可根据寒热虚实等具体病证的不同,分别选方用药。

(3)护理措施:①根据寒热虚实等具体病证的不同,选方用药和制订护理措施。寒证用热药宜热服,热证用寒药宜凉服,虚证用补药宜饭前服用。②保持病室安静整洁,室内空气流通。随病情的不同及气候变化增减衣物,注意休息。③根据不同的病证给予不同的饮食护理。如里寒证宜用温热之剂,注意保暖,以防风寒侵袭,进温补类膳食,忌食生冷寒凉之物;里热证宜用清热之剂,注意通风降温,可使用物理降温法,进清补类膳食,可多饮清凉饮料。④里证病程较长,容易使患者产生烦躁情绪,护理中要注意情志调护,使患者安心休息,静心养病。

(二)寒热辨证与护理

寒热是辨别疾病性质的两纲,是用以概括机体阴阳盛衰的两类证候,一般地说,寒证是机体阳气不足或感受寒邪所表现的证候,热证是机体阳气偏盛或感受热邪所表现的证候。所谓"阳盛则热,阴盛则寒""阳虚则寒,阴虚则热"。

1.寒证

寒证是感受阴寒之邪(如寒邪、湿邪)或阳虚阴盛、脏腑阳气虚弱、功能活动衰减或抑制所表现的证候。

(1)临床表现:恶寒或畏寒喜暖,口淡不渴或喜热饮,面色苍白,咳嗽痰白,肢冷蜷卧,腹痛喜暖,溲清便溏,舌淡苔白而滑润,脉迟。

(2)护治原则:温中散寒。

(3)护理措施:①温里药多为辛热峻燥之品,故阴虚内热者忌用;药物应温服,若遇寒极拒药时,可加反佐之品以引药下行。实寒证以温里散寒,温经通络药物为主,可适当配合局部热敷。虚寒证以温补散寒药物为主,如姜、蔻之类。②病室宜向阳、通风、安静,室温适当增高。尤其注意防寒保暖。③采用温补膳食,如姜、葱、蒜、胡椒等,忌食生冷之品。

2.热证

热证指感受火热阳邪,或阳热亢盛,或阴虚阳亢所表现的功能活动亢进的证候。

(1)临床表现:发热,不恶寒,烦躁不安,口渴喜冷饮,面红目赤,咳痰黄稠,腹痛喜凉,大便燥结,小便短赤。舌质红,苔黄,脉数。

(2)护治原则:清热泻火。

(3)护理措施:①清泻里热,宜用寒凉之清热药,服药时宜凉服或微温服,清热药多为寒凉之品,易伤人体阳气,应中病即止,不可久服。实热证体温过高者,注意补液及物理降温。可配合针刺合谷、曲池穴或十宣放血以退热。虚热证以养阴退热为主,可用沙参、山药、粳米等煮粥食用,或以沙参、麦冬煎水代茶饮。②应保持室内凉爽通风,温度适宜,以及时擦汗,以防风寒外邪乘虚而入。里热重者,可予以冷敷。久病卧床者,要注意预防压疮。③饮食多用清凉之品,以凉性瓜果、蔬菜、饮品为宜,热病多耗气伤津,应注意休息,并适当补充水液,必要时采用静脉补液以防虚脱。④热证者情绪易激动,应注意安定情绪。

(三)虚实辨证与护理

虚实是概括和辨别正气强弱和邪气盛衰的两个纲领。一般而言,虚指正气不足,虚证就是正气不足所表现的证候;而实指邪气过盛,实证就是由邪气亢盛所表现的证候。《素问·通评虚实论》说:"邪气盛则实,精气夺则虚。"若从正邪双方力量对比来看,虚证虽是正气不足,而邪气也不盛;实证虽是邪气过盛,但正气尚未衰,是正邪相争剧烈的证候。

1.虚证

虚证的形成,或因体质素弱(先天、后天不足),或因久病伤正,或因出血、失精、大汗,或因外邪侵袭损伤正气等原因而致"精气夺则虚"。

(1)临床表现:由于虚证有气、血、阴、阳虚等多种证候的不同,所以临床表现极不一致,常见的有:面色苍白或萎黄,精神萎靡,身疲乏力,心悸气短,形寒肢冷或五心烦热,自汗盗汗,大便溏泻,小便频数失禁,舌少苔或无苔,脉虚无力等。

(2)护治原则:扶正补虚。

(3)护理措施:①虚证者,煎药时间在60分钟左右,宜饭前服,或可少量多次服用。②居处宜安静,空气清新,温度适宜,光线充足。注意四时变化,生活规律,做到动静结合,劳逸适度,根据自身体力,可适当选择户外活动,如散步、气功锻炼、太极拳等。③应根据气血阴阳亏损的不同,给予相应的饮食调护。血虚证以服用补血药物为主,适当配伍补气药,以达到益气生血的目的,饮食可用当归、黄芪、大枣煮粥服用,平时多饮用红糖水;气虚证以补气为主,注意避风寒,适寒温,以免伤风感冒;阴虚证以滋阴为主,少食辛辣、厚味、油腻之品;阳虚证以温阳散寒为主,可食用由肉桂、生姜等制成的药粥。④由于过分的情志刺激可导致气阴耗伤,因此应保持情绪稳定,心情舒畅乐观。

2.实证

实证的形成,或患者体质素壮,因外邪侵袭而暴病;或因脏腑气血功能障碍引起体内的某些病理产物,如气滞血瘀、痰饮水湿凝聚、虫积、食滞等。

(1)临床表现:由于病邪的性质及其侵犯的脏腑不同而呈现不同证候,其特点是邪气强盛,正气未衰,正邪相争处于激烈阶段。常见症状为高热,面红,烦躁,谵妄,声高气粗,腹胀满疼痛而拒按,痰涎壅盛,大便秘结,小便不利,或有瘀血肿块,水肿,食滞,虫积,舌苔厚腻,脉实有力等。

(2)护治原则:泻实攻邪,所谓"实则泻之"。根据不同病证分别采用泻火、通便、逐水、祛痰、理气、化瘀、消导和驱虫等。

(3)护理措施:①注意用药时间和用量,实证用药多为消导峻猛之剂,为防止用药太过伤及正气,应邪去药止。②保持病室空气清新,温度适宜,生活规律。③少食过于辛热或过于寒凉、油腻之品。④根据患者的病情调节室内环境,做好情志护理。

(四)阴阳辨证与护理

阴阳是概括疾病类别的两纲,也是八纲的总纲。《类经·阴阳类》说:"人之疾病,……必有所本,或本于阴,或本于阳,病变虽多,其本则一。"指出了证候虽然复杂多变,但总不外阴阳两大类。一般来说,表、实、热证属阳,里、虚、寒证属阴。即临床上所说的阴证多指虚寒证,阳证多指实热证。

1.阴证

阴证是体内阳气虚衰的证候。多由脏腑功能低下,机体反应衰减而形成,多见于年老体弱,或久病,呈现一派虚寒的表现。

(1)临床表现:精神萎靡,面色苍白,畏寒肢冷,气短声低,口不渴,便溏,尿清长,舌淡胖嫩、苔白,脉迟弱等。

(2)护治原则:温补散寒。

(3)护理措施:①以温补散寒药物为主。②病室内应光线充足,空气流通,安静整洁。平时注意生活调摄。③饮食营养丰富,应多食蔬菜、水果。

2.阳证

阳证是体内阳气亢盛,正气未衰的证候。机体反应多呈亢盛表现。

(1)临床表现:身热面赤,精神烦躁,气壮声高,口渴喜饮,呼吸气粗,大便秘结,小便短赤,舌红绛、苔黄,脉洪滑实等。

(2)护治原则:清泻里热。

(3)护理措施:①清泻里热,宜用寒凉之清热药。②病室内应光线柔和,空气流通,安静整洁。③应多食蔬菜、水果,忌食辛辣、动火伤阴之品,禁烟酒。④加强情志护理,注意情绪疏导。

3.亡阴证

亡阴证是指体内阴液大量消耗或丢失,而出现阴液衰竭的病变和证候。

(1)临床表现:汗出而黏,呼吸短促,身热,手足温,烦躁不安,渴喜冷饮,面色潮红,舌红而干,脉细数无力。

(2)护治原则:救阴敛阳。

(3)护理措施:①可服用生脉散。②按危重病护理,病室保持安静通风,温度适宜。③对于症状较轻,能自行进食的患者,可服用以滋阴药物为主制成的药粥。对于症状较重者,则要进行鼻饲。

4.亡阳证

亡阳证是指体内阳气严重耗损,而出现阳气虚脱的病变和证候。

(1)临床表现:大汗淋漓,面色苍白,精神淡漠,身畏寒,手足厥逆,气息微弱,口不渴或渴喜热饮,舌淡,脉微欲绝。

(2)护治原则:回阳救逆。

(3)护理措施:①独参汤口服或鼻饲。②按危重病护理,注意保暖。③要密切注意神志、面色、四肢厥逆、二便、脉搏、血压等变化。

二、脏腑辨证施护

脏腑辨证是根据脏腑的生理功能、病理表现,结合八纲、病因、气血等理论,通过对四诊所收集的资料,进行综合分析归纳,借以推究其病因病机,判断疾病的部位、性质、正邪盛衰状况的一种辨证方法。

脏腑病证是脏腑功能失调的反映。不同的脏腑有不同的功能,所以它所反映出来的病证也不同。根据不同的脏腑的生理功能及病理变化来分辨病证,就是脏腑辨证的理论依据。熟悉各脏腑的生理功能及其病变规律,是掌握脏腑辨证的基本方法。在脏腑辨证的基础上确定护治原则和护理措施,是中医护理的重要内容。

(一)心与小肠病辨证及护理

心的病证有虚有实,虚证为气血阴阳之不足;实证是火、热、痰、瘀等邪气所致。心病的常见症状有心悸、心烦、心痛、失眠多梦、健忘、谵语等。小肠病变主要表现大小便失常。

1.心气虚和心阳虚

心气虚和心阳虚是心气不足,心阳虚衰所表现的证候。

(1)临床表现:心悸,气短,活动时加重,自汗,脉细弱或结代。若兼见面白无华,体倦乏力,舌淡苔白,为心气虚;若兼见形寒肢冷,心胸憋闷,舌胖淡,苔白滑,属心阳虚。

(2)护治原则:补益心气、温通心阳、养心安神。

(3)护理措施:①心气虚以补益心气为主,方用养心汤;心阳虚以振奋心阳为主,方用炙甘草汤。②病室及周边环境必须保持安静,温暖舒适;出户外要注意保暖。③饮食多食温热助阳之物,如羊肉等,忌食生冷瓜果及寒凉食物。

2.心血虚和心阴虚

心血虚是心血亏虚、心失濡养所表现的证候。心阴虚是心阴亏损、虚热内扰所表现的证候。

(1)临床表现:心悸、失眠、健忘、多梦为其共有表现。若见面白无华,眩晕,唇舌色淡,脉细,为心血虚;若兼见心烦,颧红,潮热,五心烦热,盗汗,舌红少津,脉细数,为心阴虚证。

(2)护治原则:养心阴、补心血、安心神。

(3)护理措施:①心血虚用四物汤;心阴虚用天王补心丹。②病室及环境必须保持安静,温暖舒适,避免各种打扰刺激,注意劳逸结合。③心血虚者,忌食辛辣烟酒及炙热食物,宜食滋阴养血之品,如赤小豆、红枣等;心阴虚者多食果汁,龟、鳖、清炖食物以滋阴潜阳。

3.心血瘀阻

心血瘀阻是指瘀血阻滞心脉所表现的证候。多为继发于心气虚或心阳虚。由于阳气不足,血液运行无力而致心脉痹阻。常因情绪激动、劳累、受寒或过食肥甘、饮酒而诱发或加重。

(1)临床表现:心悸,怔忡,心胸憋闷或刺痛,痛引肩背内臂,时发时止,舌质紫黯或见瘀点、瘀斑,脉细涩或结、代;重者暴痛欲绝,口唇青紫,肢厥神昏,脉微欲绝。

(2)护治原则:通阳化瘀。

(3)护理措施:①代表方剂瓜蒌薤白桂枝汤。②病室及环境安静,温暖舒适,注意情志护理。③饮食应有节制,宜营养丰富而易于消化,忌过饥、过饱、烟酒、浓茶,宜低脂、低盐饮食。

4.心火亢盛

心火亢盛是指心火内炽,扰乱心神所表现的证候。常因七情郁结,日久化火,或邪热内侵,或过食辛辣、肥腻、烟酒、温补药物,久而化热生火所致。

(1)临床表现:心烦,失眠,发热,渴欲冷饮,尿黄便干,面赤,舌尖红绛,或口舌赤烂疼痛,苔黄,脉数。

(2)护治原则:清心泻火。

(3)护理措施:①方用大黄黄连泻心汤加减。②保持病室安静,神志不清者加强护理。③饮食应注意少食辛辣、酒酪之品,以免湿热内生。④嘱患者调节情志,保持心情舒畅,以免气郁化火。

5.小肠实热

小肠实热是指心火下移,致小肠里热炽盛所表现的证候。多由于心热之邪,循经下移小肠所致。

(1)临床表现:心中烦热,口渴喜冷饮,口舌生疮,小便赤涩,尿道灼痛,尿血,舌红苔黄,脉数。

(2)护治原则:清心导赤。

(3)护理措施:①代表方剂导赤散。②饮食以清淡食品为主,少食辛辣、燥热之品。③慎起居,调情志。

(二)肺与大肠病辨证及护理

肺的病证,虚证多为气虚和阴虚;实证则由风、寒、燥、热等邪气侵袭或痰湿阻肺所致。肺的常见症状为咳嗽、气喘、胸痛。大肠的病变多因饮食不洁、热耗津液所致。

1.肺气虚

肺气虚是指肺气不足所表现的证候。

(1)临床表现:咳喘无力,动则气短,面色淡白无华,体倦乏力,声音低微,痰清稀,或有自汗,畏风,易于感冒,舌淡,脉虚弱。

(2)护治原则:补益肺气。

(3)护理措施:①代表方剂四君子汤。②温度适宜,空气清新。③饮食宜清淡可口、营养适当,可食用山药以健脾益胃。

2.肺阴虚

肺阴虚是指肺阴不足,虚热内生所表现的证候。

(1)临床表现:干咳无痰,或痰少而黏稠,或痰中带血,口干咽燥,声音嘶哑,形体消瘦,潮热,颧红,盗汗,五心烦热,舌红少津,脉细数。

(2)护治原则:滋阴润肺。

(3)护理措施:①代表方剂百合固金汤。②病室温度不宜过高,湿度可略高。适当进行体育锻炼,增强体质。③饮食宜清凉滋润之品,如梨、枇杷、蜂蜜、甲鱼、木耳等,忌食辛辣、油腻、忌烟酒。

3.风寒束肺

风寒束肺是指感受风寒,肺卫失宣所表现的证候。

(1)临床表现:咳嗽气喘,痰稀色白,鼻塞流清涕,或恶寒发热,无汗,头身疼痛,舌苔薄白,脉浮紧。

(2)护治原则:宣肺散寒。

(3)护理措施:①代表方剂杏苏散。②注意气候变化,适当增减衣物。③饮食以清淡易于消化为原则,忌食生冷、油腻之品。

4.风热犯肺

风热犯肺是指风热之邪侵犯肺卫所表现的证候。

(1)临床表现:咳嗽,咯吐黄稠痰而不爽,恶风发热,口渴咽干痛,目赤头痛,鼻塞流黄涕,舌尖红,苔薄黄,脉浮数。

(2)护治原则:清宣肺热。

(3)护理措施:①代表方剂桑菊饮。②衣被适宜,恶风者应避风。③饮食宜清淡可口,忌食辛辣、肥甘、厚味等物。

5.痰热壅肺

痰热壅肺是指热邪夹痰内壅于肺所表现的证候。

(1)临床表现:咳嗽气喘,呼吸急促甚则鼻翼翕动,咳痰黄稠或痰中带血,或咳脓血痰有腥臭味,发热,胸痛,烦躁不安,口渴,小便黄,大便秘结,舌红、苔黄腻,脉数滑。

(2)护治原则:清肺化痰、止咳平喘。

(3)护理措施:①代表方剂麻杏石甘汤。②居室安静舒适,避免不必要的打扰。③饮食上可食梨、橘、蜂蜜等清润化痰降气之品。

6.大肠湿热

大肠湿热是指湿热蕴结于大肠所表现的证候。

(1)临床表现:腹痛,泄泻秽浊,或下痢脓血,里急后重,肛门灼热,口渴,小便短赤,舌红、苔黄腻,脉滑数。

(2)护治原则:清利湿热。

(3)护理措施:①代表方剂葛根芩连汤。②在夏秋流行季节,应采取积极有效的预防措施,如搞好环境和饮食卫生等。③可用大蒜预防,或食用生蒜瓣,每次1~3瓣,每天2~3次;或将大蒜瓣放入菜食中食用;或用马齿苋、绿豆适量煎汤饮用;或马齿苋、陈茶叶共研细末,大蒜瓣捣泥拌和,入糊为丸,如龙眼大小,每次1丸,每天2次,连服1周。

(三)脾与胃病辨证及护理

脾胃病证,有寒热虚实之分。脾病多虚,以脾阳虚衰,运化失调,水湿痰饮内生及气虚下陷为常见。胃病多实证,以受纳腐熟功能障碍,胃气上逆为其主要病理。脾病证常见食入不化、腹胀、便溏、水肿;胃病证多见脘痛、呕吐、嗳气、呃逆。

1.脾气虚

脾气虚是指脾气不足,失其健运而出现的证候。

(1)临床表现:食少纳呆,口淡无味,脘腹胀满,便溏,面色萎黄,少气懒言,四肢倦怠,消瘦,舌淡,边有齿痕,苔白,脉缓弱。

(2)护治原则:健脾益气。

(3)护理措施:①代表方剂六君子汤,以益气健脾。②注意休息,避免劳累。③脾胃虚弱者宜食益气健脾的食物,如山药、红枣等,忌食油腻,生冷食物。

2.脾阳虚

脾阳虚是指脾阳虚衰,阴寒内盛所表现的证候。

(1)临床表现:纳呆食少,脘腹胀满冷痛,喜温喜按,畏寒肢冷,面色萎黄,口淡不渴,或肢体困重,或全身水肿,大便溏薄,或白带量多质稀,舌质淡胖,苔白滑,脉沉迟无力。

(2)护治原则:温中健脾。

(3)护理措施:①代表方剂理中汤,宜温服,服后安卧。②应注意起居有节,动静结合,保持环境舒适,空气清新。③脾阳虚者饮食宜温,忌食生冷、寒凉之品,以免寒凉伤中,再伤脾阳。

3.脾气下陷

脾气下陷是指脾气虚弱,升举功能失常所表现的证候。

(1)临床表现:脘腹有坠胀感,食后益甚,或便意频频,肛门坠重,或久痢不止,甚则脱肛,或内脏下垂,或小便混浊如米泔。伴头晕目眩,少气无力,肢体倦怠,食少便溏,舌淡苔白,脉虚弱。

(2)护治原则:益气升提。

(3)护理措施:①代表方剂补中益气汤,以益气举陷,补中益脾。②保持环境舒适,注意休息。③饮食多以补益中气的食物为主,如食用人参、黄芪、白术等药粥。

4.脾不统血

脾不统血是指脾气虚不能统摄血液所表现的证候。

(1)临床表现:便血,尿血,肌衄,齿衄或妇人月经过多,崩漏,伴有食少便溏,神疲乏力,少气懒言,面白无华,舌淡,脉细弱。

(2)护治原则:益气摄血。

(3)护理措施:①代表方剂归脾汤,以健脾养血。②保持环境安静,注意休息,不要随意搬动患者。③宜进食清淡、易于消化、富有营养的食物,如肉、蛋、奶等。

5.脾胃湿热

脾胃湿热是指湿热蕴结脾胃所表现的证候。

(1)临床表现:脘腹痞闷,纳呆呕吐,口黏而甜,肢体困重,便溏尿黄,身目发黄,或皮肤发痒,或身热起伏,汗出热不解,舌红、苔黄腻,脉濡数或数滑。

(2)护治原则:清热化湿。

(3)护理措施:①代表方剂甘露消毒丹,以清热利湿。②保持环境安静舒适。③忌食酒、辛辣、肥甘厚味之品,以防助湿生热。

(四)肝与胆病辨证及护理

肝的病证有虚有实。虚证多见肝阴、肝血不足;实证多见气郁火盛及寒滞肝脉、肝胆湿热、肝风内动等。肝病常见症状有胸胁少腹胀痛、窜痛、烦躁易怒、肢体震颤、手足抽搐、目疾、月经不调、睾丸胀痛等。

1.肝气郁结

肝气郁结是指肝失疏泄,气机郁滞所表现的证候。

(1)临床表现:情志抑郁或易怒,善太息,胸胁或少腹胀痛,或咽有梗塞感,或胁下痞块,妇人乳房胀痛,痛经,月经不调,甚至闭经,舌质紫或边有瘀斑,脉沉弦涩。

(2)护治原则:疏肝解郁。

(3)护理措施:①代表方剂柴胡疏肝散,以疏肝理气,解郁。②保持病室干净整洁,舒适宜人,多参加户外活动,注意劳逸结合。③饮食宜清淡,以理气、疏肝食品为佳,忌食肥甘、厚味化火之品。④注意情志护理,因为情绪好坏直接影响治疗效果,应关心患者,消除疑虑,保持心情愉快,以增强疗效。

2.肝火上炎

肝火上炎是指肝经气火上逆所表现的证候。

(1)临床表现:头胀痛,眩晕,面红目赤,急躁易怒,口苦咽干,不眠,噩梦,胁肋灼痛,耳鸣耳聋,尿黄便秘,或吐血,衄血,或目赤肿痛,舌红苔黄,脉弦数。

(2)护治原则:清泻肝火。

(3)护理措施:①代表方剂龙胆泻肝汤,以清肝泻火。②保持环境安静舒适,注意劳逸结合。③饮食宜清淡,多食水果、蔬菜。也可选择野菊花开水泡茶饮用。④指导患者有效控制不良情绪,尽量保持心情舒畅。

3.肝阴虚

肝阴虚是指肝阴不足,虚热内扰所表现的证候。

(1)临床表现:头晕,头痛,耳鸣,胁肋隐痛,两目干涩,视物模糊,烦躁失眠,五心烦热,潮热盗汗,咽干口燥,舌红少津,脉弦细数。

(2)护治原则:滋阴平肝。

(3)护理措施:①代表方剂杞菊地黄丸。②保持环境安静舒适,注意劳逸结合。③可食用具有补血、滋阴功效的枸杞菊花粥等。

4.肝阳上亢

肝阳上亢是指肝气亢奋,或肝肾阴虚,阴不潜阳,肝阳上扰头目所表现的证候。

(1)临床表现:急躁易怒,头胀痛,眩晕目胀,或面部烘热,口苦咽干,小便黄大便秘结,舌红、苔黄,脉细数。

(2)护治原则:滋阴平肝潜阳。

(3)护理措施:①代表方剂天麻钩藤饮,以平肝潜阳。②保持居室舒适,温度稍凉。注意患者情绪,尤其要注意制怒。③宜食清淡营养之物,忌食辛辣刺激之物。

5.肝胆湿热

肝胆湿热是指湿热蕴结肝胆所表现的证候。

(1)临床表现:胁肋胀痛,口苦纳呆,呕恶腹胀,小便短黄,大便不调,苔黄腻,脉弦数;或兼见身目发黄,发热,或阴囊湿疹,睾丸肿大热痛,外阴瘙痒、带下黄臭等。

(2)护治原则:清热利湿。

(3)护理措施:①代表方剂龙胆泻肝汤。②病室安静舒适,温度适宜,注意休息。③以清淡素食为主,多食蔬菜水果,忌酒,忌食辛辣、肥甘、生冷、不洁之品,注意香燥理气药物不宜过量或长期服用。

(五)肾与膀胱病辨证及护理

肾病多虚证;膀胱多见湿热证。肾病常见症状有腰膝酸软、腰痛、耳聋耳鸣、发白早脱、齿牙动摇、阳痿、遗精、精少不育、女子经少、经闭不孕等。膀胱常见症状有尿频、尿急、尿痛、尿闭、遗尿、尿失禁等。

1.肾阳虚

肾阳虚是指肾阳气虚衰所表现的证候。

(1)临床表现:腰膝酸痛,形寒肢冷,以下肢为甚,头晕耳鸣,神疲乏力,或阳痿,不孕,尿少,或五更泻,舌淡胖,脉沉弱。

(2)护治原则:温补肾阳。

(3)护理措施:①代表方剂金匮肾气丸。②肾病多正气亏虚,易于感受外邪,故病室要注意卫生,冷暖适宜,注意保暖,随气候变化增减衣物。③宜温补,可食羊肉。补肾药宜文火久煎,饭前空腹温服。

2.肾阴虚

肾阴虚是指肾阴亏虚,虚热内扰所表现的证候。

(1)临床表现:眩晕,耳鸣耳聋,失眠多梦,咽干舌燥,腰膝酸软,形瘦,五心烦热,潮热盗汗,男子遗精,女子经闭,不孕或崩漏,舌红苔少而干,脉细数。

(2)护治原则:滋阴补肾。

(3)护理措施:①代表方剂六味地黄丸。②病室温度宜略低,空气宜湿润。③饮食可选用滋阴的食物为主,如鳖甲、枸杞子等。

3.肾气不固

肾气不固证是指肾气亏虚,固摄无权所表现的证候。多因年老体衰,或先天不足,或房劳过度,或久病伤肾,致肾气亏虚,失其封藏固摄之权所致。

(1)临床表现:腰膝酸软,小便频数清长,或尿后余沥不尽,或遗尿,或小便失禁,夜尿频多,男子滑精早泄,女子白带清稀,或胎动易滑,舌淡苔白,脉沉弱。

(2)护治原则:固摄肾气。

(3)护理措施:①以固摄肾气为原则,方用金锁固精丸。②保持病室安静舒适,要劳逸适度,节制房事。③饮食多以固涩食物为主,如五味子、益智仁等。

4.肾虚水泛

肾虚水泛证是由于肾阳虚衰,气化无权,水湿泛滥所表现的证候。多由久病失调,或素体虚弱,肾阳亏耗所致。

(1)临床表现:身体水肿,尤以下肢为甚,按之没指,腰膝酸软,畏寒肢冷,小便短少,舌质淡胖、苔白滑,脉沉迟无力。

(2)护治原则:温阳化水。

(3)护理措施:①以温补肾阳、化气利水为原则,方如济生肾气丸。②病室冷暖适宜,注意保暖。注意调摄生活,起居有时,预防感冒,不宜过度疲劳,尤应节制房事,以防损伤真元。③应无盐饮食,待肿势渐退后,逐步改为低盐;忌辛辣、烟酒等刺激物品。若因营养障碍导致水肿者,不必过于强调忌盐。

5.膀胱湿热

膀胱湿热是指湿热蕴结于膀胱所表现的证候。

(1)临床表现:尿频,尿急,排尿灼热疼痛,小便短赤涩少或尿血,或尿有砂石,尿浊,或腰痛,少腹拘急胀痛,发热,舌红苔黄腻,脉濡数。

(2)护治原则:清热利湿。

(3)护理措施:①代表方剂八正散。②保持病室空气清新,温度、湿度适宜,注意个人卫生。③多饮水,饮食可食用赤小豆、绿豆煮汤代茶饮。

(六)脏腑兼病辨证及护理

人体各脏腑之间,生理上相互联系,发生病变时相互影响。凡两个以上脏腑相继或同时发病者,即为脏腑兼病。

1.心脾两虚

心脾两虚是指心血亏虚,脾气虚弱所表现的证候。

(1)临床表现:心悸健忘,失眠多梦,食少,腹胀便溏,倦怠乏力,面色萎黄,或皮下出血,妇女月经过多色淡,或崩漏,或经少、经闭,舌淡,脉细弱。

（2）护治原则：补益心脾。

（3）护理措施：①代表方剂归脾汤。②保证充分的休息和睡眠，加强体育锻炼。③多食补益类食物。

2.心肾不交

心肾不交是指心肾水火既济失调所表现的证候。

（1）临床表现：心烦失眠，心悸健忘，头晕耳鸣，咽干，腰膝酸软，多梦遗精，潮热盗汗，小便短赤，舌红少苔，脉细数。

（2）护治原则：安神益肾。

（3）护理措施：①代表方剂黄连阿胶汤加减。②保证充分的休息和睡眠，加强体育锻炼。③多食补益类食物。

3.肝胃不和

肝胃不和是指肝失疏泄，胃失和降所表现的证候。

（1）临床表现：胸胁、脘腹胀满疼痛，呃逆嗳气，吞酸嘈杂，郁闷或烦躁易怒，苔薄黄，脉弦。

（2）护治原则：疏肝和胃。

（3）护理措施：①代表方剂逍遥散。②指导患者调摄精神，保持心情舒畅，多参加社会和文娱活动。③饮食宜清淡、易消化食物。

（钟彬彬）

第四节　八法及护理

八法是清代医家程钟龄根据历代医家对治法的归类总结出来的，是中医的治疗大法，也是指导临床护理工作的主要法则。它包括汗、吐、下、和、温、清、消、补八种方法，简称八法。现将八法各自的含义及其护理分述如下。

一、汗法及护理

汗法是通过开泄腠理、调畅营卫、宣发肺气等作用，使邪气随汗而解的一种治疗方法，主要用于外感表证。麻疹、水肿、疮疡、痢疾初起等兼有表证者，也可采用汗法以透泄邪毒。由于病情有寒热、邪气有兼夹、体质有强弱，故汗法有辛温、辛凉等区别。其主要护理措施有以下几个方面。

（一）生活起居护理

患者居室应安静，空气应清新，宜多加衣被。根据病情、气候调节室内温度与湿度。

（二）饮食护理

饮食宜清淡，忌生冷、油腻、酸性收涩之品。

（三）情志护理

表证患者因恶寒、发热、头痛身痛等不适，精神亦有不畅，应做好精神安慰。

（四）用药护理

解表发汗之剂，多为辛散之品，不宜久煎；药宜温服，或药后饮热粥、热汤以助汗出，且以微汗为宜，不可大汗淋漓。如无汗，可再服。若病重可多次给药，以汗出病解。

（五）辨证施护

风寒表证多无汗，汤药宜热服，饮食中可加用姜、葱等以助汗。风热表证为有汗或汗出不畅，药宜温服，如伴有咽喉肿痛，汤药可不拘时频饮含服。

二、吐法及护理

吐法是通过涌吐的方法，使停留在咽喉、胸膈、胃脘的痰涎、宿食或毒物从口中吐出的一种治法，适用于病邪壅滞、病位较高、邪气有上越趋势的病证。其主要护理措施是：

（一）病情观察

注意观察吐出物，如食积、痰涎或蛔虫等，并详细记录。如呕吐物中带有血液，以及时报告医师。吐法易伤胃气，属暂用之法，不宜多次使用。

（二）饮食护理

饮食以流质、半流质或软食为宜，食量应控制或暂不进食，切忌过饱，以防再度壅滞。

三、下法及护理

下法是通过泻下通便，使积聚在体内的宿食、燥屎、冷积、瘀血、水饮等有形实邪排出体外的一种治疗方法，主要用于里实证。由于寒热虚实及病邪兼夹不同，下法又有寒下、温下、润下、逐水、攻补兼施之别。其主要护理措施为以下几点。

（一）病情观察

泻下剂作用较快，服药后 15～30 分钟即能生效，药物作用时间可达 4～8 小时。药后注意观察泻下物的形状、颜色、气味及泻下次数等，并做好记录。若泻下物为柏油状便或有血液时，应及时报告医师，终止泻下，并采取止血措施。

（二）生活起居护理

应用下法可使大便变稀，大便次数增多，因此，病室应配备便器或适合器具，以便患者使用。

（三）饮食护理

下法药物易伤胃气，使用下法后，宜稀粥调养，或予以清淡、易消化的温热半流质或软食。若所治为里实热证，忌食辛热之物；里实寒证，忌食寒凉之物。

（四）用药护理

药宜空腹服用，得泻即止，切勿过剂。

（五）辨证施护

里实热证，应着重观察其服药后患者体温的改变，大便的形状、颜色、气味等；里实寒证，注意排便次数、大便的形状，使黏腻、冷粪结便转为清稀为度，如腹痛渐减，肢末回暖，为病情好转趋向；老年、体虚之人等出现大便燥结，多选用润下法；攻逐水饮之药多宜早晨空腹服用，1 天 1 次，用药前称体重、量腹围，以观察水肿消退情况，此类方剂作用峻猛，中病即止，切勿过剂。

四、和法及护理

和法是通过和解或调和作用，以疏解邪气、调整脏腑功能的一种治疗方法。适用于伤寒少阳证或半表半里证、肝脾不和证、肠胃不和证等。和法作用较为缓和，应用广泛。其主要护理措施如下。

(一)病情观察

患者若有呕吐、腹泻,多为肠胃不和,应注意观察呕吐物,泻下物的情况。

(二)饮食护理

饮食宜平补,营养丰富,易于消化,忌食生冷油腻之品。

(三)情志护理

肝气郁结患者情志不畅,应注意情志护理,多进行语言开导,鼓励患者多参加文娱、体育、社交活动,使其心境平和,精神愉快。

(四)用药护理

症见呕吐者,汤液宜小量频服。

(五)辨证施护

伤寒半表半里证患者,多有寒热往来,乍寒乍热,汗时出时止。应根据寒热变化,增减衣被;汗出后及时擦干汗液,并更换汗湿的衣被,防止汗出当风。

五、温法及护理

温法是指通过温里祛寒的作用,以治疗里寒证的一类治法。里寒证根据部位、程度不同,又分中焦虚寒证、亡阳厥逆证、寒凝经脉证等,故温法又有温中祛寒、回阳救逆、温经散寒的区别。里寒证在形成和发展过程中,往往寒邪与阳虚并存,故温法常与补法配合应用。其主要护理措施如下。

(一)生活起居护理

病室温度应稍高,阳光充足,衣被增厚,注意气候变化,以防外寒侵袭。

(二)饮食护理

饮食宜温补,或温热饮食,忌食生冷寒凉之品。

(三)用药护理

汤药宜文火久煎,温热服用。

(四)辨证施护

中焦虚寒证,出现呕吐时可服姜汁汤止呕;如腹痛、吐泻较甚者,可采用艾灸、热敷。亡阳虚脱证,应注意观察其体温、呼吸、脉搏等的变化。服药后汗止、神色转佳、肢体渐温、脉渐有力等,为阳气来复,病情好转之象。寒凝经脉证,病房应保持温暖、干燥,鼓励患者多进行室外活动,多接触阳光;并可用针灸、温熨、按摩等,以温经散寒,促进血脉的流通。

六、清法及护理

清法是指通过清热泻火、凉血解毒等作用,以清除里热之邪的一类治法,适用于里热证。里热证有虚实不同,实热证可分为热在气分、营分、血分、热壅成毒及热在某一脏腑。故清法之中,又有清气分热、清营凉血、清热解毒、清脏腑热及清虚热之不同。其主要护理措施如下。

(一)病情观察

采用清法而服清热剂时,要注意观察、记录患者的体温、呼吸、脉搏、血压等情况,出现异常,以及时报告医师,进行处理。

(二)生活起居护理

病室宜凉爽通风,衣着要宽松,汗后及时更换衣被;高热不退者,可采用物理降温法。对时邪疫疠患者,则应隔离,注意消毒。

(三)饮食护理

宜食清淡易消化之物,多饮清凉饮料,多食西瓜、梨、绿豆汤、冬瓜、苦瓜等凉性食品,忌辛辣、煎炸、油腻之品。

(四)情志护理

高热重病者,生活不能完全自理,情绪易于波动,应注意情志护理,做到细致耐心,精神上给予安慰,生活上给予照顾。神昏谵语患者,应特别注意看护,以防发生意外。

(五)用药护理

汤药一般宜凉服或微温服,高热患者可不拘时频服,但应热退即止,以免久服耗伤正气。

(六)辨证施护

气分高热者,应注意观察体温、神志、舌质等的变化。若壮热烦渴不减,并出现神昏、舌质红绛,是热由气分进入营血分,应加服清热解毒凉血之药或安宫牛黄丸等开窍之品,并可采用肛门给药降温或物理降温以阻止病情进一步发展。热入营血者,应注意观察其体温、神志、斑疹、出血等情况及其变化;有出血者,采用止血措施;神昏患者注意呼吸道的清理,令患者静卧休息,加强生活护理;热毒内盛或外科疮疡肿毒患者,应注意其口腔、咽喉、皮肤疮疡情况的变化,注意保持大便通畅,或加用泻下之品,使热毒从下窍排解。

七、消法及护理

消法是通过消食导滞、行气活血、化痰、利水、驱虫等方法,使气、血、痰、食、水、虫等积聚形成的有形之邪渐消缓散的一类治法。适用于食积、气滞血瘀、癥瘕积聚、水湿内停、痰饮、虫积等病证。其主要护理措施如下。

(一)生活起居护理

病室宜安静整洁,空气清新,寒温适宜。

(二)饮食护理

饮食宜清淡、富有营养、易消化,忌食生冷肥甘油腻之品。伤食积滞者可暂禁食;脾虚食积者可少食多餐,给予易消化的半流质或软食为宜。另可用山楂汁、鸡内金粥以消除胃中积滞。水肿者饮食应无盐或低盐,辅以薏米、赤小豆或用冬瓜皮、葫芦等煎汤代茶饮。

(三)情志护理

注意情志调护,消除急躁、恐惧、紧张心理,生活上多予关照,以利疾病的治疗。瘿瘤患者要特别注意避免情志刺激,应指导患者进行自我心理调节。

(四)用药护理

消导药物若取其气者,煎煮时间可稍短;若药味厚重取其质者,煎煮时间宜稍长。采用利水法治水肿时,汤药应浓煎。虫积患者宜空腹服药,服用驱虫药后,要注意观察大便及排出肠内寄生虫的种类和数量。

(五)辨证施护

消法适宜范围很广,不同的病证应采用不同的护理措施。

八、补法及护理

补法是指通过补益人体气血阴阳,主治各种虚弱证候的一类治法。补法的具体内容很多,但主要有补气、补血、补阴、补阳 4 种。其主要护理措施如下。

（一）生活起居护理

阳气亏虚患者，病室温度可稍高，多加衣被，室内灯光以暖色为宜；阴虚患者室内温度可稍低，保持凉爽、通风，衣被略减，室内色调以冷色为宜。

（二）饮食护理

虚证患者的饮食调理非常重要，所谓"药补不如食补""三分治，七分养。"阳虚、气虚患者宜用温补类食物，如羊肉、狗肉之类；阴虚患者，宜用清补类食物；血虚患者宜用滋补类食物。

（三）情志护理

慢性虚弱疾病，一般病程长，病情缠绵难愈，患者情绪易低落，注意思想开导。

（四）用药护理

补益之品多味厚滋腻，宜文火久煎；饭前服药，有利药物的吸收。

（五）辨证施护

脾气虚者应加强饮食调护，宜用温补且易消化的食物。血虚患者应多食营养丰富食物，平日可多进红枣、阿胶等补血之品。阴虚患者饮食宜清补，忌食辛辣、油炸、煎炒食物，同时注意节房事、戒烟酒，以防劫伤阴津。阳虚患者饮食宜温补，多食羊肉等温热之品，忌食生冷瓜果。

此外，体虚之人宜循序渐进地加强锻炼，增强体质。同时，进行自我调节，保证睡眠质量，以利病情的恢复。

（钟彬彬）

参 考 文 献

[1] 张鸿敏.现代临床护理实践[M].长春:吉林科学技术出版社,2019.

[2] 程莘华,张卫军,王忆春.临床护理基础与实践[M].长春:吉林科学技术出版社,2019.

[3] 孙小晶.护理技术操作规范[M].天津:天津科学技术出版社,2019.

[4] 黄雪冰.现代手术室护理技术与手术室管理[M].汕头:汕头大学出版社,2019.

[5] 于翠翠.实用护理学基础与各科护理实践[M].北京:中国纺织出版社,2022.

[6] 徐友岚.护理管理与临床实践[M].北京:科学技术文献出版社,2019.

[7] 吴小玲.临床护理基础及专科护理[M].长春:吉林科学技术出版社,2019.

[8] 魏晓莉.医学护理技术与护理常规[M].长春:吉林科学技术出版社,2019.

[9] 刘海霞.外科护理[M].北京:科学出版社,2019.

[10] 艾翠翠.现代疾病护理要点[M].长春:吉林科学技术出版社,2019.

[11] 吴雯婷.实用临床护理技术与护理管理[M].北京:中国纺织出版社,2021.

[12] 张鸿敏.现代临床护理实践[M].长春:吉林科学技术出版社,2019.

[13] 杨平.现代护理基础理论与实践[M].长春:吉林科学技术出版社,2019.

[14] 张俊英.精编临床常见疾病护理[M].青岛:中国海洋大学出版社,2021.

[15] 蒋红,顾妙娟,赵琦.临床实用护理技术操作规范[M].上海:上海科学技术出版社,2019.

[16] 周秉霞.实用护理技术规范[M].长春:吉林科学技术出版社,2019.

[17] 张文娟,牟宗双,李丽珍.现代临床护理研究[M].汕头:汕头大学出版社,2019.

[18] 李文锦.新编护理理论与临床实践[M].长春:吉林科学技术出版社,2019.

[19] 高静.临床护理技术[M].长春:吉林科学技术出版社,2019.

[20] 官洪莲.临床护理指南[M].长春:吉林科学技术出版社,2019.

[21] 王金红.现代临床护理思维[M].北京:科学技术文献出版社,2019.

[22] 覃静霞.现代临床护理新进展[M].长春:吉林科学技术出版社,2019.

[23] 崔萍.新编临床疾病规范化护理指南[M].长春:吉林科学技术出版社,2019.

[24] 孙小晶.护理技术操作规范[M].天津:天津科学技术出版社,2019.

[25] 杨平.现代护理基础理论与实践[M].长春:吉林科学技术出版社,2019.

[26] 顾宇丹.现代临床专科护理精要[M].开封:河南大学出版社,2022.

[27] 刘丽娜.临床护理管理与操作[M].长春:吉林科学技术出版社,2019.

[28] 高淑平.专科护理技术操作规范[M].北京:中国纺织出版社,2021.

［29］吴宣,朱力,李尊柱.临床用药护理指南［M］.北京:中国协和医科大学出版社,2022.

［30］张纯英.现代临床护理及护理管理［M］.长春:吉林科学技术出版社,2019.

［31］郭秀兰.新编实用临床外科护理知识［M］.长春:吉林科学技术出版社,2019.

［32］王丽芹.优质护理服务规范操作与考评指导［M］.郑州:河南科学技术出版社,2022.

［33］单强,韩霞,李洪波.常见疾病诊治与护理实践［M］.北京:科学技术文献出版社,2018.

［34］安旭姝,曲晓菊,郑秋华.实用护理理论与实践［M］.北京:化学工业出版社,2022.

［35］刘爱杰,张芙蓉,景莉,等.实用常见疾病护理［M］.青岛:中国海洋大学出版社,2021.

［36］余曼,徐湘蓉.专职化护理小组干预在小儿急性高热惊厥护理中的应用［J］.当代护士(下旬刊),2022,29(06):74-77.

［37］郭丽娜.浅谈肝胆胰外科手术后患者引流管的护理［J］.继续医学教育,2022,36(02):141-144.

［38］徐珍瑾,蔡迎佳,陈妹新.改良冰袋套联合弹性绷带加压冷敷护理在踝部骨折术前应用效果的观察［J］.全科护理,2022,20(08):1079-1081.

［39］袁月红.医防协同理念下中医护理措施的应用［J］.中医药管理杂志,2022,30(14):214-215.

［40］王婧娜,罗晓颖.综合康复护理在高血压脑出血偏瘫患者中的应用效果［J］.临床医学研究与实践,2022,7(24):161-163.

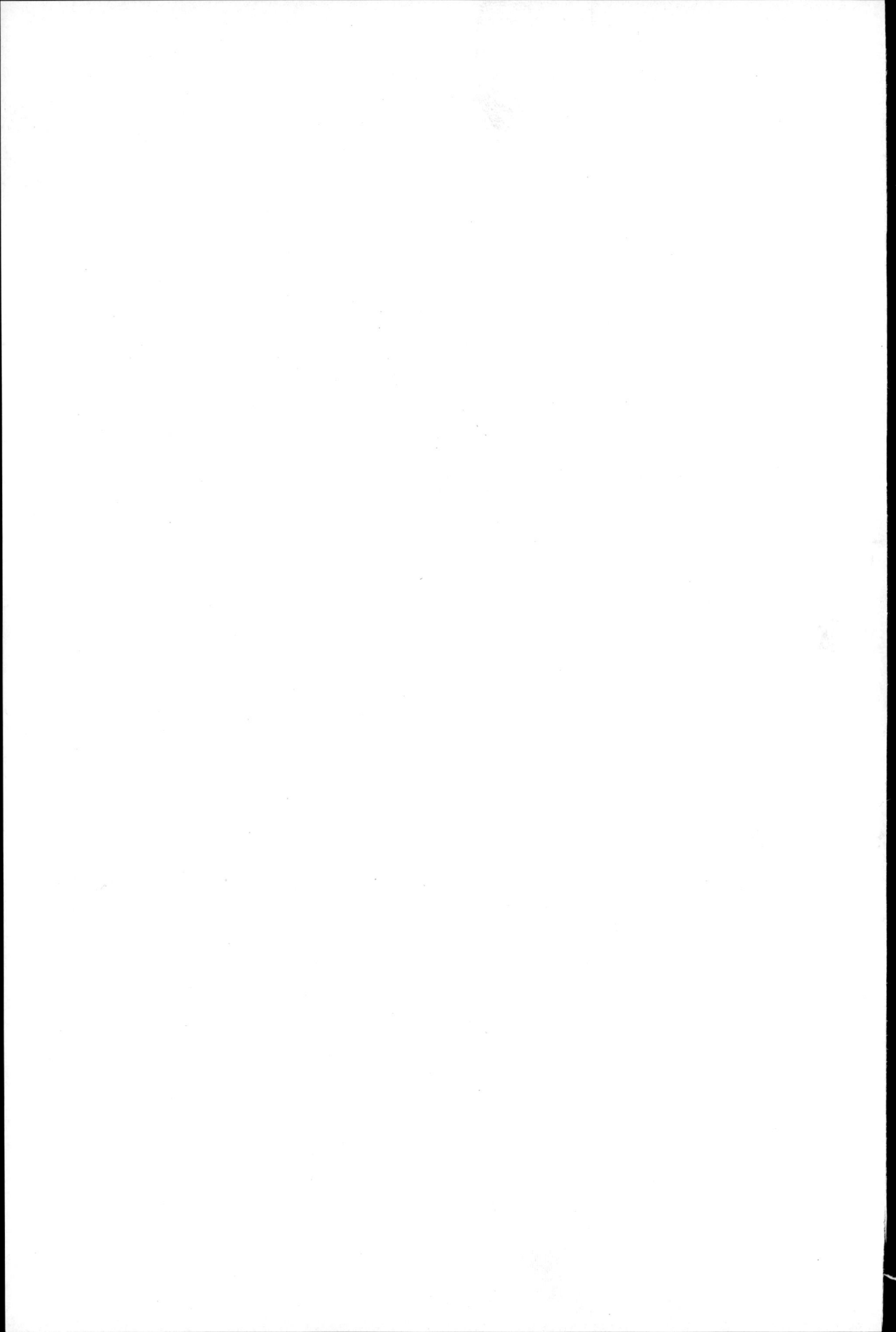